欲知大道　必先为史

中国护理发展史

History of Chinese Nursing

（1909—1949）

主　　编　吴欣娟　姜小鹰

执行主编　李小妹　史瑞芬

人民卫生出版社
·北京·

图书在版编目（CIP）数据

中国护理发展史：1909—1949 / 吴欣娟，姜小鹰主编．—北京：人民卫生出版社，2022.4
ISBN 978-7-117-32674-2

Ⅰ．①中… Ⅱ．①吴… ②姜… Ⅲ．①护理学–医学史–中国–1909—1949 Ⅳ．①R47-092

中国版本图书馆CIP数据核字（2021）第272308号

| 人卫智网 | www.ipmph.com | 医学教育、学术、考试、健康，购书智慧智能综合服务平台 |
| 人卫官网 | www.pmph.com | 人卫官方资讯发布平台 |

中国护理发展史（1909—1949）

Zhongguo Huli Fazhanshi (1909—1949)

主　　编：吴欣娟　姜小鹰
出版发行：人民卫生出版社（中继线 010-59780011）
地　　址：北京市朝阳区潘家园南里 19 号
邮　　编：100021
E - mail：pmph @ pmph.com
购书热线：010-59787592　010-59787584　010-65264830
印　　刷：北京华联印刷有限公司
经　　销：新华书店
开　　本：710 × 1000　1/16　印张：36
字　　数：467 千字
版　　次：2022 年 4 月第 1 版
印　　次：2022 年 4 月第 1 次印刷
标准书号：ISBN 978-7-117-32674-2
定　　价：176.00 元

打击盗版举报电话：010-59787491　E-mail：WQ @ pmph.com
质量问题联系电话：010-59787234　E-mail：zhiliang @ pmph.com

主 编 吴欣娟 姜小鹰

执行主编 李小妹 史瑞芬

副主编 李小寒 徐桂华 陈京立

编 者（按姓氏笔画排序）

王 薇（浙江大学医学院附属第一医院）

史瑞芬（南方医科大学护理学院）

刘 宇（中国医科大学护理学院）

李小妹（西安交通大学护理学院）

李小寒（中国医科大学护理学院）

杨 磊（西安交通大学护理学院）（兼秘书）

吴炜炜（福建医科大学护理学院）

吴欣娟（北京协和医院）

余立平（武汉大学护理学院）

张泽宇（华中科技大学同济医学院护理学院）（兼秘书）

张美芬（中山大学护理学院）

陈京立（北京协和医学院护理学院）

胡 燕（天津中医药大学护理学院）

姜小鹰（福建医科大学护理学院）

徐桂华（南京中医药大学护理学院）

黄美凌（广州医科大学附属第三医院）

曹英娟（山东大学齐鲁医院）

历史是
最好的教科书

　　中国护理走过了百余年沧桑而辉煌的历史，近代护理发展史更是跌宕起伏，坎坷崎岖。只有知己所来，才能识己所在、明己所往。2019年，中华护理学会110周年华诞，在编撰画册、追溯历史的过程中，学会动议编纂一本系统翔实记述中国近代护理发展的史书，使广大护理工作者读史明智、鉴往知来，导正既往一些史料编写和传说的谬误。为此，中华护理学会组建了由全国护理专家及学者组成的编写团队，大家共同筹划，通力协作，才有了本书的面世。

　　本书最初的设想是将近代中国护理发展史，按照护理组织的发展、教育、管理、实践、科研、中医等板块进行系统挖掘及整理。在编写过程中发现，早期《护士季报》等史料编撰内容零散，有些史料值得整理自成体系，而有些板块由于史料太少不得不合并到其他部分。最后形成了中国近代护理概述、护理学术组织的创立与发展、学术交流与书刊、护理教育与培训、护士职业化及发展、护理行政与管理、临床护理与研究、护理活动与社会、护理文化与演进、护理英才与贡献十个章节。编者在每个章节中用脚注的形式说明了史料来源，并以"史籍采摘"及"史海钩沉"真实展示当时的原貌，同时也在相应的位置加入了当年珍贵的史料图片。

　　由于近代中国留下的护理史料很有限，本书史料主要来源于1949年之前历届中国护理学术组织（中华护理学会的前身）的机关刊物，其次是国外出版的相关史料以及近年来学者们对中国护理史的研究。中国近代护理发展的最初阶段，多数护理史料由当时来华的西方护士帮助存留，囿于他们中文水平的局限及早期中国护士的英文能力有限，难免存在翻译上的误解或发音上的误读；加上史料中有些记载是来自当事人的事后回忆，难免有记忆不准或表述不清的地方。为了尽可能准确反映近代中国护理发展的历史全貌，作者对现有的史料进行了细化、研究、反复的核实及整理，在合理的范围内最大程度予以保留和还原。同时需要说明的是，从时间范围上来说，本书将近代中国护理时间限定到从中国现代西医的开始到1949年；我国香港、澳门、台湾等地区的近代护理发展历史资料收集尚不完整，需要后期进一步收集，以便未来出版一本更为完整、系统、深入、翔实的近代中国护理发展史。

司马迁说"述往事，思来者"，意即回顾、总结历史，旨在启迪开导后人。通过回望来时的路，可以帮助我们看清脚下的路，谋划前行的路，我们衷心期望广大护理同仁通过读史建立历史思维，用历史的视角解读我国近代护理发展过程，明确每一个发展阶段的社会历史文化因素是如何影响及改变了护理的内涵和模式，才能更好地反思存在问题、明确发展方向、预测发展趋势，使我国护理学专业沿着既具有中国特色，又具有全球视野的发展道路前进，以满足新时期人民健康对护理专业的需求。

历史是最好的教科书。在写作过程中，面对史料中护理先辈们发自内心的无私奉献，笔者感慨万千，不禁沉思是什么样的内在动力，使他们坚忍不拔，克服我们无法想象的艰难困苦，完成了对中国护理专业根基的奠定及雏形的塑造，才有了今天令人瞩目的中国现代护理。在此谨对所有护理前辈及为近代中国护理发展作出杰出贡献的先贤们表达最崇高的敬意！

本书在中华护理学会的领导下完成，得到了人民卫生出版社的大力支持，全体编者真诚合作，反复审校，克服重重困难完成了编写任务，在此表示衷心的感谢。护理发展的历史浩如烟海，无论多么尽力挖掘、采撷，呈现给读者的也只是沧海一粟。由于编者的水平及能力有限，本书难免会有疏漏、不足之处，敬请各位读者及护理界的同仁不吝指教斧正，以使本书日臻完善。

编写组

2022年3月

目录 1909—1949

第一章 中国近代护理概述 1

第一节 早期中国护理发展历史 2
一、中国传统医学中的护理哲学思想 2
二、中国传统医学中的护理内容与实践 5

第二节 近代西医发展对护理的影响 7
一、中国近代西医的传入和发展 8
二、中国近代西医体系的建立 12
三、中国近代西医的发展对护理专业的促进 16

第三节 西方护理对中国近代护理发展的影响 18
一、西方护理的诞生和发展 18
二、西方近代护理发展历程 23
三、西方护理发展对中国早期护理的影响 24

第四节 中国近代护理发展的脉络体系 25
一、中国早期护理的艰难开端 25
二、我国早期护理发展的主要脉络体系 27

第二章 护理学术组织的创立与发展 35

第一节 中国护理学术组织的创建 36
一、中国护理学术组织的孕育 36
二、中国护理学术组织的发展与变迁 39

第二节 中国护理学术组织的管理与发展 43
一、中国早期护理学术组织的机构设置及功能 44
二、中华护士会的会员及发展 65
三、中华护士会的会址及变迁 70
四、中华护士会的国际化发展 73

第三章　学术交流与书刊 76

第一节　国内护理学术交流 77
一、历届全国护士大会学术交流 77
二、其他重要学术与活动 104

第二节　国际护理学术交流 109
一、国际护士大会组织与学术交流 109
二、参与的其他重要国际交流活动 117

第三节　学术著作及学术刊物 120
一、《护士季报》创办始末 121
二、各类护理书籍出版概况 125

第四章　护理教育与培训 131

第一节　中国近代护理教育的创建与发展 132
一、中国近代护理教育的创建 132
二、中国近代护理教育的发展 141

第二节　中国近代护理教育中护士的培养与考核 156
一、中国近代护理教育中护士的培养 157
二、中国近代护理教育中护士的考核 169

第三节　中国近代护理教育中助产士的培养与考核 176
一、中国近代护理教育中助产士的培养 177
二、中国近代护理教育中助产士的考核与管理 185

第四节　中国近代护理教育中护士的岗位培训 191
一、通科护士岗位培训 191
二、中国近代护理教育中的专科护士岗位培训 196

第五章 护士职业化及发展 207

第一节 护士资格考试与毕业注册 208

一、护士资格考试与注册 208
二、助产士资格考试与注册 221
三、护生毕业与就业 224

第二节 护士职业化特征与发展 230

一、护士制服 230
二、职业角色、地位与职业素养 234
三、护士职业化进程与发展 237

第六章 护理行政与管理 243

第一节 医院护理组织与业务管理 244

一、医院建设发展与行政组织管理 244
二、护理组织建设与管理 250
三、护理业务与质量管理 254

第二节 近代中国护理人力资源的管理 260

一、近代中国护理人力资源概况 260
二、护士的聘用与管理 269
三、护士薪资与奖惩管理 273

第三节 近代医院环境、财务与后勤管理 277

一、医院布局与环境管理 278
二、医院经济管理 282
三、医院硬件设施及物资管理 289

第七章　临床护理与研究　295

第一节　中国早期临床护理　296

一、临床基础护理与急救护理　296
二、临床疾病护理与心理社会支持　310
三、专业助产护理　335

第二节　近代中医中药与护理　346

一、早期西医传入与中医药发展　347
二、早期中医基础护理　350
三、近代中医专科护理　355

第三节　护理研究与创新　361

一、护理的内涵与职业定位　361
二、临床护理研究　364
三、公共卫生护理研究　375
四、护理教育与护理管理的研究　383
五、推动护理学术研究及创新的管理机构、方法与制度　388

第八章　护理活动与社会　392

第一节　中华护士会的社会关系　393

一、中华护士会与政府部门的关系　393
二、中华护士会与兄弟医学团体的关系　399
三、中华护士会与国外护士团体的关系　405

第二节　促进公共卫生事业的发展　413

一、参与城市公共卫生的改善　413
二、构建乡村卫生护理体系　422
三、护理科普与护士的健康教育　433

第三节　灾难与战场救护工作　440

一、协助政府开展灾害救护　441
二、协助政府实施战争救护　446
三、参与国际救援　454

第九章　护理文化与演进　458

第一节　护理伦理与职业精神　459

一、南丁格尔精神与护理文化构筑　459

二、护理职业道德与伦理规范建设　469

三、近代中国护理人际关系的发展与变迁　477

第二节　中国近代护理文化的变迁　485

一、医学及护理观念的嬗变　485

二、中国传统礼教与早期护理　492

三、护理形象文化与护士文化生活　504

第十章　护理英才与贡献　513

第一节　中国护理史上的外籍护士　514

一、中国早期护理的先驱　514

二、外籍护士对中国近代护理的作用与影响　532

第二节　载入史册的中国早期护理专家　536

一、中国护理先贤　536

二、中国早期护理专家对护理事业发展的贡献　557

参考文献　563

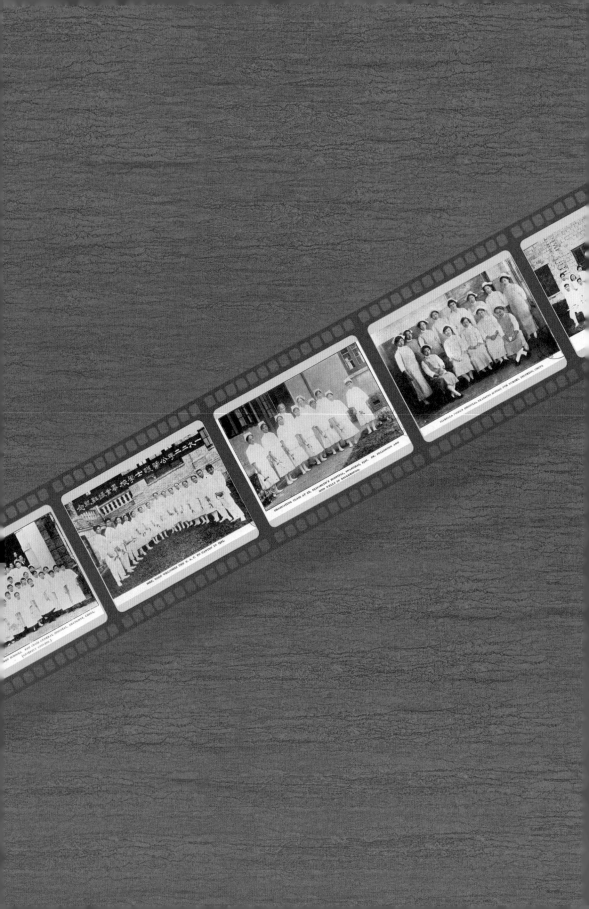

第一章
中国近代护理概述

■ 本章概览

护理是最古老的艺术，同时也是一门年轻的专业。自从有了人类，就有了生、老、病、死的问题，而人类为解除或减轻自身的疾病及痛苦需要护理。护理经过了漫长的历史发展过程，每个时期的护理特点都带有当时专业进展的烙印，具有其特定的时代及历史背景。

从历史的视角审视我国近代护理发展历史，可以看到每个发展阶段都受到当时社会政治、文化的影响，从而塑造了独特的护理性质及模式。在中国传统医学和社会文化、西方医学及西方现代护理学思想的多重影响下，逐渐形成了较为完整的护理体系，开创了中国护理事业的新纪元，且对当代护理事业的发展也有极为深远的影响。

本章主要介绍了中国传统医学中的护理哲学思想和实践内容，近代西医的传入和发展及对护理的现实需求，西方现代护理学的发展对中国护理发展的影响以及中国早期护理发展的艰难历程等内容。

"以史为鉴，可以知兴替"，对于中国近代护理历史的总结，不仅仅是回顾过去的事件和人物，更是要认识其深刻的发展过程和经验教训，从而把握发展方向，推动新时代护理学向着多元化方向健康发展。

历史是对过去某一时期事件研究后，从现实角度进行的诠释，其重点不仅仅是列出某些历史事件的流水年表，更重要的是解读这些事件对后来持续产生了什么影响，以及这些影响如何塑造一个人、一个群体、一个专业，甚至一个社会的命运。医药和护理活动随着人类的出现就已存在，人类在生产生活中的经验、发现和发明奠定了医疗和护理发展的基础。从古代开始，护理职业的发展和演变与各个时代的历史影响有着错综复杂的联系。近代中国护理发展受中国传统医学、西方医学及西方护理的影响，形成了既具有中国文化特征，又与西方护理体系并驾齐驱的特征。

第一节　早期中国护理发展历史

人类在地球上的出现，就伴随着与护理相关的卫生保健活动。作为四大文明古国之一，中国的医药学为人类的医药发展作出了杰出的贡献。中国传统医学的特点是将人看成一个整体，建立了自己独特的理论体系及治疗方法，虽无独立的护理职业，医、护、药不分，但"三分治，七分养"的中医治病原则包含了丰富的护理内容和思想，强调护理及休养的重要性。

一、中国传统医学中的护理哲学思想

中国传统医学是在古代哲学思想和理论体系的指导下，通过长期的医疗实践逐步形成和发展起来的，护理是其中的重要组成部分。经过几千年漫长的实践，传统医学已经融入了大量护理学内容，逐渐形成独特的指导思想和专业技术，这些方法、理论和经验，大量散载于浩瀚的历史中医文献之中。虽然当时没有形成系统的护理学科和专业，

但其广泛的实践内容为中华民族的健康事业作出了巨大的贡献，对于中国近代护理的发展也有重要的意义。

（一）传统医学中的护理起源

有了人类，就有了医疗和护理活动。在远古时期，人类的本能行为是生存、觅食、庇护、繁衍等。原始人类在恶劣的生存环境中生活，会猎取动物皮毛保暖，在树荫和洞穴中避暑，受伤后设法涂裹包扎，骨折后用树枝固定，揉按、抚摸损伤部位能消肿止痛，这些本能的经验式的生存手段形成了最早的医护雏形，潜移默化中促进了医护活动的发展。

中国传统医学体系基本形成于夏、商、周至春秋战国时期，这一时期医学发展主要以"阴阳五行学说"为依据，建立了一套对人体机能及疾病解释的理论，并逐渐摆脱宗教的羁绊，开始走独立发展的道路。这一时期的医学实践中即体现出了丰富的护理内容和思想。在饮食方面，人们已不满足于充饥，有了调养和治疗的意识，如《周礼·天官》记载："以五味、五谷、五药养其病"。在情志方面，提出过多的情志活动会导致疾病，如《周礼·天官》载："喜、怒、哀、乐、爱、恶、欲之情，过则伤"。在流行病和起居护理方面，提出四季气候变化与流行病的关系，提示人们要做好起居护理，顺应四季气候以避免疾病的发生。

战国至秦汉时期，《黄帝内经》《神农本草经》《伤寒杂病论》等中医药经典专著的出现，标志着传统医学理论体系的正式确立。人们逐渐脱离对巫医、巫术的依赖，开始理性认识人体与疾病的关系及疾病发生规律。这一阶段也是中医护理思想逐步形成的重要时期，各种医学著作中记载了大量的护理内容，说明无论是在生活起居护理、饮食护理、情志护理、用药护理、疾病护理及护理操作方面都得到了前所未有的发展。同时，也形成了传统医学中医、药、护不分和养护结合的特点。

但纵观整个中国早期的护理行为，主要以家庭成员之间的照顾及医生的医疗护理指导为主，仍处于家庭护理和经验护理阶段。传统医疗活动中医、护虽没有明确界限，但一般把病人生活护理、煎药、给药、饮食等事情交给病人的亲属去料理，所以病人的父母、妻子（丈夫）、子女和好友等通常会成为义务照护者，而这些无微不至的关怀，对病人健康和疾病恢复有极大帮助。

（二）传统医学专著中的护理思想

《黄帝内经》是我国现存最早的医学专著，其详细总结了古代的医学成就和护理经验，是中国传统医学理论的渊源。《黄帝内经》全面论述了人与自然的关系，人体生理、病理、诊断、治疗、预防和护理等问题。它认为人与自然息息相关，是相参相应的，人体的内环境必须与自然界这个外环境相协调、相一致，要求人对自然要有很强的适应性，强调人与自然统一的整体观念。它运用阴阳五行学说认为人是阴阳对立的统一体，并依据五行的生克关系论述脏腑相互依存和相互制约的关系。

《黄帝内经》全书有关护理思想的内容十分丰富。根据其"天人合一"的思想，提出人们应顺应四时气候，照顾病人采取因时、因地、因人制宜的护理方式，分析气候、季节、环境对病人的影响，做好起居护理，避免疾病的发生。在饮食护理方面，《素问·藏气法时论》记载："毒药攻邪，五谷为养，五果为助，五畜为益，五菜为充，气味合而服之，以补益精气"，提出用药是为了祛除病邪，而补精益气需通过五谷、瓜果等饮食调理。在情志护理方面，认为情志关系到疾病的发展，情绪刺激或情志过极会导致人体气血失调、脏腑功能紊乱，诱发或加重疾病。《黄帝内经》当中也记载了很多的中医药护理方法，如针灸、推拿、刮痧、热熨、贴敷、药物熏蒸等。

《伤寒杂病论》是东汉末年张仲景所著，是中国第一部由理论到实践的临床医学巨著，分为《伤寒论》和《金匮要略》两书。它以六经辨证论伤寒，以脏腑辨证论杂病，提出了以理、法、方、药为基础的辨证论治原则。该书阐述的汗、吐、下、和、温、清、补、消八种用药方法和护理措施，成为中医用药护理的重要原则。在《金匮要略》中，详细记载了很多饮食的卫生要求，并提出了四时食忌、脏病食忌、妊娠食忌等饮食宜忌方法。此外，《金匮要略》还创造性地提出了很多中医护理技术，如熏洗法、坐浴法、药物灌肠法等。

唐代孙思邈所著《千金方》被誉为中国最早的医学百科全书，其强调医德修养和综合治疗，重视妇儿疾病，积极倡导养生。该书详细叙述了妇女孕产期的保健方法，同时还记载了许多小儿喂养和护理方法。在精神护理方面，提出："莫思忧、莫大怒、莫悲愁、莫大惧"的原则。在饮食护理方面《千金要方·食治》中记录了 180 多种日常食物的性、味、功效和宜忌，完善了"食疗"的理论和实践。此外，该书记载了细葱管导尿术，是医学史记载的最早导尿术，也是现代护理导尿术的雏形。

随着社会的发展，明清时期大量的中医药专著涌现，也记录了丰富的护理内容和实践，如《瘟疫论》，在"论食""论饮""调理法"三篇中详细记述了传染病的护理措施。清朝太医吴谦负责编修的《医宗金鉴》，其四诊心法的问诊环节中，关于病人精神的治乱和盛衰、身体的动静和寒热、早晚病症的变化、饮食便溺的情况，都是医者必须从护理者方面获得的资料，从中体现出护理的应用。

二、中国传统医学中的护理内容与实践

在中国传统医学专著中涉及的护理内容很多，经过漫长的发展时期，逐渐将其中的护理内容大致分为生活起居、饮食调养、情志调护、养生保健、药物相关护理等内容，这些活动早期基本都是由医家的助手或病人亲友辅助完成，那时没有专门从事护理的人和职业。

（一）生活护理

生活护理是传统医学中最基本和最主要的护理内容。人们在"天人合一"的思想指导下，非常重视人体与气候环境的密切关系，提出人们的生活起居应根据节气变化而调整，并根据人体气血阴阳、五脏六腑及疾病的寒热虚实与四时、节气的关系，采取相应的护理措施。同时，要根据体质差别顺应气候变化，如有些人形体消瘦、性情急躁，属于阴虚阳盛体质，到夏季或气候干燥之时，更容易生病或病情发生变化，因此平日生活中应多食甘润之品，保持心情舒畅；若体型肥胖，多静少动，属于阴盛体质，应注意保暖，少食肥甘厚味，多参加运动。

（二）饮食护理

饮食护理是传统医学中护理的重要组成部分，认为饮食护理与人体健康之间有密切关系。传统医学重视饮食卫生、饮食调护、饮食治疗对于健康的作用，同时强调日常饮食的禁忌和注意事项。《黄帝内经》最早提出均衡饮食对疾病护理尤为重要的观点。并根据医疗和生活实践总结出：伤风感冒初期，肠胃不和、腹痛便泄都要忌生冷、油腻；咳嗽痰多、气喘忌甜黏油腻及过咸；吐血、便血忌辛辣；皮肤瘙痒忌鱼腥等，照护者应及时提醒、辅助病人恢复。

（三）情志护理

传统医学在长期发展中已认识到人的情志，即精神和心理对于疾病的发展与转归的重要作用，并在具体实践中重视情志护理的实施。传统医学认为七情"喜、怒、忧、思、悲、恐、惊"是精神活动的外在表现，七情过激会引起人的阴阳失调、气血不和、经络阻塞，而七情舒展、气血调和则可缓解病情、促进痊愈。"善医者，必先医其心，而后医其身"，强调在治疗和照顾病人时进行心理及情绪疏导的重要性。"数问其情，以从其意"就是要倾听病人诉说，安抚病人精神，尽量满足他们的要求。如当病人忧愁时要好言劝慰；病人诉说苦衷时，给予同情；病人不满时，要给予解释等，都能起到缓解心理压力、达到配合治疗之目的。

（四）药物护理

传统医学以中药治疗为特色，煎药、给药的时间和方法及用药后的观察也是护理的重要内容。对于内服药，应依据病人病情之轻重、症状之不同、药物和缓与剧烈之分、耐受力不同选取不同的给药时间和方法增加药效。在服用发汗类方剂时，用药后对病人发汗情况的观察是指导进一步用药的依据，如解肌发表的桂枝汤服用后要达到"微似有汗者益佳，不可令如水流漓，病必不除。若一服汗出病差，停后服，不必尽剂；若不汗，更服"。十枣汤为泻下逐水剂，服药后需观察药物是否起效，收效即止。

（五）相关专科护理

传统医学非常重视母婴的相关护理，对于孕产妇的情志、饮食、起居等有极为丰富的论述。在孕期时应注重饮食调摄，如孕中期要"其食稻谷，其羹牛羊"；还要注意劳逸适度："身欲微劳，无得静处"；非常讲究居所衣着、陶冶性情等。此外，产后护理也至关重要，认为"产后百节空虚"，由于分娩用力过大，损伤人体元气，气血亏虚，因此调护十分必要。在儿科护理方面，倡导在断脐前给新生儿洗身，提出用洁净的旧布包裹新生儿、宽紧适宜。哺乳时，《千金方》指出，乳儿不可过饱，饱则易溢而呕。啼哭时不可哺乳，要保持正确的哺乳姿势等。

第二节　近代西医发展对护理的影响

中国早期护理事业的发展进程与西方列强对中国的殖民侵略、西方人文思想的传播、中西方文化的碰撞和交融以及国内的政治、经济、文化等社会变革因素紧密相关。19 世纪以后，西方医院及医学的发展为护理学的发展奠定了基础。通过深入研究及诠释这一时期的医学发展历史，更能使我们明确西方医学对中国护理学发展的影响。

一、中国近代西医的传入和发展

鸦片战争后，西方列强拥有了在中国通商口岸设立医院和教会的权利，于是各国纷纷派遣传教士来华，通过办医院、建学校作为他们的主要传教手段。在这些教会兴办的诊所、医院和学校里，西方医学也逐渐建立和发展起来。

（一）西医传入中国的社会背景

1840 年鸦片战争以后，在近代中国社会演变的过程中，逐渐形成半殖民地半封建社会的若干特征。经济上，中国虽然有了资本主义工商业，但传统的农业经济仍是中国经济的主要形式。思想文化方面，中国传统文化受到西方资本主义文化空前的挑战和冲击，在两种异质文化不断冲突、渗透和融合的过程中形成的中国近代文化，在一定程度上引起了人们生活方式、思维方式、价值观念、道德规范、行为准则的变化。

在资本主义的坚船利炮和中国封建主义的禁锢下，觉醒的中国人开始了长达百年的反帝反封建斗争。封闭的国门打开后，国人也从被动接受，到为了救亡图存而主动学习包括医学在内的西方科学。伴随着中国社会经济、政治和思想文化的剧烈变革，中国近代西方医学与护理事业也随之逐渐建立与发展起来。

（二）近代西医传入中国的概况

中国进入近代以后，西方医学随着宗教活动开始大规模传入。西医教会医院、学校开始在中国建立，介绍西医的书籍、专著在中国流传渐广，西医药房、医药企业在中国出现，西方医疗管理、医学教育的制度和方法缓慢传入，全国性和地方性的医学专业团体逐渐成立，近代西方医学体系逐渐在中国建立起来。

1. **兴办西医医院**　1569 年，葡萄牙耶稣会教士卡内罗（Melchior Carneiro）在澳门开办圣拉斐尔医院（亦称贫民医院），成为中国境内最早建立的西式医疗机构[1]。但当时该医院尚不具备一所近代医院所必备的要素，只能算是诊所或是收留病人之所，或是发放药品之处。1820 年，英国传教士罗伯特·马礼逊（Robert Marrison）与东印度公司外科医生李文斯顿（Livingstone）在澳门开设一间诊所。随后，东印度公司驻中国站的传教医生郭雷枢（Thomas Richardson Colledge）于 1827 年在澳门设立诊所[2]。1835 年，美国传教士彼得·帕克（也译为伯驾）（Peter Parker）在广州成立"眼科医局"，为"博济医院"的前身，是中国开设的第一所西医教会医院[3]。

1842 年《南京条约》签订后，确定五口通商，除广州已有教会医院外，厦门、宁波、上海、福州几个通商口岸也设立了教会医院，并由沿海向内地蔓延。1844 年，英国传教医师威廉·洛克哈特（William Lockhart）在上海南市建立"中国医院"，即后来的"仁济医院"，也是上海最早的西式医院。1861 年，洛克哈特在北京开设西医门诊"施医院"，也称为"双旗杆医院"，成为北京最早的西医医院[2]。1906 年，英国伦敦会与英、美其他五个教会联合成立了"协和医学堂"，之后发展为协和医学院及协和医院，成为现代最著名的医院之一[4]。教会医院是西方医学传入中国的主要基地，也为中国公立及私立医院的建立提供了示范。

2. **开办西医学校**　中国早期西医人才培养与教会医院有密切联系。开始时，传教医师为了满足医疗工作的需要，在医院或诊所招收中国助手和学徒，向其传授浅显的医学知识，目的是使他们能够协助

---

① 黄启臣. 澳门—16 至 19 世纪中西文化交流的桥梁. 比较法研究，1999，1: 15-36.
② 陈邦贤. 中国医学史. 上海：商务印书馆，1937.
③ Gulik, Edward V. Peter Parker and the Opening of China. Harvard University Press, 1973.
④ 中国协和医科大学. 中国协和医科大学校史：1917—1987. 北京：北京科学技术出版社，1987.

医生工作。如 1806 年，英国东印度公司亚历山大·皮尔逊（Alexander Pearson）医生就开始招收华人学徒学习接种牛痘，为中国培养了最早接种牛痘的医学人才 [1]。1837 年，伯驾在广州眼科医局招收中国学徒 3 人，其中关韬后来成为优秀的眼科和外科医生。这种以医院为基础的学徒式的培训方式，达不到正规西医教育的要求，培养的人才也难以满足医疗的需要。

19 世纪中叶至 20 世纪初，在华的传教医师和专职医师日渐增多，设立学校，开展系统的西医教学在客观上具备了条件。1866 年，中华博医会首任主席嘉约翰（John Glasgow Kerr）在广州博济医院内开设"博济医校"，这是外国教会在中国建立的第一所西医学校。继博济医院开办西医校后，1884 年成立盛京医学校、杭州广济医学校，1890 年济南成立济南医学校，1899 年成立广东女子医学校（后改为夏葛医学院），这些医学校后来都成为教会大学高等医学教育的前身 [2]。

20 世纪开始，教会医学教育迅速发展起来，主要教会大学都陆续设立医学院。如 1896 年，上海圣约翰逊大学设立医科，1906 年起入学要求与美国医学院相同，并规定学制为五年；1903 年，英美教会在济南成立共合医道学堂，1917 年改组为齐鲁大学医科；1906 年，英美等教会在北京联合创办协和医学堂，成为第一个得到当时政府承认的最大的教会医学校，其于 1915 年由美国洛克菲勒基金会收购，并于 1917 年建立北京协和医学院 [2]。据统计，1900—1915 年，全国先后建立 23 所教会医学院校 [3]，西医教育呈现正规化和规模化的发展态势。

3. **编译西医书籍及刊物** 随着西医医院和学校的不断建立，西方医学译著也大量出现，成为西医在中国快速传播的重要媒介。1805 年，东印度公司翻译斯当东（George Thomas Staunton）汉译了皮尔逊所著

---

[1] 陈邦贤. 中国医学史. 上海：商务印书馆，1937.
[2] 龚纯. 中国历代卫生组织及医学教育. 西安：世界图书出版公司，1998.
[3] 中华续行委办会. 中华基督教会年鉴. 上海：中华续行委办会，1916.

的《英吉利国新出种痘奇书》，被认为是西医著作在中国流传的起点。英国传教医生合信（Benjamin Hobson）于1851年编译了《全体新论》（原名《解剖和生理学大纲》），是近代中国第一部系统的西方医学著作。之后，他又陆续编译了《博物新编》《西医略论》《内科新说》和《妇婴新说》，通称《西医五种》或《合信五种》[①]。这些著作的出版，满足了当时人们了解西医知识的需求，促进了早期中国西医教育和西医人才的培养。嘉约翰于1859—1886年间编译了30多种西医著作，涉及医学多个方面，包括医学基础类如《化学初阶》、临床治疗类如《内科全书》等。这些著作作为医学校的教材和参考书，对于促进西医教育的传播有极大的影响。

随着西医教育的开展，国人中的西医学人才不断成长，中国人主译和编写的西医著作不断出现，如博济医院医师尹端模的《医理略述》（1892年）、《病理撮要》（1892年）等；江南制造总局赵元益参与翻译的《儒门医学》《保全生命论》《法律医学》《内科理法》等[②]。著名翻译家丁福保出版医学著述共83种，结集为《丁氏医学丛书》，对西医学在中国的传播有重大贡献[③]。

传教医生除了编译西医著作外，还创办和编译中英文医学刊物。1880年嘉约翰在广州创办《西医新报》月刊，是我国最早的西医刊物。1886年尹端模主编《医学报》在广州出版，是国人最早创办的西医刊物。1887年，博医会在上海出版英文杂志《博医会报》，并于1932年并入《中华医学杂志》英文版，是我国最悠久的医学刊物，对中国早期的医学及护理发展影响极大[④]。总体来看，中国早期西医学著作质量参差不齐，其中很大一部分只是一些常识性的科普读物，但它们的出

---

① 龚纯. 中国历代卫生组织及医学教育. 西安：世界图书出版公司，1998.
② 邓铁涛，程之范. 中国医学通史·近代卷. 北京：人民卫生出版社，2000.
③ 丁福保. 畴隐居士自传. 上海：上海诂林精舍，1948.
④ 钱寿初. 《中华医学杂志英文版》百年史略. 中国科技期刊研究，1990，1（02）：55-60.

版为国人学习西医知识提供了途径，加速了西医在中国的传播，对于中国近代医学教育体系的建立有着不可忽视的作用。

4. **留学活动** 中国近代留学教育活动最早见于教会学校。1847 年，时年 20 岁的黄宽进入美国马萨诸塞州的大学预科学校学习，1849 年毕业后在香港教会资助下转赴英国爱丁堡大学学医，7 年后获博士学位后回国，成为广州博济医院的外科医生，是中国留欧学医的先驱[①]。金韵梅是中国近代第一位女留学生，1881 年她到美国纽约大学医院附设的女子医科大学学习，1885 年毕业后在美国多所医院工作，1888 年回国，曾在厦门、成都、天津行医，并在天津创办了中国第一所公立护士学校[②]。

19 世纪末 20 世纪初，中国出现了一股声势浩大的留日热潮。因赴日留学路途近、花费少、文字困难小，留日人数快速翻倍增长。至 1906 年，公费、自费赴日留学生已激增到 8 000 余人[③]，远超同期留学欧美的学生人数，成为当时世界上规模最大的学生出洋活动。1908 年，美国国会通过向中国退还一半庚子赔款的法案，并规定款项只能作为资助赴美留学生之用，一时间形成了一股留美热潮。民国成立后，赴欧留学的学生也日益增加。这些留学生中有很大一部分学习医科，归国后成为传播西方医学的主要力量。

二、中国近代西医体系的建立

随着西医医院的大量建立，西医教育实现了由师徒式到正规化的快速发展，西医逐渐取得了社会各阶层的普遍认同。20 世纪开始，通过医疗卫生行政机构的创建、医学教育体系的进一步完善、医学研究

---

① 程瀚章. 西医浅说. 上海：商务印书馆，1933.
② 李涛. 金韵梅医师事略. 中华医学杂志，1934，20（5）：757-758.
③ 陈学恂，田正平. 留学教育：中国近代教育史资料汇编. 上海：上海教育出版社，1991.

机构和学术团体的建立等活动，西方医学体系在中国得以逐步形成和正式建立。

（一）医疗卫生行政机构的创建

封建社会时期，整个医政管理体制是以皇家利益为核心的封建管理体系的一部分，其"公共性"无从体现。从鸦片战争后，中国在缓慢的探索过程中逐渐建立起中央和地方的卫生行政机构及相应管理制度，虽不完备，但也初步形成了近代的卫生行政体制。

1. **中央卫生机构**　1905 年，清政府成立巡警部，在部内警保司下设卫生科，是中国政府机关第一次出现"卫生"一词，也是中国近代第一次出现专门的卫生管理机构；1906 年，巡警部改为民政部，卫生科改为卫生司[1]。1927 年国民政府设置内政部卫生司，管理卫生行政事宜。1928 年，国民政府五院制的政治体制确立，在行政院下设卫生部，成为医疗卫生事业建设的最高行政组织。1930 年，又将卫生部并入内政部，改设卫生署，内设总务、医政、保健三科。由于防疫工作的重要性，卫生部还设立了中央防疫处、全国海港检疫处、中央医院等中央卫生管理机构。中央医疗卫生行政体系初步形成[2]。

2. **地方卫生行政建制**　1902 年，清政府组建天津卫生总局，开启了地方卫生行政的序幕。北洋政府时期，虽然部分省、市、县有设立卫生行政机构，但由于军阀混战，卫生机构工作开展不多。1928 年，《全国卫生行政系统大纲》颁布，规定："各省设立卫生处，隶属于民政厅兼受卫生部的直接指挥和监督；各特别市设卫生局，隶属于特别市政府，兼受卫生处的直接指挥和监督；各市县设卫生局，隶属于市县政府，兼受卫生处的直接指挥和监督。" 1937 年，全国已有过半数省份设立医疗卫生行政机构，到 1947 年，全国各省已设立卫生处 26 个，

---

[1] 王其林. 中国近代公共卫生法制研究（1905—1937）. 重庆：西南政法大学，2014.

[2] 刘荣伦，顾玉潜. 中国卫生行政史略. 广州：广东科学技术出版社，2007.

行政院直辖市的卫生局 6 个 [1]。中央和地方相结合的医疗卫生行政体系的初步构建，是推进中国近代医疗卫生事业的前提和保证。

3. **医药卫生管理制度**　1907 年清政府陆续制定大清新刑律、民法等法典，其中就有医药卫生的法规。北洋政府也颁布了一些法令和法规，如 1912 年颁布《红十字条约解释》、1914 年颁布《解剖规则施行细则》、1916 年颁布《传染病预防条例》、1922 年颁布《管理医师暂行规则》等 [2]。这些法规的颁布，在一定程度上对推动近代西医在中国的传播起到保护作用，但由于当时的时代背景，卫生法治建设很难占据重要位置，整个医药卫生管理处于松散状态。

国民政府期间进行了一些立法活动，如 1928 年颁布《卫生行政系统大纲》，1929 年颁布《医师暂行条例》《药师暂行条例》《助产士条例》《管理医院规则》，1936 年颁布《护士暂行规则》《卫生署组织法》，1940 年颁布《县各级卫生组织大纲》，1943 年颁布《医师法》《药剂师法》《助产士法》等。据 1947 年出版的《现行重要法规丛刊——卫生法规》记载，此期间先后颁布的重要卫生法规分医政、保健、防疫和官制官规 4 大类共 50 个，对于推动中国近代医疗卫生工作和体系建设有一定作用 [3]。

（二）医学教育体系的建立

随着西医在中国的快速传播和人们对于西医的不断认同，师徒式的零散教育方式已不能满足当时中国社会对于西医人才的需求，在华传教士纷纷设立医学校以扩大影响。与此同时，国人自主创办西医学教育的意识开始觉醒。

1862 年，清政府在北京设立同文馆，1865 年同文馆设立医学科，是我国自办西式医学堂的开端。1881 年李鸿章在天津创办总督医院附

---

① 刘荣伦，顾玉潜. 中国卫生行政史略. 广州：广东科学技术出版社，2007.
② 樊波. 民国卫生法制研究. 北京：中国中医科学院，2012.
③ 曾宪章. 卫生法规. 上海：大东书局，1947.

属医学校，主要接收归国留美学生，为军队培养医官；1894 年，在此基础上建立北洋医学堂，成为中国第一所官办的近代西医学校。部分省市也相继开办医学堂，如 1908 年成立湖北医学堂，1909 年广东成立光华医学专门学校，但这一时期的医学校在学制和课程设置上都缺乏统一规划①。

1912 年中华民国教育部颁布了《大学令》（壬子学制），1913 年修改后规定医科分为医学、药学二科。此后，随着一些教育法规的颁布，医学教育被逐步纳入国家正式教育体系，一批国立或公立医学校也相继设立，如 1909 年成立的广东公医学堂，1924 年改为广东公医医科大学，1932 年改为国立中山大学医学院；1912 年北京医学专门学校成立，1916 年保定省立直隶医学专门学校成立，1927 年国立同济大学医学院创办等。与此同时，一批私立医学院校也相继开办，如1912 年张謇创办南通医学专门学校，1919 年辽阳成立辽阳医学校，1926 年上海创办私立东南医科大学等②。这一时期，西医教育体系逐渐形成。

1929 年国民政府教育部与卫生部共同组织成立医学教育委员会，作为医学教育的行政指导机构，负责医学教育的具体事务。此后，相继颁布了一系列医学教育相关的法规、条例和章程。医学教育委员会1930 年初步决议医学院学制 6 年、医学专科学校学制 4 年。据 1949年统计，中华民国时期共有公立、私立高等医科院校 38 所，药科校系12 处，牙科校系 6 处，在校学生 15 837 人，中国近代较为完备的西医教育体系得以建立②。

（三）学术团体的建立

在西方医学传入中国后，西医药学术团体的成立进一步推动了西医事业的发展。1887 年，博医会宣告成立，并在华北、上海、武昌、

---

① 慕景强. 民国西医高等教育研究（1912—1949）. 上海：华东师范大学，2005.
② 龚纯. 中国历代卫生组织及医学教育. 西安：世界图书出版公司，1998.

汉口、广州等地设立分会。博医会设有出版及翻译、公共卫生、医学教育、医学研究等专业委员会，主要活动有编译医书、推广医学教育、举办学术会议、出版医学杂志等。1897 年在上海成立的上海医学会是国人最早自主创办的西医学术团体。1915 年，中华医学会在上海成立，分设编辑部、会员部、医学名词部、公共卫生部分别开展工作；1932年与博医会合并，同时合并的还有"中国微生物学会""教会医事委员会"等；1935 年后陆续成立病理、精神病、眼科、内外科等专业委员会 ①。这些学术团体的成立，为中国近代医药卫生事业的发展作出了重要贡献。

三、中国近代西医的发展对护理专业的促进

长期以来，中国传统医学中并无专门的护理职业和独立的护理学科。随着西方医学在中国的传播和发展，中国的西医护理学开始随着教会医疗机构的开办及护士培训学校的建立而逐渐发展起来。

（一）西医传入对中国医学的影响

西方医学的发展是建立在近代自然科学的基础上，它的传入和发展客观上为中国带来了新的医学科学知识，促进了中国西医学的建立和进步，对中国医疗卫生事业的发展、医学队伍的建设产生了深远影响。西方医学的传入，使中国出现了一支新的西医医学队伍，成为中国西医事业发展的主要力量，同时，也带动了中国护理的发展。

据史料统计，截至 1887 年年底，来到中国的医学传教士共 74位，其中 33 位是英国传教士，41 位为美国传教士 ②。正是这些西方医学传教士对西方医学的传播，将处于发展雏形阶段的西方护理及教育

① 严良瑜，张玉琴. 中华医学会简史. 中国科技史杂志，1984（1）：104-106.
② Anonymity. List of Medical Missionaries in China. China Medical Missionary Journal, 1887, 1(1): 34-37.

传到了中国，使我国早期护理的发展与西方的护理发展进程基本保持同步。

随着西方医学在中国的传播，传教士医生越发感到培养中国本土的医生和护士的必要性。嘉约翰曾认为，训练中国本土医生和护士，比传教士直接在医院、诊所或是病人的床边照顾病人更有意义[1]。美国圣公会传教医师亨利·威廉·布恩（也译为文恒理）（Henry William Boone）所在的医院经常开展外科手术，医生迫切需要护士的协助，但当时医院只有一名传教士护士。因此，他强烈呼吁尽快开展中国护士培训："护士工作是高尚且受人尊重的，医院、诊所和病房的许多工作需要护士来完成，应该在中国建立培养西医护士的体系。"[2] 据1914年美国洛克菲勒基金会所派遣的医学传教士统计，当时大约有140名外籍护士在中国的100所西医医院工作，但护士异常缺乏，平均一个医院仅有不足2名接受了正规训练的护士[3]。

（二）西医发展对护理的促进

西方现代护理模式作为西方医学的重要组成部分，是保证医疗活动开展的必备条件。因此，西医体系在中国的建立和发展是中国护理专业诞生和发展的前提。中国近代西医及护理均起始于教会医院。西方医学随着教会医院的发展逐渐在中国社会传播开来，也逐渐被中国民众接受和认可，前来求医者日渐增多，但数量有限的传教士已无法亲自处理换药、包扎之类的事务，他们意识到需要在中国训练助手的迫切性。因此，需要以短期训练的方式培训护士，以解决当时医院人手不足、护士短缺的问题，也就此开启了中国护士教育的先河。

在洋务运动时期，洋务派将创办西医教育作为洋务运动的重要组

---

① JGK. Introductory. China Medical Missionary Journal, 1887, 1(1): 29–30.

② Boone HW. The Medical Missionary association of China—its future work. China Medical Missionary Journal, 1887, 1(1): 1–5.

③ Chen Kaiyi. Missionaries and the Early Development of Nursing in China. Nursing History Review, 1996, 4(1): 129–149.

成部分；1912 年以后，政府将国家卫生体系建立在西医的医疗体制上，并且在中西医的争鸣中偏向西医。此时期，中国近代的西医教育与服务体系逐步建立。伴随着大量的公立及私立西医医院的建立，对西医护理人才的需求无疑成为中国护理事业发展的现实需要。此外，近代中国社会动荡与战争频发，各地为应付战争建立的伤兵医院，也需要大量的医护人才，正是这一系列因素，推动了中国早期护理专业的形成与发展。

第三节　西方护理对中国近代护理发展的影响

在南丁格尔时期以前，世界各国均未形成独立的护理职业或专业。19 世纪中叶，弗洛伦斯·南丁格尔（Florence Nightingale）首创了科学的护理专业，创办了护士学校，正规的护理教育由此开始。从此以后，南丁格尔的护理理念及教育实践方式作为国际护理模式，在全球得到了重视和推广，使护理专业逐渐成为健康服务行业一门重要的专业。

一、西方护理的诞生和发展

19 世纪中叶以前，世界各国没有科学的护理，医院也很少，医疗与护理没有明显的划分，治疗与护理工作多由教会承担，修女、修士们出于爱心及宗教信仰为病人提供生活照料及精神安慰。因此，当时没有正规的护理教育。

19 世纪后期，由于科学的发展及医学的进步，医院数量不断增加。加之天花的大流行及英国殖民地内的战争，社会对护理的需求不断增加。在此背景下，欧洲相继开设了一些护士训练班，护理的质量及地位有了一定的提高，但基本只停留在病人的生活护理、舒适及症状护理上。1836 年，德国路德教会的牧师西奥多·弗利德纳（Theodor Fliedner）在德国莱茵河畔的凯撒斯韦特市（Kaiserswerth）建立了女执事之家和医院（Deaconess Home and Hospital），招收身体健康、品德优良的教会女执事进行护理培训。训练内容主要为护理及社会服务，方法包括授课、医院实习、家庭访视，被视为世界上第一个较为正规的护士训练班。此时的护理仍然不是一门正规的职业，护理教育也基本停留在时间短、内容简单且有宗教性质的基础训练阶段。

19 世纪中叶，南丁格尔首创了科学的护理专业，发展了以改善环境卫生、促进舒适和健康为基础的护理理念，使护理学逐步走上了科学的发展轨道并建立了正规的教育渠道，国际上称这个时期为南丁格尔时期（Nightingale Period）。这个时期既是护理学发展的一个重要转折点，也是现代护理学的开始。南丁格尔时期的护理思想和护理实践为护理工作赢得了应有的社会地位，使护理作为一门科学及艺术结合的职业，得到了社会的广泛认可。护士在民众心目中的形象，也从狄更斯笔下粗鲁的"甘普"成为救死扶伤的"白衣天使"。使护理逐渐走上了现代化的发展道路。

1. **为护理向科学化方向发展奠定了基础**　南丁格尔认为护理是一门艺术，也是一门科学，有其组织性、实践性及科学性，她创立了自己独特的护理环境学说，确定了护理学的概念和护士的工作任务，提出了公共卫生的护理思想，重视病人的生理及心理护理，提出的护理理念为现代护理的发展奠定了基础。正如她所言："护士必须要有同情心和一双愿意工作的手……护理本身是一项最精细的艺术，精细的艺术要靠高洁的护风和高尚的护德铸就。我将用我的行动，来维护我的职业的神圣"。南丁格尔的努力，使护理逐渐摆脱了教会的控制及管理，成为一门独立的专业。她的护理誓言至今被全球很多护理学院作为毕业誓言采用。

2. **致力于创办正规化的护士学校**　南丁格尔坚信护理工作是一

门正规的职业，必须由接受过正规训练的护士担任。1860年，南丁格尔用英国政府在克里米亚战争后自己获得的奖金，加上随后的信托基金，在英国伦敦的圣托马斯医院（St Thomas' Hospital）开办了全世界第一所护士学校，命名为南丁格尔护士训练学校（Nightingale Training School for Nurses）。学校的办学宗旨是将护理作为一门科学的专业，采用了新的教育体制及方法来培养护士。学校学制4年，必修课包括生理学、外科学、解剖学等11门课程。护理实践课程有清洁伤口、灌肠术、身体擦拭术等13项必考技术，教学由经验丰富的护士长讲授并示范。

南丁格尔建立的护士学校为世界提供了一种全新的护理教育模型。为护校学生开设医学课程，使护理工作与医学的发展并驾齐驱，提高了护士的专业地位和社会地位，并为护理发展成为医学领域一门独立的学科奠定了知识和技能基础。从1860年至1890年，南丁格尔护士训练学校共培养护理学生1 005名，她们在工作中弘扬南丁格尔精神，推行护理改革，创办护士学校，使护理工作有了崭新的面貌。

3. **著书立说，阐述其基本护理思想** 在1858年及1859年，南丁格尔分别编写了《医院札记》（Notes on Hospital）及《护理札记》（Notes on Nursing）。在《医院札记》中，她阐述了自己对改革医院管理及建筑方面的构思、意见及建议。在《护理札记》中，她以随笔的方式阐明了自己的护理思想及对护理的建议，如对环境（灯光、通风、噪声、其他康复环境）、个人卫生、饮食对病人的影响等多方面的阐述。这两本书多年来被视为各国护士必读的经典护理著作。克里米亚战争后，南丁格尔选择了隐居生活，在健康状况糟糕的情况下，闭门谢客，笔耕不辍，撰写并出版了两百多部书籍、报告和手册，内容涉及医疗、护理、公共卫生、济贫院等方面，积极推动英国在公共卫生领域的改革。她先后发表了一百多篇护理论文，答复了上千封各地的读者来信。

4. **创立了一整套护理制度** 这套制度首先提出护理要采用系统化的管理方式，强调在设立医院时必须先确定相应的政策，使护士担负

南丁格尔手迹[1]

在天津医科大学肿瘤医院珍藏着一张珍贵的黑白照片，是南丁格尔弥留之际的遗笔书信（图1-1），写给当时天津济华高级护校事务主任保文先生之母。这封信由时任马大夫纪念医院第十四任院长雷爱德亲自拍摄，并将照片转交给医院医学摄影室惠存至今。

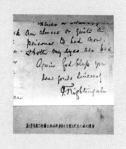

图1-1　南丁格尔手迹

起护理病人的责任，并要适当授权，以充分发挥每位护士的潜能。要求护士必须受过专门的培训。在护理组织的设立上，要求每个医院必须设立护理部，并由护理部主任来管理护理工作。同时也制订了医院设备及环境方面的管理要求，提高了护理工作效率及护理质量。

5. **推动医院的建设及合理的病房设置**　南丁格尔在总结医院建设方面的经验及教训后，提出了一系列与医疗空间环境设计相关的建议，并对病房护理单元设置提出了具体的要求，如每间病房人数（需满足相应的容量及护士工作量）、病房的尺寸、每张病床区域的大小、每张病床旁有一扇外窗、病房的朝向（南北朝向以最大限度地利用自然光）、加热壁炉、室内装饰材料及颜色的装饰等。后人为表示对她所取得成就的尊重和纪念，将此设置命名为"南丁格尔护理单元"（图1-2）。

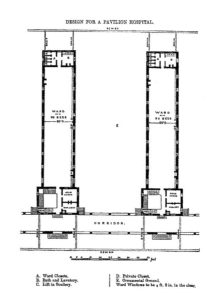

图1-2　南丁格尔护理单元平面图

---

① 佚名. 天津医科大学肿瘤医院护理部. 中华护理杂志, 2017, 52（5）: 529.

6. **护理研究及统计学的先驱**　南丁格尔还首创了护理研究的先河，她将自己的才学应用于医院护理管理中，如她采用详细的统计数据，测算病房中单个床位的使用面积、冲洗排水沟的次数、医院床单和被罩洗涤的次数等，以使工作获得更好的成效。克里米亚战争时期，为了更好地说明环境与健康的关系以及护理工作的成效，在英国政府派出的卫生委员会到达战区时，为便于委员会的理解，南丁格尔应用科学的统计学方法，采用"饼图"的方式列举数字（被后人称为南丁格尔玫瑰图）（图1-3），简洁明了地呈现了军队护理工作的成绩。

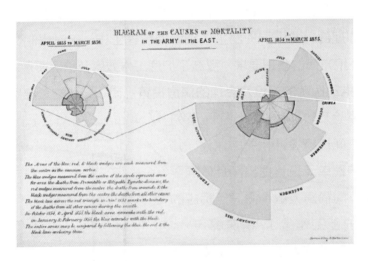

图1-3　南丁格尔玫瑰图

1859年，南丁格尔成为英国皇家统计学会的第一位女性成员。1861年，统计学会召开国际会议，讨论的主要议题是"南丁格尔统计学计划"的应用，与会成员一致同意采用南丁格尔设计的"医学标准统计表"。直到今天，这种统计图表仍然在英国的一些医院和现代研究中使用。南丁格尔所取得的卓越成就，促进了当时护士社会地位的提高，她也被后人公认为护理研究的开拓者和先驱。

二、西方近代护理发展历程

南丁格尔护士学校的办学模式、课程设置及组织管理模式后来成为欧亚大陆许多护士学校培养模式的指南，促进了护理教育的迅速发展。1887 年，英国至少有 16 所医院的院长都是南丁格尔护士学校的毕业生；这些优秀的毕业生到达美国、德国、澳大利亚、印度、瑞典、加拿大等国家，成为当地护理教育的主要师资，并按照南丁格尔护校的规范建立起多所护士学校。

从 19 世纪开始，现代护理学的发展历程，与各国的经济、文化、教育、宗教、妇女地位及人民生活水平的发展有很大的关系。现代护理学从职业向专业发展的历程，主要表现为以下几个方面：

1. **建立完善的护理教育体制** 自 1860 年后，欧美许多国家南丁格尔式的护士学校如雨后春笋般地出现。护理专业发展最快的地方为北美地区。美国 1872 年开办了第一所护理学校——费城女子医院护士培训学校（Nurse Training School of Women's Hospital of Philadelphia）。1901 年约翰霍普金斯大学开设了专门的护理课程；1919 年，由洛克菲勒基金会资助，美国成立了护理教育研究委员会，以审查公共卫生护理和护理教育的状况及所存在的问题。委员会于 1923 年发表了"Goldmark 报告"，该报告建议护理教育部门应该制订高水平的教育标准，护理学校应该将重点放在教育上，而不是医院的需求上；并建议将护理教育从医院转移到大学，要求护理教育者应接受高等教育。1924 年耶鲁大学首先成立护理学院，学生毕业后取得护理学士学位，并于 1929 年开设硕士学位。其间，世界其他国家及地区也先后创建了许多护士学校及护理学院，使护理教育形成了多层次而完善的教育体制。

2. **护理向专业化方向发展** 由于护理教育的不断完善，受过高等专业教育的护士对护理理论与实践的研究及探讨不断深入，对护理科研的重视及投入不断增加，各种护理专业团体逐步形成。护理作为一门为人类健康事业服务的专业，得到了进一步的发展及提高。

3．**护理管理体制的建立**　从南丁格尔以后，世界各国都相继应用南丁格尔的护理管理模式，并将管理学的原理及方法应用到护理管理工作中，强调了护理管理中的人性化管理，并指出质量管理是护理管理的核心。同时护理管理要求更加具体及严格，如美国护理协会对护理管理者有具体的资格及角色要求。

4．**临床护理分科**　从 1841 年开始，随着科技的发展及现代治疗手段的进一步提高，西方护理专科化的趋势越来越明显，要求也越来越高，如在美国除了传统的内、外、妇、儿、急症等分科外，还出现了重症监护、职业病、社区及家庭等不同分科的护理。

三、西方护理发展对中国早期护理的影响

从南丁格尔护士学校传到北美以来，英、美等国一直是全球护理的引领者，而作为传教士的医生及护士，将发展初期的西方护理从英、美传到了我国，使护理学成为医学领域的重要组成部分，随着西医的传播在中国诞生。最初的西医护理只由少数受过专业护理训练的西方护士在中国的沿海地区医院提供。她们大多协助医生工作，为病人提供基础护理、药物治疗、疾病护理、急救护理及助产等护理服务。她们出色的服务，使中国民众逐渐接受了西方护理，对护理的观点也从鄙视、排斥到逐渐接受。随着西医医院从沿海向中国内陆大城市的不断延伸，护士数量明显不足，迫切需要培养中国本土护士。因此，这些西方护士除了直接为病人提供护理服务外，开始以西方护理教育体系为模板，通过开办短期、长期护士训练班，或开办护士学校的形式开始培养中国护士。

这些护士沿用尚处于襁褓的西方护理体系，帮助中国建立了自己的

护理专业学术组织（中华护士会），使其成为全国护士（包括中国护士和传教士护士）相互交流护理实践和教育经验的纽带。中华护士会成立后，开展了一系列卓有成效的教育及管理工作，如规范护士学校注册、护士毕业会考、护理教育教学标准以及护士注册。中华护士会同时也创办了护理专业刊物，直接使用或者翻译、编译了当时西方常用的护理教材。当时一些护士因地制宜，开发了很多实用的护理技术及用品。通过这些方式，使西方护理随着护理教育的发展在中国生根发芽，并带着中国文化的特征茁壮成长，掀开了中国护理事业的新篇章。

第四节　中国近代护理发展的脉络体系

19 世纪末，西方传教士将护理知识和护理技能带入中国，并逐渐在中国落地生根，历经国民革命、土地革命、抗日战争和解放战争时期，经过早期的跌宕历程，逐渐形成了较为完善的护理教育、学术、临床和管理体系，使护理在中国成为独立的职业。

一、中国早期护理的艰难开端

随着现代医学的发展，护理逐渐成为被西方公众接受的职业，而最初在我国却受到社会公众的抵抗。当时国人的观点认为护理等同于照顾，是一种家庭责任，不需要职业性的照顾，而几千年来根深蒂固的性别规范和社会地位的等级制度更加深了人们对护理的偏见。因为当时中国人普遍认为照顾人的工作，特别是接触身体的照顾是卑贱的，只能由同性别、社会地位低的人来做。而作为护士不可避免地要做涉及照顾病人身体的护理工作。

1884 年，美国护士伊丽莎白·麦克奇尼（Elizabeth Mckechnie）

来到上海妇孺医院（Shanghai Maternal and Child Hospital）工作，成为西方受过训练的来华工作的第一位外籍护士。当时妇孺医院正在建设，面对简陋的医疗设备，麦克奇尼克服重重困难，根据实际情况开展护理工作。1885 年，妇孺医院落成，条件较之前大为改观，前来求医的病人不断增加，麦克奇尼感到力不从心，于是开始筹备培训中国护士。1887 年麦克奇尼在中国率先开办护士训练班，被认为是中国近代护理教育的开端。

随着西医在中国的传播，欧美各国均不断派遣专业护士来华从事护理工作，为西方护理在中国发展创造了条件。但由于教会医院的迅速发展，外籍护士人数远远不能满足当时工作的需要。据中华基督教会报告，截至 1915 年已有基督教会医院及诊所 330 个，而外国护士仅有 141 名[1]。在这种情况下，上海、北京、福州、广州等地的教会医院纷纷设立护士学校，开展护士培训及教育工作。

早期教会医院护士培训工作的开展极为艰难，主要体现在以下几个方面：①语言障碍增加了培训工作的难度，外籍教师为了适应中国的本土文化，必须学习汉语甚至当地的方言；部分培训班以英文授课，学生也需要学习外语，以能更好地掌握护理知识。②当时教会医院的附属护士学校教学条件极差，教师缺乏，基本没

① 中华续行委办会. 中华基督教会年鉴. 上海：中华续行委办会，1916.
② 佚名. 护士之紧要谈. 护士季报，1923，4（3）：9–13.

有专职教师；缺乏系统的教学标准及规范的教材；教学方式为师徒式的技能传授，护士的学习以学徒式的半工半读方式进行，采取以操作为主、理论为辅的方式教学；教学水平普遍低下，护生需要从实际护理工作中去掌握护理知识和技能；学校的设备简陋，缺乏图书馆、实验室、自修室、标本室等基本的教学设施。③当时因为受中国传统文化的影响，国人对护理工作和护士职业的认同度很低，招生非常困难；加之传教士的特殊身份，当时能够主动接受西医护理教育的中国人非常有限。④早期教会医院开展护士培训的目的往往局限于满足医院的工作需要，达不到在中国发展专业护理教育的层次和目标。

二、我国早期护理发展的主要脉络体系

（一）护理教育

1888 年，美国护士约翰逊（Ella Johnson）在福州一所教会医院开办了中国第一所护士学校，标志着中国正规护理教育的起步。1900 年以后，教会医院在全国各地迅速发展，多个城市都开设了护士培训学校，中国护理教育事业进入快速发展期。这一时期开办的护士学校，如 1901 年上海同仁医院护士学校，1905 年美以美会在武昌开办护士学校，1906 年英国伦敦会、美国长老会和美以美会在北京成立协和护士训练学校，1914 年长沙雅礼医院开办了雅礼护病学校后改为湘雅护士学校等。据统计，截至 1915 年，由教会医院举办的护校有 36 所，学生 318 人，这些学校为中国培养了最早的护理人员①。

中国早期的护士教育，主要依赖于英、美外籍护士的帮助与努力。那时医院和护校的领导、校长、教师绝大部分由外国人担任，教科书、护理技术、操作规范、护理用具、护士服装等都承袭了西方观点和习

① 中华续行委办会. 中华基督教会年鉴. 上海：中华续行委办会，1916.

惯。但由于当时各种条件限制，护士学校主要以操作为主、理论为辅的方式教学，以学徒式和半工半读的方式培养偏重操作的护理人员，教学水平普遍低下。

1909 年中国看护组织联合会（中国护士会前身）成立后，中国护理教育制度逐渐规范、教材种类逐渐全面、课程设置更加合理、教学层次逐渐提高。1920 年，北京协和医学院与几所大学联合开设高等护理教育，开创了我国高等护理教育的先河。1934 年，护理教育被纳入国家正式教育体系，进一步促进了护理教育的规范化发展。据不完全统计，自 1914 年中华护士会制订护士学校注册章程开始，注册护士学校由当时的 4 所发展到 1936 年的 174 所[①]，护士学校和学生规模不断扩大。

（二）中国护理学术组织和活动

1909 年 8 月 19 日，郝特（Caroline Maddock Hart）等 5 名护士和 2 名医生在牯岭筹划创立全国性的护士组织"中国中部看护联合会"，对中国护理工作和护士群体进行统一管理，规范护理教育标准，培训更多的中国护士，服务于中国民众。数日后举行第二次会议，决定易会名为"中国看护组织联合会"。1909 年 8 月 31 日，中国看护组织联合会正式成立，并拟定了章程，选举当时在安徽芜湖工作的郝特为会长[②]。自此，中国护士有了自己的学术组织。1912 年 7 月 18 日，中国看护组织联合会第 3 次年会时改会名为"中国护士会"。

1914 年 6 月 30 日至 7 月 2 日，中华护士会第一次全国护士代表大会在上海召开，大会决定将中国护士会正式改称为"中华护士会"。选举盖仪贞（Nina Diadamia Gage）为中华护士会会长，钟茂芳（伦敦葛氏 Guy 医院的中国毕业生，我国历史上第一位留学国外接受护理教育的女性）为副会长，信宝珠（Cora E Simpson）为兼职总干事。会上，经钟茂芳和汉学家广泛协商后，提出将"看护"改名为"护士"

① 佚名. 中华护士学会注册学校名单. 中华护士报, 1937, 1 (1): 226-237.
② 佚名. 中华护士会第四次会议记录. 中国护士季报, 1922, 3 (2): 4.

一词来代表"nurse"。"护"意味着关心、保护和照顾，"士"代表知识分子或学者，这个名字标志着护理作为一个护理学者的职业，并获大会通过 ①。当时中国护理教育没有政府的监管，中华护士会负责制订所有护士学校的办学标准和招生要求，且按照美国标准设置示范课程，并举办注册认证考试。因此，本次大会还通过了护士学校办理注册登记、组织全国护士毕业会考等多项议案。

自成立以来，护士会主要职务多由各地教会医院外籍护士兼任，1928 年，首次由中国护士伍哲英担任会长和总干事。1932 年，中华护士会在国民政府注册登记，正式成为政府认可的社会团体。同时，护士会的组织管理、职能体系逐渐健全，会员队伍不断壮大，其社会影响力也不断提升。1936 年，根据当时国内护理学术发展条件，结合当时政府部门的相关规定，中华护士会更名为"中华护士学会"。1942 年，再次更名为"中国护士学会"，会址由南京迁至重庆，改以"联络全国护士感情，提高护士教育，共谋会员福利及职业之发展"为宗旨。

自 1909 年至 1949 年的 40 年间，中华护士会致力于建立中国护理事业的发展体系，开展了大量的活动，包括发展护理教育、促进护理专业发展；组织护士毕业考试与注册、促进护理职业化；出版护理书籍、发行护士刊物；定期举行代表大会和学术演讲；参与战地与灾害救护；建构公共卫生和乡村护理体系；关心和谋求男护士职业前途；促进国际交流与合作等多个方面工作。中华护士会的成立，极大促进了中国早期护士事业的发展和进步，使西方现代护理科学在我国获得了独立发展的空间。

中华护士会于 1922 年加入国际护士会（International Council of Nurses，ICN），按照加入的顺序成为第 11 个会员国，也是第一个加入国际护士会的亚洲国家，1925 年，中华护士会会长盖仪贞当选为国际

---

① 爱丽丝·克拉克. 中华护士会第一届全国代表大会记录，1914: 1-3.

护士会会长。中国护士通过参加国际护士会会议、国内外考察等活动，积极参与到国际护士会的各项活动中。

（三）护理书籍和刊物

1. **编译护理相关书籍**　由于中国早期护理主要受西方护理的影响，所以翻译西方护理书籍和创办中文护理刊物是西方护理在近代中国传播的重要方式。1905年，中华博医会编译出版了《护病要术》，介绍了西方护理的基本要求，对当时国人了解西方护理起到了积极作用。由著名民主革命家秋瑾女士翻译的日文版《看护学教程》，最初发表在1907年出版的《中国女报》上，是中国最早的西方护理学教科书。1909年，中国博医会出版了美国人翻译的《护病新编》，作为当时很多护士学校的标准教本。

中华护士会成立后，专门设立了翻译委员会，翻译和出版了大量的西方护理教科书，如《看护学》（1914年）、《看护病人要诀》（1920年）、《外科看护学》（1925年）等。这些书籍作为护士学校的教科书，是护生学习西方护理理论和实践的主要工具，也成为西方护理传播的重要媒介。1930年护士会出版了《公共卫生护病学》作为各地教材。纵观中国近代护理书籍的出版，多数为国外书籍的译著；但随着护理事业在中国的发展，国人在翻译的基础上也开始自己编写护理著作，是西方护理本土化的重要体现。

2. **创建护理刊物**　1920年1月，《护士季报》（ *the Quarterly Journal for Chinese Nurses* ）在上海创刊，是中国护理历史中的第一本学术刊物，其刊载的内容十分广泛，包括护理教育、护理经验、国内外护理动态、各地医院及护校发展情况、总会报告及通知等。因多种原因，杂志数易其名，如创刊初始称为《护士季报》，1931年1月更名为《中华护士报》；受抗日战争影响，1942年停刊；1947年1月复刊时称《中国护士报》，同年4月再次改称《中国护士季刊》。从1920年1月到1949年1月，共出版25卷，记录了中国护理事业从无到有、从小到大的发展历程，是近代中国护理先驱们向国内外介绍护理学科的重要阵地。

（四）护理管理、实践及研究

1. **护理管理**　中国近代护理事业起源于教会医院，起初各医院或诊所规模较小，设备简陋，医护人员极少，未能形成系统的护理管理体系。随着来华外籍护士人数不断增加，护理培训和教育事业的发展，在各教会医院中逐渐形成了护理管理的雏形。但由于当时护理工作主要由外籍护士主导，护理工作具有明显的西方特征；而且，各地教会医院受来自欧美不同国家护理理念的影响，各医疗机构对于护理人员的培训和管理差异较大，没有统一标准。

中华护士会成立后，护理管理进入快速发展期，护士队伍不断扩大，制订了明确的护士资格考试和注册制度。同时，各项护理工作制度逐步健全，各级护理人员职责日趋明确。各医院也相继建立了护士人事管理、薪资管理、病房护理工作细则和各项护理常规制度。同时，各医院的专科护理也有了极大发展，制订了传染病及常见内外科疾病等的护理规范。同期，一系列护理法规的颁布，进一步加强了护理管理的规范化。

2. **护理实践**　在西方护理传入中国的早期阶段，护士主要协助医生进行一些基础性的护理工作。中国早期的临床护理由于护士数量少，且多为外籍护士，主要职责是为住院、门诊和诊所病人提供护理服务，包括观察和监测病人病情、在医生指导下为病人进行治疗和用药、教导病人和家属进行药物管理。随着时间的推移，中国护士的人数逐渐增加，护士的角色逐步扩展，伴随着护理管理体系的完善，护理实践内容不断丰富，开始对当地社区慢性病病人进行随访和持续治疗，并为社区居民提供健康和清洁指导；开设主要服务于妇女和儿童的护理诊所等。

从 1931 年抗日战争开始至 1949 年，我国护理的主要发展历史为：

（1）**在解放区**：延安解放区的护士在十分简陋和艰苦的条件下，克服重重困难及阻力，出色地完成了救治伤病员的任务。很多知识分子奔赴延安，开办医院，并在医院培养护士。同时也有许多国际医学和护理界的友人来华支援中国人民的抗日战争。中国共产党领导下的解放区护理事业的发展，成为新中国成立前，我国护理发展史上重要的一笔，为新中国成立后护理事业的快速发展奠定了坚实的基础。

（2）**在国民党统治区**：日军占领地的许多护校被日本人接管或关闭。一些护校迁到后方继续培养人才。如协和医学院护校的教师在校长聂毓婵的带领下将学校迁到成都，继续培养护理人才。

（3）**在日军占领地**：中华护士会总干事田粹励留在了沦陷区，机智地与日军周旋，完整地保存了中华护士总会在南京的会所，并继续坚持进行护士会考及发证等工作，保障了护理教育的质量。1949 年，当时全国人口为 5.4 亿[1]，而全国注册护士不足 1 万人[2]，护士的数量远远不能满足医疗保健及人民健康的需要。此外，近代中国经历了战争和自然灾害，护士在战地和灾害救护方面亦发挥了重要作用。

3. 护理研究 20 世纪 20 年代后，随着护士工作职责不断扩展，除了基础护理外，还包括病情观察、用药指导、饮食护理、病人和家属的健康教育等。护士需要根据临床实际情况总结护理经验，引进国外先进的护理技术和设备，并在临床实践中进行护理技术革新，如当时的麦裴氏肛门内注射水法、保护注射针之法等。但当时的护理研究活动仅是萌芽状态，基本上是一些护理经验的总结，或某些护理用品的开发、技术的改进等，但却在当时的医疗环境下推动了护理技术的创新和提高。国民政府时期较为重视公共卫生建设，倡导实行公共卫生护士制度，其主要工作职责包括卫生教育、疾病护理、传染病管理、预防接种、家庭环境改进等，护士也从这些方面尝试了新的方法及技术。

---

[1] 张呈琮. 中国人口发展史. 北京：中国人口出版社，1998.
[2] 瞿枕流. 护士事业的观感. 中国护士季刊，1948，2（3）：15.

我国护理发展受国内外社会政治因素、战争及自然灾害等因素的影响，几经波折、历尽坎坷，走过了逾百年历程。在 20 世纪初与西方有着共同的历史进程及脚步。从 1884 年第一位外籍护士来华，到 1909 年中国护士有了自己的学术团体；从 1920 中国护士季报创刊，到 1949 年新中国成立；最终使护理成为人们所熟悉的专业，护士成为人们所尊敬的职业。中国早期护理事业的发展，凝聚了几代护理人矢志不渝的艰苦奋斗和努力，历史记载了他们用对护理专业的热爱、才智及能力履行天职，在维护人民健康和生命安全，以及推动护理事业发展方面发挥了不可磨灭的业绩和功勋。

　　读史使人明智，总结和思考中国近代护理发展历史，能使我们切身感受护理前辈们曾付出艰苦努力所创造的辉煌历史，深刻体会中国近代护理事业发展的历史根源、社会环境和精神主旨。我们在读史及思史的同时，会用更清晰的思维、聪明的才智及不懈的努力，为新时期中国护理事业发挥更重要的作用！

（李小妹）

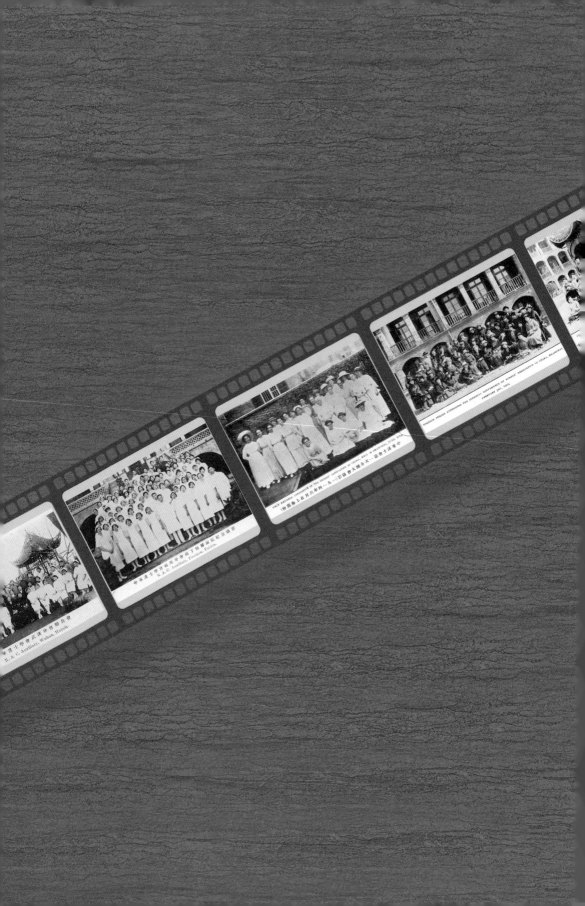

第二章
护理学术组织的
创立与发展

■ 本章概览

中国护理事业的发展离不开中国护理学术组织的引领。中国护理学术组织在团结广大护理工作者，繁荣和发展中国护理事业，促进护理科学技术的普及、推广与进步，服务人民健康上发挥着重要的作用。

作为中国最早的学术性团体之一，中华护士会的创建标志着中国护理步入规范化、有组织的发展道路，为中国护理学术组织的发展壮大奠定了坚实的基础，翻开了中国护理发展史上极具历史意义的一页。

本章介绍了在中国早期护理阶段，中国护理学术组织的孕育与发展变迁，以及中国护理学术组织的管理与发展，包括机构设置和功能、组织运作和管理、会员发展、会址变迁及国际化发展等内容。

忆峥嵘岁月，看今朝辉煌。让我们追忆护理先贤，历经沧桑，开创中国护理基业的艰辛历程；让我们重温华夏护理精英，凝心聚力，传承南丁格尔精神的光辉岁月。中国护理学术组织奠基者的事迹和精神时刻鼓舞着我们，牢记历史，承前启后，继往开来。

回首中国护理事业一个多世纪的发展历程，初创的中国护理学术组织虽历经坎坷却自强不息，筚路蓝缕，玉汝于成。历经 110 多年的沧桑和奋斗，学会与中国社会同呼吸、共命运，在护理先辈们的谋划和奉献中、在历届会员的努力和支持下茁壮成长，从无到有，从小到大，从弱到强，见证了中国护理事业的进步，引领着中国护理事业的发展。

第一节　中国护理学术组织的创建

随着西方护理传入中国，从事护理工作的人数日益增多，护士教育、临床护理及护理人员管理等方面均亟须组织与规范。中华护士会的成立标志着中国护理学术组织的正式建立，引领中国护理事业迈向专业化发展。

一、中国护理学术组织的孕育

（一）中华护士会的起源

19 世纪末期，随着西方医学的传入，外籍护士开始进入中国。1884 年，美籍护士麦克奇尼跟随传教士来到上海，成为第一位来华的外籍护士。1900 年后，由于教会医院的迅速发展，外籍护士来华人数逐渐增多。她们大多分散在全国各地，有的甚至在县城小镇，由于交通不便且无护士组织，相互之间无法联系，对各护士的姓名及工作开展情况均无法获知。[①]

1907 年，美国基督教卫理公会妇女部委派护士信宝珠来华，在福州马高爱医院（Magaw Memorial Hospital）从事护理工作。她发现，

---

① 巴仁德. 中国护士事业之概况. 护士季报，1920，1（2）：17.

当时中国对开设医院、开办医学与护理教育并无规定，各医院自行管理，护理工作更是毫无标准。信宝珠认为，可参照欧美各国成立护士组织，对护士和护理工作进行统一管理。当时中国博医会已成立（后并入中华医学会），经常进行学术活动，并出版了医学刊物《博医会报》。于是，她致函博医会中由英国长老会派遣来华担任出版委员会编辑兼秘书的高士兰（Phillip B.Cousland）医生，倡议在中国成立护士会，并寻求支持与帮助。

高士兰医生见信后深表赞同，复函表示积极支持，认为中国成立护士会的时机已近。1908 年 11 月，信宝珠的来函及高士兰的复函被刊于《博医会报》，并开辟专栏，免费供护士组织进行活动联系与文章登载。各地护士对此反响热烈，成立护士会的呼声越发高涨。

■ **史籍采摘**

信宝珠致高士兰函节选[①]

予为敝教会中之第一毕业护士，研究方言一年后，将入某医院。我人在中国此处，从未训练一护士，我人常训练医学生。当予以为目下时机业已成熟，医学生可入医校受训练，而于医院之中训练护士，如在国内相同。予欲知关于训练护士之事，其已进行者如何？我人已有教科书及课程规定乎？中国已有护士公会乎？若有则予愿为一会员。予知此系一新事业，有许多华人视护士之事为只宜于苦力，然我人必须改易其意见，而教导此辈。

中国教会护士逐渐增多，而我人之事又日益重要，则护士自行集合以组织一公会之时机非已至乎。现因并无何种组织，故予愿为一居间之人，而代收注意此问题者之来函。但宜推定一女士暂为筹备书记，其人须有经验而所局之地点适中者。望诸君勿吝赐教是幸，又承编辑者之命言。彼甚乐于杂志中辟一护士栏云。

（二）中国看护联合会成立与发展

1909 年 8 月 19 日，郝特夫人等 5 名护士和 2 名医生在江西牯岭

---

① 佚名. 中华护士会之起源及发展. 护士季报，1923，4（2）：31.

（Kuling）发起筹备会[①]，筹划成立中国中部看护联合会（Central China Organization for Nurses and Association），又译为中国长江护士会，之后将1908年成立于福建鼓岭（Kuliang）的福建分会并入其中[②]。1909年8月25日，第

二次筹备会召开，增加会员3名，继续商讨护士会成立事宜。会上，经商议决定以全国性名义更为合适，故拟改会名为"Nurses' Association of China（N.A.C.）"[③] 时译作"中国看护组织联合会"。

1909年8月31日，中国看护组织联合会正式成立。由受美以美会派遣来华并于安徽芜湖弋矶山医院从事护理工作的加拿大籍护士郝特夫人当选会长，来自美国于上海从事护理工作的护士莫德·亨特森（Maud T. Henderson）担任总干事，13位外籍护士为会员，并于会上通过了中国看护组织联合会章程。[③]

1910年8月25日，中国看护组织联合会第2次年会在牯岭召开，邓惠恩（Mary C. Ogden）当选会长。会上宣读了印度、美国和高丽（朝鲜）护士会发来的庆祝新会成立的贺词，并通过3项决议：①护士会将致力于促进各地护士相互联络；②刊发中英文双语护理杂志；③联络英美两国护士报刊，刊登中国护理事业的发展情况。同时，决定会后

---

① 佚名. 中国昔日的看护会. 护士季报, 1922, 3（4）: 10.
② Cora E. Simpson. A joy ride through China for the N.A.C.. Shanghai: Kwang Hsueh Publishing House, 1922.
③ 佚名. 中华护士会第四次会议记录. 护士季报, 1922, 3（2）: 4.
④ 佚名. 中华护士会之起源及发展. 护士季报, 1923, 4（2）: 31.

将中国看护组织联合会章程翻译为中文，寄往中国各地教会医院，积极向各地看护介绍宣传中国看护组织联合会，提高联合会知名度，以吸纳更多的护士加入组织。[1]

1911 年，由于辛亥革命爆发，学会工作暂时停滞。1912 年 7 月 18 日，中国看护组织联合会第 3 次年会在牯岭顺利召开，美籍护士盖仪贞当选会长。会上就护士章程进行了修改，译会名为中国护士会，决定成立教育委员会，商讨统一中国护士学校课程，并着手制订中国护士会护士文凭申请、助产士考试及护士学校注册等管理办法，标志着我国近代护理教育向规范化迈出开创性的一步。

（三）中华护士会正式定名

1914 年 6 月 30 日—7 月 2 日，第一届全国会员代表大会在上海召开。会上，第一位赴国外接受护理教育的中国护士钟茂芳进行了题为 *"How can the Nurses Association help China"* 的主旨发言，提出了关于"护士"和"护生"名称的提议，并通过大会决议。同时，本次大会也首次确定了学会的中文名称——中华护士会。[2] 自此，"中华护士会"之名开始被广泛使用。

二、中国护理学术组织的发展与变迁

（一）奠基初创期（1909—1911）

中国护理学术组织的初创时期，全国会员数量极少，根据记录，中国看护组织联合会成立时，中国北部和中部的会员寥寥无几，东部也不到 12 人。此时会员主要以外籍护士为主，护士会并无专职人员，均由分散各地的外籍护士兼任护士会职务；亦无固定办公地点，人员分散各地办公。虽然护士会处于艰难环境中，但始终以促进中国护理

---

① 巴仁德. 中国护士事业之概况. 护士季报，1920，1（2）：19.
② 爱丽丝·克拉克. 中华护士会第一届全国代表大会记录，1914：1-3.

事业的发展为使命，积极规范护士教育和注册管理，组织各地会员，定期召开会员大会，商讨护士会和全国护理事业发展事宜。此外，护士会积极推动与各国护士会的交流合作，加强和英美各国护士会的联络，寻求各方帮助，并主动向国外护士杂志投稿，报道宣传护士会发展近况，为护士会国际化发展奠定基础。

（二）上升成长期（1912—1922）

1912—1922 年，成长中的中国护理学术组织虽然面对着人力、物力、财力不足的艰难环境，但在全国会员的全力支持下，与中国社会共命运，建章立制创先河，百折不挠求发展，开创了中国护理事业前行的新纪元。

在此期间，护士会订立课程标准，翻译及编著教材，出版教科书，登记护士学校，举办护士毕业会考，规范和推进护理教育发展；会员数量逐年增多，聘任专职总干事，相继成立注册委员会和考试委员会；创刊发行《护士季报》，为全国护士提供交流平台，推动护理学术发展；加入国际护士会，引领中国护士正式走向国际。

■ 史实评说

西方护士对中华护士会之评议（节选）[1]

中华护士之事业及其进步，实出人意料，于数年之间，中国时局不靖之时，共计一百廿六处护士学校中，停办者不过五处，然暂行辍办者，只十四处而已，其故亦不外乎时局之变迁。然虽经此风声鹤唳（唳）、草木皆兵之际，此种事业，于中国早已根深而蒂固矣。

偌大之中国，欲调查护士之事业，非中华护士会，实不知从何着手，有中华护士会，则护士学校之多寡，及护士一切之情形，与彼等之工作，皆明如指掌。

盖中华护士会规定护士学校之办法，及应修之科目，给彼等考试及格者以文凭，令各学校皆当注册登记，以处管理监视之责任，故此学校均互相尊崇该会之威严，及其定例，而襄助之。

经济方面，皆由会员负责，因此中华护士事业之前途与幸福，无限量矣……

---

① 潘景芝. 西方护士对中华护士会之评议. 护士季报，1929，16（4）：35-37.

（三）发展成熟期（1923—1936）

经过十余载的发展，中华护士会的组织机构日趋完善，相继设立监事会、理事会，并成立十多个委员会，职能体系日趋健全；会员队伍不断壮大，南京永久会所建成使用，其社会影响力不断提升。

1932 年 7 月，中华护士会在国民政府注册登记，正式成为政府认定的学术团体。1936 年 9 月 30 日—10 月 7 日，在南京召开第十三届全国会员代表大会，会上宣布"中华护士会"改名为"中华护士学会"。中华护士会作为学术团体和职业团体，自成立开始，始终致力于中国护理教育工作，所以登记时，在原名基础上加上"学"字，改名"中华护士学会"，并组织成立"中华护士学会救护委员会"，统一管理与中国红十字会合作事宜。1912—1936 年中华护士会（1914 年前称中国护士会）主要工作见表 2-1。

表 2-1　1912—1936 年中华护士会主要工作

时间	内容
1912 年	Nurses' Association of China 译名"中国护士会"
1914 年	中华护士会正式定名，第一届全国会员代表大会顺利召开
1914 年	首批 4 所护士学校在中华护士会注册
1915 年	首次举行全国护士毕业会考，3 名护士获得中华护士颁发的文凭
1915 年	首次选举成立护士注册和考试委员会
1915 年	首次编译出版教材《护病教科书》和《接生须知》
1916 年	首次规范中华护士会文凭考试形式
1920 年	首期《护士季报》在上海正式创刊发行
1922 年	首次聘任学会专职总干事
1922 年	加入国际护士会（时称万国护士会）
1923 年	首批中华护士会分会成立
1924 年	设立永久会员，设计中华护士会会徽
1925 年	首次派出代表参加国际护士大会
1928 年	首次由中国护士担任中华护士会会长和总干事

时间	内容
1929 年	首次召开护士研究会，推进护理学术发展
1930 年	中华护士会总干事施锡恩担任国民政府卫生部护病主任
1932 年	中华护士会在国民政府注册登记
1936 年	中华护士会更名为"中华护士学会"

（四）艰难完善期（1937—1948）

1937 年，卢沟桥事变爆发。中华护士学会在动荡不安的战乱年代，始终坚持团结全国护士，克服种种困难，继续推进各项会务工作。但由于经费和人力缺乏，沦陷区和后方的会务工作均受到了不同程度的影响。

1. **中华护士学会总会内迁重庆** 1937 年 11 月南京国民政府迁都重庆。1940 年，中华护士学会派遣副理事长潘景芝（史料也记载为言潘景芝）赴重庆组织学会驻渝办事处，继续联络各地会员，以确保会务工作能够正常开展。期间，学会积极向国外和社会各界募集款项，开办护士学校 3 所，补助私立护士学校，并设立毕业护士奖学金，培植护理师资人才，积极为抗战后方培养护理人才。[①]

2. **设立中华护士学会南京办事处** 抗战期间，由于中华护士学会总会内迁重庆，南京会所设为办事处，由总干事田粹励负责、远秀云和陈良琼协助处理南京办事处相关会务。在此期间，他们仅靠微薄的房租收入、少数会费和护士的主动捐款艰难维系，尽职保护南京会所、图书室及各项文件的安全。她们克服各种困难，努力保持和总会的联系，每三个月赴上海与在沪理事与监事商讨会务，并在沦陷区继续开展护校注册、发展会员等工作，秘密组织护士会考。期间，共维持护士学校 29 所，新注册护士学校 7 所，经考试合格颁发护士文凭者 1 874 人。[②]

3. **更名中国护士学会** 由于中华护士学会总会会址在南京，时任

---

① 佚名. 中国护士学会护士复员工作讨论会. 护士通讯，1946，23：4-11.
② 佚名. 中国护士学会总会第 16 次理监事联席会议记录. 护士通讯，1946，23：13.

理事长的林斯馨身在北平，未能及时向国民政府报告工作，且重庆总会办事处也未及时登记，1941年5月中华护士学会被国民政府撤销。获知护士学会被撤销的消息后，副理事长潘景芝和各监事与理事通过多方努力，极力设法筹备改组。1942年2月底，第十四届全国会员代表大会在成都召开，会上同意"中华护士学会"改组更名为"中国护士学会"，并再次向国民政府社会部重新登记注册。1943年12月29日完成注册手续，设总会于重庆，南京为办事处。[1]

4. **中华护士学会延安分会成立** 抗日战争全面爆发后，大批医护人员奔赴抗日根据地。其中，大部分护理人员是经过卫生学校或医院举办的训练班培训的正式护士，她们在根据地医院和前线开展护理工作，救助伤员。随着护理人员不断增多和护理条件的改善，有些医院建立了比较正规的护理规章制度，设立了护理主任。1941年，在党中央、毛主席直接关怀下，中华护士学会延安分会成立。

抗日战争胜利后，中国护士学会相关人员回到南京，积极投入战后各项事务的整理和恢复中。由于多年战乱，通货膨胀，导致学会经费损失巨大，会库严重亏空。中国护士学会积极行动，通过多方筹措资金，发动广大会员和社会各界捐款募集会费。护士会相关事务如护士学校登记、组织护士考试、颁发护士文凭、办理会员入会等工作很快有序开展。由于战乱导致诸多护士文凭丢失，护士会专门组织人员开展护士文凭补办工作。

第二节 中国护理学术组织的管理与发展

中国护理学术组织成立后，始终致力于中国护理事业的发展，积

---

[1] 徐蔼诸. 徐蔼诸理事长会务报告. 中国护士报，1947，1（1）：31-32.

极规范护理教育、促进护理专业化、职业化，并积极开展国际交流与合作。在此过程中，中国护理学术组织虽经数次更名，但会员队伍不断壮大，组织机构及职能体系日趋健全，社会影响力不断提升。

一、中国早期护理学术组织的机构设置及功能

（一）成立初期机构设置及功能

1909—1913 年，学会初创伊始，由于会员人数较少，并无专职人员负责会务，均为分散全国各地的兼职人员管理会务事宜，学会组织机构设置也较为简单。

根据记载[①]，1909 年中国看护联合会成立之时，即选举产生了会长、会董、总干事各一人，负责日常管理与会务工作，办理联络各地护士，商议规范护士学校课程、开展护士会考与注册等具体事务。同时成立了第一个工作委员会——注册委员会，具体负责护士学校注册标准拟定及具体注册相关事宜。

（二）组织机构与职能不断健全完善

1914 年，在第一次全国会员代表大会上，选举产生了会长、副会长、会计、总干事、编辑等学会主要领导成员，并成立执行委员会，负责学会日常事务。会上亦选定了注册委员会和考试委员会负责人及委员，分别负责开展护士学校注册及护士会考等具体事务。[②]

至此之后，随着会员队伍日益壮大，会务工作不断增加，相继设立专职总干事、监事会及多个委员会，各地护士分会亦陆续成立，中华护士会的组织机构开始逐步完善，职能体系日趋健全。

---

① 佚名. 中华护士会之起源及发展. 护士季报，1923，4（2）：31.
② 佚名. 中华护士会第二届全国代表大会记录，1915：1-3.

参观中华护士会新会所记节选——中华护士会之记录①

常闻人言，中华护士会之记录，可为世界各国护士会记录之冠，简单完备，兼而有之。在办公室中，最早引起我人之注意者，有以下数点：

（一）中华护士会毕业生登记册，系一巨帙，毕业诸生，一律登记。

（二）文凭卡片，中华护士会毕业生，人各一纸，详载考试成绩。

（三）会员卡片，每会员一纸，详载一切，及缴费日期。

（四）中华护士报卡片，乃为非会员定户而设者。

（五）中华护士会毕业同学录，按其毕业之学校而分。

（六）永久会员名录。

（七）中华护士会产科毕业生登记册。

（八）中华护士会毕业生姓氏录。

（九）中华护士会照相簿，内有各注册护士学校之照片，及会员照片。

（十）护士会注册学校登记簿。

会中并备有各国护士杂志，分别装订，作成（成为）一图书馆，此非数年内所能仓促照办者也。此外尚有国际护士界领袖之照片，及各种书籍、记录、文件等，殊足令人欣赏不已。

1. 健全学会机构，保障学会运行

（1）设立专职总干事：中华护士会成立初期，会务工作皆为外籍护士兼职完成，并无专职会务人员。由于学会会务工作逐年增加，原有兼职人员已无法应付繁杂的会务工作，亟须设立专职秘书专门负责。因此，在1922年1月召开的第六届全国会员代表大会上，与会代表一致通过设立专职秘书的议案，并推选聘任信宝珠为中华护士会第一任专职总干事，由美国卫理公会提供其两年薪金。②

随着中华护士会的迅速发展，信宝珠总干事工作十分繁重。1924年第七届全国会员代表大会上决定另增聘贝孟雅（E. Hope-Bell，史

---

① 佚名. 参观中华护士会新会所记. 中华护士报，1932，14（4）：2.

② 佚名. 中华护士会第四次会议记录. 护士季报，1922，3（2）：19-20.

料也记载为贝梦雅）任专职总干事，由英国伦敦会负责提供其薪金[1]。1926—1928 年，由信宝珠和贝孟雅共同担任中华护士会总干事，全面负责会务工作。

1928 年 1 月，第九届全国会员代表大会在上海召开，伍哲英当选为会长（图 2-1）。施锡恩被选举为总干事（图 2-2），成为首位担任中华护士会总干事的中国护士，她与外籍总干事信宝珠共同合作处理学会各项工作[2]。

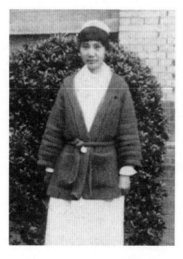

图2-1　第一任担任会长的中国
护士：伍哲英

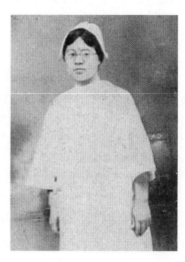

图2-2　第一位担任总干事的中国
护士：施锡恩

1934 年，田粹励受聘中华护士会总干事。至此，中华护士会全部职员均由中国护士担任[3]。此后，孙秀德、邵振德等亦先后担任总干事一职。

（2）设立监事会和理事会：学会成立之初，组织机构尚未健全，

[1] 佚名. 中华护士会第七届全国代表大会记录，1924：13-14.
[2] 王振德，陈树汉，巴路德，等. 中华护士会第九届全国大会记录，1928：44-45.
[3] 魏庆丰，潘仲颖，马玉聪，等. 中华护士会第十二届全国大会记录. 中华护士报，1935，16（1）：11-12.

学会的日常运行主要由会长、副会长、总干事（总书记）、会计（司库）及编辑等组成的执行委员会负责。1909—1913 年，执行委员会成员由中国看护组织联合会年会推选产生，1914 年后由全国护士代表大会选举产生。1916 年后，由于全国护士代表大会改为每两年召开，中华护士会的换届选举也相应改为每两年举行。

为了更好地推进学会各项工作，中华护士会于 1932 年首次设立监事会和理事会，共同负责学会的运行管理。在第十一届全国会员代表大会上，选举产生第一任监事会及理事会成员（表 2-2，表 2-3）及多个委员会。根据《中华护士会章程（1932 年）》规定，监事会设监事 3 人，候补监事 1 人，常务监事 1 人，处理日常会务工作（表 2-1）。监事会的主要职责是负责稽核学会经费收支、审查各种会务执行情况、考察学会职员工作及会员表现、受理各种弹劾投诉等。[①]

理事会设理事 5 人，候补理事 2 人，选举产生理事长 1 人，副理事长 2 人（表 2-2；图 2-3～图 2-7）。理事会主要职责为代表中华护士会处理各项对外事务及内部会务工作，召集会员大会或代表大会并执行各项决议、接纳并执行会员的建议及经费预算、结算与收支管理。理事会下分设两股，分别任命股长 1 人，干事若干人，负责处理学会文件收发、组织调查及统计登记护士教育训练等各会务工作。[②]

表 2-2　中华护士会首届监事会成员名单（1932 年）

职务	姓名
监事会成员	尉迟瑞兰
	何美丽
	伍哲英
	施锡恩

---

① 佚名. 中华护士会章程. 中华护士报，1933，14（1）：151.
② 佚名. 中华护士会. 中华护士报，1933，14（1）：1.

表2-3　中华护士会首届理事会成员名单（1932年）

职务	姓名
理事长	潘景芝
第一副理事长	王雅芳（史料也记载为罗王雅芳）
第二副理事长兼编辑	江贵兰（史料也记载为梅江贵兰、梅江桂兰、梅江兰）
英文编辑	Mabel M. James（简马克巳）
总干事兼会计（司库）	孙蕙舫（史料也记载为孙王蕙舫）、信宝珠
教育委员长	祝淑慎（史料也记载为石祝淑慎）

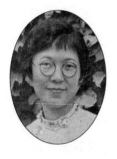 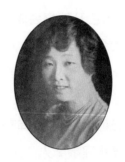 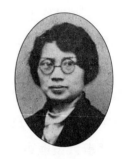

图2-3　1932—1934年中华护士会副理事长王雅芳　　图2-4　1932—1934年中华护士会理事长潘景芝　　图2-5　1932—1934年中华护士会副理事长兼护士报编辑江贵兰

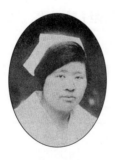 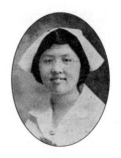

图2-6　1932—1934年中华护士会总干事孙蕙舫　　图2-7　1932—1934年中华护士会教育委员长祝淑慎

　　中华护士会章程（1932年）规定每届理事及监事任期两年，并出台中华护士会办事细则，以保证会务工作有序、高效开展。该细则明确了监事和理事职责、推选与选举、会款与财产管理、会员管理等各方面组织运作的具体要求 ①。其中，有关监事会及理事会候选人推选及选举的具体规定如下：①中华护士会总会，应在大会开会前至少 3 个月发出通知，致函本会会员，请其推选理事、监事，总会就所收到的推荐名单预备选举票。②理事会与监事会应在会员大会时选举，得票最多者当选。如无人选提出，则由大会书记代会员投一张白票，宣告由原任人员连任。凡中华护士会会员均有提出人选和在会议时投票表决的权利。此外，细则规定，由学会支付薪水的人员，除了总干事之外，一概不得被选举为学会职员及理事会理事。

1936 年，理事会成员扩充至 7 人，候补理事 2 人；监事会 4 人，候补监事 1 人 ②。1946 年在南京召开的第十五届全国会员代表大会选举产生新一届监事会及理事会委员。理事会委员 11 人，候补理事 5 人，其中常务理事 3 人；监事会委员 3 人，候补监事 1 人，其中常务监事 1 人。在此次大会上，修订学会章程和学会办事细则，进一步明确了监事会、理事会及各委员会的职责 ③。新章程要求监事会每隔半年应稽查会费使用与审查会务工作，常务委员会各分股每三个月报送工作报告，各委员会主任每六个月撰写一份总报告呈交学会总干事，并提交理事长审阅。历任中华护士会主要领导见表 2-4。

表 2-4　历任中华护士会主要领导（1909—1949）

届次 Session	任期 Term of office	会长 / 理事长 President	副会长 / 副理事长 Vice President	总干事 / 秘书长 General Secretary
	1909—1910	Caroline Maddock Hart （郝特夫人）	Denham	Maud T. Henderson
	1910—1911	Mary C. Ogden （邓惠恩）	Norah Booth	Maud T. Henderson
	1912—1913	Nina Diadamia Gage （盖仪贞）	Margaret Murdock	Alice Clark

① 佚名. 中华护士会章程. 中华护士报, 1933, 14（1）: 151.
② 王河清, 陈树汉, 饶秀贞, 等. 中华护士学会第十三届全国代表大会会议记录. 中华护士报, 1937, 18（1）: 15-17.
③ 佚名. 第二届监理事及各委员会委员名单. 中国护士报, 1947, 1（1）: 2-3.

届次 Session	任期 Term of office	会长 / 理事长 President	副会长 / 副理事长 Vice President	总干事 / 秘书长 General Secretary
	1913—1914	Nina Diadamia Gage （盖仪贞）	Norah Booth	Alice Clark
1	1914—1915	E. Hope-Bell （贝孟雅）	钟茂芳	Alice Clark
2	1915—1916	Alice Powell （爱丽丝·鲍威尔）	Eva A. Gregg	Leila A. Batty
3	1916—1918	Alice Powell （爱丽丝·鲍威尔）	M. E. Baldwin	Leila A. Batty
4	1918—1920	M.E. Baldwin （鲍德温）	M. A. Hood	Leila A. Batty
5	1920—1922	Eva A. Gregg （顾仪华）	Acis Sharpe	Leila A. Batty
6	1922—1924	Eva A. Gregg （顾仪华）	Gladys Stephenson	Louise Schleicher Cora E. Simpson
7	1924—1926	Gladys Stephenson （施德芬）	Margaret Strathie Todd	Cora E. Simpson
8	1926—1928	Margaret Strathie Todd （达师母）	伍哲英	Cora E. Simpson E. Hope-Bell
9	1928—1930	伍哲英 （Lillian Wu）	Ruth Ingram	施锡恩 Cora E. Simpson
10	1930—1932	潘景芝 （Victoria Pon Yen）	王雅芳	施锡恩 Cora E. Simpson
11	1932—1934	潘景芝 （Victoria Pon Yen）	王雅芳 江贵兰	孙惠舫 Cora E. Simpson
12	1934—1936	潘景芝 （Victoria Pon Yen）	刘干卿 施锡恩	田粹励 Cora E. Simpson
13	1936—1942	林斯馨 （Evelyn Lin）	刘干卿 徐蔼诸	田粹励 Cora E. Simpson
14	1942—1946	徐蔼诸 （Xu Aizhu）	周美玉 刘效增	孙秀德 邵振德
15	1946—1948	聂毓禅 （Vera Nieh）	管葆真 周美玉	田粹励
16	1948—1950	聂毓禅 （Vera Nieh）	廖月琴 徐蔼诸	田粹励

（3）设立多个特别常务委员会：随着会员日益增多，会务工作日趋繁重，中华护士会急需设立专门机构分类处理各项会务。除了设立

专门委员会进行会费管理之外，会员委员会、建筑会所委员会、广告委员会等多个特别委员会相继成立，以适应学会发展需求。

1）**设立财务委员会**：学会经费的管理是重要的会务工作之一。1922年，中华护士会设立经济股，统筹负责学会经费募集、支配和审核相关事务[1]。1937年，中华护士学会成立财务委员会（又称经济委员会），专门负责处理学会有关财务的问题。理事长、总干事、常务监事为固定委员，其余2人由提名委员会提名，会员大会选举产生[2]。1946年，抗日战争胜利后，中国护士学会经费严重不足，多方动员及募集会费，也接收到较多的国内外募捐款项。因此，第十五届全国代表大会决定成立特款处理委员会，设委员7人，理事长任主任委员，专门负责处理各方捐款募集、支配、保管及报销等事宜。财务委员会继续负责管理学会经费筹募、支配和审核事宜，设委员5人，同样由理事长任主任委员[3]。

2）**设立会员委员会**：随着会员人数增多，会员注册及会籍管理等工作日益繁重。1922年，中华护士会设立会员股（后称会员委员会），负责会员资格审核、会员管理及会员权利等有关事务[4]。

3）**设立建筑会所委员会**：1926年，由于中华护士会筹建永久会所所需，特设立新会所报告委办[5]，后改名为建筑会所委员会，专项负责各方筹款、会所建筑用地购买及建设等事宜。

4）**设立广告委员会**：1930年，广告委员会成立，负责护士季报等刊物及书籍广告登载事务。中华护士会成立早期，由于经费不足，广告委员会积极利用季报、教材和书籍等各出版物，吸纳广告宣传，为学会筹集会费。

5）**设立男护士问题专门委员会**：随着当时护理工作中男护士人数

① Louise A. Schleicher. 中华护士会第四次会议记录. 护士季报，1922，3（2）：18-19.
② 佚名. 中华护士学会职员名单. 中华护士报，1937，18（1）：1-5.
③ 佚名. 中国护士学会第二届全国会员代表大会记录. 中国护士报，1947，1（1）：26.
④ Louise A. Schleicher. 中华护士会第四次会议记录. 护士季报，1922，3（2）：30-31.
⑤ 佚名. 中华护士会第八届全国代表大会记录，1926：52-53.

的增加，其在工作和培训等方面遇到许多问题，1936 年，中华护士会特别成立了男护士问题专门委员会，以专门调查及解决有关男护士的各项问题。根据登载 1937 年第 1 期《中华护士报》上的《男护士问题专门委员会报告》中记载，经委员会专门调查，当时全国通过中华护士会考试毕业的男护士达 1 477 人，有 48 所护士学校招收男护生。报告中就男护士的教育、薪金、职业发展等方面存在的问题进行汇报，并提出 8 点建议，以帮助男护士获得更多就业机会及合理待遇。①

至 1946 年，中国护士学会组织机构已较为完善，设置教育股、编译股、会计股、事务股、文牍股、宣传股、福利股、信宝珠女士奖学金股等各机构，各司其职，有序开展各项会务工作。

2. 规范护理教育　中华护士会成立后首先开展的工作是统一全国护理教育标准、规范护士学校教育。因此，注册委员会成为中华护士会第一个成立的工作委员会。1909 年的学会章程中已对注册委员会的成员要求及工作职责进行了规定，明确注册委员会负责办理全国护士学校注册、统一护士学校教材和课程等工作。1914 年 7 月，首批 4 所护校成功注册成为中华护士会注册护校。

1914 年，考试委员会成立，由 2 位外籍护士担任委员，开始着手组织护士会考等工作。1915 年，第一次全国护士毕业会考顺利进行，3 名护士获得中华护士会颁发的文凭。

1922 年，由于护士学校注册及护士毕业会考等会务工作的发展和需要，第 6 届全国会员代表大会通过了增设"看护教育委员会"的议案，并任命盖仪贞为会长。看护教育委员会下设翻译、考试、学校注册和课程 4 个副委员会，由看护教育委员会委员分任各会长，负责管理护士会中关于护士教育、护士学校注册、护士课程规范及教科书编写等相关事务，试行两年。②

① 刘干卿. 男护士问题专门委员会报告. 中华护士报，1937, 18（1）: 99-100.
② 佚名. 中华护士会第六届全国代表大会记录，1922: 25-31.

1924 年，经两年的努力，看护教育委员会成绩卓著，成为中华护士会永久组织保存下来。后更名为护士教育股，下设委员 6 人，盖仪贞连任委员长，顾仪华（史料也记载为顾义华）任副委员长，其余 4 人分任各分股主任。其中护士教育股委员长与中华护士会会长、副会长与总干事组成执行委员会，管理学会日常事务。[①]

1926 年，博医会与中华护士会联合成立产科课程与考试委员会，负责助产士学校调查与注册、统一课程、组织考试、办理文凭等相关会务工作[②]。

1928 年，护士教育委员会成立，委员共 6 人，中华护士会会长及总干事为固定委员。护士教育委员会下设翻译委员会、课程委员会、注册委员会和考试委员会。翻译委员会负责审定及校订翻译书籍；课程委员会负责制定公布中国护士学校的课程标准，并根据发展需要及时修正；注册委员会设委员 4 人，东南西北四区各 1 人，负责调查、了解和评估向中华护士会提出注册申请的各医院附属护士学校的教学水平和其他情况，合格者由总干事发放证书；考试委员会负责各分区护士考试试题选定、考务组织及管理等。[③]

1934 年，国民政府教育部成立中央护士教育委员会，有关教育行政的事务如毕业生统考、注册、颁发证书等，均转由"教育部"和"卫生部"负责。从此，我国护理教育被纳入国民教育体系之中，中华护士会教育委员会的工作重心转为在职护士的继续教育等事务。

1946 年，抗日战争胜利后，改组后的中国护士学会进行组织机构整合，建立教育组，胡惇五（史料也记载为胡敦五）任主任，下设教育股、编译股及信宝珠女士奖学金股三个分股。主要负责各护士学校教育工作的指导、毕业护士进修事宜、编译教材与季刊及推荐与审核

① 佚名. 总书记报告. 中华护士会第七届全国代表大会记录，1924: 17–18.
② 佚名. 中华护士会第八届全国代表大会记录，1926: 22–27.
③ 佚名. 中华护士会第九届全国代表大会记录，1928: 45–46.

信宝珠女士奖学金申请护士人选的工作。

1948 年，第十六届全国会员代表大会选举产生教育总干事，并在原有教育组的基础上，对组织机构进行了扩充和细化，设立护理处、编译组和教育组三个委员会，下设课程标准股、季刊股、编译股、审查股、师资及进修标准股等 9 个分股，对护理教育质量标准、护理教材与书籍审查核校、护理服务质量标准等工作进行全面细致的管理和指导。

3．**推动专业实践发展**　自中华护士会成立以后，始终贯彻执行"统一全国护理教育标准，提高护理服务水平"的目标，在全面规范护理教育的同时，致力于推动护理实践发展，相继成立公共卫生委员会、精神病护病及卫生委员会等多个专业工作委员会（图 2-8），极大地推动了护理科学知识的传播与护理专业实践的进步。

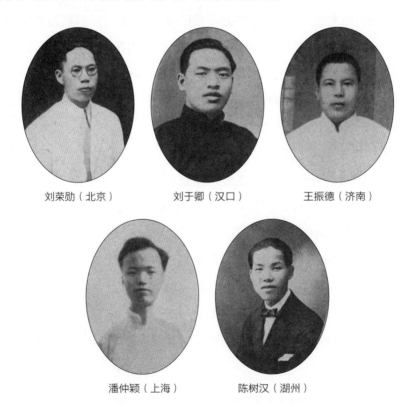

刘荣勋（北京）　　　刘于卿（汉口）　　　王振德（济南）

潘仲颖（上海）　　　陈树汉（湖州）

图2-8　中华护士会五委员会之委员长（1928 年）

（1）**设立公共卫生委员会**：1928 年，中华护士会设立公共卫生护病委员会，委任上海西门妇孺医院戴惠恩为委员长 [1]。1930 年改名为公共卫生委员会。该委员会致力于推动公共卫生护理事业发展，对民众进行卫生和健康教育，并将公共卫生课程纳入护士学校课程体系，组织开展公共卫生护士培训班，为全国各地培养了大批公共卫生护理人才。

（2）**设立特别护士委员会**：特别护士是指对病人进行密切照护的特殊护士。1927 年后，特别护士人数不断增多，但因缺少中央注册及系统组织，导致特别护士存在工作分配、资质认定等方面诸多问题，甚至有未接受护士学校训练者冒充特别护士。因此，中华护士会于1930 年设立特别护士委员会，负责管理特别护士相关事务。[2]

（3）**设立精神病护病及卫生委员会**：中华护士会于 1930 年设立精神病护病与卫生委员会，负责组织开展精神卫生健康教育，改善精神疾病的救助水平及护理质量 [2]。该委员会积极推进护士学校将精神病护理及卫生纳入护士教育必修课程，鼓励毕业护士接受精神病护理特别培训，培养精神病专科护理人才，极大地促进了精神病护理质量的提升。

（4）**成立中华护士会救护委员会**：抗日战争期间，为支援抗战，1936 年在南京召开的第十三届全国会员代表大会决议组织中华护士会救护委员会，与中国红十字会共同合作办理，并由大会推选委员 5 人，代表中华护士会参与具体事务 [3]。救护委员会积极配合中国红十字会开展工作：编制《普通护病学》讲义，委派护士教员培训高中及大学生，为非常时期的红十字会救护培养了大批护理后备人才；派出护士以在非常时期作为护理管理者和护士行政人员支援抗战。

---

[1] 佚名. 中华护士会第九届全国代表大会记录, 1928: 47.
[2] 佚名. 中华护士会第十次全国代表大会记录, 1930: 2.
[3] 佚名. 中华护士学会第十三届全国代表大会大会记录. 中华护士报, 1937, 18（1）: 7-8.

4．促进学术交流

（1）**发行《护士季报》**：中华护士会初创阶段，学会已设立编辑职务，由专人编辑学术交流文章，在《博医会报》的护理专栏发表刊出。1920年1月20日，中华护士会在上海创办、发行中英双语《护士季报》，为中国护士提供了良好的开展学术交流的平台。（详见本书第三章）

（2）**出版教材书籍**：1914年，在洛克菲勒医学基金会的资助下，中华护士会开始护理教科书的翻译工作。1923年，中华护士会开始自行编辑出版系列教科书。截至1947年，学会共出版预备科、高级科、公共卫生、研究科等教科用书80余种，在规范护理教育、促进护理学术发展上发挥着极其重要的作用。[1]

（3）**组织护士研究会**：为促进全国护士的学术交流，推进护理研究发展，中华护士会组织护士研究会。1929年1月于汉口协和医院召开研究会，四省护士参与此次会议[2]。同年2月，于广州和成都两地也分别召开研究会，开展护理学术交流[3]。

5．**召开全国会员代表大会**　1914年之前，中华护士会由于会员数量有限，且会员分散各地，每年召开的年会参会人数十分有限，尚未形成规模。1914年6月，第一届全国会员代表大会召开，会员代表由全国各地齐聚上海，此后与会规模日益扩大。1914—1949年，学会共举行全国会员代表大会16届，会上全国护士代表们听取护士会及各委员的工作报告，了解中国护理的发展动态，积极提交议案，共商对策，对推动中国护理事业的发展作出了历史性的贡献（详见本书第三章）。

① 佚名. 中国护士学会教科用书. 中国护士报，1947，1（1）：92-97.
② 佚名. 汉口华中护士研究会记. 护士季报，1929，14（2）：14-15.
③ 佚名. 护士研究会记. 护士季报，1929，14（2）：50-51.

《中华护士会章程》（1932年）（节选）

第四章 会议

第二十二条 本会会员大会或代表大会每两年举行一次，如有会员三分之一以上之联署请求或理事会认为必要时均得召集临时会。

第二十三条 理事会每两月开会一次，监事会每三月开会一次。遇必要时，经理事会监事会之决议，由常务理事会、常务监事分别召开临时会。

第二十四条 理事会监事会开会时，候补理事、候补监事均需分别列席各会议。如遇理事、监事缺额时，并分别依次递补，（享）有临时表决权。

第二十五条 会员大会、代表大会、理事会及监事会等各种会议，除法令另有规定外，均以过半数之出席方得开会，出席过半数之同意方得决议。

第二十六条 本会各种会议规则另定之。

6. 推动国际交流 中国护理学术组织最早是在外国来华护士的积极倡导下成立的，其对外交流活动一直非常活跃。中华护士会积极联系国际护士会，于1922年加入国际护士会，并多次派出护士代表参会。此外，中华护士会积极推进护士外出进修，以促进中国护理专业发展，多方筹措资金、多次有组织地派出护士出国访问和学习。1946年，学会取得联合国善后救济总署的资助，派出20名优秀中国护士赴美进修，其中7人获得美国洛克菲勒基金会奖学金资助，继续留美深造。派出的中国护士学成回国后，为我国护理事业发展作出了突出贡献，至今仍在发挥着重要的影响作用。

（三）章程拟定及修订

1. 拟定章程 1909年学会创办初期，第一次筹备会时即推选会员3人，成立学会章程的起稿组，组织编写学会章程，并在第二次筹备会上逐条审议通过[①]。1910年，《博医会报》刊载了中国看护组织联合会成立的消息，并全文刊登英文版章程（Constitution of the Nurses' Association of

---

① 佚名. 中国昔日的看护会. 护士季报，1922，3（4）：10-12.

China）（图2-9）。同时，1910年召开的中国看护组织联合会第2次年会决议将组织章程翻译为中文，寄送至全国各家医院及护士学校。

2. 章程的修订与发展 随着会员数量增加及学会工作的发展，护士会章程也随之进行了数次修订和补充。

1912年，中国看护组织联合会第3次年会上，对学会章程进行了修订，商议了中国护士学校课程章程及护士考试的具体办法等，并在会上逐条通过。

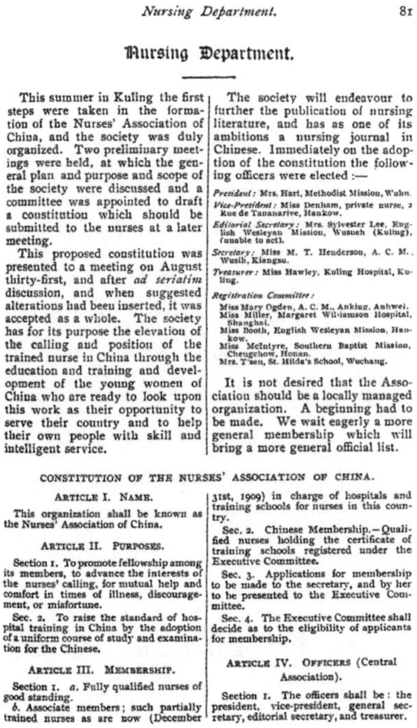

1915年，中华护士会第二届全国会员代表大会上再次修订章程，增加执行委员会法定人数为4人，除了总干事外的所有无受薪工作人员均有权参选职员及注册委员会委员等内容，并规范了护士考试的纪律和要求，学会组织机构及职能管理进一步明确[1]。

1922年，中华护士会新设看护教育委员会，对章程内容进行修订，就会员资格、职员人数与职责、看护教育委员会及各副委员会职责、地方分会职责等内容进行了补充完善[2]。

1924年，中华护士会第七届全国会员代表大会上，代表讨论后决定在章程中增加有关会名、宗旨、会费、代表大会、会员管理及章程修订流程等内容，并对各分委员会的设定及职责进行了更为详细的规定。新章程中规定，修订学会章程，须于一年以前通告，并由出席会

Nursing Department.

This summer in Kuling the first steps were taken in the formation of the Nurses' Association of China, and the society was duly organized. Two preliminary meetings were held, at which the general plan and purpose and scope of the society were discussed and a committee was appointed to draft a constitution which should be submitted to the nurses at a later meeting.

This proposed constitution was presented to a meeting on August thirty-first, and after *ad seriatim* discussion, and when suggested alterations had been inserted, it was accepted as a whole. The society has for its purpose the elevation of the calling and position of the trained nurse in China through the education and training and development of the young women of China who are ready to look upon this work as their opportunity to serve their country and to help their own people with skill and intelligent service.

The society will endeavour to further the publication of nursing literature, and has as one of its ambitions a nursing journal in Chinese. Immediately on the adoption of the constitution the following officers were elected :—

President : Mrs. Hart, Methodist Mission, Wuhu.
Vice-President : Miss Denham, private nurse, 2 Rue de Tananarive, Hankow.
Editorial Secretary : Miss Sylvester Lee, English Wesleyan Mission, Wusueh (Kuling), (unable to act).
Secretary : Miss M. T. Henderson, A. C. M., Wusih, Kiangsu.
Treasurer : Miss Hawley, Kuling Hospital, Kuling.
Registration Committee :
Miss Mary Ogden, A. C. M., Anking, Anhwei.
Miss Miller, Margaret Williamson Hospital, Shanghai.
Miss Booth, English Wesleyan Mission, Hankow.
Miss McIntyre, Southern Baptist Mission, Chengchow, Honan.
Mrs. T'sen, St. Hilda's School, Wuchang.

It is not desired that the Association should be a locally managed organization. A beginning had to be made. We wait eagerly a more general membership which will bring a more general official list.

CONSTITUTION OF THE NURSES' ASSOCIATION OF CHINA.

ARTICLE I. NAME.
This organization shall be known as the Nurses' Association of China.

ARTICLE II. PURPOSES.
Section 1. To promote fellowship among its members, to advance the interests of the nurses' calling, for mutual help and comfort in times of illness, discouragement, or misfortune.
Section 2. To raise the standard of hospital training in China by the adoption of a uniform course of study and examination for the Chinese.

ARTICLE III. MEMBERSHIP.
Section 1. *a.* Fully qualified nurses of good standing.
b. Associate members; such partially trained nurses as are now (December

31st, 1909) in charge of hospitals and training schools for nurses in this country.
Sec. 2. Chinese Membership.— Qualified nurses holding the certificate of training schools registered under the Executive Committee.
Sec. 3. Applications for membership to be made to the secretary, and by her to be presented to the Executive Committee.
Sec. 4. The Executive Committee shall decide as to the eligibility of applicants for membership.

ARTICLE IV. OFFICERS (Central Association).
Section 1. The officers shall be : the president, vice-president, general secretary, editorial secretary, and treasurer.

图2-9 1910年1月《博医会报》刊载的《中国护士会章程》

员三分之二以上决议通过。①

1928年，在第九届全国代表大会上，增加"凡中华护士会各委员会，总干事皆为其天然委员"条款，并将有关地方分会成员章节中"为中国护士者，全国各部当各派中华护士会外国会员一人，以引起组织中国护士总会之注意"中的"外国会员"改为"经验会员"，并在会上决议通过②。

1930年，在第十届全国会员代表大会上就会员资格、会费等章程内容进行讨论修订，并在会上获得表决通过③。

1932年，第十一届全国代表大会在北京召开，选举成立监事会、理事会及多个委员会。由于组织机构的调整，中华护士会章程也进行了较为全面的修订，对会员资格、组织与职权进行了修订，增补了有关监事会、理事会的相关内容。此外，会上通过并颁发了中华护士会办事细则，就学会职员的职务与职责、会款与财产管理、会员管理、监事和理事推选与选举、各委员会组织与职责等进行了更为具体的描述，增补《译印教科书章程》，并将《护士学校向中华护士会注册章程》纳入细则。1933年第1期《中华护士报》首次全文刊载修订后的中英文双语《中华护士会章程》，以告知广大会员④。

1936年，中华护士会更名为"中华护士学会"，并在第十三届全国会员代表大会上成立修改章程委员会，组织修订学会章程和办事细则。修订通过后的《中华护士学会章程》刊登于1937年第1期《中华护士报》上⑤。

1942年，中华护士学会筹备改组重新注册登记，更改会名为"中国护士学会"，于成都召开第14届全国会员代表大会，并再次修改学

① 佚名. 中华护士会第七届全国代表大会记录, 1924.
② 佚名. 中华护士会第九届全国代表大会记录, 1928: 35-26.
③ 佚名. 护士会章程. 中华护士会第十次全国代表大会记录, 1930: 106-118.
④ 佚名. 中华护士会章程. 中华护士报, 1933, 14（1）: 151-184.
⑤ 佚名. 中华护士学会章程及细则. 中华护士报, 1937, 18（1）: 238-274.

会章程和办事细则①。

1947 年，修订后的《中国护士学会章程》及《中国护士学会办事细则》正式刊登于第 1 期《中国护士报》上②。

（四）会费筹集及管理

1. **会费筹集**　中华护士会初创时期，经费来源主要依赖外籍团体，如洛克菲勒基金会、美国和英国的基督教组织（圣公会、美以美会、妇女布道会、伦敦会等）和个人的资助。

由于会员人数甚少，会员经费数量极其有限。据中华护士会全国会员代表大会记录记载③④，1916 年时，外籍护士正式会员会费为 2 元，准会员为 1 元；1918 年，外籍护士正式会员会费增至 5 元，准会员 2 元，中国护士会员会费为 1 元，后调整为 6 角。1924 年，首次设立永久会员，会费 30 元，外国护士会费 2 元，中国护士会费 6 角。根据章程规定，永久会员费本金存入银行或由学会进行投资，仅利息用于学会经费使用。⑤

1926 年，根据第八届全国会员代表大会制定的章程，中国护士会费增为 1 元，并开始征收护士学校补助费，各护士学校按照护生人数给予学会补助，每生 1 元。

随着会员人数逐渐增多，以及护士学校注册、护士考试、翻译出版教材和书籍等工作的陆续开展，会员费、护士学校注册费、护士考试费、书籍出售费、书籍版权费等逐步扩充至中华护士会的活动经费之中。1920 年，《护士季报》正式发行，季报订阅收入及广告收入等也成为会费的收入补充来源。虽然学会经费略有增加，但总体上仍较为紧张，甚至无法承担学会专职总干事的薪资，仍需外国团体资助，中

① 佚名. 会务报告. 护士通讯，1945，1：1-3.
② 佚名. 中国护士学会章程. 中国护士报，1947，1（1）：4-7.
③ 佚名. 中华护士会第三届全国代表大会记录，1916：62.
④ 佚名. 中华护士会第四届全国代表大会记录，1918：40.
⑤ 佚名. 中华护士会章程，中华护士会第七届全国代表大会记录，1924.

华护士会在经济极度困难的环境中艰难发展。

1929 年以后，由于国外团体资助逐渐减少，各地护士学校的注册费、每年新老会员的会费等成为学会经费的主要来源。1930 年，第十届全国会员代表大会上，与会代表积极讨论了有关会费的相关提案[1]。会上决定，由于外籍护士人数不断减少，应以中国护士学校及护士为主承担会费的主要部分，全体投票通过中国护士和外国护士会员费应改为相同数额，即普通会员会费统一为 3 元，永久会员 30 元。

1932 年，中华护士会会员数量大幅增加，新增会员 1 110 人，永久会员人数也不断壮大，会员费收入略有提升，但由于会员会费欠费严重，会费紧张的问题仍存在。

1937 年，抗日战争全面爆发。战乱导致金融动荡，据大会报告记载，学会会费账户冻结，又经两次币制改革，旧法币一律须按两对一换作伪中储券（伪中央储备银行的"中储券"），沦陷区又被迫使用伪券（伪中国联合准备银行发行的"联银券"），导致学会存款几乎一扫而空，学会经费受到巨大损失，不得不以永久会员会费充当开支，并依靠微薄的社会补助、会员会费、房租及个人主动捐款维持会务[2]。

为缓解学会经费不足的问题，中华护士学会积极多方寻求帮助以渡过难关。中华护士学会积极向国外各组织募款，寻求资助。1941 年，美国圣公会妇女国外布道部捐赠美金 5 600 元，由信宝珠返华时带回重庆，成立信宝珠女士信托基金，以资助中国护士进修[3]。1942 年，学会获得美国医药助华会捐募款，全部用于资助护理教育和奖励护士，设立护士学校 3 所，资助护士学校 5 所，并将奖金用于奖励军队护士，后该款项转由教育部教育委员会负责。1946 年，联合国善后救济总署

---

① 佚名. 中华护士会第十次全国代表大会记录，1930：21-22.
② 田粹励. 会计报告. 中国护士报，1947，1（1）：39-44.
③ 田粹励. 信宝珠女士信托基金. 中国护士报，1947，1（1）：45.

护理组捐赠 140 万元，用于救济患病护士 ①。

1945 年以后，中国护士学会总部迁返南京，为开展会务活动，学会组织国内护士学校和会员积极捐款，相继发起"护士千元运动"和"万元运动捐款"，以助学会度过艰难时期。同时，调整会员会费，1945 年普通会员会费增至 100 元，永久会员 1 000 元 ②。之后由于货币贬值，会员会费也进行了多次调整。

中国护士学会虽多方筹措资金，学会经费仍极其有限。在艰难的环境中，监事会、理事会召开会议，仍决定将所接受捐赠的款项，除了偿还债务外，拨出捐款的四分之一作为福利基金，用于救助经济困难的伤病护士或因公致伤的护士会员。

2. 会费管理 中华护士会在成立之初，虽然经费有限，但对于会费的管理和使用都进行了严格的规定和管理。1914 年，中华护士会便设立会计（司库）职位，专职负责会费预算与开支等经费使用事宜，并要求其在每届全国会员大会上公布、汇报学会会费的开支情况。

1922 年，设立经济股，与会计共同管理会费收支。1930 年，成立经济委员会（后改称财务委员会），下设委员 4 人，由总会会计担任主任。根据《中华护士会章程（1930 年）》规定：① "司库总司本会银钱出纳，但须得执行委员会之同意。凡收付各款，须有详细准确之账目，并保存各种单据，于开二年大会时，提出书面报告，各项账单均须经过总干事，并由会长签字，司库方可照付"；② "会长派查账员二人，审查司库各项账目是否正确，于二年大会时提出书面报告"。1932 年，监事会成立后，由监事会负责监督会费使用，定期稽查学会经费收支情况。③

1936—1945 年抗战期间，由田粹励及信宝珠两位总干事负责会费

① 佚名. 会务报告. 护士通讯，1945, 1: 1-3.
② 佚名. 本会启示. 护士通讯，1945, 1.
③ 佚名. 中华护士会第十次全国代表大会记录，1930: 108.

管理，她们尽职负责，坚持每六个月或一年进行会费审查，各项收据保存完好无损，并于 1946 年在全国会员代表大会上汇报并提交报告①。

1946 年，由于国外捐款往来较多，学会专门设立特款委员会，专项负责国外捐款事项②。委员会下设委员 7 人，由理事长、教育部护士组主任、卫生署护士主管、军医署护士主任、教育组主任及其他会员 2 人组成委员会，负责具体事务。

（五）会徽、会标与会歌

1. **会徽与会标** 在 1922 年第六届全国会员代表大会上，有会员来信提议，学会应制备一种扣针式徽章，作为本会毕业护士的标识。该提议获得代表们一致同意，提交执行委员会商讨徽章的具体样式③。

1924 年，中华护士会徽章制作完成，在广州召开的第七届全国会员代表大会上，参会各代表均佩戴中华护士会徽章。徽章底色为金红色，上刻中华护士会标识"绿竹"及"役"字。"红"与"金黄"为中华护士会会色，红色象征快乐，金黄象征日光，寓健康之意；"绿竹"为中华护士会标识，象征护士精神"长青、适用、幽雅、奉献"；"役"字徽章表明护士为"安慰、殷勤、体贴"及为人服务的含义。

1928 年，第八届全国会员代表大

> **史籍采摘**
>
> ### 中华护士会之标识——竹④
>
> 中华护士会之标识为"竹"。本会之所以选竹为标识者，因其普遍各处，且常充满生机，而为全国最有用之材。有若干地方，以竹管运水，经过远道，而至需水孔亟之处。家用之物，用竹制成者，以数十计，或雕刻甚精。竹之外貌，美丽幽雅，且常以健康幸福诏人。故护士当为全国最有用之人，态度幽雅，所到之地，辄携康健幸福与俱，而愿赴困苦需要之处，以健康贡献于人民。

---

① 田粹励. 会计报告. 中国护士报, 1947, 1（1）：46-53.
② 佚名. 中国护士学会第二届会员代表大会选定理监事及各委员会委员名单. 中国护士报, 1947, 1（1）：2-3.
③ 佚名. 中华护士会第四次会议记录. 护士季报, 1922, 3（2）：24.
④ 信宝珠. 总干事报告. 中华护士报, 1935, 16（1）：36.

会上，经讨论决议将中华护士会徽章中"役"字改为"护"字，其他样式不变，并选定施锡恩为徽章委员会会长，新版中华护士会会徽开始向全国会员发行出售 [1]。

2. **会歌** 1926 年，中华护士会翻译出版中华护士会颂歌（*Hymn of N.A.C.*）《与主同在歌》[2]。1934 年 12 月，中华护士会出版中英双语版新会歌 *Florence Nightingale, Our Guide*；*One in Spirit, One in Service*；*ST Filomena* 三首，并将出版的会歌分别寄送至各所护士学校，激励各地会员们团结一致，鼓勇前进。中华护士会会歌，被称为"最优雅庄严之诗歌"，要求护士举行会议时，务必歌唱"会歌"，以资勉励。

■ **史海钩沉**

中国护士学会会歌歌词（1948 年）

云水沧沧天地悠悠
南丁格尔精神永不朽
烛光普照誓约流传
遗教灿然共遵守
仁心济世恤病护幼
吾中华护士不畏艰辛与污垢
纯洁忠诚服务牺牲
吾中华护士名利富贵非所求
懿欤盛哉懿欤盛哉
我全体护士同心合力共携手
愿我会精神贯彻宇宙得主佑
愿我会事业与天地共长久
万岁千秋万岁千秋

1947 年，出版中国护士学会会歌共六首 [3]（表 2-5）。

表 2-5 中国护士学会会歌（1947 年）

序号	中文歌名	英文歌名
1	与主同在歌	*Spirit, Dwell with Me*
2	我的工作	*My Task*
3	南丁格尔肇斯会	*Florence Nightingale, Our Guide*
4	同心服务	*One in Spirit, One in Service*
5	圣非罗米那（提灯女士）	*Santa Filomena*
6	信赖歌	*Trust*

---

① 佚名. 中国护士会第九届全国代表大会记录，1928: 50.
② 佚名. 中华护士会第八届全国代表大会记录，1926: 23.
③ 佚名. 中国护士学会教科用书. 中国护士报，1947, 1（1）: 97.

第二章 护理学术组织的创立与发展

1948 年，第十六届全国会员代表大会正式通过了中国护士学会会歌。

二、中华护士会的会员及发展

（一）会员条件及管理

1. **会员条件**　中华护士会规定凡在中国境内具有资质的护士均可申请加入学会。在中华护士会初创时期，其会员主要为接受过正规护理教育的外籍护士。随着申请入会人员增多，为规范会员资格，中华护士会对会员条件进行了严格规定。1922 年学会章程中明确：①本会会员必须为与医院联络的学校的毕业生，且医院需每日诊治三十人以上，毕业生也须完成两年以上的实习。②中国会员须曾在看护教育委员会注册设立的看护学校毕业，持有文凭，并考试合格者；或得到中华看护学会的证书者。③欲入会者须填写请愿书，由会员委办审核后决定是否收受[①]。

1932 年，中华护士会修订章程，对会员资格、权利和义务等进行了补充。新章程中不仅列出会员须具备的条件，而且规定

> **■ 史籍采摘**
>
> **中华护士会消息节选——会员[②]**
>
> 　凡在中国之护士，皆应为中华护士会会员。各护士学校之毕业生，如尚未完全加入中华护士会为会员，则其护士长之责任，即为未尽。请将所有非会员，报告总干事，会员之通信处，如有更改，亦请立即报告。我人当多征求永久会员。

了不得成为会员的条件。具体要求如下：①会员须具有下列资格之一：本会登记之护士学校毕业者；在外国政府有案之护士学校毕业者；在内政部卫生署领有护士证书者。②有下列任何问题之一者不得成为本会会员：被褫夺公权者；有反革命言论或行为者；受破产宣告尚未复

---

① 佚名. 中华护士会第六届全国代表大会记录，1922：38.
② 佚名. 中华护士会消息. 护士季报，1928，9（1）：25—26.

权者；无行为能力者（行为不端者）。

同时，新章程对会员的权利和义务也进行了说明：①会员有发言、表决、选举、被选举、罢免及其他依法应享的权利；②会员有遵守会章、服从命令及决议、按时缴纳各种会费的义务。[①]

1934年，中华护士会要求各护士学校，鼓励护士毕业时即成为中华护士会永久会员，以纳入会员规范管理。

2. 会员管理　中华护士会对会员的管理较为严格。欲入会者需先递交请愿书，审核合格入会后暨发放会员证书，建立名册进行管理，会员名单于全国会员代表大会上予以公布，并刊载于护士季报上。如，中华护士会章程（1934年）中就规定如下：①本会会员入会，应向总干事索取入会志愿书（需会员二人介绍）；②本会会员，如知会员中有病故，或需扶助、安慰者，应通知其分会干事；③各会员住址，如有变更，应立即报告中华护士会总会。本会会员，于可能之时，应出席参加各种会议；④本会会员，至七月一日，犹未将年费缴清者，应停止权利，至付清会费之日为止。凡缴清欠费者，即可恢复其会员之全部权利；⑤本会会员名单，应交二年大会中之事务会议，加以修正；⑥各项会费，应直接交于总会司库，不可由分会转交。[②]

（二）会员种类及数量

1. 会员种类　中华护士会的会员类型包括荣誉会员、永久会员和普通会员三种，会员在申请入会时可以自由选择成为永久会员或普通会员。

（1）荣誉会员：据记载[③]，1916年，中华护士会首次设立荣誉会员，首位到华的外籍护士麦克奇尼当选为首位荣誉会员。至1928年，中华护

① 佚名. 中华护士会章程. 中华护士报, 1933, 14（1）: 151.
② 佚名. 中华护士会章程. 中华护士报, 1935, 16（1）: 159.
③ 佚名. 中华护士会第三届全国代表大会记录, 1916: 64.

士会共有四位会员当选为荣誉会员[①]（表
2-6，图2-10）。

表2-6　中华护士会荣誉会员（1909—1928年）

姓名	来华时间/年
E. M. Thompson（即 Elizabeth. Mckechnie）	1884
H. N. Kinnear	1888
Mary Funk	1888
C. J. Davenport	1891

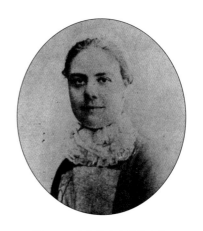

图2-10　中华护士会荣誉会员：
C. J. Davenport

（2）**永久会员**：1922年，中华护士会设立永久会员。会员可一次性缴付会费后，即成为永久会员，并发放永久会员证书（图2-11）。1928年后，永久会员人数逐渐增多，最早登记成为永久会员的中国护士是施锡恩、孙良筬及伍哲英三位[②]。据记载[③]，至1946年，永久会员人数达到2 505人。

（3）**普通会员**：会员也可于入会时选择成为普通会员，每年缴付会费。

2. **会员数量**　1909年，中国看护组织联合会成立之时，会员数量仅为13人，且均为外籍护士。此后，随着学会及中国护理教育的发展，会员队伍不断壮大。

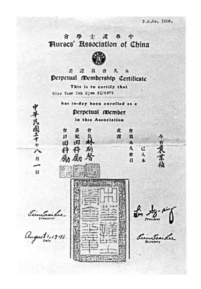

图2-11　中华护士会永久会员证书

---

① 中华护士会会员录，中华护士会第九届全国代表大会记录，1928.
② 陶雅丽. 中华护士会经济委员会报告. 中华护士会全国大会报告，1928:1.
③ 田粹励. 总干事报告. 中国护士报，1947，1（1）：36.

1918 年，中华护士会会员达到 80 人，其中中国护士 30 人[①]。

1922 年，中华护士会会员人数增至 132 人，其中中国男护士达 8 人[②]。

1924 年后，中华护士会会员数量增加较快。据统计，1926 年中华护士会会员数为 1 186 人，其中永久会员 34 人[③]；1932 年增至 1 805 人[④]；1934 年会员数为 2 263 人，其中永久会员 494 人[⑤]；1936 年会员已达 2 956 人，其中永久会员 646 人[⑥]。

1936—1946 年，共增加永久会员 1 859 人[⑦]。

中华护士会会员数量变化趋势图（1909—1946）见图 2-12。

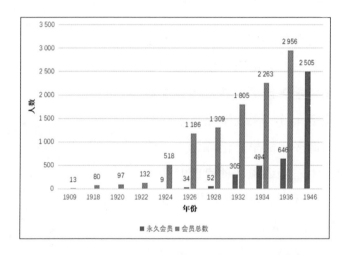

图2-12 中华护士会会员数量变化趋势图（1909—1946）

（三）分会的组建及发展

1. 各地分会相继成立 随着中华护士会不断壮大，中华护士会总会支持和鼓励各地护士组建分会。1922 年第六届全国会员代表大会上，

---

① 信宝珠. 总干事报告. 中华护士报，1935，16（1）：30-31.
② Louise A. Schleicher. 中华护士会第四次会议记录（秘书的报告）. 护士季报，1922，3（2）：31.
③ 施德芬. 开会演讲. 中华护士会第八届全国代表大会记录，1926：6.
④ 信宝珠. 总干事报告. 中华护士报，1933，14（1）：41.
⑤ 信宝珠. 总干事报告. 中华护士报，1935，16（1）：32.
⑥ 田粹励，信宝珠. 总干事报告. 中华护士报，1937，18（1）：39.
⑦ 田粹励. 总干事报告. 中国护士报，1947，1（1）：36.

提议中国各部如北部、西部、中部、南部等可各自组织地方分会，各分会可独立运作，所有会员即为中华护士会会员，并建议由总会委派一名外籍护士加入，以加强和总会的联系[①]。

1923 年，在外籍护士盈路得（Ruth Ingram）等人的帮助下，中华护士会北京支部成立[②]，1924 年由中国护士施锡恩任会长，1933 年北平分会会长为聂毓禅（史料也记载为聂玉蟾、聂毓蟾、聂毓婵）。

1923 年，中华护士会组织辅助会，推选 5 位外籍护士分别担任广州、长沙、福州、上海、南京辅助会的顾问，指导联络分会的组建[③]。中华护士会上海分会、四川分会、长沙分会、福州分会相继成立。

1924 年，南京成立中华护士会辅助会及外国护士分会。

1924 年，云南分会和山东护士学会相继成立。

1929 年，成都分会和广州分会成立[④]。

1930 年，镇江护士分会成立，徐子风任会长[⑤]。

1934 年，九江护士分会成立[⑥]。

1934 年 5 月 25 日，中华护士会冀豫第一区护士会成立[⑦]。

1936 年，广东护士分会成立，会员 251 名。会址设于柔济医院，李秀裴任理事长[⑧]。

1937 年 11 月，重庆分会成立。当时重庆分会与总会同在一起办公，会址于歌乐山中央卫生实验院内[⑨]。

---

① N. Dupee. 中华护士会第四次会议记录. 护士季报，1922，3（2）：42-43.
② 佚名. 中华护士会北京支部成立记. 护士季报，1923，4（4）：24-26.
③ 佚名. 中华护士会通告. 护士季报，1923，4（2）：12.
④ 佚名. 中华护士会消息. 护士季报，1929，14（2）：52.
⑤ 佚名. 镇江护士之成立. 中华护士报，1934，1（2）：55.
⑥ 佚名. 总会消息. 中华护士报，1934，15（2）：93.
⑦ 佚名. 中华护士会冀豫第一区护士会成立会纪事. 中华护士报，1934，15（4）：221.
⑧ 佚名. 各地分会动态. 中国护士季刊，1947，1（2）：37.
⑨ 罗王雅芳. 中国护士学会重庆分会之回顾与前瞻. 中国护士季刊，1947，1（2）：16-18.

1938 年，福建厦门成立"中华护士学会闽南分会"[①]。

至 1945 年，贵州、江西与湖南三个省及兰州和桂林两市相继成立分会。因战事关系，江西、桂林、湖南三处分会与总会一时失去联络[②]。

1947 年，沈阳分会及河南分会成立[③]。

截至 1948 年，除以上的各个分会外，能够查到的其他各地分会还有天津分会、天津护士公会、青岛分会、南京护士公会、武汉分会、汉口市护士公会[④]。

2. **分会管理** 由于各地分会相继成立，中华护士会亦就分会的管理办法进行补充规定。要求各分会应每年上报委员会、职员及会员的名册至总会，各项会议均应详细记录、装订。分会会费与总会会费分开，其会费数目不得超过总会会费。分会须负责其会员为总会会员。分会应奖励会员著作论文，并及时向总会报告重要事务。

在中华护士会总会的号召下，各地分会组建成立并开始各自开展活动，护士季报亦开辟专栏，向全国会员介绍各地分会的动态。在筹建会所、抗战期间等特殊情况之时，各地分会也纷纷援助总会，共度艰难时期。

三、中华护士会的会址及变迁

（一）成立初期会址概况

中华护士会成立初期，并无专职人员和具体办事机构，更无固定会所，所有的文件及信函等均临时保存于兼职记录员家中。1922 年，

---

① 佚名. 总会消息. 中华护士报，1938，19（2）：102.
② 佚名. 分会概况. 护士通讯，1945，1：3-4.
③ 佚名. 分会动态. 中国护士季刊，1947，1（2）：50.
④ 佚名. 各地分会主管人及通讯处. 中国护士季刊，1947，1（2）：48.

专职总干事信宝珠任职后，在上海昆山花园十号楼下租小屋一间，作为学会办公场所及总干事住所，条件非常艰苦①。

（二）各时期会址变迁情况

1922—1949 年，中华护士会会址数次易地，辗转于上海、汉口、北京、南京、重庆等多处。

1924 年，第七届全国会员代表大会决议筹建中华护士会永久会所，以使学会工作能够正常进行。经全体代表投票，同意在居于中部、交通便利的汉口设立永久会所，并成立新会所建筑委办（又称建筑会所委员会）专门负责②。马雅各夫人和伍哲英任建筑会所基金会会计，负责向各地护士学校和护生募捐筹建会所。信宝珠和温道德则决定利用次年回国休假之机，分别在美国、加拿大和英国等地代为募捐。

1925 年 3 月，信宝珠将学会办事地迁至汉口，租住在一旧公馆内，同时为新会所寻找合适之地。时值汉口地皮价格昂贵，学会只得多方筹集款项。全国护士学校和护士积极响应，并尽及所能，动员多方力量，组织各种形式的募捐活动，为筹建新会所募集资金。③1926 年 7 月，中华护士会最终以国内外募捐款 9 200 元成功购得汉口"地基"，毗邻汉口协和医院。

1927 年，由于战争局势动荡，物资匮乏，中华护士会由汉口暂迁回上海。1928 年 2 月，局势平稳后，学会两位总干事及司库由上海再度迁回汉口，但汉口会所系重金租赁，学会经费紧张，很难维持④。

---

① 信宝珠. 总干事报告. 中华护士报，1935，16（1）：41—42.
② 佚名. 中华护士会第八届全国代表大会记录，1926：52—53.
③ 佚名. 修建会所的计划. 护士季报，1926，7（4）：23—24.
④ 贝孟雅. 总干事报告. 中华护士会第九届全国代表大会记录，1928：9—10.

中华护士会建筑会所基金募捐活动

为筹建中华护士会会所，全国各地护士纷纷响应号召，加入募捐建筑基金活动。《护士季报》就宁波、山西等地护士学校的募款活动进行了专题报道，号召全国护士学习她们的爱会精神。

宁波华美医院护士学校师生获知募捐消息后，即刻召集全体护士，大会组织募捐活动，将公映电影和剧场演出的所有收入及募捐所得343元全数捐出，资助中华护士会筹建会所[①]。山西平定教会医院的护士们自制出售儿童玩具，将所有收入捐送学会。山西太谷仁术医院的护士们积极行动，组织起来制作纸偶出售，所得款项全部寄至学会[②]（图2-13）。

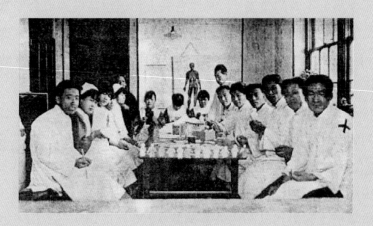

图2-13　山西太谷仁术医院护士们制作纸偶出售

此外，国外人士及团体也纷纷主动捐款，信宝珠总干事所著《环游中国记》书款亦全部捐赠作为会所筹建基金。

为表彰和纪念在筹建会所募捐活动中作出贡献的护士，中华护士会决定，对于捐款100元的学校及个人其姓名将刊于册中保存纪念，500元者以其姓名命名会所内厅堂以纪念其贡献[③]。

1929年，中华护士会为求发展，与医护各界保持密切联系，决定

---

① 佚名. 宁波华美医院为中华护士会募捐之概况. 护士季报，1928，12（4）：29.
② 佚名. 山西太谷仁术医院为护士会捐款之经过. 护士季报，1929，10（3）：15.
③ 佚名. 中华护士会建筑会所基金报告. 护士季报，1928，10（2）：26.

将会址迁至当时的教育中心北平（北京）。施锡恩总干事数次向国民政府申请拨款用于北平建筑会所，但国民政府复函因财政困难无法给予经济援助，仅将北平一处住宅借与学会，供免费办公之用。1929 年 2 月，中华护士会迁入国民政府所拨会所——北平什方院 52 号（图 2-14）。[1]

1930 年，中华护士会会所迁至南京，租赁于鼓楼医院旁房屋用所办公。但由于租金昂贵，且学会会务工作日益繁重，学会决定自建永久会所。1932 年，在出售汉口地基和多方筹资后，学会购得南京鼓楼双龙巷 11 号作为永久会所。1936 年 7 月 4 日，新会所破土奠基，于1937 年 6 月 10 日正式落成，见图 2-15。

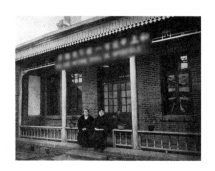

图2-14　中华护士总会北平会所

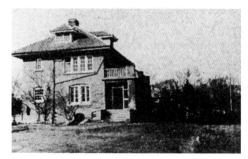

图2-15　中华护士会南京永久会所

1940 年 10 月，中华护士会总会西迁重庆，设驻渝办事处，于歌乐山中央卫生实验院内自建房屋办公直至抗战结束。南京会所改设南京办事处，由总干事田粹励几经波折而保存下来。1945 年 8 月，抗战胜利后，重庆总会迁回南京，重回南京会所办公。[2]

四、中华护士会的国际化发展

中华护士会成立伊始，便主动联系英、美等国护士报刊，积极报

① 佚名. 北平中华护士会总会之报告. 护士季报，1929，14（2）：1-4.
② 田粹励. 总干事报告. 中国护士报，1947，1（1）：33-35.

道中华护士会建立及中国护士发展情况。1922 年，中华护士会加入国际护士会（万国护士会），是第 11 个会员国。1925—1949 年，共参加国际护士大会 5 次，1925 年国际护士大会专辟一室为中华护士会陈列展览。同时，中华护士会设立国际护士会委员会，与国际护士会总会保持密切联系，及时向全国护士通报国际护士大会重要消息，推进国际交流合作，为学会的国际化发展奠定良好基础（详见本书第三章）。

悠悠百年奋斗路，薪火相传永不止。回首 110 多年前，中国护理学术组织的创立及发展历程，无不饱含着护理先辈们对中国护理事业的真挚热爱和强烈责任感。中国护理学术组织的建立，引领华夏护理儿女，同心协力，奋勇进取，迈向中国护理事业新征程。

（吴炜炜）

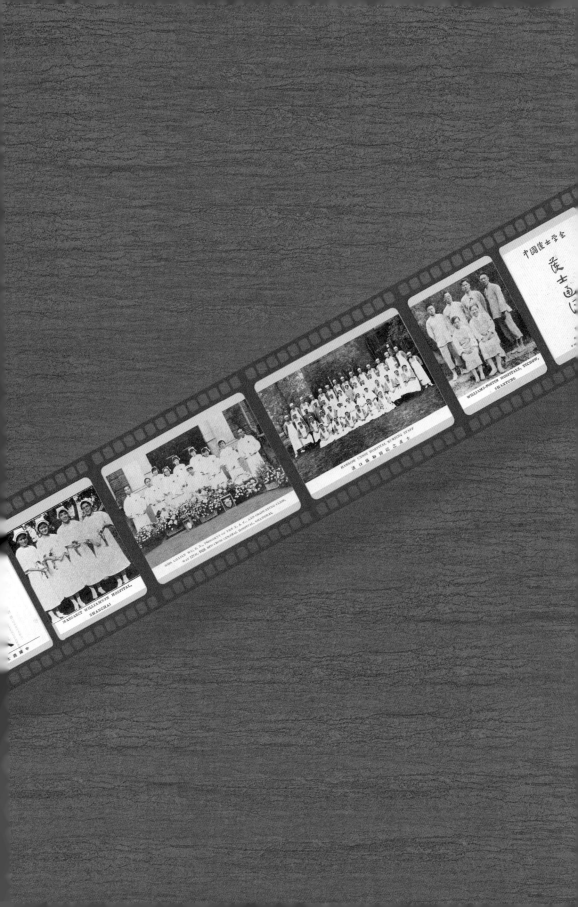

全國護士周刊

中國護士通訊

WILLIAMS-PORTER HOSPITALS, TECHOW,
SHANTUNG,

漢口普愛醫院看護之星期 HANKOW UNION HOSPITAL, NURSING STAFF

MISS LILLIAN WU, R. N., PRESIDENT OF THE N. A. C., AND GRADUATING CLASS,
MAY 12TH, 1926. RED CROSS GENERAL HOSPITAL, SHANGHAI.

MARGARET WILLIAMSON HOSPITAL,
SHANGHAI.

上海護醫院

第三章
学术交流与书刊

本章概览

护理学术交流活动的开展与书刊的出版、发行是护理专业的实践者、研究者、学习者为了交流知识、经验、成果，分享解决问题的办法而进行的探讨、论证、研究活动，是个人钻研与集体智慧相结合的一种形式。

通过专业学者之间的思想接触、学术交流、自由争辩，可以互通有无、取长补短、相互促进、共同提高，使认识得到发展，从而激励、启迪新的学术思想与学术创新，普及、推广护理及相关学科的科学技术知识。

本章介绍了在中国护理早期发展阶段，历届全国护士大会及国际护士会上的学术交流活动、组织开展的其他国内外学术交流情况及《护士季报》等护理相关刊物、书籍的出版与发行。

不忘历史才能开辟未来，善于继承才能不断创新。学术交流是"原始性创新源头之一"，也是提升学会团体研究能力的重要措施之一。护理先辈们历经艰苦卓绝的持续奋斗，发扬海纳百川、追求真理的科学精神，才使我国护理事业代代相传、不断进步。

护理在中国有着悠久的历史，早在殷周时期，护理活动就已经被医家所重视，"三分治，七分养"是我国古代对治疗与护理关系的高度概括。自中国护士学术组织创建以来，在专业学会的引领下，我国护理学术交流活动及护理书籍刊物的出版发行工作日益繁荣，促进了社会、民众对护理工作和护士角色的了解和认识，推动了护理专业的发展进步，密切了与世界各国护理团体、医学科技工作者的友好交往与合作。本章将从国内学术交流活动、国际学术交流活动及书籍刊物三部分介绍中国早期护理学术活动。

第一节　国内护理学术交流

中华护士会自 1914 年第一次全国代表大会至 1948 年，期间共召开 16 次学会年会，同时在各地建立分会、举办各类专业学术交流及演讲等活动，通过多种形式的学术交流推进护理科学知识的传播与实践。各类会议中阐发了诸多有关发展护理学科的主张，涉及形塑南丁格尔精神、护理专业知识及临床应用、护理人才培养、公共卫生建设、医护关系等方面。在良好的学术交流沟通环境下，中国护理事业得以蓬勃发展。

一、历届全国护士大会学术交流

（一）中国护理学术组织成立前后学术交流

在中国，护理先驱们意识到护理事业"若没有众人的帮助，众人的工作，便不能完全"[1]。于是，于 1909 年 8 月 31 日成立了"中国看护组织联合会"（详见本书第二章）。自此，中国护士有了自己的学术组织，开启了中国护理界的一系列学术交流活动。

中国看护组织联合会分别于 1910 年 8 月、1912 年 7 月召开第二、三次常务会议（详见本书第二章）。第二次常务会议就护士之间如何取

---

[1] 贝孟雅. 中国昔日的看护会. 护士季报，1922，3（4）：11-16.

得联络，发行中英文对照的护理专业刊物，与英、美两国护士杂志取得联系，将章程译成中文等多个议题进行了商榷，并对如何积极宣传护士会成立的问题进行交流。第三次常务会议则制定了章程，修改组织名称为"中国护士会"，同时成立护士教育委员会，参考美国护理经验，制定了一系列有关护士教育的规定，提出了中国护士培训学校统一课程大纲和中国护士全国考试条例，使我国近代护理向系统化、理论化以及初步规范化发展迈出了第一步。

在 1909—1913 年初创时期，成员分散且为兼职，客观而言难以有效地开展工作。1913 年夏，中国护士会举行 5 人小组会议（其中 3 名美国护士，2 名英国护士），内容主要围绕之前提出的统一学校课程的可行性这一议题展开讨论，并交流经验、研讨工作中遇到的困难。

（二）中华护士会历届全国代表大会学术交流

1. 中华护士会第一届全国代表大会（1914，上海）

（1）会议概况：第一届全国代表大会于 1914 年 6 月 30 日—7 月 2 日在上海召开，来自全国 8 省 22 所医院的护士代表 24 人与会，其中外籍护士 23 人，主要为英国和美国护士，中国护士只有 1 人，即曾留学英国的钟茂芳。大会主席为美籍护士盖仪贞，大会使用的语言为英语（图 3-1）。

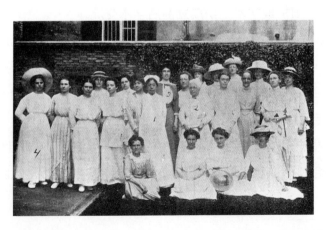

图3-1　首届中华护士会全国代表大会留影，1914 年，上海（前排中间戴燕尾帽者为钟茂芳）

（2）**会议交流**：与会代表们就护理专业发展、护士培训、就业等多项内容进行了交流与学术研讨。其中，莫德·亨特森介绍了上海儿童庇护所的情况，经过她们的耐心照护，孩子们能够逐渐接受教育，并学习一些学校科目和家务劳动。

戈登（Gordan）宣读了题为《美国护士的社会服务事业》（the Social Service Work Done by Nurses in America）的文章，分享了美国护理的发展，尤其是近四年来由医院扩建带来的护理职业优势，指出医院护理工作帮助到了社会各阶层人群。

汤姆林森（S.E. Tomlinson）分享了一篇题为《美国现代培训学校的困境》（Difficulties in Modern Training School at Home）的文章，指出当时学校缺乏合适的教师人选以及人员短缺的原因，并提出了解决这一问题的合理化建议。

信宝珠发表了论文《训练中国护士之法》（the Training of The Chinese Pupil Nurses），她对比了过去与现在的培训与教学方法，提出护生不应做非护理工作，要给她们时间去读书，但不要学习那些偏门的理论知识，照顾男女病人的方法都要掌握，才能让她们成为全面的护士。

威瑟斯（Withers）发表了一篇题为《中国护士与就业机会》（the Chinese Graduate Nurse and Her Opportunities）的文章，阐明中国亟须训练有素的护士，而且在中国，护士毕业后的就业机会有很多。他们接受培训后可以取代外籍护士担任护士长和主管；虽然目前中国家庭护士还不普及，但这将是他们更大的就业机遇；还可以通过医院被派往乡镇，或者与妇女俱乐部及学校进行合作，她们可以教授疾病护理方法、新生儿照护等日常护理知识。

代表们还就其他主题进行了讨论，主要是围绕如何提高中国护士地位的有关内容。当时被认为对中国护理现况最具有实际指导意义的当属钟茂芳发表的学术报告《护士会如何能协助中国》（How Can the Nurses Association Help China），她对中华护士会如何扩大工作范围以及提高护理水平，从而为社会多作贡献提出了许多见解，她建议中国毕业护士应一律加入中华护士会，每省应设一护士分会，每年应选派优秀护士赴美深造，并特别强调护士应具有相当的受教育程度[①]。

史籍采摘

钟茂芳在中华护士会第一届全国代表大会发言"How can the Nurses Association help China"（节选）（中文翻译）[①]

护士必须坚守理想和标准，决不能以国人不尊崇或不喜欢护理为借口，而降低护理标准。如果公众不懂理解护理工作，我们必须用实际行动教育他们尊崇最佳护理。

除非我们尝试提升国人的生存环境，否则并不能有效地帮助我们的国家。我们须谨记国人并非对护理标准的要求低，而是他们没有享受过优质的护理。所以我们要展示何为优质护理。

让我们携手，共同努力维持护理专业的高标准。我的确认为通过中华护士会是提升护理专业标准的有效方法。并且我期许中华护士会能够成为真正帮助我国的正确途径，因为我们能够为国人提供最需要的护理。

（3）会议讨论与决议：本次大会通过了两项决议：建立护士学校的注册章程和将英文"Nurse"正式译为"护士"（详见本书第二章）。在这次大会上，将"中国护士会"正式更名为"中华护士会"，并决定在 1915 年举行第一次全国护士毕业会考。此外，大会还颁布了护士参加普通考试和产科考试的章程，并拟定颁发文凭。这次大会被认定为中国护士学术组织历史上第一次全国性代表大会，加上大会形成的这一系列决议、决策，标志着中国护士队伍和护理工作走上了有组织的发展道路。

2. 中华护士会第二届全国代表大会（1915，北京）

（1）会议概况：第二届全国代表大会于 1915 年 9 月 1—6 日在北

---

① 爱丽丝·克拉克. 中华护士会第一届全国代表大会记录，1914：1-3.

京协和医学院召开，主席为贝孟雅，副主席为巴亚德·里昂（Bayard Lyon），到会者有 9 省护士共 53 人，博医会派护士翻译 1 人参会。会务报告首次采用中英文对照印发。中华医学会的创始人、会长伍连德医生、英国大臣约翰·乔丹（Sir John Jordan, British Minister）及洛克菲勒基金会在中国的常驻董事罗杰·格林（Roger Greene）作为嘉宾出席会议。

（2）**会议交流**：伍连德在会议上发表了学术演讲，他高度赞扬了中国在医学领域的进展，指出了训练有素的护士的重要性，这些护士应该有能力在目前中国各地的新开放医院中开展工作，并重点强调了中国需要的是真正的护士，而不是"一半医生，一半护士"的人[1]。

来自北京卫理会妇女医院的鲍威尔就正在接受培训的护士的社交生活、娱乐与工作发表了演讲，她指出因为当时的女孩子们对公共卫生及个人卫生知识知之甚少，必须从头开始教导。

福州的鲍德温（史料也记载为宝琳德润）宣读了《女护士的纪律》（*Discipline for Girl Nurses*）论文，各地护校校长就护士的纪律、品德、修养等问题进行了讨论。同时，提出需要培养男护士和医院管理的问题。

盖仪贞在《中国当今医院的社会服务现状及可行性对策的研究》（*Hospital Social Service in the Present Day and Its Possible Use in China*）的报告中提出了蚊蝇等昆虫的防治办法，强调了社会服务的最终目标是全民素质的提高。

山东德州的苏瑞文（M. L. Sawyer）发表了一篇《当地街道上制作的医院必备用品》（*Hospital Requisites as Made on the Native Street*），文中描述了当地街道的一些物资被改造成医院所需的必备用品，如煤油锡罐可以改造成敷料盒，镀锌铁板可以制作成细菌培养皿、灭菌器等。此次，会议还创新性地准备了一个问答箱，开箱后，参会人员从里面取出

---

[1] 伍连德. 大会发言. 中华护士会全国代表大会记录，1915: 3-5.

备好的问题进行讨论，如消毒伤寒病人排泄物最廉价有效的处理方法，在多变的气候下保存橡胶制品的有效方法等。

里昂在发表的《中国的社区护理》（*District Nursing in China*）一文中，描述了中国早期社区护理的雏形，简要介绍了开展社区护理服务的必要性和可行性，提议每个区域的护理人员配比及工作职责。以护理围产期妇女为例，医院的护士将产后护理时间延长至出院后 10 天或更长，并对病人的家庭成员进行健康教育，这些工作取得了良好的成效，建议在全国推广[①]。

3．中华护士会第三届全国代表大会（1916，上海）

（1）**会议概况**：第三届全国代表大会于 1916 年 8 月 30 日—9 月 4 日在上海召开，大会主席为鲍威尔，大会副主席为鲍德温，到会者有 9 省代表共计 37 人。

（2）**会议交流**：大会主要交流了中华护士会有关护士资格考试等议题。1916 年的中华护士会考试在 5 月份最后一周举行，有男、女护士各 4 名共计 8 人参加了考试，7 人通过并获得文凭。大会提出，所有护士学校均应在中华护士会注册，护士会将为毕业生颁发文凭。中华护士会的考试题目分为实践性题目与理论性题目，将以中、英两种文字印制于报告内，每隔一年在医学杂志上发表一次。由于当年《护士季报》尚未问世，有关内容放在《博医会报》提供的一个"护士栏"版块，"由中华护士会派一护士编辑负责发稿"[②]。

另外，代表们还就护理专业问题进行了研讨。来自北京的伊迪丝·黑沃德（Edith Haward）发表了有关护理肺结核病人的演讲，她强调了作为护理人员在防治此病传播中的责任和重要意义；同时，就早期肺结核病人的治疗给予了一些建议，她肯定户外流通空气和营养膳食对治疗的重要作用，并指出大多数病人对这些有利措施却不以为然。

---

① 里昂．District Nursing in China. 中华护士会第二届全国代表大会记录，1915：25—28.
② 梅江兰．护士报编辑报告．中华护士报，1935，16（1）：54—55.

因此，黑沃德提议护士们应教育病人并使其相信治疗措施的价值和益处，使病人有效地配合治疗。

（3）**会议讨论与决议**：大会决议随着中华护士会组织的逐渐壮大，自1916年开始，全国护士代表大会每两年举办一次，除了论文报告和一般性讨论，代表们还有机会发表演讲、参观学校和医院，更重要的是促进来自各地的护理领导者之间的交流和联谊。

4. 中华护士会第四届全国代表大会（1918，福州）

（1）**会议概况**：第四届全国代表大会于1918年2月6—12日在福州召开，到会者有7省代表27人。福州的鲍德温为大会主席。

（2）**会议交流**：大会报告并通过了1916年的会议纪要，并通报了新加入会员的情况。至此，全国已有35位正式会员，其中包括12位中国会员以及7位准会员，通过了11所学校的注册申请。大会宣读并通过了护士会的各项提议。

会议期间代表们发表了多个主旨学术报告，其中来自北京的黑沃德演讲了题为《女护士是否适合如今的男科医院》（*Are We Ready for Women Nurses in Men's Hospital?*）一文，谈论到了目前中国男科医院中需要女护士，但面临着两个现实问题：不曾有过留学经历的女护士是否能接受看护男病人；女护士的体力是否能做到护理男病人，是否能管理好病房[①]。在黑沃德发表意见后，经全体会员表决，确定当时情境下中国男科医院尚不宜聘用女护士。

（3）**会议讨论与决议**：与会代表就开办护士学校的进展以及护校课程、教学方法、护士素质的培养、男护士的培养等议题进行了讨论。其中，来自江阴的阿尔博（Albaugh）谈了男护士的培训问题，而来自福州的鲍德温则分享了女护士的培训问题。

鲍德温还主持了"为护士提供精神和社会生活"的讨论，会议提

---

① 黑沃德. Are We Ready for Women Nurses in Men's hospital. 中华护士会第四届全国代表大会记录，1918: 17—22.

出培训学校应该通过各种办法来照顾到护士生活诸多方面，这样有益于培养和维护护士们全面发展的职业人生，让其在社会、身体、心理和精神上都是丰富的。此外，代表们还讨论了"中国饮食、烹饪和餐饮服务"这一议题，谈到由中国护士提供那些适宜的滋补中餐食谱，希望为计划要出版的一本关于营养学的图书做准备。

在本届大会上，代表们决议将伦理学作为护校的必修课程，同时决定筹划并自行出版英文报告册，每季发行一本。

5. 中华护士会第五届全国代表大会（1920，上海）

（1）**会议概况**：第五届全国代表大会于 1920 年 2 月 5—10 日在上海吴淞路中国内地传道会举行，共 11 省 52 名代表参加，参加会议的中国护士代表见图 3-2，大会主席为福州的鲍德温。

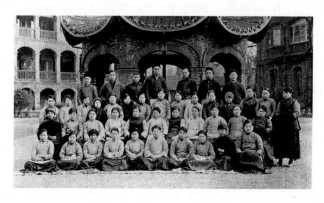

图3-2　参加第五届全国代表大会的中国护士，1920 年，上海

（2）**会议交流**：会议期间，代表们就护校发展、护理伦理以及特殊疾病，如麻风病、精神疾病病人的护理进行了研讨。上海中国国立医院副院长沙·爱德娜（So Edna）及长沙湘雅护士学校黄蔡氏演讲重要题目《述护士职务之重要》，并讨论了护士学校及医院的种种紧要问题[1]。

上海的爱丽丝·克拉克（Alice Clarke）发表了一篇《当代助产学》

---

[1] 黄蔡氏. 述护士职务之重要. 中华护士会第五届全国代表大会记录，1920: 76—77.

（*Midwifery of Today*），文中介绍在英国成为一名助产士需要经过伦敦委员会 Central Midwives Board（CMB）的考试以及工作前的培训。

山东的丁美容（Effie Dinkelacher）宣读了丁美兰（Bertha Dinkelacker）所写的《护理伦理》（*Nursing Ethics*），文中提出了因中西方文化相碰撞而面临的弄虚作假和做事缺乏原则的问题，以及解决这些问题的困难，并提出相应解决对策。该文章的内容引发了全场参会代表的热烈讨论。

湖北福勒（Fowler）分享了《孝感麻风病之家》（*Siao Kan Leper Home, Hupeh*），阐述了麻风病病人的护理措施，包括如何改善麻风病病人住房条件、保持生活环境的清洁、养成良好的个人卫生习惯等。

广州的斯托克顿（Stockton）宣读了《中国精神病病人的护理》（*Nursing in the Insane in China*），描述了中国的精神病病人收治情况。

嘉约翰报告经过临床试验，证实为精神病病人提供规律性洗浴能起到改善其精神症状的效果，并发现精神病病人可以耐受一定量的轻体力劳动。与会代表积极参与讨论，鲍德温等提议护士应加强对精神病病人的关爱，在护理教材的相关章节里要增添精神病护理的部分。

（3）**会议讨论与决议**：大会主要议题包括培训学校的组织管理、创新教学方法、中国护士杂志的运行、社会服务和公共卫生管理、中国护士工资的管理、助产学和护理伦理的学科发展等。建议为毕业的中国护士提供进一步的培训，使他们能够胜任医院的行政工作。在这次大会上，讨论通过了所有具备护理资格的护士都应向中华护士会注册并成为其会员的决议，凡未在中华护士会注册的护校毕业者，不能从事护理工作，必须再入已注册护士会的护校补习三年或二年，通过护士会考试并授予证书后，才能在护士界自由供职服务。此后，中华护士会着手管理全国的护士考试、资质认定以及学校教育工作。

6. 中华护士会第六届全国代表大会（1922，汉口）

（1）**会议概况**：第六届全国代表大会于 1922 年 1 月 12—16 日在

汉口召开，大会主席为顾仪华①。本次大会到会人数较往年增加较多，有13个省代表共88人参会，其中中国护士18人，外籍护士70人，有6名中国护士代表是由广东省政府资助参会的。男女护士代表共同聚会，讨论会务，这还是学会历史记载的首次②。本次大会首次采用中文作为大会的正式语言。

（2）**会议交流**：会上，考试委员会报告1921年有4所护士学校没有遵照本会规定的考试日期考试，所以他们应得的文凭被扣留，需本次大会审查决定。大会就"护士教育委员会"的组建进行了重点讨论。会长顾仪华报告：就护士教育存在的一些问题，已委派审查委员会处理，委员会经过讨论，提议组建"护士教育委员会"并纳入本会章程。该提议首先获得了盖仪贞的赞同，她认为"本会创立之初，范围较小，所以一切事务都可由执行股举行，现今会务既经扩充，当然有分工的必要。不但教育事务如此，其他如公共卫生、国际交流等事，也一样有发展的需要"③。会议最终决定成立"护士教育委员会"，委员为：盖仪贞、邓惠恩、施德芬、盈路德（Ruth Ingram）、夏普（P. R. A. Sharpe）及信宝珠等。此外，由湖南的沃尔夫（M. K. Wolf）准备修正草案，在下次大会时提交审议。

贝孟雅陈述了中华护士会的简短历史。施德芬宣读自己的论文《中国男子护士的未来》（*Future of Chinese Men Nurses*），进行大会讨论后，大家普遍认同男护士在以后若干年间仍可适用于护理男病人，且在偏僻的地方更为必要④。哈特韦尔（L.G.Hartwell）宣读梅布尔·克雷格（Mabel Craig）所著的《护士记录的文论》（*Nurses Records*），还有许多用过的记录样本，提交大会请大家参阅⑤。哈特韦尔宣读沃尔

---

① Louise Schleicher. 中华护士会第六届全国代表大会记录. 护士季报，1922，3（2）：1-2.

② 贝孟雅. 中国昔日的看护会. 护士季报，1922，3（4）：10-16.

③ 顾仪华. 中华护士会第六届全国代表大会记录. 护士季报，1922，3（2）：2-86.

④ 施德芬. 中国男子护士的将来. 护士季报，1922，3（2）：5-6.

⑤ 梅布尔·克雷格. 护士记录的文论. 护士季报，1922，3（2）：6-7.

夫所著的论文《训练护士的演示教学法》（*Demonstration Methods in Teaching Nurses*）①。

金陵大学鼓楼医院护士学校校长王烈尔（F. Warner）等人赞成在实习训练时可以让护士和患儿实地演习；苏瑞文主张在教学的时候必须让学生对病情进行实地观察，然后因势利导，而教学时可行合班教授的方法；顾仪华认为每一个护士学生应各预立一张单子，写明各种关于护理的操作和流程，每逢月底可将该学生在本月内受过的训练和实施的次数在单子上写明，一个经验丰富的护士教一个护士学生，另有一个教师在旁监察，这样对于护士和护生都有益处；鲍威尔也提出一个方法，她教导护生们把所需护理方法了然于心，以便随时应用②。北京协和医学院的米尔斯（Mills）和威尔逊（Wilson）报告，仔细查阅英文课本中有许多学术上的差误，建议翻译事务暂缓进行。

苏瑞文分享了《中国自制的看护用品》（*Nursing Requisites as Made On the Native Street*），文中详细描述了病区用的屏风、墨菲氏滴水管、圆表板、痰盂等各种临床用品的构造，并为与会人员展示了许多自制作品③。下午，大会宣读了布斯（N. W. Booth）的论文《护士的责任》（*the Responsibility of the Trained Nurses*），说明时下护理工作面临的一些困难，以及信实、忠顺、睿智、仁爱等品质的重要性，提出关于医院和病人管理上的改进等内容④。

（3）**会议讨论与决议**：本次大会就考试时间和能否分区考试的问题进行了多次讨论，代表们意见不一。护士教育委员会委员盈路德陈述了分区考试的必要性，她建议"由总股分派各区的支股，各支股按照本区的情形拟定考试问题，再呈交总股审定认可，假使问句有不

---

① 沃尔夫. 训练护士的演示教学法. 护士季报，1922，3（2）：7.
② Louise Schleicher. 中华护士会第六届全国代表大会记录. 护士季报，1922，3（2）：4.
③ 苏瑞文. 中国自制的看护用品. 护士季报，1922，3（2）：13.
④ 布斯. 护士的责任. 护士季报，1922，3（2）：14.

要之处，总股有修正或退回的权利。……凡是获得中华护士会文凭的护士所得的薪水当然比较的高些，因此仍可激励一般学生，愿意来参加本会的考试" [1]。但信宝珠及邓惠恩均提议在这两年内仍适用总会考试的方法。大会讨论决定，本次大会的全部报告印成中英双语，并入本会季报。

大会讨论并表决通过了医院的文凭颁发问题，规定学生们必须通过本会的各种测验题目方可授予本会登记的医院文凭。会议议定各处的护士学校每隔两年必须重新向本会登记一次，并讨论决定如果护士学生的实践考试不合格，不可再参加理论考试。经大会讨论，采纳了翻译委员会的建议，将 "Superintendent of Nurses" 译作 "主任护士"或 "护士长"，"Graduate Nurse" 译作 "护士" 或 "毕业护士" [2]。大会决议，1924 年的会议地点为广州。

7. 中华护士会第七届全国代表大会（1924，广州）

（1）会议概况：第七届全国代表大会于 1924 年 1 月 31 日—2 月 6 日在广东公医医科大学召开（图 3-3），大会主席为顾仪华。来自 12 省的 167 名代表参会。学会当时有金星会员 9 人，退休会员 63 人，荣誉

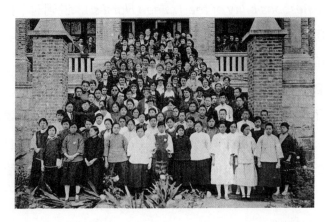

图3-3 中华护士会第七届全国代表大会留影，1924 年，广州

---

① 顾仪华. 中国护士会第四次会议记录. 护士季报，1922，3（2）：10-11.
② Louise Schleicher. 中华护士会第六届全国代表大会记录. 护士季报，1922，3（2）：23.

会员 2 人，现役会员 518 人，其中中国护士 186 人，会员委员会成员约 230 人。广东省长廖仲恺特派其夫人何香凝代为欢迎[①]。

（2）**会议交流**：会议由顾仪华主持，介绍了护士会在过去两年里所取得的成就以及今后的计划。参加会议的还有副主席施德芬、秘书长信宝珠、日本东京圣卢克医院的圣·约翰（St. John）以及上海中国红十字会医院护士长伍哲英等。

信宝珠宣读了 1922 年 5 月 22 日国际护士理事会主席亨尼·德兴（Henny Tershing）的来信，表示中华护士会已被接受为国际护士会正式成员[②]。

学会各委员会做了近两年来的工作报告，包括护理教育委员会、翻译委员会、课程委员会、成员委员会、财务委员会等。会议期间就《我们共同的任务》（Our Mutual Task）、《护理服务的精神》（the Spirit of Service in Nursing）、《健康中心》（Health Centres）、《中华护士会的毕业生可以选修哪些研究生课程》（What Post-graduate Courses Can Be Offered to Our N.A.C. Graduates）等有关护理教育、护理工作的议题展开研讨[③]。

来自济南的罗秀兰（Margaret. F. Logan）发表《添设管理研究科的商榷》的演讲，提出了毕业后护士的研修问题[④]。施德芬和信宝珠参与讨论了护士毕业后的去向问题。

（3）**会议讨论与决议**：大会决议下届会议地点为南京。因上届大会成立的"护理教育股"，试办两年成绩显著，经大会讨论决定通过其修正章程后"以此为中华护士会永久的一部分"。大会讨论了是否给优秀毕业护生发放荣誉奖章的问题，最后三分之二代表反对发放荣誉奖章。

---

① 狄德尔. 广州大会的一瞥. 护士季报，1924，5（2）：7-13.
② 狄德尔. 中华护士会大会报告纪事. 护士季报，1924：2-3.
③ 狄德尔. 中华护士会大会报告纪事. 护士季报，1924，3（3）：5.
④ 罗秀兰. 添设管理研究科的商榷. 中华护士会第六届全国代表大会记录，1924：78-79.

8. 中华护士会第八届全国代表大会（1926，南京）

（1）**会议概况**：第八届全国代表大会于 1926 年 2 月 18—24 日在南京金陵大学堂召开[①]（图 3-4）。大会共有来自 14 省的 276 名代表参会，其中中国注册护士 99 人（含 45 名男护士和 54 名女护士），外籍代表 75 人，其余参会人员 102 人（其中护生 95 人）。官方翻译员出席了每场会议，会议报告及记录采用中英双语宣读。国际护士学会会长盖仪贞出席会议。

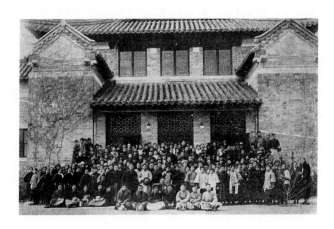

图3-4　中华护士会第八届全国代表大会留影，1926 年，南京

中华护士会会长施德芬与副会长伍哲英对各位代表的到来表示欢迎，并着重介绍副会长广东省广州市达师母及长沙盖仪贞。高丽（朝鲜）护士会代表喜护士（Shields）、中国奉天代表言金银、四川成都代表贺琼英及许保风、广东代表刘怡爱护士长、南京鼓楼医院护士长王烈尔、上海广学书局李梅红、博医会代表赫济生及韩永禄、九江代表孔克兰、上海西门妇孺医院濮乐克（Elizabeth Pollock，史料也记载为濮洛克）以及新选举产生的总干事贝孟雅出席了会议。

（2）**会议交流**：本次大会就培训课程、学校注册、护士考试、公共卫生、护理教育、护士职责等各种主题进行了论文报告和讨论。山

---

① 佚名. 中华护士会第八届全国代表大会记录，1926: 1.

西汾州的孔美玉（Gertrude Kellogg）在大会上发表了关于护士季刊的报告，报告中提及信宝珠和伍哲英携数期《护士季报》出席赫尔辛基国际护士大会[1]。

湖北荆门县博爱医院的李玉兰演讲《夜班责任》（Responsibility of Night Shift），她就自己的工作经历发表了关于夜班的几点看法：护生应至少进行三个月工作后，才可作为资深护士助理参与夜班工作，但不承担治疗责任；夜班工作时间不宜过长；医院可为夜班人员设置加餐；夜班工作时间宜从晚上八点到早上七点，工作结束后建议休息一天；管理人员应定期查房，做好护生的督查工作。

安陵黄美贞发表演讲《护士的责任》（the Responsibility of the Trained Nurses），就护士对病人、护生及个人的责任三方面进行论述，她提出护士对待病人时，"当有仁爱之性质、忍耐之举动、温柔之脸面"。面对实习护生，护士应当事无巨细、耐心教导。护士是护生的模范标准，在教习学生时，护士要做到重视自己的言行举止并时常反省。

（3）会议讨论与决议：大会就"国际主义"这一主题进行了讨论，并由贝孟雅报告了赫尔辛基国际护士大会的情况。为感谢高丽护士会派喜护士参加本次大会，大会决定派代表顾仪华参加1926年4月19—24日召开的高丽护士大会。

■ 史籍采摘

赫尔辛基大会之情形[2]

回忆昨岁，本刊对于一年进程之中，可记之要事颇多。而最堪庆幸者，即遣派代表本会总干事信宝珠与伍哲英，同赴芬兰国赫尔辛基所开之国际护士会，蒙芬兰政府之优待，特假国会之议事厅为开幕之所，屋宇轩敞，布置井然，中华护士会得展览其间。本会特刊，各国代表人手一册，于披览之余，各方好感，油然而生，其对于将来中国护士事业之热望、同情、新团结，殆不可以言喻。

---

[1] 孔美玉. 中华护士季报编辑报告书. 中华护士会第八届全国代表大会记录，1926：12-13.
[2] 孔美玉. 中华护士季报编辑报告书. 中华护士会第八届全国代表大会记录，1926：12-55.

第一节　国内护理学术交流

91

会上审议了中国12位省级代表提出的议案，包括："考试优等之占比、招请专职翻译书记、入学文凭、中华护士注册、护士薪金与请假、统一全国护士制服"等内容。中西护士分班讨论，会长主持中国护士讨论，副会长主持西方护士讨论。护士胡公耀提出护士冒充医生问题，代

表一致讨论同意，已取得护士会文凭的护士，若冒充医生执业，一经查出，则开除会籍。本次大会修改了学校注册章程：凡有医院可容病人25名者即可注册入会。大会建议为医院内永久护士职员的已婚夫妇提供房屋居住。

9. 中华护士会第九届全国代表大会（1928，上海）

（1）**会议概况**：第九届全国代表大会于1928年1月18—24日在上海召开，虽原定会议地点为杭州，但因承办会议的杭州医院尚未运营，经大会成员投票决定会议地点改为上海。本届大会与会代表来自12省，共116人，国际护士会有1名代表参会。博医会代表马雅各，中华医学会代表王淑贞及护士界的先进人士冯马利（Mary Funk）等出席了会议（图3-5）。会议由中华护士会会长伍哲英主持。

（2）**会议内容**：大会宣读了之前在北平中华护士会与博医会联合委员会会议上提出的男护士住宿及无医师情况下不得派护士做配药工作的议案。会议讨论了由联合委员会编制并在上届南京大会上获得通过的新培训护士、助产士计划，并对其作了小部分修改。医学会对特别文凭相关内容做了较大修改，整个计划已在两个学会的会议上获得通过。

---

① 贝孟雅. 南京大会所收获之种子. 护士季报，1926，7（2）：10-28.

护理教育委员会主席盖仪贞在年初离开了中国，执行委员会选举何美丽（Hood）为新一届主席[①]。翻译委员会虽遭遇种种困难，仍取得了很好的成绩，已获得出版公司允许，编译书籍《皮肤病论》《简易绷带学》《学校儿童护学》[②]。因护士学校及学生人数逐渐增加，翻译委员会诚邀中华护士会各会员共同合作，以翻译各种教科书。

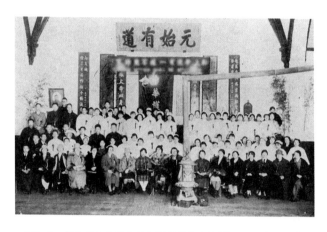

图3-5　中华护士会第九届全国代表大会留影，1928年，上海

林斯馨演讲《护士之制服》（*Nurses' Uniforms*），提出要规范关于护士、护生在服务时及外出时的统一制服[③]；李赐英演讲《服务》（*Service*）；中华拒毒会江上峰博士演讲《鸦片》及公共卫生；潘仲颖演讲《精神卫生》（*A Happy Mind*）。主席向四个会议秘书赠送了《医学及护理界的先驱》一书，并对各成员在会议期间所做的出色工作表示赞赏。亨德森作为中华护士会的第一位秘书，成为协会的永久会员，并被授予证书。

（3）会议讨论与决议：大会讨论了"为什么需要护士学生协会"这一议题，并通过了郭荣勋的建议，为这类组织制定一项章程和声明，

---

① 贝孟雅. 总干事报告. 中华护士会第八届全国代表大会记录，1926: 5-12.
② 潘仲颖. 编译委员会报告. 中华护士会第八届全国代表大会记录，1926: 23-24.
③ 林斯馨. 制服. 中华护士会第八届全国代表大会记录，1926: 37-38.

并成立护生协会①。鉴于中国当时的特殊情况，中华护士会决定推迟中国申请举办国际护士大会的日期，故 1929 年的国际护士大会改在加拿大蒙特利尔举行。

本次代表大会决议由中国护士伍哲英出任会长，负责学会的管理与领导工作，这是一个具有里程碑意义的事件，标志着我国结束了近 20 年由外籍护士任会长的历史。当时我国已有注册护士学校 126 所，护士会员 1 409 人。这些都象征着中国护理队伍与护理事业的发展初具规模。

10．中华护士会第十届全国代表大会（1930，上海）

（1）**会议概况：** 第十届全国代表大会于 1930 年 2 月 1—8 日在上海西门方斜路裨文女校召开，中华医学会和中华护士会联合举行了会议，400 多名代表受到了当时政务司司长的接待。会长伍哲英主持召开护士会会议，中华医学会代表劳医师（Dr. Lawney）出席了会议。来自国外的友人耶鲁大学护理学院院长安妮·古德里奇（Annie Goodrich）和贝护士（Beard）代表个人及美国护士表达了问候。耶鲁大学护理学院有 11 名学生参会，其中有 4 名是中国人。

（2）**会议内容：** 与会医生、护士、公共卫生代表分别从各自角度分享了当时在医疗卫生领域面临的诸如教学、职业发展等方面的问题。劳医师代表中华医学会发言，她表示医疗和护理领域所面临的问题及其本质是一样的，医院必须是教授医学和护理的教学中心。当前全中国只有 4 000 名合格的西医，因此需要培训更多的人才，尤其是公共卫生方面的人才②。

护士王雅芳宣读了题为《中华护士学校教员之预备》（*Preparation of Instructors in Nursing Schools in China*）的论文，她指出对教师的需求正在日益增加，美国当前面临着 75% 的护士低于高中水平的问题，

---

① 佚名. 中华护士会第九届全国代表大会记录，1928: 62.
② 梅江桂兰. 中华护士会第十次全国代表大会记录，1930: 7-8.

因此，中国也不能满足于教师数量的需求，必须注重质量，呼吁把合格的女教师送到北平协和医院（Peking Union Medical College, PUMC）进行深造。祝淑慎演讲了一篇以"教学和监督新方法"为主题的论文，她强调护理工作必须进步，可以借鉴参考其他学校的教学方法，并主张每天留出1小时的时间给学生提问和讨论[1]。

2月4日下午的会议由中华医学会和中国青年会联合举办。总干事施锡恩演讲《护理教育》（Nursing Education）的学术论文[2]。伍哲英会长介绍了医护界杰出人物并请其登台演讲，其中包括长江流域第一位女医生石美玉（Dr. Stone）。

中国第一个产科学校校长杨崇瑞用中文做了简短的演讲，他阐述了护士对医院和医师工作的重要性，并提出需要建立专门的助产护士组织。红十字会总医院院长颜福庆医师表示护理职业是一个年轻的职业，正在经历建设时期。

中华护士会公共卫生委员会负责人朱碧辉分享了一篇题为《中国公共卫生劝导事业方略》（Public Health Visiting Policy）的文章，她指出公共卫生是护理事业发展的一项新内容，国内对于公共卫生的护士需求量在日益激增[3]。

在这次大会上，政府卫生部部长莅会并发表演说[4]。他赞扬了学会自成立至今在统一课程、考试、提高中国医院的训练水平等方面作出的卓著成效；提出政府组织机构将要接管涉及考试、课程、护士学校管理等方面的职能；同时，鉴于学会在办理执行护士职权方面的丰富经验，他同时提出"贵会的总会所最好迁至南京或与首都相近的地方，因为护士规则公布后，卫生部必实行全国护士之总登记，各位护士自

① 祝淑慎. 新教授法与指导. 护士季报，1930: 25-31.
② 佚名. 中华护士会第十次全国代表大会记录，1930: 16.
③ 佚名. 中华护士会第九届全国代表大会记录，1928: 62.
④ 佚名. 中华护士会第十次大会卫生部部长演说词. 护士季报，1930，11（2）: 24-28.

然必要照章注册，贵会多年的记录可就近借资参考，贵会如有意见，亦可就近接洽"。卫生部长的演讲标志着学会管理护校和护士注册的"准政府"职能将交由政府，学会将在政府的领导下发挥助手的作用。这也是当年学会会所由北平迁往南京的原因。

（3）**会议讨论与决议**：会议决议下届代表大会将于 1932 年在北平举办。

11．中华护士会第十一届全国代表大会（1932，北平）

（1）**会议概况**：第十一届全国代表大会于 1932 年 9 月 5—10 日在北平美以美会亚斯礼堂召开。中华护士会北平分会会长罗玉麟主持会议。到会者有来自 15 个省的代表约 240 人，其中大半为第一次参会（图 3-6）。

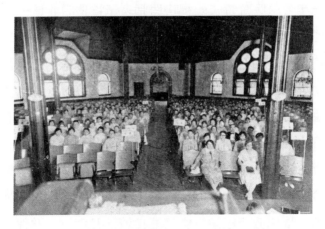

图3-6　中华护士会第十一届全国代表大会留影，1932 年，北平

（2）**会议内容**：9 月 5 日，潘景芝会长宣布大会开幕后详述了护士会过去的成绩、目前的工作重点以及未来的发展方向，之后代表们主要围绕"公共卫生护理"等专题进行了研讨。先由北平公共卫生事务所主任医官李庭安博士详述 7 年以前北平公共卫生事业的发起、7 年以来的发展与组织概况，呼吁中国护士加入此项对公众有益的事业；然后朱碧辉（史料也记载为陈朱碧辉）演讲《公共卫生劝导员之重要》

（Public Health Visiting Policy），详述了中国公共卫生事业发展的急迫性与重要性，并用图表将已发展公共卫生及尚未发展公共卫生的国家进行比较，用数据来证明其观点；周美玉做了题为《农村公共卫生》（Rural Public Health）的演讲；会后，北平公共卫生事务所护士长聂毓禅请全体参会代表前往事务所参观[1]。

此外，来自济南齐鲁医院护士学校的宋芳溪（Francis Wilson）演讲了《护士学校考选新生问题》（Selecting Candidates for Our Schools of Nursing），在遴选新生问题上进行了探讨和研究，并提出以下论点：护士学校必须要有足够的教育经费；新生应具备良好的社会背景；入学资格以高级中学为最低限度；入学之前要进行体格检查；入学之前要进行面试；招生人数的限额根据学校教育能力、社会供求情形判断；入学时进行分级考试；注意招收品质良好的农村学生[2]。

孙蕙舫总干事分享了题为《护理伦理学》（Nursing Ethics）的论文，解释了伦理学的概念，指出了从事护士职业所应具备的高尚品德，并强调护士们应在中华护士会的带领下团结一心，共谋事业发展；还应设置相应律法，维护护士的合法权益，规范护士行为[3]。

（3）会议讨论与决议：会议决议下届大会定于1934年于汉口举行。

本次大会上中华护士会第一次采用"理事制"，讨论并通过《护士季报》改为《中华护士报》且进行全面改版。当时，中国护理人才队伍不断壮大，这些都标志着中国的护理事业发展稳步推进。

12. 中华护士会第十二届全国代表大会（1934，汉口）

（1）会议概况：第十二届全国代表大会于1934年8月20—24日在汉口博学书院大礼堂召开，来自13个省的中外护士代表100余人参会。理事长潘景芝为大会主席。

---

[1] 刘干卿，刘莲熙等. 中华护士会第十一次全国代表大会记录. 中华护士报，1933，14（1）：4-6.
[2] 刘干卿，刘莲熙等. 中华护士会第十一次全国代表大会记录. 中华护士报，1933，14（1）：22.
[3] 刘干卿，刘莲熙等. 中华护士会第十一次全国代表大会记录. 中华护士报，1933，14（1）：20.

（2）**会议内容**：潘景芝首先对在目前经济不景气的情况，中华护士会两年一次的代表大会仍能按期举行表示庆幸，其演说中力陈护士职业的重要性，今后应重点关注护士教育，并且在护士学校课程中加入公共卫生课[①]。

之后，代表们就护士教育、公共卫生护士等内容各抒己见。福士德（Lorena Foster）宣读论文《如何训练中国护士界之领袖人才》（*How Can We Expect Our Executive Personnel to Be Better Qualified*）；欧蘭侣（Jessie Norelius）宣读了《护士教育之根本问题》（*Important Problems in Nursing Education*）；田粹励报告《北平协和护士学校护士进修班概况》（*the Refresher Courses as Given at the Peking Union Medical College*）[②]。

上海中央大学医学院张维演讲《中国今日急切需要公共卫生护士问题》（*the Need for Public Health Nurses in China*），详细说明了护士在公共卫生程序中的地位，并表示学习公共卫生，必须参加公共卫生工作，要向每名护生宣教公共卫生的好处。之后，主席提出两项重要问题，请各代表加以注意：一是公共卫生护士缺乏问题；二是训练护士助理员问题[③]。随后，各代表提出推行公共卫生程序的种种办法，主席建议各校应注意下列四点："护士应教以疾病之诊断与治疗方面；护士应有防病学及公共卫生护理之学识；养成教授人才，以推广卫生教育并训练当地之助理员；养成领袖人才。"[④]

（3）**会议讨论与决议**：大会讨论了"卫生署护士部之报告"，其中主要讨论护士学校课程，并由理事长与总干事说明政府对于护士教育及护士登记拟施行的计划。大会决定下次会议地点在南京。

---

① 魏庆豊，潘仲颖等. 中华护士会第十二届全国大会记录. 中华护士报，1935，16（1）：5-6.
② 魏庆豊，潘仲颖等. 中华护士会第十二届全国大会记录. 中华护士报，1935，16（1）：7.
③ 魏庆豊，潘仲颖等. 中华护士会第十二届全国大会记录. 中华护士报，1935，16（1）：9.
④ 言潘景芝. 中华护士会第十二届全国大会记录. 中华护士报，1935，16（1）：10-12.

13. 中华护士会第十三届全国代表大会（1936，南京）

（1）**会议概况**：第十三届全国代表大会于 1936 年 9 月 30 日—10 月 7 日在南京金陵大学大礼堂召开，全国各省市 350 余人参加了会议（图 3-7）。理事长潘景芝为大会主席。

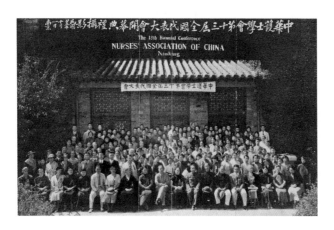

图3-7　中华护士会第十三届全国代表大会留影，1936 年，南京

（2）**会议内容**：大会于 10 月 1 日上午正式开幕，潘景芝作了《我国护士事业应努力的动向》的演说，她强调"我国护士事业的前途，一方面需求数量的加多，以应社会国家环境的需要，一方面需求品质的改进，多多培养领袖人物，能负领导指挥等实际责任……我国今日护士事业上有两大问题，殊值吾人注意，一为护士人才的培养问题，一为护士人才的出路问题"[①]。最后，她提倡我国护士事业应多努力从事于农村服务。

总干事报告了大会筹备经过、申请各处来会代表旅费半价的情况、关于国民大会代表竞选事宜的办理及中华护士会呈请中央党部备案的经过。10 月 2 日，爪哇华人医院护士学校主任汤护士（Tang Chu Ying）报告了爪哇护士事业的概况，爪哇护士教育尚不成熟，训练亦

---

① 言潘景芝. 我国护士事业应努力的动向. 中华护士报，1937，18（1）：31-32.

不整齐，洗、抹、清洁等各项工作全由护生担任；护生的入学程度为小学毕业，年龄在十三四岁，毕业期限三年，与中国护士比较有很大差距①。

随后，徐蔼诸主持了公共卫生组的学术讨论，各地代表就当地公共卫生现况、护士开展工作内容与形式等进行了充分的讨论与交流。由胡惇五、韩玉梅、杨家鸿、郭凤律、胡荣卿、史洪耀、徐蔼诸等作为地方代表分别报告了南京、安徽、湖南、广东、河北、济南、北平等地的公共卫生工作，内容涉及组织设施是否完备，访视、学校、环境、生计调查等多项工作开展情形②。代表们表示自设立公共卫生训练班以来，历届毕业生分散至全国，均为公共卫生方面的领袖人才，对公共卫生事业的发展及人类健康作出了贡献。

10 月 3 日，中华医学会会长颜福庆博士莅会演讲，他指出中国护士职业的改进与贡献，很大程度归功于中华护士学会的成立。单路得（Ruth Danner）报告《护士之短期事务训练》（A Short Business Course for Nurses），提议护士师资训练班人员添加会计学课程；欧蘭侣报告《全省护理事业计划之讨论》（the Program for a Province Wide Nursing Service），鉴于各护士学校情形不同、设备不齐、教员不全，为护士教育考虑，应联合教学；谢珀（Acis Sharpe）报告《医院后勤保障管理》（Hospital House Keeping）③。

最后，潘景芝为大会致闭幕词，她再次强调了"教育与事业进展之重要"，应"积极充实救护之技能""护士人格修养之重要，主张实行新生活运动，遵守新生活格言"④。

① 王河清，陈树汉，饶秀贞，等. 中华护士会第十三届全国代表大会记录. 中华护士报，1937，18（1）：31-32.

② 王河清，陈树汉，饶秀贞，等. 中华护士会第十三届全国代表大会大会记录. 中华护士报，1937，18（1）：8-10.

③ 王河清，陈树汉，饶秀贞，等. 中华护士会第十三届全国代表大会大会记录. 中华护士报，1937，18（1）：11-12.

④ 言潘景芝. 中华护士学会第十三届全国代表大会大会记录. 中华护士报，1937，18（1）：18.

（3）会议讨论与决议：与会期间，护士服务组就如何开展乡村护士服务工作提出以下建议：要使乡村护士服务改善，必须培养人才，施行乡村护士教育，并于毕业后分赴乡村服务；各护士学校应重视乡村服务，并应设法提高护士的服务精神，使其有到乡村去服务的兴趣；护士应担负起服务责任，并应遵照法规，及时登记，以备进行职业服务。

大会主席宣布由于本会"不仅为一职业团体，且为一教育团体"[①]，因此"中华护士会"更名为"中华护士学会"。

会议议决下届大会定于 1938 年 10 月在成都举行（后未能如期举办）。

（三）更名后的中国护士学会及全国代表大会学术交流

1. 中国护士学会第一届（总第十四届）全国代表大会（1942，成都）

抗日战争爆发后，中华护士学会因多种原因未能如期举行全国代表大会。1940 年学会总会内迁至重庆，南京会所设办事处。1941 年 5 月学会被政府撤销，后经各方努力，极力设法筹备改组，于 1942 年 2 月在成都召开大会，并将"中华护士学会"更名为"中国护士学会"，并修改了会章，选举徐蔼诸为理事长。后来又经过一年多的努力，在 1943 年 12 月 29 日完成了登记手续，成为国民政府承认的合法民间团体[②]。

2. 中国护士学会第二届（总第十五届）全国代表大会（1946，南京）

（1）会议概况：重组后的中国护士学会第二届全体会议于 1946 年 10 月 1—8 日在南京鼓楼召开，此次会议为总会新会所落成后第一次会议（图 3-8）。虽交通不便，但仍有江苏、河北、山东、河南、浙江、陕西、广东、湖南、湖北、安徽、西康、辽宁、江西、四川、新疆、云南、福建、广西、台湾、贵州 20 省代表，共计 175 名会员参

---

① 王河清，陈树汉，饶秀贞，等. 中华护士学会第十三届全国代表大会大会记录. 中华护士报，1937，18（1）：8-18.

② 徐蔼诸. 会务报告. 中国护士报，1947：1（1）：31-32.

加会议并进行学术交流，其中包括联合国善后救济总署英美护士代表 16 人。

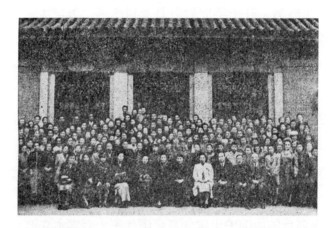

图3-8　中国护士学会第二届全国会员代表大会会员代表合影

（2）**会议内容**：10 月 1 日大会正式开幕。主席徐蔼诸说明了"中华护士学会"改为"中国护士学会"及其改组的经过，第一届代表大会在成都开会时的情形，中国护士学会在京、渝两地工作的概况，今后会务开展以本届代表大会决议案为准以及总会自 1940 年至 1946 年的工作[1]。

10 月 2 日，教育部医学教育委员会秘书演讲《护士教育计划》并进行了护士教育提案讨论（详见本书第四章）。一是请教育部恢复护士师资进修班以训练护士师资人才的提案；二是中国护士学会应迅速成立护士学院的提案；三是护士教育参差不齐应如何整顿的提案；四是要求护士会开办护士师资训练班的提案；五是特殊时期毕业护士资格承认问题的提案；六是大会同意介绍新的护理学术组织进入中国的提案；七是提高护士入学水平的提案；八是护士训练期限应改为三年半的提案；九是建议改进护士学校教材的提案；十是向毁损的护士学校尽快提供物力与财力以助其恢复办学的提案[2]。

---

① 徐蔼诸. 中国护士学会第二届全国会员代表大会记录. 中国护士报，1946：14-16.
② 戴天佑. 护士教育计划. 中国护士报，1947：1（1）：64-66.

会议期间，卫生署署长演讲了《护士行政计划》（*National Health Administration*），介绍了当时中国卫生机构设置、隶属机关以及今后的工作目标与计划。报告中提到的"五年计划目标：普通死亡率由 30‰降至 15‰；产妇死亡率由 15‰降至 10‰；婴儿死亡率由 200‰降至 150‰"[①]。从这几个重要的国民健康指标数据可看出，当时的国民健康情况非常堪忧。

周美玉演讲《军护教育之进展》（*the Development of Army Nursing*），她回顾了抗战时期医护工作、军护学校建立与运行情况，伤病医院的工作情形和面临的人员资质、物资匮乏等问题，以及当时培训开展情况等[②]。周美玉还演讲了《英美护士情形》（*Education in Great Britain and U. S. A.*），汇报了当时英国与美国的护士教育及事业开展情况[③]。

联总护士指导员盈路德用中文演讲了《美国护士教育之新趋势》，说明了战争时期美国所收护生人数骤然增多，当年新生由 2 万名增至 6 万名，而且因战争导致的师资匮乏增加了办学困难，但他们通过开展护士学校合作办学，解决了部分困难，该方法可为中国护士培训借鉴[④]。盈路德还简要介绍了美国护士委员会的工作计划。

总干事田粹励报告了国际护士会近况[⑤]；伍哲英校长报告了《中国护士学会早期历史之要点》（*the Early Days of the N. A. C.*）一文。大会同意邀请国际护士会理事会（约 30 余人）于 1949 年来南京开会[⑥]。

3. 中国护士学会第三届（总第十六届）全国代表大会（1948，广州）

中国护士学会第三届全国会员代表大会计划于 10 月 1—12 日召

① 金宝善. 卫生署金宝善署长演讲护士行政计划. 中国护士报，1947，1（1）：67.
② 周美玉. 军护教育之进展. 中国护士报，1947，1（1）：71–73.
③ 周美玉. 英美护士情形. 中国护士报，1947，1（1）：82–83.
④ 盈路德. 美国护士教育之新趋势. 中国护士报，1947，1（1）：74–75.
⑤ 田粹励. 国际护士会. 中国护士报，1947，1（1）：80–81.
⑥ 伍哲英. 中国护士学会早期历史之要点. 中国护士报，1947，1（1）：78.

开①，最终于 10 月 4—9 日在广州举行②，提出"护士法草案提请商讨案"，经大会决议，选定刘干卿、王泰元、聂毓禅、胡惇五、刘效曾为委员，由聂毓禅为召集人的护士法小组经开会讨论，一致通过"护士法草案会商报告请公决案"，但后因故未付诸实施。因各种原因，此次大会留下的史料较少。

二、其他重要学术与活动

中华护士会于 1922 年年初在汉口召开第六届全国代表大会时，有代表曾提议，"与中国各大城市之中国护士相联络，而立分会以便易于随时聚议，而增进护士之知识，并练达办事之才能，与大会彼此相辅佐"③。自此，中华护士会各地方分会相继成立（详见本书第二章）。除历届全国护士大会外，各地方分会也组织召开了各自的学术交流会议，促进了地方护理事业的发展。1909—1949 年，护理专业与医学、公共卫生等专业融合发展，通过举行各种学术交流，为推动我国护理专业进步、卫生公共事业发展发挥了重要作用。

（一）中华护士会各分会举行的学术交流活动

1. **南方分会**　1929 年 2 月 18 日，中华护士会南方分会在广州柔济医院首次召开研究会，赴会者共有 55 人。大会就护士教育、公共卫生、护士职责、精神卫生护理、饮食护理等多个护理领域的内容进行了交流与讨论。达保罗夫人报告了中华护士会的情况以及如何筹备参加国际护士会代表的旅费事宜。会议期间代表们实地参观了孕妇、小儿卫生诊所及端拿护士学校护生普通护理技术操作。

学术交流结束后，大会选举分会职员四人，会长为佛山循道护士

---

① 佚名. 第三届全国会员代表大会. 中国护士季刊, 1948, 2（1）: 42.
② 李秀华, 郭燕红. 中华护理学会百年史话 1909—2009. 北京: 人民卫生出版社, 2009.
③ Esther Love. 中华护士会北京支部成立记. 护士季报, 1923, 4（4）: 24-26.

学校校长彭爱莲，副会长为女青年会公共卫生护士吴节华，书记为佛山循道护士学校护士陈自勉，会计为达保罗夫人。并将下次会议定于四月末，计划讨论学校护生是否使用护士会规定的制服问题[①]。

2. 上海分会 中华护士会上海分会创建于 1922 年，由上海协和护士学校校长何美丽发起，翌年伍哲英被推举为会长。1937—1943 年，上海分会的会员们积极为病困、受伤的同胞服务，并召开了六次常会进行学术交流。每次会议或由"远来护士领袖报告各地护病工作情形"，或由"本埠护士领袖演讲"，或"共同讨论有关护士教育与护理职业问题"[②]。1940 年 1 月 17 日下午在红十字会医院护士学校举行的第五届会员大会，90 余名会员出席，来宾约 40 余名。梅医师演讲《自由区医师护士救护工作》，并通过影片介绍各种工作实情。

后因时局问题上海分会常会暂停召开，虽然没有举办正式会议，但在上海的理事与分会的执行委员时常聚会讨论如何推进会务，如何解决总会的经济困难。在 1944 年秋举行扩大会员募捐运动，捐款全部用于辅助总会经费。

1946 年 2 月 28 日上海分会在宏仁医院广仁护士学校召开抗战胜利后的第一次会员大会，会员踊跃参加，二百余名会员到会，盈路德及艾格司坦也参加了会议。分会自抗战胜利后召集了执行委员会三次、常会两次，并招待在沪各护士学校管理者及各医院护士主任茶会一次。茶会的目的"非独联络感情，且使彼等明悉本会主旨，对于本会有所指导与协助"[②]。每次聚会的讨论事项主要包括护理职业问题及如何提高护士教育水准，曾就"护士学校学生是否应受医院津贴"这一问题进行讨论。经讨论认为，如果学生直接接受医院给予的津贴，可能有损护士教育的尊严，最好将此项津贴费由校长或委员会支配，用于补充教学用品，诸如图书、仪器，或增加整个学校与学生的福利。8 月 6

---

① 陈自勉. 中华护士会南方支会报告. 护士季报, 1929, 16（4）: 34-35.
② 张祖华. 中华护士学会上海分会概况. 护士通讯, 1946, 1（1）: 85-86.

日，分会在仁济医院护士学校举行茶会，欢送受联合国善后救济总署遣派各省赴美受训的护士。

3. 冀豫第一区分会 1934年5月25日，中华护士会冀豫第一区护士分会在河南卫辉惠民医院召开成立会议（图3-9），河南卫辉惠民医院护士学校校长雷润田为大会致欢迎词。河南卫辉惠民医院饶秀真为临时主席，主持会议并报告此次发起开拓地方分会的重要性与宗旨，宣读了南京中华护士会赞成成立地方分会的信函，后经讨论决定成立中华护士会地方分会[①]。大会就近代公共卫生发展趋势进行了专题演讲，与会代表参观了彰德广生医院和卫辉惠民医院，实地学习"无菌手术""农村接生流程及用具"。

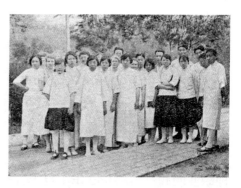

图3-9 冀豫第一区护士分会成立会议留影

代表们讨论并通过了分会简章，选举产生分会工作人员：会长为河南卫辉惠民医院饶秀真，副会长为河南彰德平汉铁路医院刘全喜，河北濮阳清洁会医院王瑞廷担任中文秘书，河南卫辉惠民医院雷润田任英文秘书，会计为河北濮阳清洁会医院鞠坤道。

会议期间，全体表决由刘全喜代表本地方分会参加将于1934年在汉口举行的中华护士会第十二届全国代表大会。全体议决本分会设立公共卫生委员会，以促进本地方分会的公共卫生事业发展，并推举郎志诚为公共卫生委员会会长。

分会于1935年2月在河南彰德广生医院举行第二届年会。大会就分会会务、1934年汉口全国代表大会情况、南京卫生事业等内容进行了交流与讨论。与会代表还一同观看了气胸疗法演示及讲述冀豫区护

---

① 雷润田. 中华护士会冀豫第一区护士分会成立会纪事. 中华护士报，1934，15（4）：221.

理事业发展的戏剧①。

1937 年 5 月 25 日，分会在河南归德圣保罗医院举办了为期四天的第四届年会。中华护士学会总干事信宝珠莅临大会演讲，报告中华护士学会的工作及护士登记与护士学校注册等情况。分别就地方公共卫生工作、护理技术、护士职责、婴儿饮食等内容进行了学术交流。同时大会决定将下届年会定于开封举办②。

4. **福州分会**　福州分会常于 5 月 12 日（南丁格尔诞辰日）左右举行年会。1935 年在福州基督教协和医院举办会议，80 人出席了会议并进行了学术交流。主要内容与议题为：中华护士会全国代表大会的有关情况、护士职业、医院经济、临时制备用品法、护士个人卫生，并表演了配制平衡饮食的卫生戏剧。

5. **南京分会**　1930 年 5 月 21 日晚，南京护士界在黄浦路励志社召开欢迎中华护士总会南迁大会，亦为分会第一次会议。出席者有会长潘景芝、华总干事施锡恩、西总干事信宝珠，来宾有卫生部保健司司长及会员 40 余人。

潘景芝主席报告开会宗旨及本会南迁原因。信宝珠谈及数十年前在福建工作时曾与孙中山总理相遇，孙总理表示护士事业发展前景广阔。总干事施锡恩报告中华护士总会及南京分会工作情况。

1933 年 12 月 16 日南京分会再次召开大会，会议主席为总会理事长潘景芝，护士出席人数约六七十人。潘景芝主席报告了其出席美国护士大会的见闻经过及感想，并叙述了欧洲各国护士教育的改进及今后护士的地位。

大会选举产生南京分会新职员：会长江贵兰、副会长赵仁裕、书记胡惇五、会计敦淑仙、庶务江保元。大会讨论护士职业所面临的问题，包括护士学术问题、护士职业问题、护士今后的出路及护士所处的地位。

① 田粹励. 分会报告摘要. 中华护士报, 1935, 16（4）: 382.
② Clara Preston. 冀豫第一区分会第四届年会. 中华护士报, 1937, 18（4）: 472-473.

（二）其他护理学术会议

除了依托中华护士会及其分会组织的会议交流活动以外，各不同护理专业领域、不同地域的护士们也曾就专科护理、高等护理职业教育等开展或参与开展了一系列专业性的学术交流活动，为广大临床护理工作者及护理教育工作者提供了广阔的交流空间，同时也对护理专业的发展起到较大的促进作用。

1. 广州第三次儿科学术报告会与青年会　夏葛医学院的学生和柔济医院的护士合作，于1927年11月19日在广州举行了第三次儿童健康学术报告会与青年会，历时一周之久。大会分为八个组，医生、护士掌管一切事务，场内悬有

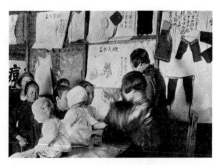

图3-10　广州儿童健康演讲会

各种卫生教育书片，引人入胜，使人一目了然（图3-10）。

"第一组为孕妇卫生，内容包括如何生产、孕妇卫生、如何预备、房屋杀菌法；第二组为家庭分娩，内容包括应备物品及应备理由、危险预告及医院料理法、脐线注意及料理法、新生婴孩眼目保护法；第三组为第一月婴孩之浴法及病孩浴法；第四组为传染病，内容包括传染病传播法及预防法；第五组包括婴孩哺乳法、母乳之利益、牛乳之选择法、预备乳之方法及乳之费用、婴孩禁忌食物（样品）及婴孩合宜食物（样品）；第六组包括婴孩衣服，奉送大小合适之模范衣样；第七组为施种牛痘——（强调）不种牛痘之危险；第八组为验目（不收药资）"。

一周内到会人数达28 816人，其中接受眼科检查人数共计1 622人，种痘人数共计1 517人，卫生丛书出售5 050本，演讲时所到人数3 300人①。

---

① Anita M. Jones. 广州婴孩健康演讲会. 护士季报，1928，9（3）：11-15.

2. 福州基督教护士学校联合会 1934 年 5 月 12 日上午在城内圣教妇幼医院举办了福州基督教护士学校联合会。参加者有协和医院、圣教妇幼医院、塔亭医院及柴井医院护士约 40 余人。协和医院护士长陈甫容演讲 "心理学"，就缪斯氏原著《护士心理学》一书截取精义，辞旨简明，使人逐渐关注这一重要学科。协和医院毕业班学生演讲《输尿管移植术》。各校学生演示了 "骨盆传染之伊氏疗法" "皮下灌注盐水术" "吸麻醉药法" 及 "骨折治疗法"。大会主要报告有《传染病获病法》《男护士事业》及《重伤寒疗法》。

第二节 国际护理学术交流

"护士的工作乃为人道工作……护士事业无国界之分……"①，1899 年国际护士会成立，旨在促进各国护士学会的发展和壮大，提高护士地位及护理水平。中华护士会自 1922 年派代表首次参会之后，积极参与历次国际护士大会，进行国际护理学术交流，使我国的护理事业紧随国际步伐，得到稳定快速发展。

一、国际护士大会组织与学术交流

（一）国际护士会

国际护士会于 1899 年 7 月在英国伦敦成立（1937 年之前国内译为 "万国护士会"），由毕业于英国皇家医院护士学校的艾丝尔·贝德福·芬威克（Ethel Bedford Fenwick）倡导成立并任第一任会长。国际护士会总部于 1925—1937 年从成立之初的英国伦敦搬迁至瑞士日内

---

① 芬威克. 和平时代之教育护士. 护士季报，1926，7（1）：1.

瓦，后又于 1937 年 6 月 23 日迁回伦敦。第二次世界大战爆发后，于 1939 年 10 月 22 日将会所迁址美国。

《国际护士报》(*International Nursing Review*) 为其正式刊物。于 1926 年 1 月首次发刊，并以季刊形式出版。1939 年第二次世界大战爆发后停刊，二战结束后于 1945 年 10 月复刊。

据 1947 年 1 月《中国护士报》记载，到 1946 年，已有 32 个成员国组织加入了国际护士会[①]。国际护士会自 1900 年成立至 1947 年召开的历次大会详见表 3-1。

表 3-1　国际护士会历次会议（1900—1947）

举办年度	地点	会长	主题
1901	美国布法罗	艾丝尔·贝德福·芬威克（Ethel Bedford Fenwick）	"工作" "Work"
1904	德国柏林	艾丝尔·贝德福·芬威克（Ethel Bedford Fenwick）	"勇气" "Courage"
1909	英国伦敦	麦加希（McGahey）	"生命" "Life"
1912	德国科隆	艾格尼丝·卡尔（Sister Agnes Karll）	"渴望" "Aspiration"
1915*	美国旧金山	安妮·古德里奇（Annie Goodrich）	
1922*	丹麦哥本哈根	亨尼·切尔宁（Henny Tscherning）	
1925	芬兰赫尔辛基	索菲·曼纳海姆（Baroness Sophie Mannerheim）	"和平" "Peace"
1929	加拿大蒙特利尔	盖仪贞（Nina Diadamia Gage）	"服务" "Service"
1933	法国巴黎和比利时布鲁塞尔	沙普塔尔（Mlle Chaptal）	"协议" "Concordia"
1937	英国伦敦	艾丽西娅·劳埃德·史蒂尔（Dame Alicia Lloyd Still）	"忠诚" "Loyalty"
1947	美国华盛顿特区和大西洋城	艾菲·泰勒（EffieJ.Taylor）	"信念" "Faith"

注：*1915 年和 1922 年未举行会员代表大会，会议为理事会会议，无会议主题。

---

① 田粹励. 国际护士会. 中国护士报，1947，1（1）：80.

（二）中华护士会加入国际护士会

1922 年 5 月，中华护士会代表携《护士季报》跟随国际护士会联合创始人之一的拉维尼亚·道克（Lavinia L. Dock）来到了丹麦哥本哈根 [1]，并于 1922 年 5 月 22 日被接纳为国际护士会理事会的正式成员，成为第 11 个加入该组织的成员。当时中国以《护士季报》为主的护理出版刊物得到世界各国参会护士的关注与好评。

此后，中华护士会派出代表参加了历届国际护士大会，并有多名会员被选为国际护士会成员。这些国际专业讨论对我国的护理机构管理、组织建设、护理标准化建立的引入等方面产生了重要影响。

（三）中国护士代表出席的国际护士大会

1. 第五届国际护士大会（1925，芬兰赫尔辛基）

（1）会议概况：第五届国际护士大会于 1925 年 7 月 20 日在芬兰首都赫尔辛基召开（图 3-11），来自五大洲 33 个国家的 1 049 名护士参加了会议。中华护士会派 4 名代表伍哲英、盖仪贞、信宝珠、温道德远赴芬兰参加此次会议 [2]，后又有山西的护士孔美玉、法罗丽（E. Flory）赴会 [3]。

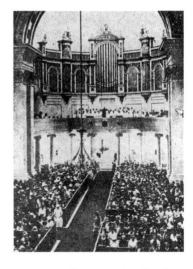

图3-11　第五届国际护士会大会
开幕式举办地

此次大会，主办方专门辟出一室供中华护士会陈列展览，"……蒙芬兰政府之优待，特假国会之议事厅为开幕之所，屋宇轩敞，布置井然，中国护士学会的展览期间。" [4]。此举足可见国际护士会对中国护士的重视。这是中国护士首次参加国际护士大会，成

---

① 佚名. 中国护士会的起源与发展. 护士季报，1923，4（2）：11-17.

② Mary J. Hearn. 中华护士会大会报告纪事. 护士季报，1922，3（2）：12-13.

③ 信宝珠. 中华护士会第八届全国代表大会记录，1926：9-10.

④ 孔美玉. 中华护士会第八届全国代表大会记录，1926：12.

为近代护理史上中国护士走出国门了解世界、进行国际护理学术交流的开端。

（2）**会议主要内容**：在 5 天的会议中，各国护士代表就"护士之事业""个人及民众的健康"等题，以阅览学术报告、举办演讲会、研究会等多种形式进行了热烈的交流与讨论，芬威克演讲题为《和平时代之教育护士》，从护士的道德标准到国际和平提出许多精辟的见解："护士的工作乃为人道工作……护士事业无国界之分……"[①] 伍哲英出席各种集会并演讲，使世界上更多的护士了解中国护理与护士，为中国护士争得很高的声誉。本次理事会会议推选盖仪贞为下届国际护士会会长。

这次大会决定发行《国际护士报》，并定于 1929 年在中国北京召开下届国际护士大会。当时，这一消息曾使中国护理界备受振奋，并愿为此竭尽全力，但终因当时中国时局不稳而改址加拿大蒙特利尔。

2．第六届国际护士大会（1929，加拿大蒙特利尔）

（1）**会议概况**：第六届国际护士大会于 1929 年 7 月 1—13 日在加拿大蒙特利尔举办。来自 38 个国家约 6 000 余人出席会议，第一周举行理事会，国际护士会会长盖仪贞、中华护士会会长伍哲英与正式代表 4 人，即施锡恩、陈学影、戴慧恩、盈路德参与理事会讨论。除正式代表之外，尚有数名中国会员出席交流会议，受到了加拿大护士会的热情款待。施锡恩在回国后的报告中描述了中国护士代表团受到的礼遇和欢迎，"本国代表在各处颇受优待，盖凡有赴会代表所在之船车停顿之码头及车站，均有加拿大护士会派员欢迎，并特于开会期内欢迎尤为周到，加拿大京城之民政长及护士会，其钦待情状，非言语所可述也"[②]。

（2）**会议主要内容**：巴西、希腊、捷克斯拉夫、菲律宾、瑞典加入国际护士会，至此加入国际护士会的共有 19 个国家的会员组织。其中多数成员已向其政府注册立案。

---

① 芬威克. 和平时代之教育护士. 护士季报，1926，7（1）：1.
② 施锡恩. 万国护士会报告. 护士季报，1930，11（2）：17.

大会主旨报告内容涉及："护士学之将来""科学对于社会及卫生健康之必要""宜注意神经卫生法及神经之护病法"等，并"讨论并提高护士教育及护生在校生活，护士学校校长及护士教职员共同联络，使护生在病房之实习工作与课堂内所受之理论及智能相符，并注意产科学及如何使护生利用休息时间等。"① 在本次大会上，施锡恩报告了中华护士会自 1925 年至 1929 年的工作，陈学影进行了题为《私有之护士工作法》的报告。

经大会委员会讨论后决定：1933 年国际护士大会在法国及比利时召开。

伍哲英在回国后的报告中描述了她不远万里辗转与会的奔波历程，以及万国护士会的会议流程，尤其提到了盖仪贞在万国护士会上对中国护病事业的宣传与肯定"万国护士会会长盖仪贞护士，于大会期内，遇有机会时，辄为中国发言，在彼之思想与言语中，盖常以中国居第一位也"②。

3. **第七届国际护士大会（1933，法国巴黎和比利时布鲁塞尔）**

（1）**会议概况**：1933 年 7 月 4 日国际护士大会在法国巴黎如期召开，42 国代表 3 552 人参加了会议（图 3-12）。

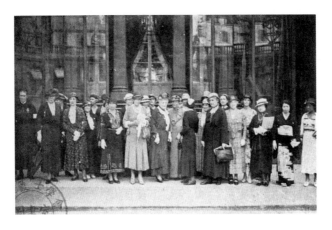

图3-12　第七届国际护士大会理事参会留影，1933 年，法国巴黎

① 施锡恩. 万国护士会报告. 护士季报，1930，11（2）：19-20.
② 伍哲英. 万国护士会报告（二）. 护士季报，1930，11（2）：22.

其中，4、5、6 三日在巴黎召开理事会，由会长沙普塔尔主持，中华护士会由潘景芝代表出席。7、8 两日举行国际护士会领导层最高会议，中华护士会正式代表潘景芝、包爱敬、孙金凤、施德芬、信宝珠出席了会议。

（2）**会议主要内容**：领导层最高会议反对修改按照名额纳费的基本规则，"盖欲各护士会员人人纳费，而不问其所属团体之大小，此为惟一善法也。万国护士会为一普及全球之国际机关，此主张自然合理，然在另一方面，若有数千会员之国，一旦引退，即不免有破裂之危险焉" [1]。正式大会于 7 月 9—12 日在巴黎召开，7 月 13 日各国出席代表乘专车至比利时布鲁塞尔，14、15 两日在布鲁塞尔开会。中华护士会除正式代表 5 人外，还有会员 10 人参加会议。

大会选定新一届国际护士会理事会，并一致通过了芬威克提出的南丁格尔国际基金办法，决定组建南丁格尔国际基金最高议会和南丁格尔国际基金临时委员会。大会主要报告有《卫生教育列入学校课程之发展》《公共卫生护病学列入基本科之商榷》《在印度乡村中之工作状况》等。与会期间，英国护士学校招待国际护士大会代表时，向包括中国在内的各国正式代表赠送了来自伦敦南街十号南丁格尔女士居所（1865—1910 年）的一块方砖。

> ■ **史海钩沉**
>
> **护校赠砖**[2]
>
> 英国护士学校招待国际护士会代表，并赠送纪念品。……由校长分赠各国正式代表。包内为一砖，并有英国护士会之名片。此砖来自伦敦南街十号南丁格尔女士所居之室（1865—1910 年），中国、南非、美国、日本之代表，皆得赠送。

4．**第八届国际护士大会（1937，英国伦敦）**

（1）**会议概况**：第八届国际护士大会于 1937 年 7 月在英国伦敦召开，中国代表为理事长林斯馨，总干事田粹励，天津美以美会妇婴医院

---

[1] 萨波丹. 万国护士大会议案报告. 中华护士报，1934，15（1）：42.
[2] 梅江兰. 万国护士会之酬酢. 中华护士报，1934，15（1）：36-37.

普仁德（M.M.），上海仁济医院葛来德（Gladys），北平协和医院王乐乐。

7 月 12、13 两日，国际护士大会理事会及各会员国组织护士会会长所组成的理事会开会讨论会务，并筹备 14 日召开的由理事会与各国正式代表 4 人参加的最高会议。此次会议由会长史蒂尔主持，32 个正式会员组织与 9 个非会员组织（非会员组织只允许派代表 1 人）参加。

英国伊丽莎白女王与玛丽太后在白金汉宫中招待了与会人员，法国护士会会长郁尼斯（Mademoiselle Jeanne De Joannis）及德国护士会会长奥伯林·海琳·布朗克（Frau Oberin Helene Blunck）分别代表其本国会员发表演说。

（2）会议主要内容：大会共分为四组，包括护士教育、护士职业组织与行政、公共卫生、护理问题，中国正式代表 4 人各参加一组会议；王乐乐护士任一组会议的主席。讨论的议题主要包括护士的工作时间、护士与病人的比例、各种病室的差别、修业时间及其应用、慢性病人的护理、当前对于护士饮食专家的需求等。来自中国、日本、澳大利亚、新西兰、南非、欧美等各会员国组织代表汇聚一堂，展开了热烈讨论。

中国护士在大会上发表了多篇演讲：林斯馨理事长在大会中进行了题目为《护士立法与护士登记》的演讲；田粹励干事发表了题为《护士与护生之比例》的论文；单路得护士报告《中国之卫生工作》；欧蘭侣护士讨论"护士学校内之学生自治"的问题。

1938 年，葛来德在《中华护士报》上发表了《参加国际护士大会感言》，在文末，强调了此次大会的重要口号——"忠"，这是大会闭幕时，新会长泰勒的就职演说专门提到的。"忠"字的含义："忠于主义，常须拾却人生最平正之路，而行于最崎端者"，并强调"我人在此集会，非为我人自己之利益，乃为留在各本国之护界同人及我人所欲服侍者之利益也。"①

---

① 葛来德. 参加国际护士大会感言. 中华护士报，1938，19（1）：38.

5. 第九届国际护士大会（1947，美国华盛顿特区及大西洋城）

（1）**会议概况**：按照国际护士大会章程规定，每四年举行大会一次。1939 年第二次世界大战爆发，大会宣告延期。于 1947 年 5 月才在美国华盛顿特区及大西洋城先后举行了第九届代表及会员大会。参加国际护士大会的会员国组织必须具有下列资格：须有合格的课程标准；须有独立的机构，例如中国护士学会是独立的组织，不受任何机关的支配；护士学校及护士部的主管人须护士自行管理；每年须按照会员人数缴纳会费。我国于 1946 年在南京召开的第二届会员代表大会上选出了 5 位正式代表参会，分别是：聂毓禅、田粹励、朱碧辉、张祖华及王雅芳。在这次大会上，"我国代表之职务共占三席：一名致谢词，一名为主席，一名为领导讨论" [①]。5 位代表均由国内启程赴美国开会，尚属首次。

（2）**会议主要内容**：5 月 5、6 两日在华盛顿特区举行了理事会，讨论提案及决定政策。最高议会则于 5 月 7、8、9 三日举行，由国际护士会理事、各正式会员护士会会长及每一会员国组织的正式代表 4 人及副会员国组织代表 1 人组成，共有 33 个会员国组织参加。大会选举了新一届国际护士会理事会。理事会向最高议会提出报告。此后四年内的工作大纲及一般方针亦于会议中规定。

5 月 10 日，全体正式代表均由华盛顿特区启程赴大西洋城参加正式会议，此会凡属正规护士学校毕业的护士皆可参加。中国参加者共 27 人，英国约 170 余人，登记者约 7 000 人，其中以美籍护士居多数。正式会议于 5 月 12 日开幕，开幕典礼上会长泰勒致辞，英国代表及中国护士学会会长聂毓禅为大会致谢词。安妮·古德里奇及道克皆为美国护士教育界的泰斗，著作颇丰，分别获得国际护士会赠送的纪念章一枚。随后几日的会议均有演讲、讨论会并参观医院等。

---

① 罗王雅芳. 国际护士大会开会经过. 中国护士季刊，1947，1（3）：9–10.

王雅芳代表中国主持了 13 日上午的会议，并讨论议题"当今护士缺乏应如何补救之"，这是各国存在的共同问题，代表们踊跃参加讨论。14 日下午，朱碧辉主持讨论了"国际护士会之救济工作"。

大会决定此后每两年举行大会一次，1949 年为国际护士会成立五十周年纪念，理事会决定第十届大会于瑞典举办[①]。

二、参与的其他重要国际交流活动

除了参加国际护士大会外，我国护理界人士也积极参加了其他国际性的学术交流活动，选派专业人才赴国外进修，并组织派出中国救援队赴境外开展国际救援活动。这些国际交流活动对于学习国外先进的护理知识与经验，宣传与展示国内护理事业发展水平，推动国际护理事业的合作交流发挥了巨大作用。

中华护士会多次派代表赴海外参加在日本、朝鲜、越南、英国、美国等国家举办的学术会议，积极参与对外交流，对外传播我国护理事业的发展情况，扩大国际影响力；同时，也为国际合作以及学习借鉴他国护理经验提供了有益的机会。

1. **到越南参访** 1926 年 3 月 6 日，施德芬一行乘坐安可号轮船抵达越南（时称安南）首都胡志明市（时称西贡市），访问其公立医院及护士学校。胡志明市的公立医院可收治病人 500 人，越南人、华人、印度人均可收治，每日医院住院费用根据病房环境分等级，也有政府承担费用的免费病房。医院护士多由学生担任，护士一般都是从法国开办的学校毕业的越南人。因为医院收治病人多为男性，所以学校也多为男护士学校。施德芬邀请医院院长于 1929 年到北京参加国际护士大会，与中国护士见面交流（未能成功举办）。在访问过程中施德芬一

---

① 罗王雅芳. 国际护士大会开会经过. 中国护士季刊，1947，1（3）：9-14.

行还参观了妇产医院，该院可以收治病人 120 人，一切费用与公立医院相同。其免费病房有 40 张床位，每床配一白色摇篮。当时该院每年收治产妇约 3 000 人。医院也收留弃婴，这些弃婴可以由没有子女的越南人领养。她们还了解到该妇产医院的护士由护生和数名护士担任，护生学习时间为 2 年，每月可以领取 5 元膳食津贴，由医院提供工作服装。教授护生的老师是一名法国医生和一名越南女医生，课堂环境及设备良好，宿舍环境整洁，该院的毕业护生分布于越南的各个医院，被认为是当时越南培训女护生最大的场所[①]。

2. **参加朝鲜、日本国际护士会议** 1925—1926 年，中华护士会派出代表参加了在朝鲜、日本的国际会议，这两次会议的召开对于国际护理事业的发展至关重要。顾仪华参加朝鲜会议时，为促进朝鲜护士与外籍护士共同合并为朝鲜护士会管理提供了有力支持。1926 年 11 月，时任中华护士会会长伍哲英与总干事信宝珠作为国际护士会的代表同赴日本东京参加第二届东方红十字会大会，伍哲英被推举为护士委员会主席。她们为参会的日本和泰国（时称暹罗）两国护士组建本国的全国护士会传授了经验，委员会亦对两人分享的经验给予了高度肯定[②]。

3. **赴英国、美国考察** 1944 年 6 月，周美玉应英国外交部文化协会及英国援华会的邀请，赴英国考察其护士教育及护理事业现状。同行者有中国女青年协会代表高仁瑛、新生活运动妇女工作指挥委员会代表及该会复员工作代表陈纪彝、黄翠峰。代表们历时 3 个月的时间，了解了海陆空军的护理工作，参观了先进且历史悠久的护士学校，并同各领导举行了会谈。在参观过程中，发现该国部队的护理工作效率很高，因为其工作除了护士外，皆由受过训练的护理士兵协助进行；其组织结构包括护理主任、副主任、护士长、毕业护士、士兵与红十字会助理员等。英国护士自第二次世界大战开始均授予军衔来划分等

① 施德芬. 安南参观两护士学校记. 护士季报，1926，7（3）: 2.
② 佚名. 中华护士会第九届全国代表大会记录，1928: 9.

级，所以当时民间团体组织的护士较少。护士教育开展良好，学生生活环境舒适，但同样面临师资匮乏问题 [1]。

1946 年 8 月，时任军医署署长派遣服务于军事机关的技术人员 100 余人赴美国考察、研究并改进业务。进修人员分为若干团队，每团 12 人，其中 2 人是护士。抵达美国后先接受约 6 个星期的军训，随后在各陆军医院进行实习。每团每周举行谈话会，彼此交流探讨学习内容。一年后同一个团的人员被分派至同一医院进行服务，改进该院工作，并继续派遣其他职员赴美进行培训 [2]。

4. 参加联合国善后救济总署师资进修班　1946 年联合国善后救济总署（United Nations Relief and Rehabilitation Administration, UNRRA）主办护士师资进修班，由华盛顿联总直接经营，其中包括欧洲四国和中国。中国的护士代表先由全国各卫生机关举荐，然后经卫生署各处长、实验院院长、护理组主任等共同选定，涉及公共卫生、护士教育以及护理行政人员，共 20 人，进修时间为 4 个月。此次进修学习分 2 组出发，1946 年 8 月中旬第一组学习人员到达美国，随后第 2 组于 8 月 28 日乘飞机离开上海赴美国。进修课程由美国华盛顿联总预先设定，第一个月为"肺痨病护理"，第二个月为"传染病护理"，第三个月是"内科护理"，第四个月根据个人兴趣分别到各处参观学习。前三个月所有进修人员均接受护理理论学习及临床实习，由美籍讲师进行指导。最后一个月进修护士到"毒瘤医院""村庄型肺痨疗养院""残废儿童辅助会""妇婴卫生保健所"等 12 处卫生机构进行参观。

通过这次进修学习，学员们除了获得护理新知识外，对于当时美国的病人健康教育、学校师资、社会医疗、护士实习办法等方面也受益匪浅 [3]。

---

① 周美玉. 英美护士情形. 中国护士报, 1947, 1（1）：82.
② 周美玉. 军护教育之进展. 中国护士报, 1947, 1（1）：71.
③ 杨友凤. 联总护士师资赴美进修班报告. 护士通讯, 1946, 1（1）：7.

1946 年年底，在美国的护士师资进修班结束后，在这批留美的 20 位护士中，有 7 人因获得美国洛克菲勒基金会奖学金的资助，在美国三所设有护理学院的大学继续深造，李纯荪、陈友琼及陈良玉 3 人在耶鲁大学；袁雪、陈育珍、翟枕流在范德堡大学；陆云峨在韦恩大学，研究领域涉及护理教育、医院护理行政、公共卫生护理行政及公共卫生教育。这次进修经历不仅充实了这 7 位进修护士的自身学识，也让其更进一步了解了美国护理教育制度的改革、教学方法的改进、教学理念的提升，以及如何以学术的思想和科学的进步来推动近代护理教育的兴起与发展[①]。这 20 名中国护士学成回国后，大部分从事护理教育和护理行政工作，为中国护理事业作出了卓有成就的贡献。

第三节　学术著作及学术刊物

　　中华护士会成立后，创刊了《护士季报》，出版《护士通讯》以及大量的护理类书籍，展开了一系列学术研究。《护士季报》作为学会的机关报，起着学术与科普宣传的重要作用，通过"表世上最要之护病法""相传彼此之心思意想"，不仅能"传授护病卫生之善法、救人之性命"，而且还能"增进世人之文化、增进个人之学问、进步世上之文明、使人自信升高"[②]。季报刊载内容十分广泛，涉及医院护理、护校教学、各科护理技术、护士会动态、专论、国外护理译文、工作报告、书评等方面，基本涵盖了护理科学的各个方面。国家、社会、民众、会员通过《护士季报》了解护理事业发展动态与护理方式方法，这为护理事业的建设和发展打下了坚实的社会基础。除了季报外，中华护士会同时组织人员编译发行了许多书籍，"大半是翻译外国的护理教

① 翟枕流. 护士事业的观感. 中国护士季刊，1948，2（3）：12.
② 中华护士会. 购阅护士季报之利益. 护士季报，1924，5（2）：42.

科书，但也有特地为中国护士编著的"①。学术著作及学术刊物的相继出版与发行，取得了良好的社会效益，为我国护理事业的发展作出了贡献。

一、《护士季报》创办始末

（一）创办背景与成效

1907 年，中华护士会创办人信宝珠来华，从事护理指导工作，就当时护理事业在中国的发展现状，信宝珠致函《博医会报》编辑高士兰，提议在中国组织护士会。此函得到高士兰的复函，并在《博医会报》发表，高士兰表示赞同并支持，并特别开辟护士专栏，由中华护士会派一名护士编辑负责发稿，免费登载护理相关消息，以加强各地护士的交流。

中华护士会在 1918 年召开第五届年会时，决定每季发行英文报告册一本，发行了两年。1919 年，执行委员会因中国护士会员增加很快，决定发行中文报纸，遂邀请韩贾美丽（Hearn）和帕莫斐（Pumphrey）筹备专业刊物。1920 年，在上海举行的全国护士大会上，代表们纷纷要求出版一份专业的国内护理杂志，《护士季报》由此诞生，并于 1920 年 1 月在上海创刊。

该刊为中英双语杂志，按季度出版，因此称为《护士季报》。该季刊以"联络护士间的感情，激发服务之精神"为宗旨②，主要报道各地医院的护理工作、各地学校的教育工作、国内外护理事业的发展、总会消息及通知等。从创刊第一期起，即有医生订阅。

---

① 贝孟雅. 中华护士会历史的回顾. 护士季报，1927，8（4）：24.
② 巴仁德. 中国护士事业之概况. 护士季报，1920，1（2）：21.

读者对于《护士季报》的评论①

用中国文字刊印护士什志，为吾中国前此所无，吾等极端欢迎此等出版物。杂志内所载，皆前辈护士苦心孤诣所做之事业，足以启发吾辈护士之愚蒙，振拨吾辈勇往之志。吾辈中对于护士工作尚有许多不分明了之处，本杂志能将前辈所做事业之旨趣一一介绍于读者，使我后辈护士得循模范而行。假使吾国国民能人人明了护士事业之高尚，则不至小窥吾等之工作，反而敬仰护士之职业矣。吾国政府若明了护士事业，则知国家当竭力提倡，以免现时种种不和卫生之事发现以致时疫流行，当建立一强健之国家矣，且政府既明了护士事业，则当然护士会在国家注册矣。论及此小本什志，实足使余等日知护士进步之事业，余等盼望本季报日益发达，扩充篇幅，多译有益之新闻。余等现当表示谢忱，蒙施德芬小姐及刘先生翻译许多故事以开余等毛塞焉。

毕业护士李佐治谨杂志
一九二五年正月书于武昌同仁医院

1922 年中华护士会成功加入国际护士会，《护士季报》起到了重要作用。当年各国护士会由护士出版的杂志屈指可数，当时已经问世的护士杂志如《南非护士杂志》《希腊护士杂志》《瑞士护士杂志》均由医生或红十字会编辑；除 1880 年创刊的《英国护士杂志》、1900 年创办的《美国护士杂志》，只有《护士季报》《菲律宾护士杂志》《高丽护士杂志》由护士编辑出版。国际护士会会长盖仪贞对《护士季报》的评价是："自创办迄今，毫无缺憾，在各国护士杂志中，殊不多见。"② 万国护士会的《万国护士季报》于 1926 年发行，中国的《护士季报》早于其 6 年问世。

（二）运作管理及发展情况

从 1920 年创刊到 1949 年 1 月，除 1942—1946 年停刊外，杂志每年一卷，每卷 4 期，共出版 25 卷 97 期。因多种原因，杂志数易其

---

① 李佐治. 读者对本报之评论. 护士季报，1925，6（3）：32–33.
② 盖仪贞. 各国之护士杂志. 护士季报，1930，11（2）：28–30.

名：1920—1930 年 10 月称《护士季报》；1931 年 1 月—1941 年 10 月称《中华护士报》；1947 年 1 月称《中国护士报》；1947 年 4 月—1949 年 1 月称《中国护士季刊》。

1. 1920—1930 年 《护士季报》初创时期即由护士创办、管理和编辑，韩明德夫人连任编辑兼营业、广告主任三年。自中华护士会聘请专任总干事后，关于营业方面的事宜即移归总会办理。1922 年起，由总干事兼任护士报经理。

季报至 1920 年订阅数已达 480 份，寄出样本千余份，并且得到了美国护士们的认可①。最初，季刊以每季度 60 美分的价格出售年度订阅，但随后发现此价格不能满足杂志的印发成本，因而提高了订阅价格，同时以刊发广告的方式来解决经费问题。在学会有关人员努力下，季报从发刊的第一期起就实现了自给自足。

1923 年，《护士季报》经中华邮政总局特准挂号，并向中华邮政局注册，被归入新闻纸类，其注册号数为 1 688，此后成为国家正规出版物。随后的五年间，《护士季报》取得了长足发展。在 1925 年芬兰赫尔辛基举办的国际护士大会上，各国代表人手一份特刊，对中国护理事业的发展与推介起到了重要作用。

1926 年以前，《护士季报》都能按季度正常发行。但 1927 年的四期季报则经历了重重困难才得以出版。1927 年 1 月底，虽英文稿件与广告已经完成排版，但汉口的中文排字工人罢工，经过几个月的协调仍未成功，最后几经周折第一期于 9 月份在上海得以出版。

2. 1931—1941 年 为增加出版次数，《护士季报》于 1931 年 1 月改刊名为《中华护士报》。其封面样式完全改换，字体大小、目录排法及文字编次也与之前大有不同。改为单行本，中文在英文之前，用横行的方式进行排版，以便连续阅读，这样每期至少可多登千字以上

---

① Mary J. Hearn. 一年来之回顾. 护士季报，1921，2（1）：1.

的稿件两篇，并增加广告页数。

1932 年 11 月，《中华护士报》向国民政府内政部登记，取得 932 号登记证。是年，中华护士会在《办事细则》中明确规定："《中华护士报》为中华护士会之正式机关报"。《中华护士报》作为有价值的国际刊物，得以与各国通过护士报相互交流，而且每出版一期，也会寄往国际护士会总会。1934 年，为符合出版刊物的规定，《中华护士报》改变了其封面及所有格式。至 1935 年，每期发行数量达 3 000 份，其中 100 份左右寄往国外[①]。

3. 1942—1949 年　　1942 年，受第二次世界大战的影响，护士学会经费紧张，难以继续承担昂贵的纸张和工人工资等支出，《中华护士报》被迫停刊。1942 年 12 月，学会以小册子的形式出版了第一期《护士通讯》(*Association News*)，该刊仅有中文版，但还是向英语系会员赠送了少量英文版本。学会一直致力于杂志能够复刊并能定期出版，但最终因为困难重重未能实现。在此期间，杂志编辑大约每 6 个月以表格形式向会员发送一次通知，报告总部的情况。护士学会收集有很多全国各地会员和护士学校寄来的论文及图片，等待杂志复刊后发表。此外，国内外许多图书馆也来信表示想要订阅杂志。

抗战结束后，1945 年 10 月—1946 年 2 月间，中国护士学会继续以小册子形式发行了 3 期《护士通讯》，以联系各地护士、了解战后情况。1947 年 1 月，《中华护士报》复刊，并获得政府内政部登记证（内政部杂志登记证 [京警国字第 180 号]，1947 年 5 月 13 日内政部发），以及新闻纸类登记第 2683 号执照（1947 年 7 月 31 日上海邮政管理局发），类别归为第一类新闻纸类[②]。因"中华护士学会"已改称为"中国护士学会"，因此改刊名为《中国护士季刊》。1949 年 3 月，《中国护士季刊》停止出版。

① 梅江兰. 护士报编辑报告. 中华护士报，1935, 16（1）：54-55.
② 管葆真. 宝贵的号数. 中国护士季刊，1947, 1（3）：20.

《护士季报》记载了中国护理事业从无到有、从小到大的发展历程，对于我们研究中国护理发展史，学习老一辈护理专家的敬业精神和专业技术，都是不可多得的宝贵文献。通过《护士季报》，不仅可以考察中国近代护理的发展历程，对于了解近代社会的公共卫生情况以及当时的各种社会问题，启迪当今健康中国的发展战略，都可提供有益的借鉴和教益。

二、各类护理书籍出版概况

据史料记载，早在 1905 年中国已经有了正式出版的护理书籍，即博医会出版的《护病要术》。随着护理教育需求及体系的不断完善，各类护理书籍应运而生，20 世纪 20 年代中期开始有专科护理书籍刊行。尤其是中华护士会成立后，制订了护士课程，统一了考试、注册等相关事项，翻译、出版了很多护理专业书籍，对推动护理教育起到了重要作用。上海广协书局（又称上海广学书局）从 30 年代起与中华护士会合作，出版了许多中华护士会主持或支持的护理学著作。到 1949年，有明确记载的护理书籍多达百种。这些书籍中大部分是译著或以国外原著为蓝本的编译之著，本节将参照有关论著及文献 [1][2]，对一些有明确记载的著作出版情况分述。

（一）基础医学类

1.《实用护病学》 原著名 *Practical Nursing*，麦克斯维尔（A. C. Maxwell）（英）、波普（A. E. Pope）（美）著，吴建庵译。1923 年上海广学书局初版。为临床护理专著，全书分为 25 章，包括护理临床操作，如"手术前后病人照顾""灌肠""洗胃""导尿""铺床"等，以及护理理论相关的内容如"药物学""细菌学"等，是早期翻译的较有

① 北京图书馆编. 民国时期总书目（自然科学，医药卫生）. 北京：书目文献出版社，1995.
② 卢萍. 中国近代出版的西医护理书籍. 中华医史杂志，2002，32（1）：19-23.

影响的系统阐述护理基础理论和技术的著作。

2.《药物学疗学合编》（*Meteria Medica and Therapeutics for Nurses*） 鲍林南（Linnette A. Parker）（美）著，由孙鹏翔、裴维廉（Pailing，William Percy）（英）译，中华护士会审订，1925年由广协书局出版发行，全书共236页，本书详细地介绍了药物治疗等相关知识，共六个篇章，分别为"制药事""学药之初步""药之类别""药于体之功效""零碎的事""别的疗法"。

3.《细菌学初编（*Bacteriology in a Nutshell*）》 由美国李德（Mary E. Reid）等编撰，于1927年出版，吴建庵翻译，中国护士学会审订版，1947年广协书局出版发行。全书245页，共8章。介绍细菌学的起源、细菌与疾病的关系、细菌的形态及其增殖法、因细菌侵入而引起的疾病、普通传染病论、消毒药水的功用及制作方法、血清疗法等内容。

（二）临床护理类

1.《护士饮食学》 原著名 *Dietetics for Nurses*，原作者为朱利叶斯·弗里登瓦尔德（Julius Friedenwald）、约翰·鲁赫拉（John Ruhrah），中华护士会编译，1924年3月由上海广学书局出版，全书共132页。该书之后几经再版，到1947年8月已出版第11版，书籍页数增至262页。全书按疾病、年龄、性别讲述了病人膳食特点及摄入量与方法，其中包括糖尿病等特殊饮食疗法。

2.《护士应用饮食学》（*Practical Dietetics for Nursing*） Peter C. Kiang 编著，1928年上海广协书局出版第3版，后几经再版，到1951年9月已至第9版。本书原为护生的讲义编辑而成，为院校护生实用的教材书。全书共分为五章，第一章为绪论，其余各章就饮食的分类、来源、滋养、消化、渗透、吸收、新陈代谢等方面，先简要叙述其理论，后就其医院的实际应用，如饮食调理方法、疾病饮食概要等方面进行论述。这在当时护生应用教科书中尚属罕见。书中附饮食在消化道内的消化表、食物分析表，以及鸡蛋分析表以供参考。

3.《实用护病法纲要》(*Outlines of Nursing Procedures*) 贺培德（A. E. Hrebert）编，中国护士学会审订。上海广协书局出版，1948年1月再版。该书前冠有"上海西门妇孺医院"，表明为该医院护理用书。

4.《外科器具一览表》(*Surgical Instruments for Operation Room Nurses*) 原版是一位伦敦城的医生所著，经施德芬编译、中华护士学会审订后，于1941年由上海广协书局出版发行。本书从麻醉器具、四肢手术、头面手术、眼部手术、耳科手术、口鼻手术、喉手术、胸部手术、腹部手术等方面，以插图及中英文对照的形式介绍手术器具。本书指出护士学习的最好方法不能是单靠记忆，而是用智慧与经验来选取手术所用器具。护士的主要工作应当是为医生备齐所用的物品，并具有了解医生手术所用器具使用习惯的能力，在手术配合中严格按无菌原则操作。

5.《伊氏眼科护病法》(*the Care of Eye Cases*) 伊利沃堤（R. H. Elliot）（英）编著，谭世鑫等译，于1935年由上海广协书局出版，全书共3篇，论述了"眼之解剖""眼外科之毒及抗毒""眼药""眼科所用各种治法""下结合膜之注射法""敷里料绷带隐蔽""眼科手术之预备""眼科病人受手术后之治病法"等。

还有1930年上海广协书局出版的《护理产科学》原著名为 *Obstetrics for Nurses*，原作者狄乐播（J. B. Delee）（美）译，是我国较早翻译的产科护理专著；1949年上海广协书局出版第3版《泌尿器病之护理法》，原著名为 *Urological Nursing*，由戴维斯（D. M. Davis）著，施德劳等翻译。

（三）人文社科类

1.《医护界开道伟人略传》(*Some Pioneers in the Medical and Nursing World*) 该书由英籍护士施德芬著述，刘干卿翻译，于1924

年 9 月出版。全书分医学和护理两部分，凝集医界、护士界的开路人物的要略记录。医学部分介绍威廉·哈维（William Harvey）、爱德华·詹纳（Edward Jenner）、勒内·泰奥菲尔·拉埃内克（René Théophile Hyacinthe Laënnec）、詹姆斯·杨·辛普森（James Young Simpson）、路易斯·巴斯德（Louis Pasteur）、约瑟夫·李斯特（Joseph Lister）、罗伯特·科赫（Robert Koch）、瓦尔特·里德（Walter Reed）等 12 人，护士学部分介绍南丁格尔、麦克奇尼、钟茂芳、伍哲英等 8 人，书末附《南丁格尔女士之著作摘录》。该书中各个名人的要略记录按照时间次序排列，是当时中国护士应用的必备书籍。

2.《**护士会总干事环游中国记**》 信宝珠编著，吴建庵翻译，于 1929 年中华护士会出版，上海广学书局发行。书中记载了信宝珠在中国各地医院和护士学校考察情况，记录了中华护士会的发展历程。信宝珠在自序中写道："因爱中国及中国人民，故远涉重洋而来，学习中国语言，以中国为家，照护病人一如家人，并开办护士学校，造成中华护士会之事业，且常念念不忘。一旦由各校毕业之中国护士，能照护其本国之病人……见毕业之中国护士源源而来，则无不为之欣喜逾恒"。中华护士会时任会长伍哲英为该书写了"伍序"，伍哲英写道："信宝珠护士为中华护士会第一注册护士学校即福建福州马高爱护士学校之创办人兼护士长。书中记载服务最大之成绩为中国护病业发达之历史"，伍哲英对该书及信宝珠本人表示了高度赞扬。

3.《**护士心理学**》 原著为 *A. Text book of Psychology for Nurses*，莫德（Maude B. Muse）著，安国衡译，吴建庵校对，中华护士会审订。该书 1937 年由上海广协书局修正出版，1948 年再版，共 465 页，并配有图表。书籍内容编排为手册型结构，主要介绍护士心理学相关知识，包括"护士何以须读心理学""现代心理学之性质与范围""行为机构""人类行为之动机""生来的特性及倾向""被挫折之倾向及精神冲突""个人的差异""学习心理学""学得之精神紊乱及精神卫生""人格心理学"等。

（四）其他类

根据当时社会现状及需要，中华护士会还出版一些关于健康普及的书刊及卫生小本，如1931年上海广学书局出版发行由吴建庵翻译的《护士应用个人卫生学》等。《家庭护病临时设备图说》一书，是由莱拉（Lyla M. Olson）编著，吴建庵翻译，于1941年由上海广协书局出版发行。该书以图文的形式详述了如何巧妙利用家庭设施、设备及器具制作简易护理工具，如灌肠罐的制作："一把茶壶，一个用包皮纸作成之漏斗，或一把浇花用的小喷壶，将橡皮管联在其狭颈上，皆可用作灌肠罐"；小孩儿用床的制作："取椅子两只，对面安放，前面之椅腿用绳缚住。以盖布单或棉布钉于椅之四角，椅座上放一垫子或枕头，顶上挂蚊帐……"；还有吸药器、病人代步器等用具的制作或使用。

中华护士会是中国护士自己的学术组织，作为中国近现代史上影响较大的专业护士团体，是护理领域开展学术交流活动及出版书籍刊物的主要载体，是重要的组织者与管理者。通过发行刊物、召开年会、举行演讲、参与国际学术交流等途径，中国护理科学体系得到了积极构建，同世界各国及地区护理团体、医学科技工作者的友好交往与合作得到了有力推进，中国护理事业取得了长足的发展。

（曹英娟）

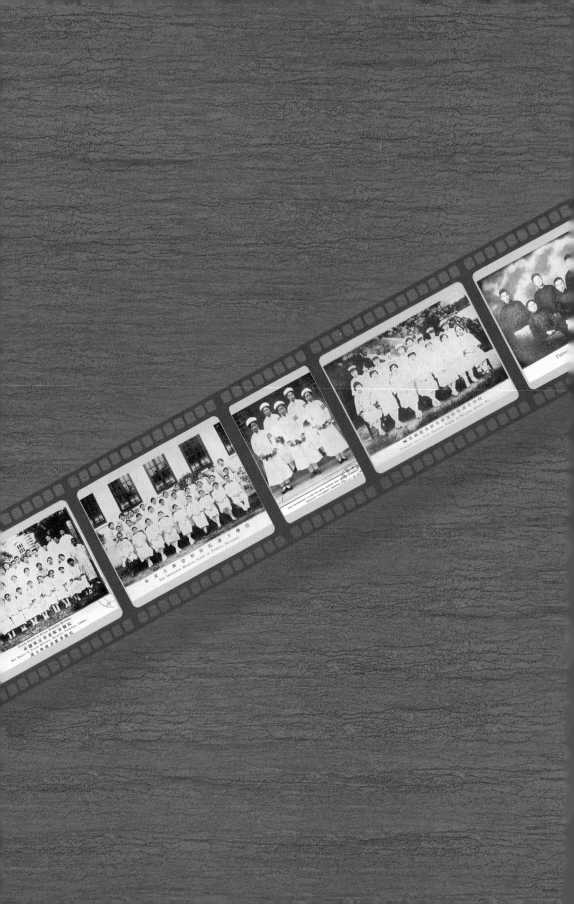

第四章
护理教育与培训

▨ 本章概览

　　护理教育是推动护理专业发展的重要力量。认真了解、回顾、分析、总结及思考我国近代护理教育的发展历史，有助于护理教育者牢记所肩负的重要使命和职责，在护理前辈们所创造的光辉历史中继续砥砺前行，推动我国护理教育事业向着更加理性、规范及科学的方向发展。

　　本章梳理了1949年之前中国护理教育的创建和发展历史、护士的培养与考核方法、助产士的培养与考核内容，以及通科和专科护士的岗位培训历史等。

　　让我们跟随历史的足迹，研读中国近代护理教育的发展历程。"读史使人明智"，我们会从这些有益的历史经验中去吸纳和思考，尊重历史、立足现在、面向未来，不断实践和创新，使我国的护理教育事业能始终保持旺盛的生机和活力，让护理为人类健康作出更大的贡献。

　　中国的护理教育从创建之日，经过几代护理人的努力和奋斗，已经形成了较为完善的体系和模式，培养了数百万的护理人才，为我国护理事业的发展作出了重要贡献。通过梳理和研读中国近代护理教育走过的几十载春秋，感受护理前辈们曾经付出的艰辛和创造的辉煌，深入理解护理先贤们的理想和信念，总结经验和教训，从历史中得到启示和借鉴，将有助于推动我国护理教育的改革与发展。

第一节　中国近代护理教育的创建与发展

中国近代护理教育的创建起源于鸦片战争后西方医学和西方护理学的传入，具有特殊的社会文化背景。中华护士会的建立以及在护理教育方面所做的各项工作促进了近代护理教育体系的逐步规范与完善。从 19 世纪末起，我国近代护理教育从创建到发展，虽然历经坎坷，但取得了一些成效。

一、中国近代护理教育的创建

（一）中国近代护理教育的创建背景

我国传统医学中医药护不分，没有独立的护理学科、专业的护士队伍或专门的护理教育体系。鸦片战争后，大量西方传教士进入中国，西方医学随之引入，教会医院逐渐涌现在传医布教的过程中，传教士医生越来越感到护士的稀缺和严重不足，需要西方传教医生承担护理工作。针对此种情况，传教士医生邀请训练有素的外国护士来到中国，以维持医院的有效运转；但外国护士人数太少，杯水车薪难以满足日益增长的护理需求。基于当时迫切需求护士的形势，教会医院中的来华护士和医生一起开始着手培训中国本土的护士。在此过程中，西方南丁格尔式护理教育体系被引入中国，开启了中国近代护理教育的新纪元。

（二）中国近代护理教育的创建

中国的近代护理教育始于 19 世纪 80 年代，当时国门的开启带来了与中医风格迥异的西方医学。为了培养与西医模式相适应的护理人员，西方护理学随之传入中国，近代护理教育应运而生。最初的中国护理教育主要由来华的西方护士按照南丁格尔护理教育模式，开办隶属于医院的护理训练班或护士学校。

1887 年美国第一位来华护士麦克奇尼在上海西门妇孺医院开办了

我国第一个护士训练班[①]，招募一些丧偶的、年龄适宜的妇女从事医院照护工作，教给她们照护和使用药物的方法[②]。虽然麦克奇尼的护士训练班没有系统的课程设置，也没有成套的教材，更没有供学生练习的设备和实验器材，基本模式为"学徒式"，但它作为中国第一个护士训练班，标志着西方护理教育在中国的开始。

20 世纪初，教会医院迅速发展，来华工作的外籍护士远远不能满足当时医院发展对护理的需要。为解燃眉之急，上海、北京、武昌、天津、广州、苏州等城市先后开办了培训中国本土护士的训练班。随后，中国的一些内陆城市如南京、长沙、德州、汉口、成都、重庆、太原、沈阳、安庆、保定、济南等地的教会与教会医院也逐渐开设了大同小异的中国本土护士训练班。

这些训练班多数隶属于教会创办的医疗机构，招收的学生数量不多；无统一标准，多数没有图书馆、实验室、标本室等基本教学设施，或仅有少量简陋的教学设备；也没有统一标准的教材及系统完善的课程设置；很少有专职护理教师，多由医生及病房护士长兼任授课教师，用学徒制的方法、以半工半读的形式培养学生。采用操作为主、理论为辅的教学方式，培养偏重临床基本护理操作的护士，其目的是节省经费，解决当时医院护士人数不足的燃眉之急，满足教会医院医疗活动的需要。

早期学徒制的护士培训工作开展相当艰难，因为受中国传统文化的影响，国人对护理工作的认同度较低，生源比较困难。加之传教士的特殊身份，当时能够主动接受西医护理教育的中国人非常有限。为了适应中国的本土文化，外籍传教士必须学习汉语，甚至学习中国的方言[③]。

① 刘汉卿. 中国护病事业的商讨. 中国护士季刊, 1948, 2（4）: 1.
② 巴仁德. 中国护士事业之概况. 护士季报, 1920, 1（2）: 17-18.
③ Cora E. Simpson. A joy ride through China for the N.A.C. Shanghai: Kwang Hsueh Publishing House, 1922.

（三）中国近代护士学校的建立

19世纪末至20世纪初，以美国为主的来华传教护士人数逐渐增多，他们陆续开展了对中国本土护士的培训和教育，并在中国各地逐渐建立了从沿海城市到内陆地区的隶属于教会医院的护士学校。

1. 中国第一所正式护士学校

（1）成立背景：1888年，美国护士约翰逊在福州的马高爱医院创建了护士学校，推行南丁格尔模式的护理和教育，培训护士，学制两年，这是我国历史上第一所正式的护士学校[1]，也代表着我国院校形式护理教育的开始。该护士学校首届只招收了3名学生，1890年有一男一女2名护生毕业。在此之后，由于史料欠缺，无法收集到关于马高爱医院护士学校的详细信息。1907年，毕业于美国内布拉斯加卫理公会医学院，作为美国基督教卫理公会第一批具有完备资格的护士[2]，信宝珠来到福州，担任福州马高爱医院护士长。信宝珠在中国期间考察了多家医院，对于中国本土护士的培养提出了设想，认为需要尽快培养合格的中国护士，而不能单纯通过外国护士来华为医院的病人提供护理。1912年，福州马高爱医院因台风损毁房屋而进行重建，当新病房大楼建成时，在中国博医会组织秘书、英籍医生高士兰的支持下，信宝珠正式创办了福州马高爱医院附设南丁格尔看护学校，并亲自担任校长。

（2）办学过程：根据史料[3]中注册护士学校名单，1924—1936年该院进行多次更名，所附属的护士学校也相应更名，但史料中未记载具体的更名原因（表4-1）。

---

① 刘汉卿. 中国护病事业的商讨. 中国护士季刊, 1948, 2（4）:1.
② 王懿. 信宝珠女士略传. 中国护士季刊, 1947, 1（4）:41.
③ 佚名. 中国护士学校名目单. 中华护士会第九届全国代表大会记录, 1928: 151-160.

表 4-1 福建福州马高爱医院更名历史（1924—1936 年）

年份	院 名
1924—1928	福建福州马高爱妇幼医院（Magaw Memorial Hospital）①
1929—1930	福建福州马高爱医院（Magaw Memorial Hospital）②
1932—1935	福建福州基督教协和医院（Christian Union Hospital）③
1936—不详	福建福州基督教协和医院（Willis F. Pierce Memorial Hospital）④
1940—1948	福建福州协和医院（Willis F. Pierce Memorial Hospital）⑤⑥

▌史籍采摘

养成中国护士之领袖人才（节选）⑦

　　自中华护士会成立迄今，中国护士之领袖人才缺乏，实为二十余年来一大问题。近以护士学校日益增多，护士职务愈趋繁复，而此问题乃益亟。各医院及公共卫生机关，需要管理、教导、监督与组织之人才，常极迫切。然中华护士会之发展，方有一日千里之势，其会员人数，亦逐年增加，而中国护士之领袖人才问题，乃与我人关系更巨，何耶？此中原因，有可得而言者。第一，近数年来，各护士学校之外国护士长与护士教授多更换中国护士，其于高等护士教育之学识，当然有限。第二，中华护士会之毕业护士逐渐增多，然其基本训练既属有限，而又缺乏经验，故不能适应此需求。第三为中国女子之传统思想，过于谦抑，不知努力向前。因是护士学校之数，虽日增月盛，而需要合格人员，以适当指导学生，其事乃愈亟焉。

　　若不变更现有之教育制度，则欲求养成中国护士领袖人才，不可得也。使一般人始终以护士教育为医院之副产物，则必长此如故，毫无进步可言。我为良心驱使护士教育家，欲实行其高尚之理想，创立护士学校，以适合中华护士会之标准，殆非辗转奋斗不可……

---

① 佚名. 中国护士学校名目单. 中华护士会第九届全国代表大会记录, 1928: 151-160.

② 佚名. 中华护士会注册学校名目单. 中华护士会第十次全国代表大会记录, 1930.

③ 佚名. 中华护士会注册学校名单. 中华护士报, 1933, 1（14）: 143-150.

④ 佚名. 中华护士学会注册学校名单. 中华护士报, 1937, 1（18）: 226-237.

⑤ 佚名. 中华护士会文凭登记簿.

⑥ 佚名. 护校近况. 中国护士季刊. 1948, 2（2）: 18.

⑦ 罗王雅芳. 养成中国护士之领袖人才. 中华护士报, 1933, 14（2）: 214-216.

（3）入学条件及学制：该校具有较为严格的招生要求，学生入学须具备初中学历或同等的学历，通过考试择优录取。学生需要接受为期 5 个月的预科班教学，期满考试合格，经授帽仪式后转入正式班。正式班学制 3 年。

（4）培养方案及课程设置：该校教师均由在国外取得过相应专业学位的医生和护士担任，主要课程有解剖生理学、药物学、护病学、临床各科（内科、外科、儿科、妇科、产科、眼耳鼻喉科）护病学、细菌学、护病技术、急救术、公共卫生等，此外还开设饮食学、伦理学、护士应用心理学、家政学、社会与社会问题、国文、英文、音乐等课程。所使用的护士教材、护理技术操作规程、护士的培训方法等都承袭了西方的特点，形成了欧美式的中国近代护理专业教育。从当年中华护士会的文凭登记簿中[①]可查到的 1920—1937 年福建福州马高爱医院护士学校的毕业生总人数为 127 人，历年毕业人数详见表 4-2。1912 年和 1922 年马高爱医院护士学校师生合影见图 4-1 和图 4-2。

表 4-2　福建福州马高爱医院护士学校毕业文凭人数统计（1920—1937 年）

年份 / 年	毕业生人数 / 人	年份 / 年	毕业生人数 / 人
1920	3	1929	1
1921	2	1930	4
1922	9	1931	7
1923	5	1932	8
1924	6	1933	12
1925	1	1934	6
1926	8	1935	6
1927	7	1936	11
1928	6	1937	25
		总计	127

---

① 佚名. 中华护士会文凭登记簿.

2. 中国第一所公立护士学校　中国第一所公立护士学校于1908年在天津投资创办的北洋女医学堂，又称长芦女医学堂[1]。1907年7月，北洋女医学堂开始选址筹建。1908年8月10日正式开学，我国早期女留学生金

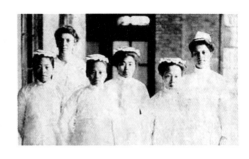

图4-1　1912年福州马高爱医院护士学校毕业生与教师合影

雅梅受政府聘用担任北洋女医学堂总教习，同时兼任女医局（院）院长。学制2年，分助产和看护两个专业。为学生教授助产、看护、通用药理、卫生、种痘等知识。教

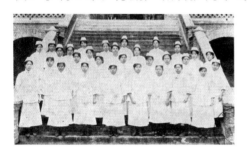

图4-2　1922年福州马高爱医院护士学校师生合影（第三排正中为信宝珠女士）

学方式采用当时西方护理教育理念，教学过程注重教学与实践相结合，学生除学习理论知识外，还要进行实习活动，以达到将所学的理论知识应用于临床实践中以解决临床问题的目的。

3. 中国第一所国立中央护士学校　1932年11月，政府创办了第一所国立中央护士学校，由潘景芝担任校长。1934年成立护士教育专门委员会，将护士学校改为高级护士职业学校，统一学制为三年，并将护士助产学校定为四年制。抗日战争全面爆发后，国立中央护士学校初迁长沙，继迁贵阳，后又迁至重庆歌乐山龙洞湾兴建校舍，并与中央医院合作办学。至1944年迁到高滩岩，又因校舍关系，与上海医学院附属医院合作。该校自办校以来，有12个班，共计254名毕业生[2]。1939年第四届毕业学生留影见图4-3。

---

① 甄橙. 美国传教士与中国早期的西医护理学（1880—1930）. 自然科学史研究，2006，25（4）：355-364.
② 谢蕴华. 国立中央高级护士职业学校概况. 护士通讯，1945，10（1）：7-8.

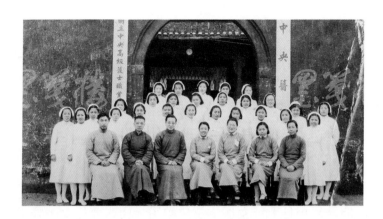

图4-3 国立中央高级职业护士学校职员暨第四届毕业学生留影

4. 中国第一所高等教育护士学校

（1）**成立背景**：1913 年美国设立的洛克菲勒基金会，为了在中国建立世界一流的医学体系，先后对中国进行了三次考察后，于 1914 年 12 月 8 日专门成立了罗氏基金会（China Medical Board，即美国中华医学会 CMB 的前身）负责筹建北京协和医学院。1917 年，美国洛克菲勒基金会正式创办了北京协和医学院[1]。1919 年，开设了八年制本科医学。

（2）**办学过程**：1919 年，年仅 29 岁的美国护士沃安娜（Anna Dryden Wolf）受洛克菲勒基金会的邀请，来到中国筹办北京协和医学院护士学校。1920 年，洛克菲勒基金会与北京燕京大学、南京金陵女子文理学院、苏州东吴大学、广州岭南大学、山东齐鲁大学五所私立大学合作，创建了中国第一所高等护理教育机构——北京协和医学院护士专修科，后改称"北京协和医学院高级护士学校"。1941 年 12 月 8 日太平洋战争爆发，日军进驻学校及医院。1943 年 9 月该校撤离到成都借华西大学及医学院部分校舍重建护校[2]。1946 年 4 月 24 日集体离开成都，同年 6 月返回北京。

（3）**办学理念及师资**：在办学初期，首任校长沃安娜就制定了清

① 胡志敏. 北京协和医科大学. 中华护士报，1933，2（14）：219-221.
② 吴真. 一封信——为纪念复原周年. 中国护士季刊，1947，1（3）：17-20.

晰的办学方针："护士培养与医院的经济利益分离，医院不得利用护校学生护理病人。"并将"勤、慎、警、护"作为校训。校徽是一个金质长方形徽章，上有金色"PUMC"字样，两边金底刻有校训，学生在毕业后才可以佩戴。另外，北京协和医学院护士学校治学也以严格著称，学校的宗旨是"培养高水平的护理骨干、师资和领导人才"[1]。

史籍采摘

美国护士沃安娜（Anna Dryden Wolf）[1]

沃安娜，1890 年出生在印度的一个传教士家庭，1915 年毕业于美国约翰·霍普金斯医院培训学校。1916—1919 年，沃安娜在约翰·霍普金斯医院作为主管护士工作了 3 年，并且在维瑟女子学校讲授护理课程。其出色的工作得到了娜汀（Mary Adelaide Nutting）等美国护理学前辈的高度赞赏，因此被推荐到中国从事护理教育。1919 年 29 岁的沃安娜来到中国，开始护士学校的筹建。她于 1920—1925 年担任护士学校校长，并于 1921—1925 年兼任北京协和医院首任护理部主任。沃安娜一生为在大学建立高等护理教育体系作出了一系列开拓性的努力，而中国也因此成为世界上最早开展本科护理教育的国家之一。她参考了美国护理教育的模式，明确了护士、医生和病人之间的关系，制订了护士工作规则，确定了护士训练课程，并结合中国的实际情况，制订了协和护士学校的办学方针。即护士培养与医院的经济利益分离，医院不得利用护校学生作为正式工作的护士来护理病人。

（4）入学条件及学制：该校 1920 年 9 月开始招生[2]，第一届毕业生仅 1 名[1]。初期生源须是 18 岁以上、未婚，体格强健，高中毕业生，女性，需由负责任之人介绍，再通过考试，择优录取；考试用英文[3]。1925 年在协作的大学开设预科班后，要求生源必须有两年的大学预科背景，且只招收有协作关系的北京燕京大学、南京金陵女子文理学院、苏州东吴大学、广州岭南大学、山东齐鲁大学中必修课成绩优良的护

---

① 吴欣娟. 郭娜. 百年协和护理. 北京：人民卫生出版社，2021.

② 佚名. 北京协和医院护士学校简章. 护士季报，1920，1（3）：12-16.

③ 佚名. 北京协和医院护士学校. 护士季报，1922，3（1）：11-12.

理预科生；使用英语作为首要教学语言，若为大学二年级预科班生，学制为 3 年；若为高中毕业生，学制则为 5 年[1]。学生实行淘汰制，学习 1 年后，根据学生总体情况，凡校方认为不适合从事护理工作的学生，都责令其退学[2]。学校授予合格毕业生学士学位[3]。

（5）**培养方案及课程设置**：根据史料记载[4] 该校是以培养护士师资人才为目的创建的，学生在指定大学读完预科后，才能转入该校学习，后经考察成绩合格后，除该校授予护士毕业证书外，还可以获得原预科大学的学士学位，另外也可以高中毕业后考入该校，毕业后授予学士学位。第一学年开设的课程有：英文、化学、生物学、解剖学、生理学、卫生学、细菌学、药科、护病学大纲、护病事业史、护病伦理学、饮食卫生学、国文等；第一学年预科读完后到病房或门诊服务数星期，"为酌定第二学年去留之标准"；后续的课程为英文、病理学、护病法、内科、外科、妇科、产科、儿科、眼科、矫正术、揉捏术、显微镜验病法[5]。后面的三年中，每日在病房实习 6~8 小时，轮流上夜班。图 4-4 至图 4-6 所示为护生进行操作练习的情景。

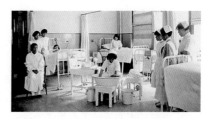

图4-4　示教新生儿沐浴和测量体重

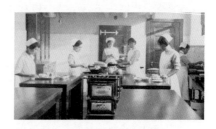

图4-5　护生学习营养配餐

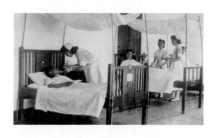

图4-6　护生为病人进行晨护

---

① 刘汉卿. 中国护病事业的商讨. 中国护士季刊，1948，2（4）：3.

② 佚名. 北京协和医院护士学校. 护士季报，1920，1（3）：12-16.

③ 管葆真. 护士可有大学学位吗？中国护士季刊，1948，2（4）：17.

④ 江尊群. 护士教育内容介绍. 中国护士季刊，1947，1（4）：21.

⑤ 佚名. 北京协和医院护士学校简章. 护士季报，1920，1（3）：14-16.

二、中国近代护理教育的发展

从早期护士训练班的建立，到 1888 年福州创立我国第一所护士学校，再到 1920 年北京协和医学院高级护士学校的建立，中国护理教育从无到有，从弱到强。在中国历届护士学会的重视和努力下，逐步得到政府和民众的认可，并被纳入国民教育体系。在几十年艰难的发展历程中，中国近代护理教育的进步和发展主要体现在以下几个方面：

（一）成立护理教育组织机构，并不断完善健全

中华护士会最初成立的主要目的就是统一全国护理教育标准，以提高护理服务水平。1912 年中华护士会成立了看护教育委员会[①]，"以提高增进看护的程度与标准为宗旨" "以管理中华看护学会所有关于看护教育、学校书籍、教科书等的事务与责任"。[②] 1922 年，看护教育委员会更名为看护教育股，1924 年第七届全国护士会员代表大会上决定将看护教育股作为中华护士会的永久分支机构保留下来，以不断加强和发展中国护士教育。1926 年看护教育股又改称为护士教育委员会。

护士教育委员会下设翻译、课程、注册、考试四个分股（1926 年后称为翻译委员会、课程委员会、注册委员会、考试委员会）[③]。翻译委员会负责审定及校订翻译书籍，并呈交理事会批准出版；课程委员会负责制订并详细公布中国护士学校的标准课程，随时修正，以适应进步之需要；注册委员会设委员 4 人（东南西北四区各 1 人），凡公立、私立或由教会管理的医院护士学校均需向中华护士会提出注册申请，注册委员会要通过调查了解、评估其学校教学水平和其他情况，合格

---

① 王懿. 信宝珠女士略传. 中国护士季刊，1947，1（4）：41.
② 佚名. 看护教育委员会. 护士季报，1922，2（3）：40.
③ 佚名. 中华护士会第七届全国代表大会记录，1924：14-22.

者再由总干事发放证书；考试委员会主持各分区考试，负责其组织工作和职责分工，并选定考试题目等①。1926—1937 年护士教育委员会及其分会委员长的名单见表 4-3。

表 4-3 1926—1937 年护士教育委员会及其分会委员长名单

年份	教育委员会	翻译委员会	课程委员会	考试委员会	注册委员会
1926②	盖仪贞	丁美蓉	夏美德	陈雄俊	贝孟雅
1928③	何美丽	潘仲颖	霍根生	盈路得	刘干卿
1930④	祝淑慎	潘仲颖	陈淑珠	施德芬	林斯馨
1933⑤	祝淑慎	潘仲颖	陈淑珠	韩碧玲	林蔚芳
1935⑥	施锡恩	潘仲颖	陈淑珠	韩碧玲	林蔚芳
1937⑦	施锡恩	潘仲颖	陈淑珠	甘天宝	林蔚芳

1912—1934 年，中华护士会教育委员会在提高护士教育水平、统一全国护理教育质量标准、研究护理学术等方面作出了历史性的贡献。1934 年 12 月，由 4 名政府代表和 5 名资深护士会员组成中央护士教育委员会，颁布了中央护士教育委员会章程，并陆续接管了护校注册、护士登记和教学管理工作⑧。学会的工作转向侧重在职护士进修教育及学术的发展⑨。

1935 年 4 月，北京协和医学院护士学校校长聂毓禅被任命为当时的"教育部"护士教育委员会秘书，常驻南京教育部，负责调查和办理全国护理教育的相关事宜，为护校注册做前期准备工作⑩。1936 年 10

① 佚名. 中华护士会办事细则. 中华护士报, 1933, 1（14）: 162-163.
② 佚名. 中华护士会第八届全国代表大会记录, 1926: 23-26.
③ 佚名. 中华护士会新职员及委员会名单. 中华护士会第九届全国代表大会记录，1928: 1-2.
④ 佚名. 中华护士会第十次全国代表大会记录, 1930: 1-2.
⑤ 佚名. 中华护士会. 中华护士报, 1933, 1（14）: 1-2.
⑥ 佚名. 中华护士会. 中华护士报, 1934, 1（16）: 1-2.
⑦ 佚名. 中华护士会. 中华护士报, 1937, 1（18）: 1-2.
⑧ 护士教育委员会章程. 中华护士报, 1935, 1（16）: 213.
⑨ 佚名. 中华护士会第十二届全国大会记录. 1935, 1（16）: 7.
⑩ 佚名. 总会消息. 中华护士报. 1935, 3（16）: 306.

月胡惇五继任护士教育委员会秘书一职 ①。

1946 年，当时的教育部改组护士教育委员会，拟取消护士担任委员的资格。中华护士会获知改组的消息后，即由理事长及理事多人，邀请社会各界人士协助前往立法院请愿，将委员人选改为由专家负责，将护士纳入教育部医学教育委员之内 ②。

1947 年 5 月 12—13 日，教育部召集医学教育会议。护士教育组由周美玉主持，秘书为王剑丽，审查委员为徐蔼诸、聂毓禅（缺席）、段蓉贞及管葆真；大会决议了重要内容，包括建议教育部颁行大学四年制护理科，修业期满且成绩及格者可授予护理学士；关于护理教育学制事项；护理师资问题以及修正课程表并增加牙科、泌尿科（男生）和妇产科（女生）等问题的决案 ③。

■ 史籍采摘

护士可有大学学位么（节选）④

护士教育在美国最为发达，护士可得护理学硕士及博士，而不是仅得大学的理科或文科学士。我国除北平协和护士专科学校毕业生多为理学士或文学士外，于国内欲得护理学士尚无先例。至于欲求深造而得硕士、博士，只有远渡重洋。有志之护士，既不能自费出洋求学，又无机关保送，终生"白丁"且被人歧视，甚为可惜。

近闻英国护病杂志中，有关护士的大学学位事正在开展，兹择录英国皇家护理学院讨论会之各专家意见如下，以供借镜！第一位是教员发言："我们都承认在护校及公共卫生工作中，均要受过高深教育的护士来组织与领导，以便与其他社会工作人员均衡发展，有人反对说：为护理病人及铺床等琐事并不需要大学程度，当然护理工作免不了有家事的简单技术，至于组织设计的繁重责任，确实需要高级人员"……

① 佚名. 总干事报告. 中华护士报. 1937, 1（18）：37.
② 会务报告 – 徐蔼诸理事长. 中国护士报, 1947, 1（1）：31-32.
③ 佚名. 医护新闻. 中国护士季刊, 1947, 1（2）：45-46.
④ 管葆真. 护士可有大学学位么？中国护士季刊, 1948, 2（4）：16-18.

在近代护理发展史中，正是由于中华护士会多年的努力，促使在国家主管教育的部门内设有护理教育委员会，使我国的护理教育被纳入国家教育行政系统，与其他各类学科的教育受到同等重视，并实现了由政府负责护士学校立案与护士注册登记的管理工作，使护士具有了国家承认的法律地位，提高了护士及护理专业的社会地位。1948 年第十六届中华护士学会理事会教育组由教育总干事管葆真管辖，下设课程标准组和师资及进修标准股，以护理在职教育和学术活动为主要任务。

（二）建立护士学校的注册制度

1909 年中国看护联合会成立之时，即开始商议规范护士学校课程、开展护士会考与注册等具体事务。同时成立了注册委员会，也是当时中国看护联合会的第一个工作委员会，开始了护士学校注册标准拟定及相关注册事宜[①]。

1914 年 7 月，为统一全国各地护士学校办学标准和提高护士教育水准，在第一届全国护士会员代表大会上讨论通过了全国护士学校的注册章程。根据章程标准，当时符合中华护士会的护士学校注册要求的仅有四所学校，分别是福州马高爱医院护士学校（后称基督教协和医院护士学校）、上海仁济医院护士学校、上海西门妇孺医院护士学校、福州龙山妇幼医院护士学校。

中华护士会根据当时各地护理教育的发展情况，对注册章程的标准和条件进行了多次修订及完善。如 1922 年的注册章程增加了"若该校不能配置必需的内外科及产科或小儿科护士，则请与其他已注册之学校合并。[②]"1924 年将医院至少须有病床 25 张修改为 30 张，每日在院病人平均数 20 名；1926 年，第八届全国护士会员代表大会通过了重新修订的注册章程，修改的内容为：凡设立 25 张病床的医院即可注

---

① 佚名. 中华护士会之起源及发展. 护士季报，1923，4（2）：31.
② 佚名. 护士学校向中国护士会注册章程. 护士季报，1922，3（4）：16-18.

册。每年估计至少可有 200 名住院病人，男医院内每年应有 200 名住院男病人及男孩。女医院则应有女病人或幼孩 200 人[①]；1929 年经调查发现仍有 10% 的护士学校接受高小毕业生入学，因此，中华护士会发出通知，要求提高入学文化程度，否则不予注册，以获得社会各界对护理是一门职业的认可。

■ 史籍采摘

护士学校注册章程（1920年）[②]

1. 中国各护士学校，无论系教立、国立或私立，凡护士之德育及医院制度方面能合中国护士会职员部所定之资格者，本会一概承认并给予注册。

2. 凡欲本会承认给予注册者，须与本会总干事接洽。

3. 本会印有申请注册格式，凡欲注册者，该校主任填写清楚，寄交本会干事员，经职员部公议，定其合格与否。

4. 凡欲注册之学校，须合下列各条：

（1）该医院至少须有病床 25 张。

（2）该医院病人平均计算每年至少须有 200 人。

（3）来院就医者须系内科、外科，倘若注册为女护士学校，则于该院病人除内科、外科以外，须有产科且病人中儿童须占十分之一，最好将上年的疾病种类列表记出。与填就之注册格式一同寄来。

（4）该护士学校之课程教育，须按照本会规定之办法。

（5）该校主任须为本会会员。

（6）女护士应有产科方面经验，在其练习期间，助理产科事宜至少 10 次。

5. 本会职员部有全权酌定给予注册与否。

6. 倘未经职员部承认，不予注册者，本会书记当通知该校主任，待以后再行申请注册。

7. 凡注册之学校，本会职员部发给证书一张，并列入表内，以便随时参考。

8. 证书须纳费墨银 1 元。

---

① 佚名. 教育委办会之注册委办报告. 中华护士会第八届全国代表大会记录，1926: 27.
② 佚名. 护士学校在中国护士会注册之规则. 护士季报，1921，2（2）: 4-5.

1932 年，随着各地医院护理工作的发展以及护理教育水准的提高，护士学校的注册章程在原有基础上又增补了许多新的规定，使得护士学校的注册更加规范、有章可循。如"中华护士会护士学校之学生，其入学程度至少需初中毕业，至 1938 年大会时，各校招收之新生将一律为高中毕业程度；学习期限至少三年，且必须在中华护士会注册之护士学校内；在中华护士会注册之护士学校，其毕业生须俟中华护士会考试及格之后，方可给予本校的文凭"等[1]。1935 年，教育部将护士学校纳入国民教育体系后，公布了护士学校立案章程，要求所有学校向政府立案注册[2]。

1940 年，为保证战时各地护士学校的注册工作顺利开展并防止护理教育水平的降低，沦陷区以"中华护士学会"的名义维持会务工作[3]。

（三）扩大护理教育规模

1. **学校数量增加** 自 1914 年护士学校首次注册后，至 1936 年，全国共有 174 所护士学校在中华护士会完成了注册[4]。从注册学校名单史料中可见，各地护士学校的发展极不平衡。东南沿海城市的教会医院护士学校开办数量较多、时间较早，中部及西部等内陆地区护士学校开办相对较少、时间较晚。自 1923 年开始，辽宁、山西、贵州、陕西等省才陆续有医院注册护士学校[3]。根据 1937 年前的历年护士季报中刊登的注册护士学校名单，总结提取出来我国各省（及直辖市）在中华护士会进行注册的前 3 个护士学校的基本情况见表 4-4。1937 年后，护校向政府注册，护士学校的注册信息在护士季报中未见报道。

---

① 佚名. 中华护士会章程. 中华护士报，1933，14（1）：162-169.
② 佚名. 中华护士学会第十三届全国代表大会记录. 中华护士报，1936，18（1）：37.
③ 佚名. 中华护士会办事细则. 中华护士报，1933，14（1）：163-165.
④ 佚名. 注册学校名单. 中华护士报，1937，1（1）：226-237.

表 4-4　我国各省市（及直辖市）在中华护士会早期注册的部分院校

各省市（及直辖市）	学校	首次注册时间
福　建	福建福州基督教协和医院护士学校	1914 年 7 月
	福建福州龙山妇幼医院护士学校	1914 年 7 月
	福建福州柴井基督医院护士学校	1915 年 9 月
湖　南	湖南长沙湘雅医院护士学校	1915 年 9 月
	湖南醴陵遵道公医院护士学校	1918 年 2 月
	湖南常德广德医院护士学校	1918 年 2 月
湖　北	汉口普爱医院护士学校	1915 年 9 月
	汉口仁济男医院护士学校	1915 年 9 月
	湖北武昌同仁医院护士学校	1917 年 1 月
江　苏	江苏苏州天赐壮博习医院护士学校	1916 年 9 月
	江苏镇江妇幼医院护士学校	1916 年 9 月
	江苏江阴福音医院护士学校	1917 年 1 月
天　津	天津美以美会妇婴医院护士学校	1918 年 1 月
	天津公立女医局护士学校	1929 年 8 月
	天津马大夫医院护士学校	1930 年 1 月
北　京	北平美以美会妇婴医院护士学校	1916 年 9 月
	北京同仁医院护士学校	1917 年 5 月
	北京协和医院护士学校	1918 年 1 月
河　北	河北顺德福音医院护士学校	1919 年 9 月
	河北保定思罗医院护士学校	1920 年 1 月
	河北保定思候医院护士学校	1920 年 5 月
山　东	山东烟台毓璜顶医院护士学校	1918 年 1 月
	山东济南齐鲁大学医院护士学校	1919 年 3 月
	山东德州卫氏博济医院护士学校	1919 年 9 月
四　川	四川重庆宽仁女医院护士学校	1916 年 9 月
	四川自流井仁济男女医院护士学校	1918 年 10 月
	四川成都英美会妇婴女医院护士学校	1919 年 9 月
河　南	河南圣保罗医院护士学校	1923 年 1 月
	河南卫辉惠民医院护士学校	1924 年 9 月
	河南信阳大同医院护士学校	1927 年 12 月

各省市（及直辖市）	学校	首次注册时间
浙　江	浙江湖州福音医院护士学校	1918 年 2 月
	浙江嘉兴福音医院护士学校	1919 年 5 月
	浙江宁波华美护士学校	1920 年 3 月
广　东	广东广州博济医院护士学校	1917 年 1 月
	广东广州公医院护士学校	1918 年 2 月
	广东江门仁济医院护士学校	1921 年 2 月
上　海	上海仁济医院护士学校	1914 年 7 月
	上海西门妇孺医院护士学校	1914 年 7 月
	上海广仁女医院护士学校	1916 年 9 月
江　西	江西九江但福德医院护士学校	1923 年 1 月
	江西南昌妇幼医院护士学校	1923 年 7 月
	江西九江生命活水医院护士学校	1926 年 1 月
安　徽	安徽安庆同仁医院护士学校	1916 年 9 月
	安徽芜湖医院护士学校	1918 年 9 月
	安徽怀远民康女医院护士学校	1918 年 10 月
山　西	山西太谷仁术医院护士学校	1921 年 7 月
	山西平定妇男医院护士学校	1923 年 4 月
	山西太原基督教浸礼会女医院护士学校	1923 年 10 月
辽　宁	辽宁盛京施医院护士学校	1923 年 7 月
	奉天安东基督教医院护士学校	1925 年 11 月
	满洲奉天城女施医院护士学校	1925 年 12 月
吉　林	吉林基督教高大夫医院护士学校	1931 年 3 月
贵　州	贵州同仁福音医院护士学校	1924 年 4 月
云　南	云南惠滇医院护士学校	1928 年 5 月
	云南昭通福滇医院护士学校	1936 年 4 月
陕　西	陕西西安广仁医院护士学校	1932 年 5 月

注：以 1937 年中华护士季报中注册学校名单为参考[①]。

---

① 佚名. 注册学校名单. 中华护士报，1937，18（1）：226-237.

从 1935 年 4 月 19 日"中华民国教育部第 4914 号训令"中可得知，当时"各省市公私立医院附设护士学校或训练班传习所等，计达 160 多处，多未照章备案"①。在 1936 年的第十三届全国护士大会记录中详细记录了中华护士学会注册护士学校名单，具体学校数目情况详见表 4-5。

表 4-5　中华护士会注册护士学校概况（1914—1936）②

年份 / 年	增加注册学校 /（所 / 年）	年份 / 年	增加注册学校 /（所 / 年）
1914	4	1926	8
1915	4	1927	8
1916	8	1928	6
1917	6	1929	4
1918	17	1930	4
1919	8	1931	7
1920	5	1932	5
1921	9	1933	8
1922	1	1934	3
1923	23	1935	6
1924	11	1936	6
1925	13		

自 1937—1946 年，由于战争的原因，各地护士学校的办学受到了影响，史料中仅记载了部分注册学校的情况及毕业生人数，全国注册护士学校的数量无具体可靠数据。

2．**生源规模扩大**　我国早期护士学校多是教会医院为满足医院医疗活动开办的，招生规模较小。尤其是在 19 世纪末 20 世纪初，如福州马高爱护士学校首届只招收到 3 名学生，毕业时仅有 2 名；1911 年在湖南开办的雅礼护病学校第一届也仅招收到 7 名男生和 5 名女生；1920 年协和护校开始招生，从最初招入的 3 名女生，毕业时也仅剩下

①　佚名. 教育部训令第 4914 号，中华护士报，1937，18（3）：378.
②　佚名. 中华护士学会注册学校名单. 中华护士报，1937，1（1）：226-237.

1 名。此外，早期学习护理者以男性为主，一些护校只招收男生，如 1912 年苏州博习医院仅开办男护士学校，至 1922 年才开设女护士学校。护生生源不足以及生源不均衡与当时人们对护理职业的偏见有关，同时也受封

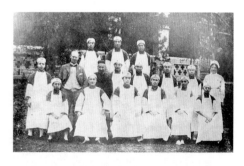

图 4-7　湖北安陆普爱医院护士学校男护生

建社会"男女大防"等思想的影响，导致报考护校的人数不多，女生则更少。图 4-7 所示为湖北安陆普爱医院护士学校男护生合影。

　　中华护士会在重视中国护理教育的同时也关注到此问题。1914 年，信宝珠在《训练中国护士之法》中指出："中国必须变风俗，否则护士不能成为完整之护士。[①]"鉴于我国早期的护士学校多以男护士为主，所以要改变这一状况。1918 年中华护士会第四届全国护士会员代表大会经讨论决定，先由外籍护士陪同中国女护士共同工作，在严谨、认真的工作中逐渐改变男病人对女护士的看法[②]。这一举措极大地促进了女性护士生源的增加。更为重要的是，进入 20 世纪以后，中国社会经历了清末新政、辛亥革命、新文化运动、五四运动等，对妇女解放产生了很大影响，女性工作机会也在增加。在这种变化的社会环境下，报名进入护士学校者明显增多，并且逐渐转变为以女性为主。以雅礼护校为例，1911 年仅招收到 7 名男生和 5 名女生，到了 1921 年时则增加至男生 21 人、女生 15 人；至 1927 年 10 月，护校决定此后专收女生，1937 年已有在校生 87 人，1948 年达到了 248 人[③]。而据表 4-6 中中国护士学会第

① Pennock M. R.(Ed) .Makers of Nursing History—Portraits and Pen Sketches of Fifty-nine Prominent Women. New York: Lakeside Publishing Company, 1928: 126-138.

② Anonymous. Are We Ready for Women Nurses in Men's Hospitals? 中华护士会第四届全国代表大会记录，1918: 17-22.

③ 赵厚勰. 雅礼与中国：雅礼会在华教育事业研究（1906—1951）. 济南：山东教育出版社，2008，289-339.

二届会员代表大会中所做的护生毕业人数的统计报告，也可见毕业生已经转变为以女性为主。部分护士学校毕业生留影见图 4-8～图 4-11。

表 4-6　1936 年后参加中国护士学会公考及格人数列表 [①]

年份 / 年	男生毕业数 / 人	女生毕业数 / 人	合计 / 人
1937	155	657	812
1938—1940	135	1 030	1 165
1941	39	326	365
1942	45	467	512
1943	27	354	381
1944	30	339	369
1945	4	195	199
1946	0	138	138

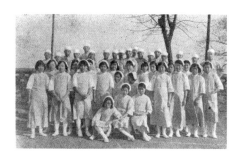

图 4-8　1933 年山东烟台毓璜顶医院护士学校合影

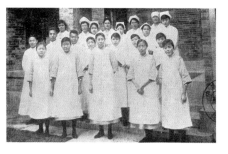

图4-9　1923 年苏州医院护士学校护生合影

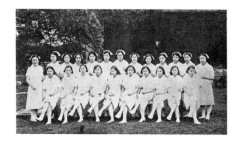

图4-10　1935 年湖南长沙湘雅护士学校
毕业合影

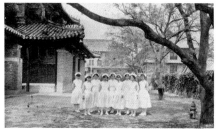

图4-11　1930 年北京协和医学院护士学校
毕业护士合影

① 中国护士学会. 总干事报告. 中国护士报，1947，1（1）：35.

（四）完善护生的入学标准

随着中国近代护理教育的发展，从早期护校数量有限且缺乏统一的入学甄选标准到逐渐规范学生的入学条件和学员标准，各个护校对学生均列出一定的入学要求，从一定程度上保证了护理学生的生源质量。

首先对护生的年龄、文化程度、个人品行等均提出一定的要求。如苏州医院护士学校的招生简章中明确规定，"本校专收女生，三年半毕业……须系未嫁之女子或寡妇。年龄在 20 岁以上 28 岁以下（依西国计算法）。入校前需由本校查验身体及格，入校前并须亲临面晤……入本校者至少须曾在中学二年或具同等之程度"[1]。再如上海仁济医院护士学校招生简章中描写道，"年龄依西法计算在十八岁以上未婚、有两人满意之举荐、高等小学毕业"。男医院学习期限四年，女医院五年，上课听讲而于病房实习[2]。虽然不同护校之间招生条件不完全一致，但也可见一定的共性：在年龄上要求一般在 18 岁以上，未婚为佳，男女学生均可进入护校进行学习。招生时护校非常重视学生的品行，要求有熟人推荐以做品行担保；有的院校需要进一步面试以确认是否录取；对既往文化程度也有一定的要求，如高小或中学毕业，以满足医学和护理知识学习的需要，甚至于有的院校需要在入学前测评学生的英文程度，满足需要后才能顺利入学，以便使用英文进行学习。

其次，在入学后规定有一定的试学期。其目的一方面是让学生自己感受能否有自信做护理工作，另一方面由医院的管理者来确认学生有无做护士的能力，也是对学生的考察期，在试学期间，考察学生对病人的态度、是否恪守学校规则[3]。如上海同仁医院规定试学期为 6 个月，期满合格者再定修习 4 年。在试学期间，每日上课 3 小时，休息 2 小时，在病房实

---

[1] 佚名. 苏州医院护士学校简章. 护士季报，1920，1（4）：14-15.
[2] 佚名. 仁济医院护士学校之内容. 护士季报，1921，2（4）：4-6.
[3] 刘义德. 规定试学期之益. 护士季报，1920，1（1）：11.

习约 5 小时，从各个环节考察护生 [1]。协和护校虽然没有规定学生的试学期，但是规定学生有一年预科学习的时间。第一学年预科读完后，"本校当查察各护生之修业成绩，及其对于护士事业之态度。而酌定其下学年之进止。故规定第一学年功课读毕后，须入病房或入门诊病房服务数星期，每日四小时至六小时，以显示出来学生护理能力优劣。护生的办事能力、品行、体力三者为酌定其第二学年之去留之标准" [2]。

随着中国近代护理教育的发展，护理教育者对护生的选择标准有了更多深入思考。如在 1947 年佘韫珠对护生的选择标准进行了论述，为护理院校选拔护生提供了借鉴 [3]。

（五）建立毕业护士会考制度

在中华护士会筹备成立期间，就先后成立了注册委员会和护士教育委员会，于 1912 年即拟定了全国护生毕业统一考试的会考计划和有关规定，并于 1915 年举行第一次全国毕业护生会考。1922 年，中华护士会下设护士教育股，以代替护士教育委员会，负责全国会考事宜。会考工作一直是中华护士会一项主要的工作，无论战乱纷扰，还是时局动荡，均照常进行。直至 1936 年 12 月，中华护士会举行了最后一次护士毕业会考，此后此项工作由教育部接管。从 1937—1946 年全国

---

① 刘义德. 规定试学期之益. 护士季报，1920，1（1）：12.

② 佚名. 北京协和医院护士学校简章. 护士季报，1920，1（3）：16.

③ 佘韫珠. 对于护士教育之意见. 中国护士季刊，1947，1（3）：25-26.

毕业护士会考合格、经护士会发给毕业证书者 3 941 人，截至 1946 年 9 月 21 日，共发出毕业文凭 9 487 张[1]。

（六）开展护士国际进修学习

依据中华护士会史料记载，1911 年，37 位中国最早的护士会会员中，就有 3 位曾在美国接受过护理专业的培训，1 位曾经去过美国约翰·霍普金斯大学学习护理专业[2]。说明我国近代护理在早期就有出国留学背景的护士，虽然人数有限，但开创了护理专业对外交流的窗口。后期相关史料中亦间断记录有少数护士出国进修的信息。1927 年，红十字会选派 1 名护士赴英国伦敦 Bedford 大学攻读公共卫生护士[3]；1938 年，美国红十字会为纪念前任护理主任诺伊斯女士，特设国际护士奖学金，在其后的五年内每年资助一名美国籍和非美国籍护士前往伦敦南丁格尔基金会学校进修学习 1 年，我国陈秀云女士成功获得第一届非美国籍学生奖学金，这也是我国近代护理史上的一个骄傲[4]。

在我国近代护理发展史中，大规模选派护士出国进修的一次是在 1946 年。第二次世界大战刚结束不久，联合国善后救济总署（United Nations Relief and Rehabilitation Administration，UNRRA）为帮助战后国家满足对大量护理人才培养的需要，于美国纽约举办了护士师资进修班，以解决并预防"大战之后必有大疫"的问题。当时欧洲四国（捷克斯洛伐克、意大利、罗马尼亚、波兰）和中国各派 20 位优秀护士赴美接受为期四个月的进修学习[5]。20 位中国护士由全国各卫生机构举荐，经严格考核后由卫生署各处长、中央卫生实验院院长，以及有关医院护理组主任等共同商议确定，她们分别从事公共卫生、护理教育和护理行政。奉政府选派赴美进修的 20 名中国护士分两批从上海起

① 田粹励. 总干事报告. 中国护士季刊, 1947, 1（1）: 35-36.
② Batty, LA. Registration of Chinese Nurses. 护士季报, 1920, 1（1）: 4.
③ Wu L. Greetings from the N.A.C. president. 护士季报, 1929, 10（1）: 3.
④ 佚名. 国际护士奖学金. 中华护士报, 1938, 19（4）: 188-189.
⑤ 杨友凤. 联总护士师资赴美进修班报告. 中国护士报, 1947, 1（2）: 7-11.

程，分别于 1946 年 8 月中旬和 9 月初抵达美国纽约，开始了为期 4 个月的进修学习之旅（图 4-12）。

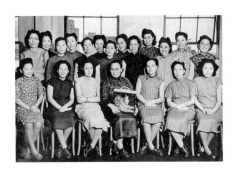

图4-12　1946 年赴美进修 20 名护士合影

在美国的学习课程由联合国善后救济总署制定，美籍教师担任指导。第一个月为肺痨病护理，第二个月为传染病护理，第三个月为内科护理，第四个月则依个人兴趣分别到各处观察。前三个月课程包括护理、讲授及临床实习，所有学员需学习同样的课程。最后一个月的观察实习场所共有 22 个，如村庄型肺痨疗养院、残疾儿童辅助会、光明院、妇幼卫生保健所、哥伦比亚大学护士师资学院等 [1]。

出国留学使中国护士有机会接触到美国护理的发展状况，并将其与我国护理发展水平相比较，从而找到差距，明确未来的改革与发展方向。如杨友凤护士 [1] 在其回国后的分享中提及，美国病人的健康教育做得很好，因此，病人具有一定的健康知识，非常有利于促进病人和医生护士之间的配合；护理的师资都为护理专门人才；护士与其他辅助科室人员合作融洽，增加了工作效率；护生可以到多家医院实习，主要是选择与其实习科目对应的专科医院，这样可以得到丰富的实习经验。

护士师资班结束后，有 7 名中国护士获得美国洛克菲勒基金会奖学金的资助，继续在美国三所设施完善的大学再度深造 [2]。李纯荪、陈友琼、陈良玉三人在耶鲁大学，袁雪、陈育珍、翟枕流三人在范德堡大学护理学院；陆云娥在韦恩大学护理学院进行学习。7 名护士进修的方向不同，研究护理教育的有三人，医院护理行政的二人，公共卫生护理行政及教育者二人。这三所大学的护理学院设置完善，7 名护士

---

① 杨友凤. 联总护士师资赴美进修班报告. 中国护士报，1947，1（2）：7-11.

② 翟枕流. 护士事业的观感. 中国护士季刊，1948，2（3）：12-16.

在这里得到了良好的进修，有很多感悟。如翟枕流护士回国后将所看、所学撰写了多篇论文发表供护士同人们分享，如《护士事业的观感》①《为什么要组织护士公会》①等。翟护士分别从美国护理教育学制的改造、怎样教学、进步到什么程度等几个方面进行了较为详细的介绍，同时提出中国护理事业要发展，必须要关注几个问题："必须改变社会认识对我们的曲解；增加护士进修的机会；护校本身的充实；护士生活的保障；加强护士团体的组织"。

上述 20 名中国护士学成回国后，大部分从事护理教育和护理行政管理工作，后来多成为我国护理领域知名的专家和学者，为我国护理事业的发展作出了重要贡献。

中华护士会还积极寻找各种机会，设立相应的奖学金，选派护士前往护理专业发展较好的国家进修学习。如由中华护士会保送到新西兰进修学习的昆明惠滇医院护校校长陈梯云女士，在出国两个半月后于 1948 年 5 月 4 日致函给中华护士会，介绍了几个月的进修经历和感受。在她的信中提到"纽西兰岛护病事业甚为发达，护士教育及技术均划一。尤以母婴工作更为优良。居民之健康及疾病均有免费照顾……课程分为三组：公共卫生、医院及护校行政、助产。多数科目在维多利亚大学上课，并参观各处，总之此行不虚"②。因此，选派护士出国进修，了解国外护理的发展趋势和先进经验，打开了护士的学术眼界，促进了我国护理事业的发展。

第二节　中国近代护理教育中护士的培养与考核

随着西方护理理念与护理模式的引入，我国开办的护士学校数量

---

① 翟枕流. 为什么要组织护士公会? 中国护士季刊, 1948, 2 (1): 15–18.
② 佚名. 来函择录. 中国护士季刊, 1948, 2 (4): 24.

日益增加，护士的教育与专业培训内容，也由基本生活照料逐渐转为简单技能训练并日臻完善。在中华护士会的大力推动和引领下，护士学校的课程设置和教材建设日渐完善与统一，使得护士的素质和专业培养逐渐走向系统化、规范化。

一、中国近代护理教育中护士的培养

（一）课程设置

1. **对护校课程内容提出统一规范要求**　中华护士会教育委员会成立后，即对护校课程设置等进行研讨，并给出了统一的具体指导要求，促使各护士学校的课程设置和授课内容趋于相对统一。如 1918 年第 4 届会员代表大会确定《伦理学》为必修课[①]；1921 年中华护士会教育委员会制定《中国护士会给发护士文凭之办法》[②]，并在《护士季报》上刊发，在《办法》中明确提出学生必须修完所规定的课程，但对各科先后顺序不做要求。具体要求的课程内容分为三个学年，第一学年集中于医学基础课程，如"初级解剖学、生理学、卫生学、初级细菌学、普通护病原理、普通药学、裹伤法"；根据当时中国国情还设有"中国饮食卫生法及烹调法"。第二学年为护理专业课程，如"内症护病法之学理与实习（循环系、呼吸系、消化系及泌尿系病症）；皮肤症及传染症；外症护病法之学理与实习（骨折、火伤、脓性血染症、失血症、施行手术前后之预备及以后之护病；手术室之预备及管理；用器之保护与杀菌法、敷治伤口等）；小儿内外症护病法"。第三学年为护理专科课程，包括"眼科护病法、妇科及产科护病法（女护士）、尿管便溺

[①] 佚名. The Need of Ethics as a Strong Subject in Our Curricula. 中华护士会第四届全国代表大会记录，1918: 23-24.

[②] 佚名. 中国护士会给发护士文凭之办法. 护士季报，1921，2（1）: 4.

症（男护士）、战地病院之护病急救伤科"①。由此可见，当时护士学校课程设置的特点是以医学知识为基础，以护理专业知识为核心，以护理临床实践培养为目标；公共基础课在早期开设较少。自1912年中华护士会"统一了护校课程、章程及护士考核方法"后，至1920年"采用护士会所规定的课程之医院共有49所，散布十余省"②。

2. **课程设置根据社会需求动态调整**　中华护士会所规定的护校课程内容并不是一成不变的，而是根据社会的变化特点来及时调整课程，以满足当时社会及人群的需求，反映了教育要为社会服务的宗旨。如在1930年第十届中华护士会全国护士会员代表大会上，鉴于国情需要以及受欧美公共卫生护理事业迅速发展的影响，中华护士会决定在现有课程体系中加入"公共卫生与卫生学"课程，并请各校试行此门课程两年，并在下一届全国护士会员代表大会上再行决定③。1932年，为了在全国各地开展与普及"公共卫生护理"和加强"精神病护理"，中华护士会拟将"公共卫生"与"精神病护理"列入护士学校的教学课程中，并将此列为必修科目，同时还奖励毕业后从事精神病护理的护士。但是，由于当时各种因素所限，多所护士学校未能开设此课程。

3. **把护理课程设置纳入政府条令管理**　中华护士会一直致力于将护理教育纳入国家教育部的正规管理中，旨在使护理学科得到国家的认可。1934年，教育部委托中华护士会拟定护士学校职业课程大纲。中华护士会在广泛征求各部门意见的基础上，经过多次修改后呈交教育部，教育部于1936年12月9日颁布《高级护士职业学校暂行通则》（教育部第19046号训令颁发）④，共有20条，对宗旨、入学资格、授

① 佚名. 中国护士会给发护士文凭之办法. 护士季报，1921，2（1）：5-6.
② 巴仁德. 中国护士事业之概况. 护士季报，1920，1（2）：19.
③ 佚名. 中华护士会大会记录，1930，56.
④ 佚名. 修正高级护士职业学校暂行通则. 中华护士报，1937，18（3）：374-375.

课科目及教学实习数、授课语言、实习科室、收费标准、制服标准、学校管理人员资质等方面逐一进行了规定。其中对于课程内容和学时数的规定颇为详细，可供后人参考借鉴（表4-7）。

表 4-7　护士职业学校各学年授课科目及教学实习时数

第一学年		第二学年		第三学年	
教授科目	时数	教授科目	时数	教授科目	时数
解剖生理学	80	护病学（续）	50	产科学	30
细菌学	30	护病技术（续）	50	产科技术	30
化学	60	妇科或泌尿科	10	公共卫生	30
护士伦理及历史	20	国文	40	精神病护病学	20
药物学	40	公民	20	护士职业问题	10
护病学	50	小儿科护病学	30	个案讨论	10
护病技术	50	饮食学	40	物理治疗学	10
外科（眼耳鼻喉科在内）	50	社会学	20	病室及公共卫生实习	1780
内科及传染病学（花柳病在内）	50	个人卫生	20	总计	1920
公民	20	外国文	30	每周共 48 小时 理论 3.5 小时，实习 44.5 小时	
国文	40	家政学	10		
外国文	30	病室实习	1600		
急救术	10	总计	1920		
心理学	20	每周共 48 小时 理论 8 小时，实习 40 小时			
病室实习	1370				
总计	1920				
每周共 48 小时 理论 13.75 小时，实习 34.25 小时					

　　总之，从史料中可见，我国早期护理院校的课程设置体现了以下三个特点：①医学基础课程与护理专业课程相结合，如既有解剖

生理和药物学等基础课程，又有护病学、护病技术等护理专业课程（图4-13）；②临床课程与人文课程相结合，如课程大纲中设置社会学、心理学、国文、外文等；③课程设置中重视护生的临床实践，在每个学期中均有较大比例的临床实习课程，且随着学年的增长，临床实习学时数也逐年增加。我国近代护理教育中课程设置的过程及内容，也为中华人民共和国成立后我国护理专业课程的建设提供了良好的基础。

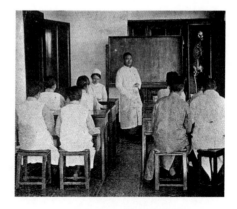

图4-13　1921年上海仁济医院护士学校《高级解剖学》的授课课堂

（二）实践教学

1. **重视实践教学**　中华护士会1928年对课程大纲进行了补充，重点进行实验课大纲内容的补充。在该说明中，特别提到关于护理理论内容的学习仅局限于课堂上的讲解是不足的，还应重视从临床实践中进行学习，"护生在病室之中、病人床上，或与实际生活状况接触之时，可以得到许多最有价值之教训。病室（即护士之实验室）中之实验工作，可使护生有得到技术，并管理自身与他人之信心之机会。"[1] 汉口协和护士学校男护生外科操作练习见图4-14。

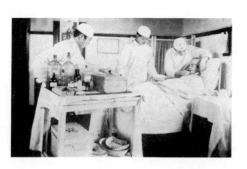

图4-14　汉口协和护士学校男护生外科操作练习

2. **规范临床实习科室**　中华护士会教育委员会建议，在临床实习之初，应先从简单的科室开始，逐渐转向复杂的科室，尽可能在医院中的每个科室都进行

① 何美丽. 护士教育栏——课程大纲. 护士季报，1928，12（4）：26-27.

实习，当护生经验逐渐丰富时，再让他们到需承担较大责任的岗位上锻炼，以发展他们应对困难及各种危急情形的判断力。可见，我国近代护理教育就特别强调教学中应根据学生的学习特点，遵循从简单到复杂的规律，设置临床实习大纲。

对于学生具体实习的科室，中华护士会和教育部均有明确的规定，如 1936 年 12 月 9 日教育部 19046 号文件中明确要求"护生的实习总时长为 19 个月，其中'外科及骨科（眼耳鼻喉科）3 个月；内科及传染病（花柳病在内）4 个月；小儿科 2 个月；手术室 2 个月；产妇科（产科技术实习在内）4 个月；公共卫生 2 个月；门诊部 1 个月；特别饮食部 1 个月'；另外，文件中也规定，男护生必须修习泌尿花柳病等疾病相关技术，女护生必须修习妇产科"①。

3. 规范临床实习管理　根据中华护士会教育委员会 1936 年 10 月的报告，护生在医院值白班，"有 2 校值 6 小时；有 21 校值 8 小时；有 25 校值 12 小时，其他值班 9 小时或十几个小时不等。学生值夜班，有 2 校值 6 小时；有 21 校值 8 小时；有 25 校值 12 小时，其余值班 9~10 小时不等"②。在中华护士会的助推下，教育部在 19046 号文件中规定，护校中第一学年的第一学期，为其基本学科修习时期，学生不得承担夜班及管理病室等职务；实习期间护生每日工作以 8 小时为限，最多不得超过 9 小时；每周应有一天或两个半天休息；日间每一学生护理病人 4~5 名，夜间每名学生护理病人 15~20 名；夜间应增设护士长一名或多名，专负指导学生之责①。

（三）教学方法

随着护士学校建立数量的增多，各所护士学校中所采用的教学方法也越来越多样化，并能根据课程内容调整教学方法，从而更有效地帮助学生达成相应的学习目标。我国近代护理教育在教学方法上具有以下特点：

---

① 佚名. 修正高级护士职业学校暂行通则. 中华护士报，1937，18（3）：374-379.
② 施锡恩. 教育委员会报告. 中华护士报，1937，18（1）：71.

1. **教学方法多样化**　在护理理论及实践教学中，教师不仅能使用传统的讲授法，还能根据教学目标的不同采用多种新颖的教学方法。在史料中，护士表演法、护士长教授法、个案教学法、病案研究法、电影学习法、模型使用法等教学方法均有呈现。下面仅对其中几项进行简要介绍：

（1）**表演法**：北京协和医学院护士学校的沃安娜校长在《护士季报》1922 年第 3 卷第 3 期上详细介绍了此方法。文中可见这种方法与目前的情景模拟教学法相似。沃安娜建议在病室或学生练习室中设置一张与真实病房中相一致的病床，"教室中应具备医院病房中所用诸物以便教授，或向病房借用"[①]，此种做法的目的是"详示工作方法，使其引入学生心理，则固非仅仅背诵规则，即可竣事者也"。护生在模拟的临床环境下训练，能更好地掌握各种护理操作中的要点，减少护生在真实临床工作中的慌乱（图 4-15）。

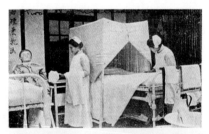
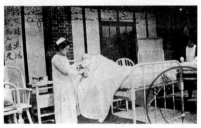

图4-15　护士在医院病室内进行训练

（2）**病室教授法**：类似现代的个案学习法。是指护生通过对病房中真实的病人进行护理及记录，从中学习临床护理实践的过程[②]。下文中的史籍采摘是以上海妇孺医院护士学校所使用的病室教授法为例对此教学方法进行展示，从中可以看出，当时学生对病人的评估已具备整体评估理念的雏形，在记录过程中不仅要对护理措施的内容进行详细记录，还需要仔细分析实施此种护理措施的原因，这些内容对后人学习和运用此种教学方法具有重要的启示作用。

---

① Anna D. Worf. 教授护士之表演法. 护士季报，1922，3（3）：12-17.
② 何美丽. 护士教育栏. 护士季报，1929，10（3）：55-62.

妇孺医院护士学校研究病人学（摘抄）[①]

学生姓名：四年级护生　　　　　　　日期：1929 年 2 月 18 日

临床教师：产科护长　　　　　　　　产科

病人姓名：张　　　　　　　　　　　职业：女管家

紧要病状（及病状之久长）：孕期九个月

外表病况：病人甚无血色，脉快因为流血，心弱，肺不强。

病象与其原因：初属不知，后查见系因胞衣先期破裂。

病中紧要之事实，社会上或职业上之历史，疾病发见之影响：无，病人之环境甚安适，并一快乐之家庭生活。

护生记录

每日之察验及护病之上注意：

第一日病人坐轿进院，病况不佳，述流血之前状，脉较弱，注射狄吉他林百分之一厘后，脉稍强，坐状甚安适，故用支被架。

第二日睡眠甚佳，是夜不流血，晨八时当阵痛时略有流血，其痛是长间息之痛，并给一剂贵林（Quinine）与蓖麻油（castor oil）为刺激阵痛之用。晨间八时半，医生检查子宫之展开 3 厘米，检查无胞衣居前之表示，医生检查之后，有大量之血，由阴道流出，脉度极速，病状甚不佳，医生商议后决行剖腹术，因为此法较快于等子宫口自展。

．．．．．．．

病人割疮后不能自溺，故有导尿术一次，此后即能自溺。

病人似若半知觉之景况，故不其觉痛。

（3）**模型的使用及制作**：在 1931 年的《中华护士报》中的第 13 卷第 1 期中，韩玉梅撰写了"护士教育及实习模型之我见"[②]，阐述了为什么在护理教育中要使用模型学习以及具体的模型制作方法。"护士初步教育更非呆板书本及黑板图示所能贯彻其思想，于文理之外，应设置模器做实习试验，而熟习其前途真正疗治之手术及护病法"。在文中，韩玉梅还介绍了全身模具（具体模型）、局部模具（抽象之模型）、

---

① 何美丽. 护士教育栏. 护士季报，1929，10（3）：55-62.
② 韩玉梅. 护士教育及实习模型之我见. 中华护士报，1931，13（1）：16-19.

婴儿模具的具体制作方法，将其宝贵经验与其他护士分享（图4-16）。由此可见，近代护理教育者在不断摸索不同的教学方法以提升护理教育质量时所做的勇敢尝试。

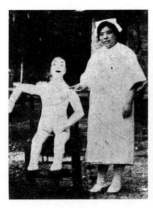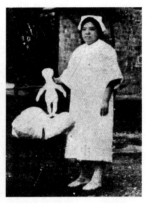

图4-16 护理教育中使用的模型

（4）**电影教学法**：我国近代护理教学中已有关于使用视频教学法的记载[①]。中华护士会引入国外护理教学中应用效果比较好的视频影像，为国内护校提供租赁服务。如在《中华护士报》中介绍从耶鲁大学、约翰·霍普金斯大学、纽约东哈兰卫生事务所等获取的护理操作教学视频，以租赁的形式供全国护士学校使用。视频教学的内容涉及领域广泛，如"朝晨料理右腿用管型之病人、导尿术之预备、肥皂水灌肠之预备；婴儿在家庭内沐浴之表演、婴儿健康诊所、手术床之预备、婴儿病室中之护病手续等"。这些教学视频能直观地向护生展示具体的护理操作过程，帮助护生更好地理解操作的流程及内容。到目前为止，视频教学在护理教育中仍然是非常重要的教学方法。

2. **教学方法的使用具有灵活性** 护理史料中记载教师会针对不同的课程特点选择相应的教学方法，以取得较好的教学效果。如北京协和医科大学护士学校教授唐义达在"解剖学及生理学之教授方法"一文中介绍了教师如何根据课程的实际特点来进行教学，以提高学生对于课程知识的理解及应用，并建议"教授新教材时，常宜佐以表单、模型、幻灯、图画、标本等，赖以口授以说明之，先将纲要提出，使学生知其主

---

① 顾墨文. 用电影教授护生. 中华护士报，1934，15（4）：210-218.

要，然后再令阅教科书及参考书，继则予以实验工作，使彻底明了其新知识，且令应用所学，以解决实际之问题。问题之中，有包含多数小问题者，解决时应一一注意，方能将大问题完全了解"①。

3. **强调理实合一、学用结合** 所有的护士学校均明确要求护生要有实践的机会。在护理临床教学课中，运用不同的教学方法，将理论联系实际，以培养护生的临床动手能力，鼓励护生实际操作，边学边做，学以致用。对注射、灌肠、测体温等操作，则要求必须严格按规范进行；对换药等操作强调无菌消毒观念。

4. **通过不同教学方法体现"细节"教育** 中华护士会提出对细节的观察和敏锐性的反应是护士必备的素质之一。因此，要求老师谨记"引导学生完满工作并养成良好习惯；养成学生精细和蔼之态度"②。在培养护士时也要加强此方面的培养。1920 年《护士季报》刊登了一篇关于护士细节培养的文章，文中提到"一个护士的资格必是由许多细微的事上建造起来的。极细微的事万万不能说有一件是不要紧的。譬如护生在一年级内能尽力将盂盆洗抹得极洁净，铜器擦磨得光亮，这些似乎是极细微的事情，但是为了学习的第三年参与手术或者护理危重病人服务的准备。要求护生在倒便盆时查看大便的性状、有无虫卵等，这些都是细致的表现"③。在教学方法的灵活运用中，也时刻注重护士细心和耐心的培养。

（四）教学评价

我国近代护理教育中的教学评价分为护理理论及技能评价和素质及道德评价，其中主要通过组织全国护生会考来评价学生的护理知识及实践能力，通过日常管理及教师考察，对护生成长的全过程进行评价。

---

① 唐义达. 解剖学及生理学之教授方法. 护士季报，1928，9（1）：1-5.
② 祝淑慎. 新教授法与指导. 护士季报，1930，11（3）：26.
③ 乐本柯. 注重细微之事论. 护士季报，1920，1（1）：13-16.

1. **重视素质及职业道德评价** 1926 年，中华护士会曾下令要求全国护士学校校长对护生的情况进行详细记录，如护生的体质、精神、能否胜任工作及工作表现等，凡是违反有关规定者不能按期毕业。表 4-8 中列出了部分学校规则中的"过失表"与"奖惩表"，明确列出了护生不应该出现的行为以及被处罚的行为①。

表 4-8　护士学校规则中的"过失表"与"奖惩表"

过失表	奖惩表
1．不服从命令违反规则	1．不准戴工作帽
2．热水袋与抗毒溶液烫伤	2．工作降级
3．给错药物	3．取消半日休息或晚假权
4．未奉命令而给药	4．延缓毕业之期
5．施行静脉注射（当时规定护生不能行此技术）	5．延期发给毕业证书
6．不敬长辈，言语俚俗	6．黜退
7．疏忽职务	7．转学他校

2. **关注学生成长的全过程评价** 护理教师在进行护生培养的过程中，不仅将其作为未来护士培养，更能够关注护生成长的全过程。如史料中关于护生学记簿（Pupil Nurses' Record Book）的描述，就体现了对学生进行过程评价的思想②。该学记簿表栏中是中英文双语的题目，包括病人情况、病室工作情况、护理病人的情况等，在表格上方是学生签字的地方，在该表的最下方，则是由实习所在科室的护士长签字，因为护士长对学生在病房的表现比较了解，评价比较客观。护生从试学期结束时开始记录自己的学习和实习情况，一直到毕业为止。一个学记簿，不仅能记录学生的成长过程，同时可以反映护士长等护理教师对学生学习及护理教学的关注情况。

---

① 李秀华，郭燕红．中华护理学会百年史话．北京：人民卫生出版社，2009，142．
② 佚名．护生学记簿之宣言．护士季报，1926，7（1）：15-16．

（五）教材建设

1. 重视教材建设与推介 中华护士会自成立以来一直将编辑出版护理教材作为主要工作之一，明确规定其教育委员会下的编译分委会负责护理书籍的引入、翻译、编写并上报中华护士会执行委员会进行出版。为了保证翻译教材的质量，中华护士会在 1914 年的护士大会上明确规定了对翻译护理教材人员及教材翻译的要求，特别强调翻译用语要"浅文理"；只能翻译中华护士会推荐翻译的相关书籍；要遵从中华博医会所认可使用的术语和词汇；翻译后的书籍要统一送交中华护士会秘书处，接受评审；所有翻译手稿的版权均为中华护士会所有，中华护士会决定翻译书籍的出版日期；中华护士会的执行委员会要与中华博医会保持密切联系，以避免所翻译的书籍有重复翻译的现象；在每年的护士年会上对护理翻译者进行再聘用[1]。

此外，在每届的护士大会上，编译股都会报告其在前期所做的教材引进及编译工作，如 1923 年 2 月 26 日在武昌召开的中华护士大会上，编译股对其所完成的编译工作、修正工作以及引进教材等工作均进行了详细的汇报，如本次大会上告知，"特黎氏之看护产科学（*De Lee's Obstetrics*）已经完成翻译及印刷，可向中华护士会发行所购置"。同时，会议也声明"上海广学书局为中华护士会教科书之正式发行所，无论预购何书，不论中文英文，均可函询该局，必能代为办到"[2]。

在编写教材过程中，中华护士会的做法非常严谨，编译书本出版后，还请教育股护理专家来做审查和判断，是否建议作为教科书或者参考书使用。如在 1924 年中华护士大会的会议报告中，编译股对近期已经编译的书籍进行了报告，而教育股课程分股则对编译书籍的具体使用还提出了详细的建议。在教材编写过程中，中华护士会编译委员会还非常注意及时修订书本中的专业术语并更新内容，从 1923 年护士大会的发言

---

[1] 佚名. 中华护士会第二届全国代表大会记录，1915：74–75.
[2] 佚名. 武昌会议之报告. 护士季报，1923，4（2）：6–9.

记录中可见一斑。"以上诸书皆照新定医学名词，加以校订，使再版各籍，均改用新名词"①。其严谨认真的态度值得我辈学习。无论是编译者还是出版商（上海广学书局），中华护士会都给予了深深的感谢。

为了让护士学校更好地了解所出版的书籍情况，从《护士季报》1920 年第一卷第三期开始，基本上在每期期刊的封面部分都列出了护士学校可以购买的相应书籍目录，同时每份期刊中还会对部分推荐书籍进行详细介绍，以供护士学校的教师们了解并选择。

> ### ■ 史籍采摘
>
> #### "小儿护理学"评介②（节选）
>
> 本书第一篇可为一般参考，对于做母亲、托儿所、幼稚园及小学教员等尤多裨益，对于护病学教授时，亦是很好的教材。第二篇是良好的护士学校教材，可以藉以提高护病学及护理技术之标准。第三篇是合乎理想的小儿病室或医院的标准，对于教护生时亦可以采用，虽目前有的不能适用，但是亦应当使他们知道小儿科及医院应有之布置，组织及行政等。总而言之，"小儿护理学"是一本很有价值的书，甚愿介绍与吾护界。

2. 近代中国护理教育使用的主要教材 近代护理教育中相应的教学书籍主要是以翻译国外的专业护理书籍为主。据史料记载③，最早翻译为中文的护理书籍是《护理的原则与实践》（*Principle and Practise of Nursing*），由 Eleanor Chestnut 博士翻译，但翻译未完成时 Eleanor Chestnut 博士遇害身亡，后续的翻译工作由 Bliss Boggs 博士继续完成，这本书籍是中华护士会一直推荐的教科书之一。

自 1909 年中华护士会成立后，将编辑出版书籍等作为主要工作，护理类书籍的种类和数量在不断增加和完善，根据 1933 年国际护士会的统计数据，中国出版的护理书籍数量居各会员国的第四位。至 1950

---

① 夏美德. 教育委办会之编译委办报告. 中华护士会第八届全国代表大会记录，1926: 23-24.
② 龚棣珍. 小儿护理学评介. 中国护士季刊，1948，2（2）：16.
③ Cora E. Simpson. A joy ride through China for the N. A.C. Shanghai: Kwang Hsueh Publishing House, 1922.

年前，护理相关书籍品种非常丰富，主要由八大类所组成，分别为预备科（preparatory），如《护理界开道伟人略传》《护士伦理学》《解剖生理学》《护士细菌学》《护士应用化学》《实用护病学》；高级科（advanced），如《学校儿童护病法》《传染病护病法》《护士心理学》《饮食学问答》；公共卫生类（public health），如《公共卫生护病学》《大东门》（卫生剧本）；研究科（post graduate），如《护士接产须知》；参考书（reference），如《体学摘要》；附录科（supplementary），如《护生学记簿》《护士学校标准课程》；杂书类（miscellaneous），如《中华护士学会考课本》《中华护士学会试题汇编》，以及一些国民健康丛书，如《儿童卫生》《牙齿卫生》等。

二、中国近代护理教育中护士的考核

（一）会考制度与办法

1. **制定会考制度**　中华护士会自 1912 年成立了护士教育委员会，由几名外籍护士参考英国和美国的护理教育经验和方法，讨论并制定护理教育的相关规定。1913 年，中华护士会教育委员会制定出了全国护士统一考试规则，其中对考试时间、报考条件、主考官选拔及条件、出题范围、题量与用词要求、报考流程、考试及格标准、补考形式与要求及考试报名费用等均做了详细的说明。如规则中提到[1] "凡投考中国护士会文凭者，年龄至少须 20 岁（依西法计算）。曾在注册或承认之医院，受过三年以上之训练；且须品学兼优。理论与实习成绩均合格满意投考者，须由护士学校之监督报名。总平均分数满 70 分，各科分数至少在 65 分以上者为及格，得荣誉奖者其总平均分数须在 85 分以上。考试时有一两科不及格者可于下一年补考，但有三科以上不及

---

[1] 佚名. 社说——护士考试. 护士季报，1921，2（2）：1-2.

格者必须完全考过，可于下一两年举行常年考试时重行考试"①。

2. 会考制度执行情况　1912 年 7 月 18 日在中国护士会的第三次常委会上决定 1915 年举行第一次全国护士毕业会考。1915 年，参加会考的护生共有 7 人，最终其中 2 名男生和 1 名女生考试及格，获毕业证书。此举大大促进了全国护士学校的注册工作，全国注册学校随即增加到 8 所。此后，注册的护校和参加会考的人数逐年增加。据史料报道，1916 年有 9 人报考，其中 7 人及格，2 人不及格；1917 年有 31 人报考，其中 30 人及格，1 人不及格；1918 年有 77 人报考，其中 65 人及格，12 人不及格；1919 年 84 人报考，其中 48 人及格，28 人不及格，8 人自愿退出考试②。从报考人数上来看，报考人数逐年递增；从会考及格率来看，1919 年的考试不及格人数稍多，分析其原因，是由于更换课本、加大了知识难度②。

> **■ 史籍采摘**
>
>

全国护士统一考试规则（节选）①
>
>
> - 主考员由护士教育股派定之
> - 各主考员必须为中华护士会之正式会员且至少在中国三年以上者
> - 主考员出题考试下列各科
> （甲）内科及小儿科
> （乙）外科及细菌学
> （丙）解剖学与生理学
> （丁）药物学
> （戊）泌尿生殖器科（只考男生）
> （己）产科及妇科（只考女生）
> （以上各出十五题限答十问）
> （庚）饮食学
> （辛）眼科
> （以上各出 7 题限答五问）
> 附注：主考员须选用博医会出版名词部所审定之名词。

由于参加会考的学校和人数日益增多，中华护士会除常任书记外"无人能兼顾全国之事"，因此，1923 年中华护士会护士教育股对全国

---

① 投考中华护士会护士文凭章程. 中华护士会第七届全国代表大会记录，1924：13—14.
② 巴仁德. 中国护士事业之概况. 护士季报，1920，1（2）：19—21.

护士统一考试采取了分部考试的方式并试行①，试行结果较好，因此，于 1924 年分部考试被正式确定下来并正式执行。分部考试使得全国护士统一考试的实施更具有可行性。同时对护士全国考试提出了分期考试的决定，"部分课程在毕业前一年之年终考试，余在最后一年之年终考试"，其目的是"防应试之故而急促准备，并不欲令护病科之全部成绩，仅以一星期之工作决定之"①。

■ 史籍采摘

1924年中华护士会考试通知
（节选）②

北部西部及中部之中华护士会考试已定于本年十二月间举行，实习考试在十二月五日即星期五，其他各科则于下一星期考试，即十二月八日至十三日。凡明年可以应考之学生，经校长认可得于本年先考解剖生理学、细菌学及饮食学三科。

1936 年 12 月学会举行最后一次考试后，中华护士学会将会考主办权交由教育部接管，各护士学校注册也均需在教育部立案，中华护士学会派出胡敦五女士在教育部中协助办理护士会考及护校注册之相关事宜。从 1915—1936 年，"前后 21 年中，共发出护士文凭 6 357 张。③"

会考工作与教育部交接时，考虑到有部分护生在未立案学校就读，为了救济这部分护生，又要保证会考质量，1937 年对"未立案高级助产及护士职业学校毕业生，举行参加毕业会考的甄别考试。凡在高级助产及护士职业学校学生毕业会考规则施行以前没有立案之护校的毕业学生，需参加毕业会考者，按照本办法的规定受甄别考试"④。甄别考试的科目有国文、生理解剖、细菌学、药物学、护病学、内外科、

① 佚名. 广州大会的一瞥. 护士季报, 1924, 5 (2): 7-8.
② 佚名. 中华护士会考试. 护士季报, 1924, 5 (3): 11.
③ 佚名. 社论今后之护士考试, 中华护士报, 1937, 18 (3): 349.
④ 佚名. 参加毕业会考甄别考试办法. 中华护士报, 1937, 18 (3): 385-386.

皮肤科、小儿科、妇产科、耳、鼻、眼喉科。甄别考试各科成绩必须及格，方给予及格证明书，允许参加毕业会考。从此项举措可看出，当年中华护士会的会考制度，既严格又具有人性化。

1940年教育部迁往重庆，由中华护士学会于沦陷区内继续办理护士学校登记及护生考试。1940年12月恢复护士会考后，最初分在东、南、北、中四区举行，后因各校陆续被迫停闭，分区考试渐难实行，最后仅有华东一区照常办理，由考试委员会自上海发出试题至各护士学校。试卷送回上海评定后，即将及格者之成绩通知总会，按期填发证明文件。

自1936年在南京举行护士大会后，原沦陷区内中华护士会注册学校每年毕业护士参加本会公考及格之人数如表4-9所示 [①]。

表 4-9　1937—1946 年中国护士会护士公考人数与及格人数

年份 / 年	护士学校数 / 所	男生毕业数 / 人	女生毕业数 / 人	合计 / 人
1937	100	155	657	812
1938—1940	88	135	1 030	1 165
1941	55	39	326	365
1942	53	45	467	512
1943	43	27	354	381
1944	38	30	339	369
1945	34	4	195	199
1946	17	—	138	138
总计				3 941

3. 会考的组织与实施　按照中华护士会对全国护士考试的要求，在中华护士会注册的护校，其学生必须参加由中华护士会举行的每年一次的会考，考试及格后才能取得护士会颁发的会考证书（图4-17和

---

① 佚名. 总干事报告. 中国护士报，1947，1（1）：33.

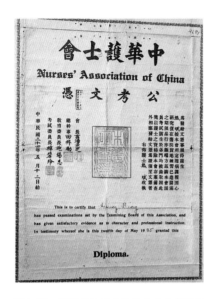

图4-17　1935年5月中华护士会公考证书

图4-18），进而才能获得护校颁发的毕业证书。考试不合格者，须随下一年级学生继续学习或者采取其他方式学习，预备参加下一年的中华护士会的考试。

全国护士考试考官根据区域分成不同组，每组由四人组成，实践考核考官不允许由护生所在学校或者实习医院的教师担任。考试常常历时一周多的时间，其中实践考核1天，理论考核因为考试科目较多，每门课程考2~3个小时，一般一周左右完成。如1932年中华护士会公布的会考时间，实践考核是1月22日；理论考核时间从1月25—30日，如果考一门，考试时间是每天上午9—12时；如果考2门，考试时间是8:30—12:30。考试科目包括：解剖生理学、细菌学、药物学、饮食学、外科与眼病护病、内科与小儿科护病、妇科与产科护病、泌尿器病护病[1]。图4-19和图4-20展示部分中华护士会全国考试第一名获得者。

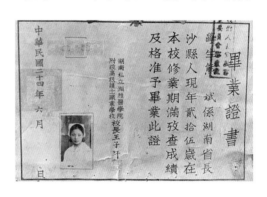

图4-18　1935年6月护士取得中华护士会公考证书后学校颁发的毕业证书

---

① 佚名. 中华护士会考试. 中华护士报，1932，13（1）：65.

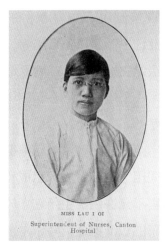
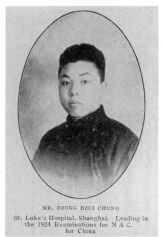

MISS LAU I OI
Superintendent of Nurses, Canton
Hospital

MR. DZUNG DZUI CHUNG
St. Luke's Hospital, Shanghai. Leading in
the 1924 Examinations for N.A.C.
for China

图 4-19　中华护士会全国统一会考第一名获得者

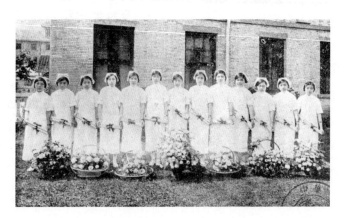

图4-20　宁波华美护士学校 1935 年毕业班
（正中间者为 1935 年中华护士会全国考试第一名获得者聂爱君护士）

　　在实践考核中，"由 10 个考试项目组成，每个题目的评价按照
0 ~ 10 分进行评价；在操作过程中同时根据操作内容进行口试；操作
过程必须有 1 位医生和 1 位护士在场"[1]；在理论考核中，学生被要求在
试卷上清楚地写下自己的答案，不允许在考场交谈；要将试卷和答题纸
粘贴在一起交回给考试秘书；答案前要标注考题的题号；等等。

① 佚名. 考试规则. 中华护士会第十次大会报告，1930: 124-126.

（二）考核内容

近代护理教育中，全国护士考试的考核内容就已经比较丰富了，包括实践考核和理论考核，其中实践考核只考核学生的护理技术操作能力，理论考核考查学生对知识的掌握程度。如 1918 年 5 月 20 日的全国护士实践考试题中，要求学生完成 10 项操作，分别为"包扎、铺床、挑选手术器械、灌肠、鼻饲、洗胃、准备导尿管、放置和移除便器、准备拆线、眼部冲洗"等 [1]；1922 年中华护士会护士理论考试试题所涵盖的内容包括：内科护理、儿科护理、产科护理、外科和细菌学、解剖和生理学、正常产科学、药科、救急疗术、泌尿生殖系统病。试题内容涵盖的范围较广，旨在考查学生对于知识的全面掌握程度。试题形式主要以问答题为主，并且在回答问题的过程中，考试委员会允许学生从众多问题中选择一定数量的题目进行作答。这说明当时的考试形式已经具有一定的灵活性。

对于全国护士考试，绝大多数人持有赞同的态度，但也有些人提出了考试过程中存在的问题。鉴于此，中华护士会在 1924 年的《护士季报》中专门设置了一个版块用于讨论考试中存在的问题，并分析问题产生的原因及对策。大家提出的考试中存在的主要问题包括措辞混乱、题目过于宽泛、有些问题没有标准答案可以借鉴等。此外，还有人反映部分学生虽然知晓答案，但是由于语言表达的问题，导致学生在考试中回答问题不够流畅，一定程度上影响了考核成绩等。这些讨论促进了对考试内容及考试管理的规范。

（三）考核方式

我国近代护理教育中的考核方式多样，如教师采用随时评价的方式对护生的实践过程和表现进行评价。史料中记载 [2]，湖南私立医学院

---

① Practical Examination. N.A.C. Questions, 1918, 102.

② 中南大学湘雅护理学院. 中南大学护理学学科发展史（1911—2014）. 长沙：中南大学出版社. 2014.

附设护士职业学校的章程中规定"平时成绩占在学期成绩内的五分之三";北京协和医学院护士学校的护生在"临床实习时,辅导老师都有手册记录学生的实习情况"。这些记录均体现了在我国近代护理教育的考核方法中,过程考核方式就已经被给予了较多的关注。此外,很多学校在办学章程中对学生的学业成绩考查、操行成绩考查、实习成绩考查等均有明确的描述。如湖南私立医学院附设学校护士职业学校(中南大学湘雅护理学院的前身)在相关章程中就有关于如何考核学生学业成绩的具体描述。可见在我国早期的护理教育中,对学生的考核方式已经呈现出了多元化的特点。

从历史发展进程来看,我国近代护理教育在动荡的社会历史阶段历尽风华,不断提升教学方法,改进教学评价,紧跟国际护理教育前沿,使得中国近代护理教育事业得以快速发展,其中中华护士会在护士的考核与管理中发挥着至关重要的作用,通过宣传学校注册、倡导统一的教学课程、宣传新颖实用的教学方法,组织全国护士考试等方式建立了职业化的护理教育队伍和护士培养机制,在中国近代护理学发展过程中发挥了重要的组织、引领作用。在进行护理专业管理过程中,历史的经验告诉我们更应该加强护理相关专业学会和组织在护理教育方面的规范管理作用。

第三节　中国近代护理教育中助产士的培养与考核

助产士与母婴人群健康密切相关。通过了解中国近代护理发展阶段助产士的培养和考核历程,特别是中华护士会在助产士培养中所发挥的作用,将有助于加深人们对助产学及助产士功能的理解,促进我国助产专业的发展,为提升母婴健康提供有价值的参考信息。

一、中国近代护理教育中助产士的培养

（一）我国早期助产士培养的概况

1. **我国助产教育的起始**　我国的助产教育起源于 20 世纪初，与护士教育的发展一样，由在华外籍医生、护士从西方引入，随着医院的建设而不断发展。1907 年，留美医生金韵梅回国任天津水阁医院院长，接受过当时西方教育的她目睹了我国旧式接生与科学助产的差距，认识到要把中国妇女从生育的痛苦中解救出来就必须淘汰原始落后的接生方法，培养合格的助产人员，普及产前保健和科学助产。她认为助产教育与妇幼卫生犹如车之两轮，因此，提出护士学校和助产教育应同步发展的建议。1908 年 7 月，她在天津水阁医院创设了北洋女医学堂，开设了一个护士班，一个助产士班，为我国培养了第一批助产士，可被视为中国助产教育的起源。

1908 年，英国医生 Poulter 在福州开办了产科训练班，此训练班是在 3 年护士培训的基础上，增加 1 年正常产科相关培训和 1 年手术分娩的相关培训[1]。据中华护士会的史料记载[2]，在 1915 年第二届中华护士会护士会员代表大会上，Mrs Bayard Lyon 对中国助产士的培训情况进行了如下简要的描述：在杭州，助产士培训需要两年，但是如果在接受助产士培训前接受过普通护士的培训则不需要接受两年的培训；在汉口，只有护士才能接受助产士的培训，这些培训是放在普通护士培训课程后期进行的。助产士出诊是两两结伴而行，这与英国核心助产委员会的要求是一样的。从史料中可见，国外助产士的培养方法对我国早期助产士培养产生了一定影响。

2. **中华护士会在助产士培养中的贡献**　中华护士会在助产士的培养方面作出了重要贡献，主要表现在统一和完善了助产士的教育和考

---

① Clark. Midwifery Of Today. 中华护士会第五届全国代表大会记录，1920: 25-36.
② 佚名. 中华护士会第二届全国代表大会记录，1915: 28.

核方法。在 1930 年之前，护士毕业后的产科培训及考核认证的相关事宜主要由中华护士会和博医会联合管理。1930 年 12 月之后，此管理权被移交至政府机构，护校停止培训产科士（即助产士）。图 4-21 为1930 年福建兴化圣路加产科医院护士学校助产士毕业生。

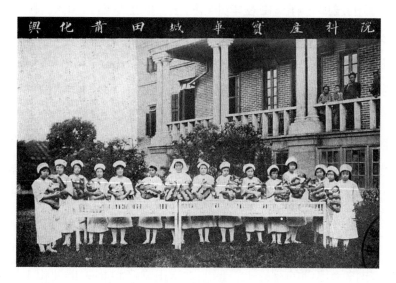

图4-21　1930年福建兴化圣路加产科医院护士学校助产士毕业生合影

　　中华护士会非常重视助产士队伍的建设，1928 年在《护士季报》上发文，称"护士在现今这个时代，若未受过产科训练，即非真正完备之护士。护士若要得到良好的位置，如有产科文凭，一定能获得更好的机会"①。在中华护士会和博医会发挥其在产科护士培养方面的相应职责时，特别强调"中华护士会对于以产科一门训练非护士之任何计划，概不参加，其理由有二。①凡受过护士训练者再受产科训练，则于所得学识，必更能融会贯通，且能确保其明白无毒与抗毒之法，中华护士会以为不先受护士训练而学习产科则基础不固，无异筑室于沙土之上，一遇紧急之时，势必危及病人。②现在各医院中能有多数顺产，使产科学生得到充分之实习者甚少，以上医院均应注册训练产科护士"[1]。这也进一步显示出中华护士会对助产士的学科定位和专业定位。为了进一步澄清相关概念，中华护士会也对产科士、产科护士、产科学生等进行了具体界定[2]。

3. **国立第一助产学校**　在我国近代助产士培养进程中，需要特别提及的一所学校就是国立第一助产学校。它由杨崇瑞医生于 1929 年在北平创办，并亲任校长。杨医生协助政府拟定了《助产士管理法》并于 1930 年出台，呼吁新旧助产士一律需要登记注册[3]。1930 年之后，由于护校停止培训产科士，因此，中华护士会委托国立第一助产学校等院校对毕业后护士进行助产知识和技能的相关培训。1930 年应中华护士会的请求，国立第一助产学校增设了护士助产特别班，作为毕业后护士进修的场所。由各公立、私立医院保送的已毕业的护士作为学员来此进修学习，修业期为一年，结业后仍回到原保送单位承担助产相关工作。在抗战前，共设立了 8 个护士助产特别班，共毕业 50 人，遗憾的是此班后因抗日战争的影响而停办[3]。

---

[1] 佚名. 产科士委员会曾讨论护士产科训练问题. 中华护士会大会记录. 1928: 36.
[2] Midwifery Training For Graduate Nurses. 中华护士会第八届全国代表大会记录，1926: 155-163.
[3] 左奇，严仁英. 杨崇瑞博士——中国妇幼卫生事业的开拓者. 北京：北京大学医学出版社，2002.

（二）我国近代助产士的培养

从中华护士会的史料记载可见，我国近代助产士的教育培养从无统一规范，到逐渐由政府及相应学会组织进行教育和考核，使其培养逐渐规范和成熟。

1. **助产士的培训内容**　在中华护士会和博医会联合建立委员会管理助产士之前，助产学校的课程设置没有国家的统一规范，各学校多根据自己的实际情况和特点来设置课程。由于大部分学校附属于教会医院，学校的行政领导和授课教师以外国人居多，因此，很多课程设置的内容沿袭了国外关于助产士培养的相关要求，特别是英国伦敦的核心助产士委员会（Central Midwives Board）有关助产士培养的要求对我国的助产士培养有很大的影响，如按照英国核心助产士委员会的要求，受过正规培训的护士还要在学校或者在有经验的助产士指导下，进行 4 个月助产相关培训；没有受过正规培训的护士要经过 6 个月的助产训练；所有想成为助产士的人都必须在考试之前完成 20 例的接生等 [1]。

20 世纪 20 年代初，中华护士会与博医会合作成立了联合委员会，对当时助产士培训的课程内容和培训要求以及考核等进行了一定的规范。如联合委员会在对已毕业护生接受助产士培训的要求中规定，在学的护生在学习护理的过程中所遇到的接生案例不能算在其助产士的培训案例中，助产士培训前有关护理方面的培训是为了使这些护生能更好地掌握助产士的相关知识和技能。助产士的学习中除了之前他们在护理培训课程中所学的知识，还要包括布置产房和相应物品、在产程中协助医生和助产士完成分娩工作、产后一个月内照护产妇和婴儿等。

对助产士的培养不能仅仅围绕病理性分娩案例，在 1922 年的早期护士毕业后的助产培训规定中，中华护士会要求学生要有一年的正常分娩方面的学习和一年的手术分娩方面的学习；在 1924 年召开的中华

---

[1] Clark. Midwifery of Today. 中华护士会大会记录，1920，25-36.

护士大会上课程委员会建议将两门课程合并为一门，学习期限缩减为一年，因为"唯平常产科所授者，实际与护士学校之产科学相同，故课程股主张将两研究科合并为一，期限一年"①。但在后期的培训实践中，培训学校还是认为采用一年学习顺产、一年学习异常产的学习方法颇有成效，此建议在 1928 年召开的中华护士大会上经多数人同意通过②。

2. **助产士的培养模式**　由于对助产士的要求较高，早期正规助产士培训数量十分有限，不能满足社会的需求，因此就形成了针对不同助产接生人员的不同层次的培训。在 1929 年的《护士季报》中，介绍了北平协和医校训练产科士的三种模式："两个月期者，仅限于训练旧式收生婆，完全用实物教授，因中国旧式之收生婆，大都不识字，卫生的根本原则与近世接产之科学方法，均当一一示之，本科仅有 14 次实物教授，每次两小时，学完之后，各人须经过口头考试与实验考试，以观其所得之多寡，预计一年中可训练产科士一千人；六个月期者，此短期训练之目的，在预备充分供给产科士，其人必须受过小学教育，并授以产科之普通原则；两年期者，入本科者须受过高等教育，教以产科之理论与实验，包括妊娠之生理与病理、顺产与异常产及产母与婴儿之照护等，毕业于本科者，将来可为产科监督、产科教习、与组织者。"③ 每种方法均强调理论培训要与实践相结合且应因人施教。从史料中可见，当时多种路径对产科士的培养，加快了我国近代助产人员的培养和储备。

3. **助产士的能力培养**

（1）**注重实践教学**：在助产士的教学中，各助产学校都比较关注实践环节，培训学校和注册机构均强调要理论和实践相结合。如 1926 年

---

① 佚名. 广州大会的一瞥. 护士季报，1924，5（2）：9.
② 贝孟雅. 护士提出产科士议案. 中华护士大会记录，1928：35-36.
③ 曾宪章. 产科士. 护士季报，1929，16（4）：26-27.

中华护士大会记录^①中，针对助产士培训学校，要求每名助产士在完成一年的专业学习后，应在学校的监督下再实习一年，然后才能取得文凭。

助产学校既对学生在病房的实践能力有较高要求，同样也关注学生进入产妇家中所进行的实践。如国立第一助产学校学生实行课堂教学与实习相结合的方式，实习期间教师也会带领学生去产妇家拜访。

（2）**注重培养个案管理能力**：在助产士的培养过程中，教师有意识地让学生对所参与照护的个案进行详细的记录，不仅包括正常生产案例，对异常生产案例更须加以关注和总结记录。学生不仅通过个案记录进行反思和总结，同时也需要将这些个案记录作为未来国家助产士会考的资格证明文件进行展示^②。在国家助产士会考要求中，明确规定学生要将所记录的个案每篇展示，或者装订成册展示，考生需要在进行实践考核时向考官呈现其个案总结。

（3）**注重综合素质的培养**：对助产士的培养，中华护士会有明确的综合素质要求，"我人须知何者为优良之产科士所应具备的资格，彼于妇女之生殖器，与其生殖器作用之生理学及生殖期内所发生之病理的情形，必须具有普通之知识，彼必须有强健之身心，彼于实行接产之前，必须得有实际之经验，彼必须富有方法，彼必须能倚赖自己，彼必须忍耐、和蔼、快乐，而尤要者，则彼必须时常愿意助人"^③。

4．**对助产学校的要求**

（1）**对学校规模的要求**：为保证助产士的培训质量，要求培训助产士的医院必须有足够数量的正常分娩产妇案例。招收 1～2 名助产学生的学校必须为学生提供 60～80 例 / 年的分娩学习，而招收 3～4 名

---

① New Scheme For The Training And Examination of Midwives. 中华护士会第八届全国代表大会记录，1926：74-75.

② Midwifery Training For Graduate Nurses. 中华护士会第八届全国代表大会记录，1926：155-163.

③ 曾宪章. 产科士. 护士季报，1929，16（4）：26-27.

助产学生的学校则必须提供 100~120 例 / 年的分娩学习[①]。在中华护士会的规范指引下，培训助产士的单位需提供本单位的年分娩数量。如杭州广济医院产科女学校招生广告的最后一句是："附告上年本院产科医院所接生婴儿共计 300 名。"[②]

（2）**对学校硬件设施的要求**：助产学校尽可能地将学生练习的房间布置得与真实分娩环境一致，以满足助产学生的学习需求。如联合委员会在其助产士会考章程中就提出"能培训 4 名助产士的学校除了配备不同病床数目的病室，还应配备厨房、夜间育儿室（白天可以是浴室）、卫生附属室、储物室、手术室或分娩室、灭菌室、教室、出外接产之护士休息室（应该为单间而不是多人居住的宿舍，这样紧急情况下需要叫醒一个接产护士，而不是吵醒多个人）"。对于设备的要求，"应有简单朴素之陈设用具，不必求精雅，产科学生应受训练，在华人家中接产"；对于教学用具的要求，"在教室中要准备骨盆和胎颅模型与仿真胎儿"；如果出外接产，则需要准备"产科袋、护病袋、足够量的盘子、碗和罐子等"。联合委员会特别指出，这些中国助产士的培养是为了使他们能更好地为那些在家中分娩的孕妇提供服务，因此，对他们进行培训也最好安排在孕妇家中或者近似的环境中进行[③]。

（三）助产士培训教材建设

1. **翻译教材**　从中华护士会列出的教科书目录中可见，用于产科士培养的教材很有限，而且大部分为英译本，这与当时我国助产士发展尚不成熟、相关教育处于起步阶段有关。翻译的主要教材均为英美教学使用教材，历史资料中记载的相关翻译书籍如下[④]：

（1）《护士产科须知》（曾名为护理产科学）：原版为 *Obstetrics for*

---

① Additional Instructions to Supervision of Training Schools for Midwives. 中华护士会第八届全国代表大会记录，1926: 160-163.

② 佚名. 杭州大英广济医院产科女学校广告. 护士季报，1926，7（3）：18.

③ 佚名. 毕业护士产科训练之计划书. 中华护士会第八届全国代表大会记录，1926: 64-70.

④ 佚名. 中华护士学会教科书. 中华护士报，1938，19（4）：241-248.

Nurses，该书为 Joseph B DeLee 医生编写，狄乐播译（美国人）。1930 年上海广协书局出版。该书上海图书馆有藏，是我国较早翻译的产科护理专著[①]。该书第 9 版由 R.M.Mateer 小姐于 1934 年翻译完成。

（2）产科摘要（手术）：原版为 *Operative Midwifery for Nurses*，是由 Ethel Rowley 博士于 1923 年翻译的。

（3）《护士接产须知》：原版为 *Midwifery for Nurses*，是由 Edward Arnold 公司于 1922 年出版的第 6 版书籍。该书由 Elsie Chung Lyon 小姐翻译，当时为编译版的第 4 版。

（4）《护士应用产妇科护理法》：原版为 *Gynecological and Obstetrical Nursing*，由 Ethel Rowley 博士于 1935 年翻译完成。

（5）《妇科学与妇科护病》：原著为 *Gynaecology for Nurses and Gynaecological Nursing*，此书作者为 Comyns Berkeley，为中华护士会于 1934 年推荐，但尚无史料可查是否翻译为中文。《中华护士报》对此书进行了比较详细的介绍和评论，建议作为妇科护理方面的教科书或者参考书[②]。此种形式的书评，为护理院校选择相应的参考书籍提供了较为清晰的方向。

2. **编写教材**　在 1940 年之前的史料中尚未发现对中国本土编写护理书籍的详细描述，仅在中华护士会相应的报告中涉及部分书籍的简单介绍，如 1924 年中华护士会大会报告中描述道："产科与妇科学，何美丽编，本分股主张采用此书"[③]，说明当时已有国人已经开始编写产科与妇科的相应教材，但是数量极其有限。

杨崇瑞博士作为中国助产专业的奠基人，在教材编写方面作出了突出的贡献。1938 年 8 月—1939 年底，她回到国家卫生署工作，负责筹划儿童保育院医药方面的事宜。筹组成都保婴事务所三处，编写了

---

① 佚名. 教育委办会之编译委办会报告. 中华护士会第八届全国代表大会记录，1926：24.
② 佚名. 书报评论. 中华护士报. 1934，15（4）：226.
③ 佚名. 教育股课程分股之报告. 中华护士会第六届全国代表大会记录，1924：32.

《妇婴卫生纲要》《妇婴卫生学》《简易产科学》和其他宣传小册子，以及一套妇婴卫生挂图发行各地[①]。此外，她不仅在实践中身先士卒，独身奋斗，开创了妇幼卫生和助产事业，而且还不断总结经验，用理论指导妇幼工作，扩大社会影响。

二、中国近代护理教育中助产士的考核与管理

（一）考核制度

1. **对助产士考生资格的要求**　近代早期，国内助产士的考核制度无统一标准。中华护士会联合博医会建立的联合委员会，针对各地已经开办的助产护士培训班的实际情况，于 1926 年开始对助产士的考核进行了相关制度的规范[②]。在产科训练与考试章程中指出，"参加考试者必须具有中华护士会认证的护士文凭或者国外认可的护士文凭；年龄不得在 21 岁之内；产科考试不得在护病考试后一年以内进行；产科考试在每年阳历的三月份的最后一周进行；参加产科考试者必须有一年与顺产和异常产有关的学习与实习经历；在学习期内至少应听过 30 次讲课，其中有 12 次要由医生授课；学习期间参与过 20 位孕妇的照护并有详细保存的个案记录；协助医生或产科士接产 20 次；报名者至少接生 20 次，包括 5 次手术分娩；曾亲自接过顺产 20 次；再要照护产后 10 天内的产妇及婴儿至少 5 次，而且要在产妇的家中提供照护；在实习期间必须依照护理方法仔细记录每次的照护情形，可以为记录单或者记录簿的形式，这些记录需要在实践考核时呈交给考官"。

2. **对助产士考官资格的要求**　除了明确提出参考人员的要求，联合委员会还对考官组成及其职责进行了具体规定，"考试部由中华护士会中的产科毕业护士、中华医学会或博医会产科会员各一人组成，两

---

① 严仁英. 杨崇瑞博士——中国妇幼卫生事业的开拓者. 北京：北京医科大学出版社，2002.

② Midwifery Training For Graduate Nurses. 中华护士会第八届全国代表大会记录，1926: 155-163.

个人必须由各自学会推荐产生，形成考试部。考试部负责出笔试题、判卷、拟定实验试题，而实验考试的考官选择则由助产士培训学校推荐后递交考试部名单，经考试部通过后再给予监考资格。实验考核中的考官应该由两人组成，一人为中华护士会毕业的助产士，一人为博医会会员或者中华医学会会员，或者两人皆为博医会会员，但最好有产科执照；考官不得来自考生所在的医院或者助产学校"。

助产士的考核又分为"平常产科"和"手术产科"，后者要求更严，由医生 1~2 人与持有平常产科文凭及手术产科文凭的护士 1 人共同监考，"系实习考核，不需笔答，因此系较高深之科目，须有 85 分始及格" [1]。

3. 对助产士考试成绩的认定及证书发放 对于成绩的提交及不及格情况的处理、产科文凭的最终发放亦有相应的说明，如"实验考试的成绩在考核后应即刻送交考试部，由考试部将笔试与实验考试成绩报告呈交给联合会，联合会随时将及格的学员姓名提交中华护士会总干事，以便颁发产科文凭。考试费二元，在报名时收纳。应试者必须经过笔试及实验考试，凡实验考试不及格者不得再参加笔试，但下一年可以重考。实验考试必须至少 70 分方可及格。笔试分两种：一为顺产；二为产科急救与异常产，每种笔试需达 70 分方可及格""产科文凭由中华护士会会长、总干事、考试部二人签字后，才能以联合委员会的命令由中华护士会总干事填写发放"。1928 年，中华护士会大会中针对助产士的证书授予进行了讨论 [2]，大会第 15 条提案在会议中通过，此提案建议"产科文凭应有两张，第一张文凭系指其照护顺产之效能，于第一年学习期满考试及格、经考试部认为满意时发给之；第二张文凭系为适宜受照护异常产科之特别训练者而设，该生至少须在医士或产科士长监督之下实习一年（并受医士关于异常产之特别训练），期满再行考试，考试及格，经考试部认为满意，即发给第二张文凭并加盖

① 佚名. 产科考试. 护士季报，1923，4（4）：30.
② 贝孟雅. 产科士议案. 中华护士第九届全国代表大会记录，1928：35-36.

一特别印鉴，证明此产科士照护异常产之效能"。

中华护士会主导的助产士考核一直延续到 1930 年 12 月 31 日，之后由政府接管。中华护士会发布"紧急通告：自 1930 年 12 月 31 日以后，各产科学校必须向政府产科处注册，凡由注册学校训练出来之产科士，方能向政府注册。中华护士会于 1930 年以后，停止训练与考核产科人员"[①]。"假如各学校仍设有助产学校，其关于助产标准课程及助产学校立案手续与公考事宜，直接向中央助产教育委员会接洽。"[②]

在中华护士会管理助产士的考核工作过程中，可见其工作之细致、严谨，规章制度之周全、规范，为我们后人制定相应的规章制度提供了学习的典范。

（二）考核内容

1. 中华护士会颁发的助产士考试大纲　以联合委员会于 1922 年所颁布的《普通产科及手术产科考试大纲》为例[③]，其中明确给出了普通产科及手术产科的考试内容，如妇女骨盆及生殖器之解剖学特点、排卵与行经、妊娠之症候、妊娠之诊断及常见子宫病变、异常妊娠胎块与子宫外妊娠、胎足月时之特性、产后期产母及婴孩之处理法、难产、各种异常情状之辨认、产后感染脓菌原因及症候等。此外，参加产科考试者还必须熟谙下面所列出的产科手术及应用指征："高低施钳术，倒转术内倒转术、外倒转术，及内外倒转术；除去粘连胎盘法；缝会阴破裂法。"

对于手术产科的考核，则明确规定，"应产科考试者，必须能辨认应用更大之手术，并须医生襄助之情状，又应明白下列各种手术之性质，颅骨切开术、内脏抽出术、开腹产术、耻骨联合切开术、早产引产术"。

从中华护士会所颁发的有关产科士的全国考试大纲中可见，考核

---

① 佚名. 中华护士会消息. 护士季报，1930，11（2）：48.
② 佚名. 总会消息. 中华护士报，1934，15（1）：42.
③ 佚名. 普通产科及手术产科考试大纲. 中华护士会第六届全国代表大会记录，1922：14-15.

第三节　中国近代护理教育中助产士的培养与考核

187

内容覆盖面广，从女性骨盆与生殖器官解剖学开始，到正常产、流产、手术产以及产后照护等各个方面均有涉及，而且十分强调理论联系实践。"投考中华护士会文凭者，于下面指定各项，须有充分之学识，而尤注重于实验方面[①]"，尽可能使实践考试与实际临床情况保持一致，凸显了对实践型学科的考核内容要求。

2. 助产士考试规程 1937年颁发了《高级助产士及护士职业学校学生毕业会考规程》，该规程中的第四条明确规定了高级助产职业学校的会考科目为："国文、解剖生理学、细菌学、产科学、医学（小儿科及内外科妇科）、护病学，卫生学（包括个人卫生妇婴卫生及其他公共卫生大意）、实习技术考验"等[③]。

该规程对会考参加者的要求、会考学校的要求，毕业会考成绩核算方法的说明、会考的时间、会考命题、会考不及格者的界定以及后续处理方法、会考相关文件的报送及合格证书的授予等都有详细的规定与描述，如：

"第十一条 毕业会考各科成绩均须及格，始得毕业，其毕业证书

---

① 中华护士会. 产科考试大纲. 护士季报，1929，14（2）：29-31.
② 佚名. 1919年5月中华护士会助产士实践考试试题. 护士季报，1921，2（3）：36.
③ 佚名. 高级助产及护士职业学校学生毕业会考规程. 中华护士报，1937，18（3）：389-396.

经省市区教育行政机关验印并加盖"毕业会考及格"图记后，由学校发给之"；

"第十二条 会考三科以上不及格者，应令留级。其因故不能留级者，得由原校给予修业证明书，载明毕业会考各科成绩，并加盖'毕业会考不及格'图记"；

"第十三条 会考有一科或二科不及格者，准其参加下届各该科会考，唯至多不得过两次，及格后方得毕业。第二次如仍有科目不及格时，应考试全部会考科目。"[①]

（三）考核方式

1. **学期末考核与毕业前会考相结合** 根据史料记载，助产士的考核由学期末考核以及最后毕业前的全国会考两部分组成。于 1937 年 8 月 1 日开始施行的《高级助产士及护士职业学校学生毕业会考规程》中第七条规定："毕业会考各科成绩核算方法，应以学校各科毕业成绩（即各学年成绩之平均数）占十分之四，会考各科成绩占十分之六，合并计算之。前项成绩，均以百分法计算，以 60 分为及格标准。"

2. **笔试与口试、理论考试与实践考试相结合** 中华护士会产科考试章程中明确规定"口问笔问两种考试均须及格"。同时，在实践考核中，一方面学生要呈现出其本人既往在接受产科系统培训的过程中所参与照护案例的详细记录手册，同时要完成所规定的实践考题。考试题目如前所示，如展示如何在个体家中准备待产室、解释使用产钳的原因，以及演示如何使用产钳，演示如何护理刚出生的新生儿等操作。这些实践性的考题都与产科实践密切结合，使考题内容与实践保持一致。

3. **过程评价与毕业会考相结合** 培养助产士的过程中，需要进行多阶段的考核，而非以某一节点的考核成绩决定学员是否通过。助产学校在培养过程中，也非常注重对学生的过程评价。如中华护士会及

① 佚名. 高级助产及护士职业学校学生毕业会考规程. 中华护士报, 1937, 18（3）: 389-396.

博医会联合成立的委员会就强调接受产科培训的护士要将自己在学习期间所学习的个案进行详细的记录，并在参加国家统一考试时呈现给考官；学生必须至少接生过 20 次才可以报考国家的助产士考试等。

（四）对助产士考核管理的立法

助产士的立法经历了一系列变迁的过程。伴随着从《助产士条例》升级到《助产士法》，助产士的考核要求也随之进一步明确、规范。

1928 年 7 月，出台了第一部助产法规——《助产士条例》，包括助产士注册、开业管理、助产实践范围、政府对助产士的监督、违法处罚等 13 条款项。《助产士条例》的出台成为中国助产史上的里程碑事件，也标志着官方对新式助产者的冠名，即"助产士"。自此，国家开始设置独立于医疗和护理的助产教育体系和实践管理系统。

1928 年 12 月，公布了《助产学校立案规则》和《修正助产学制及课程暂定标准》，规定了助产士学校成立的条件、申请成立所需要的资料，以及助产学校的课程设置、人员配备、经费来源等。

1929 年 3 月 13 日，颁布了《助产士考试规则》八条，同年 5 月 21 日又再次修正颁布了《助产士考试规则》八条。

1943 年 9 月 30 日，进一步修订《助产士条例》，正式公布了《助产士法》三十二条，作为管理和规范助产士活动的基本法律，由资格、开业、义务、惩处、公会、附则六章组成。

1945 年 7 月 21 日，"卫生署"会同"社会部"公布了《助产士法实施细则》，对领取助产士证书所应提交的材料、证照遗失补办及歇业后复业等事项做了相应的规定。

1948 年 12 月 28 日最后一次修正并公布《助产士法》，这次修正除减轻了"惩处"一章的处罚力度外，其他均维持旧法原貌。

这些针对助产士的相关考核制度及立法的建立，使助产士得到了社会的认可，并具有了专业合法地位。同时，这些考核制度也成为国家对助产专业进行管理和约束的一种手段。

通过对早期助产士培养和教育的史料梳理，我们更加清晰地了解了中国近代护理教育中助产士的培养和助产专业的发展所走过的曲折历程，这将有助于我们对当今时代的助产士培养和助产专业的发展路径有更深入的思考以及更清晰、更丰富的认识。

第四节　中国近代护理教育中护士的岗位培训

护士岗位培训在中国近代护理发展史中就已经有了相应的雏形，早期的护理管理者及教育者均关注到毕业后护士所面临的职业发展问题及困境，并提出了各种类型的护士岗位培训形式，如研究班、研修班、短期进修班等。培训内容广泛，包括疾病及护理、行政管理、教育教学、社区护理、饮食营养照护等，逐步构建护士规范化、系统化的培训内容。与此同时，结合当时社会发展的需要，公共卫生护士、军队护士、乡村护士培训等，也为中国近代护理史中的护士培训涂写了浓墨重彩的一笔。

一、通科护士岗位培训

（一）通科护士岗位培训的起源

《护士季报》创办不久，就有提及护士毕业后进行岗位培训的文章。较早明确提及的培训为产科培训[1]，随后通科护士岗位培训的必要性和培训内容等也相继被提及。1929 年，护士教育委员会会长何美丽[2]提出要开办面向护士的研究班。她强调了开办护士研究班的意义及目的，"为了在护士繁忙的工作中，考虑到其学业的前途，再加上当前知

---

① 佚名. 完备的护士. 护士季报. 1928, 9（1）：13-14.
② 护士季报目录页，1930，11（1）.

识的发展，无一不日胜千里之速，已经毕业的护士，因为时间的原因，就放弃对学业的研究，十分可惜。因此，增加其对学业的重视，在夏天暑假时间为毕业护士举办研究班，护士们可以聚集研究讨论，而增加其学业，并可趁此机会观摩学习各地各学校的情况"①。

与此同时，医生们也从自身的角度，提出了护士培训的必要性，如重庆中央医院外科副主任陈仁亭医生以"为护士说话"为题发文到《中国护士季刊》，文中写到"近年来笔者观察各医院中工作的护士同事，对于求进修及新知识的获得，真是如饥似渴。这是一种好现象，只可惜在国内为她们进修的设备及材料实在太少。许多护士都没有机会知道近年来新的护病原理和护理方法，以及进步医学的知识。这样下去她们会对工作失去兴趣，对这神圣的职业失去自信，而走到自暴自弃的歧途"②。对护士毕业后需要继续提升专业知识和技能的统一认识，使毕业后护士的通科岗位培训逐渐涌现并发展起来。

（二）通科护士岗位培训的形式与内容

1. 形式

（1）护士研究班/进修班：护士培训较早采用的形式主要以各所护士学校开办的护士研究班为主。如1930年6月，上海西门妇孺医院护士学校开设为期一个月的护士研究班，它也是早期开设护士研究班的院校。研究班为身任重责的毕业护士提供了提升学业水平的机会，在研究班学习期间还有讨论交流以及参观各家医院和护士学校的机会。研究班不收取学费，只收取膳宿费③。1934年，在中华护士大会汉口会议上，外籍护士濮洛克围绕"护士进修班"的开展做了专题汇报，她特别介绍了上海西门妇孺医院对于通科护士岗位培训的具体做法，其中有很多内容仍值得我们当下借鉴。该研究班由于培训时间短，方便了不能长

---

① 何美丽. 护士教育栏. 护士季报, 1929, 10（2）: 47-48.
② 陈仁亭. 为护士说话. 中国护士季刊, 1948, 2（2）: 2-3.
③ 何美丽. 护士教育栏. 护士季报, 1930, 11（1）: 57-58.

时间离开医院的护士报名参加。参加过培训的护士们也切身感受到参加此培训的益处。但是濮护士也建议，由于一个月的培训时间较短，学生不能将课堂上所学的知识很好地用于实践中，因此提出"应设立某种暑期学校，使事务繁忙之护士长与教员，得以彼此相聚讨论"[1]。濮护士建议开办一个"教授班，期限六个月。前三月以听讲为主，每日只有数小时在病房内。学生于入学之前，可自择愿习何科。听讲一律相同。所授科目，有行政与教授、公共卫生、化学、实用护病学等，听讲期内，概须出席，以观察教授之法。诸生皆须预备功课，实习教授一班，由同学诸生评判其方法态度等。"在实施的过程中，濮护士也提出了其中存在的问题，如三个月之后再无讲授课程，学生对实习即渐渐失去兴趣，而不愿意在病室中担任常规工作"。因此，建议"六个月之时期内始终有课"。建议进修的护士不要将"病房内所费时间视为苦役，此乃观察之机会，可将本医院与其他医院之情形互相比较。虽不必变更自己之方法，但可学习如何估计数种方法之优点，而依此规划其进行方法"[1]。

1930 年，北京协和护士学校为毕业护士开设了为期 6 个月的"教授与行政研究班"，除了讲授之外，也有实习和参观活动的安排[2]。

自 1935 年开始，史料中的护士研究班逐渐易名为护士进修班，通过名称变更，使培训班的性质更加明确，即以护士毕业后岗位培训为聚焦点。图 4-22 为福建护士进修班合影。1933

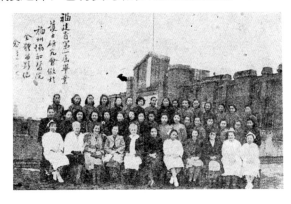

图4-22　福建护士进修班合影

① 濮洛克. 护士进修班. 中华护士报，1934，15（4）：197-203.
② 佚名. 北平协和医校护士学校为中国毕业护士所设之教授与行政研究科章程. 护士季报. 1930，7（11）：14-18.

年北京协和护士学校开设的护士进修班分为两个班，根据进修班开设的目的不同而设计不同的进修时限，"一班期限八个月，以造就人才，任教学与行政之专门职务；一班期限 5 个月，以造就人才，任监督与护士长之职""修业期满，成绩及格的学生，由本校给予证书，说明其工作之内容"[①]。

（2）**战后护士讲习班**：1945 年，在抗日战争结束后，为了加紧修复战火燎原的中华，中央卫生实验院开始招收学员开办讲习班，学习期限为 1 年，进修结束后由卫生署指派参加战后的善后医疗救济工作。讲习班学员不仅包括护理人员，也包括其他类型的医务人员。第一届讲习班招募有 22 名学员[②]。后续开办的届次不详，未从史料中获取到相关信息。

（3）**其他形式**：陈仁亭医生在其题为《为护士说话》的文章中，提出了几种进行护士岗位培训的形式，"①在国内应多办护士学术刊物……②在医院内，医生们既经常有各种学术集会，在护士方面也应该有这种创设。例如在重庆宽仁医院便设有护士读书周会，每次由护士主任报告最近文献上关于护理学术的进展和近期医学的进步。护士们都非常欣赏这种读书会"[③]。这些不同类型的学习形式，为通科护士岗位培训的多样化提供了相应参考。

2. **内容**　如前所述，通科护士岗位培训主要以研究班或者进修班的形式进行，培训的内容也较为广泛，涉及从疾病及护理、行政管理、教育教学、社区护理、饮食营养照护、商务及财款管理等各个方面。下面就以几个典型的培训班为例介绍相关的培训内容：

（1）**北京协和护士学校护术进修班内容**：自 1922 年进修班开办以来，至 1934 年春，共招收进修学员 110 人[①]。早期进修班时限为 6 个

① 田粹励. 北平协和护士学校护术进修班概况. 中华护士报. 1935, 16（7）: 271-278.
② 佚名. 中国卫生实习院举办之助理讲习班. 护士通讯. 1945, 1: 8-10.
③ 陈仁亭. 为护士说话. 中国护士季刊, 1948, 2（2）: 2-3.

月，前 3 个月理论与实习并重，理论方面为"护术概论 30 小时，实用护病学 36 小时，病案研究及一个选科 30 小时"；后 3 个月则按照学生的需要与陈请，选择相应的病房进行实习（相当于现在的选修实习）。1932 年 9 月，此进修班时限缩短为 5 个月，并在科目中增加行政与教学法 24 个小时。1933 年进修班课程又进行了改革，分为两个班，一个班期限 5 个月，一个班期限 8 个月。1933 年两个进修班的共同授课科目及学时数见表 4-10。关于实习时间，8 个月的进修班，约 1 158 小时（讲授：实习 =1：5）；5 个月的进修班实习时间 603 小时（讲授：实习 =1：2.6）。讲授与实习，均按照每周 46 小时计算。

表 4-10　北京协和护士学校 1933 年护术进修班课程表 [①]

科目	讲演 / 小时	实习 / 小时	合计 / 小时
细菌学	10	9	19
医院行政之原则	20	2	22
护术概论	20	18（参观）	38
营养学及饮食学	21	14	35
卫生教学指南	20	4	24
护士教育问题	20		20
护病学教学法	25	25	50
社会学	20		20
合计			228

（2）上海西门妇孺医院的"夏令研究班"内容：该班于 1929 年开办，为期一个月。其所设定的培训内容比较丰富，涉及参观医院、管理制度学习、社区护理、心理学、饮食学等特别课程学习。此夏令研究班发挥了拓展毕业后护士的眼界，以及了解医护新进展的作用。具体课表内容见表 4-11。

---

① 田粹励. 北平协和护士学校护术进修班概况. 中华护士报. 1935，16（7）：271-278.

表 4-11 "上海西门妇孺医院夏令研究班"课表

内容	次数或时长	内容	次数或时长
参观医院	4 次	护士心理学	16 小时
公共卫生	8 小时	手术教授法	24 小时
学校护士与门诊	4 小时	饮食学	4 小时
割症室之手术	12 小时	特别课程	8 小时
医院管理法	16 小时	讨论	24 小时

（3）**中央卫生实验院讲习班内容**：中央卫生实验院开设的战后护士讲习班的总体培训时间为 1 年，其中 5 个月为讲授及示范，7 个月为实习。

二、中国近代护理教育中的专科护士岗位培训

（一）精神科护士岗位培训

在 1936 年召开的第十三届中华护士大会上，精神病护病及卫生委员会主席高玉华所做的报告中，提及北平市卫生局精神病疗养院和上海普慈疗养院已经先后设立并运行，精神病病人的护理已经被日益关注，与其相关的救助计划和医疗计划日益增加。在当时情形下，高玉华再次呼吁"精神病护病及卫生，在护士学校课程中应为一必修科，并应鼓励毕业护士受特别训练，以期能适合于此项重要之新护病事业，以为国民服务也"[1]。这一报告彰显了当时精神科护士的培养及毕业后岗位培训的重要性。

薛乐华女士在 1938 年中华护士报的教育专栏中撰写了题为《精神病护病之研究》的文章，描述了精神科护士所应具备的能力，她在

---

[1] 高玉华. 精神病护病及卫生委员会报告. 中华护士报. 1937，18（1）：81.

文中明确指出"欲使院中护士，适宜于此项工作，必须聘用毕业护士，对于必须之护病常规，已经完全明了者。再施以至少六个月之训练，使其能了解精神病人之精神反应，而临机应变，善于应付，以获得所需之成绩"；建议的训练科目包括"心理疗法、神经解剖学、精神卫生、精神病及精神病护病"等。文中也进一步阐明了为什么要学习这些课程，例如，文中描述到"凡为精神病护士者，必须明了神经系统之全部，及其机能，始能知其于病人之行为，有何重要关系……护士对于各种精神病，必充分明了，方能认识受其护理者之精神状态。各种精神病，不一定发生同样之神经症状，及精神症状，而此等症状，则为指示精神病专家治病之关键也"①。

中华护士会监事会监事、上海医学院附设高级护士职业学校校长潘景芝提到，"具有精神病学及精神卫生经验的护士，实如凤毛麟角，其主因系因国内缺乏现代新式的精神病医院，所以使多数的护士，没有实习的机会，以致不能得到练习②"。上海红十字会第一医院在战争期间，为了满足精神病病人的治疗需求，关停部分病室转为精神疾病病房，当时人们深切地感到精神病护理及精神卫生护士人才的缺乏，国内非常迫切需要这样的人才。因此，上海红十字会第一医院委托国立上海医学院附设高级护士职业学校，设立精神专科研究班，训练毕业护士及修业期内之护生，为期6个月，所授科目包括精神病原理、精神病护病技能、研究病人心理及研究适合病人的护理方法等课程，旨在造就专门人才以适应社会的需要。

在进行精神专科护士的培训时，潘景芝校长提到作为精神科护士，要学会如何获得病人的绝对信任。只有得到病人的信任，才能使病人愿意接受护士所给予的教育和指导。希望精神专科护士在护理病人时，"对于病人的错误见解、反常状态，要引证譬喻，反复解释，并且要表

① 薛乐华. 精神病护病之研究. 中华护士报，1938，19（1）：14-24.
② 潘景芝. 精神病护病与精神卫生. 中华护士报，1938，19（4）：152-158.

示同情，使病人得到安慰；要了解病人的心理，要有观察的能力，更要有应变的机能，谋求针对病人的适当应付方法，这样日积月累，必能同化病人的言行，矫正病人的思想"。潘景芝校长同时总结了与精神病人建立信任关系的三个时期，供未来的精神科护士体会、参考："①友好期：护士对于病人的幸福，表示深切注意，对于病人的境况遭遇，表示极大的同情，使病人感觉到充分的满意和快慰。②信任期：由满意快慰进而至于信任，能接受护士的一切指导。③亲密期：因为相处日久，就信任益深，对于护士的观念，就非常的亲密喜欢，更非常地希望护士能了解自己。"潘景芝校长特别强调护患关系到达第三个时期时，"护士就能无所顾忌地充分利用护理方法，解释病人的错误见解，矫正病人的思想，并就病人的需要，随时随地给予病人以精神愉快及同情安慰" [1]。

史料内容揭示了我国近代护理教育中对于精神科护士的岗位培训不仅强调知识和技能的培训，还强调沟通、共情等素养的培养，对护士的岗位培训是全方位、多视角的，体现了"以病人为中心"的重要理念的雏形，与我们当下所秉持的护士岗位培训的理念相一致。

（二）公共卫生护士岗位培训

创建公共卫生护士的想法最早起源于英国，大约始于1850年。英、美等国家的公共卫生护理发展较早，我国的公共卫生护理则起步较晚，是随着北平市第一卫生区事务所的建立才出现的。1921—1931年的《护士季报》中刊登了很多与学校护士及公共卫生护士相关的文章，对公共卫生护士的相关工作任务与职责做了较多的描述，对公共卫生护士也提出了相应的要求，如"学校公共卫生护士须在护士毕业后接受公共卫生训练，但这样的护士较少，普通护士，如果有公共卫生的志趣，热心辅助人民健康，也可以胜任"。文中还提到护士的主要

① 潘景芝. 精神病护病与精神卫生. 中华护士报，1938，19（4）：152-158.

工作要求，分别是"整齐、秩序、规条、消毒、小心、温柔忍耐、观察力、联络、服务应随地而安等"①。

早期公共卫生护士的培养有两种方式：一种是接受正规的学校教育，如协和护士学校、湘雅医院护士学校均开始将公共卫生护理的相关课程纳入正式的课程设置中；另一种方式是以短期培训班的形式对毕业后的护士进行公共卫生护理相关内容的培训及快速的人才培养和储备。关于公共卫生护士的正规学校培养将在第九章第二节中进行详细介绍，本章节仅以北京协和护士学校、卫生署开办的短期培训班为例，介绍以短期培训班形式开展的我国早期公共卫生护士的岗位培训情况。

1. 北京协和护士学校的公共卫生护理进修班　北京协和护士学校（后称协和护校）于 1925—1951 年，在开办通科护士进修班的同时，还举办了公共卫生护理进修班，专门培养公共卫生护士和公共卫生护理教育人才。每年 4 月 1 日前报名，10 月 1 日开学，培训期限 9 个月。申请进修者必须符合以下 4 个条件之一②：①读完普通初中或高中三年级，读完高中者优先录取；②在立案的护士学校毕业；③在护理岗位上至少有两年教学或行政管理经验；④体格健全，持有医师检查证明，到校后须经院医复查核实。

公共卫生护理进修班课程较多，涉及公共卫生学、公共卫生护理专业课、心理学、社会学等多学科的学习，还有大量的社会实践（具体课程安排见下文史籍采摘）。协和护校学生在教师的带领和指导下，到中小学校开展体检、处理小伤病等活动，还给学生上卫生课；到工厂车间宣传卫生，帮助卫生室处理伤病；到街道做家庭访视，根据不同的家庭情况作具体的护理示教和宣传教育②（图 4-23）。协和护校在培养公共卫生护理人才、推动我国公共卫生护理发展的进程中作出了突出贡献。

---

① 李德丽. 学校中之护士. 护士季报，1929，2（10）：21-26.
② 公共卫生护士科. 总会消息. 中华护士报，1935，16（2）：264.

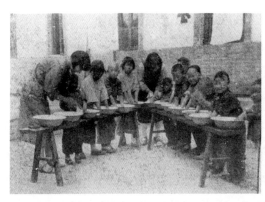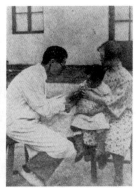

图 4-23 公共卫生护士在开展工作

2. 卫生署公共卫生护士训练班 随着公共卫生机构的不断设立，需要更多毕业的医师、护士参与，但是医师、护士等毕业后不能很好地满足公共卫生工作的需要。"凡到公共卫生机关服务的人员，不受短期的训练，不知道怎样推行卫生事业，不知道怎样利用治疗去发展预防的工作，和怎样可以联络社会"。因此，中央卫生实验处及卫生署特于 1934 年 2 月 1 日开始设立第一届公共卫生护士训练班（图 4-24），"因为各地方需要人才迫切，暂定训练期间为 6 个月，以弥一时的缺乏，招收已卒业的正式护士和各协作机关保送的护士，共有学生 23 人，其中男生 10 名，女生 13 名，保送者 6 人，自愿投考，而由卫生

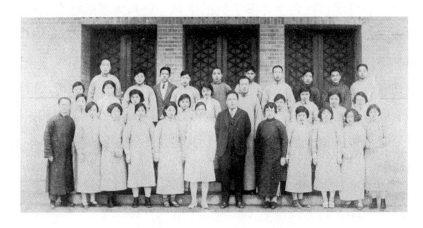

图4-24 南京第一届公共卫生护士训练班开学合影

署津贴者 17 人"①。自 1934 年 2 月至 1936 年 8 月，国家卫生署已经举办五班（年办两班）公共卫生护士训练班，以便在最短时间内，让已在护士学校毕业的护士，学习公共卫生的专门知识与技能，进而可以投身于社会，从事公共卫生工作。此训练班持续 6 个月。学员来自医疗机构的保送，或者自费报名，五个班共培养学员 182 人②。

自 1936 年 9 月开始，中华民国卫生署联合教育部开始举办公共卫生护士师资班，以便未来将公共卫生课程逐渐纳入院校教学中。该师资班学习时长 9 个月，当年招有学生 12 人。而原定两年一次的公共卫生护士训练班变为每年举办 1 次。学员毕业后，保送来的学员仍回到原单位继续工作，发挥其公共卫生护士的作用；自费学员则由卫生署分别介绍至各地卫生医事机关服务。其中多数在工作岗位上担任要职，成绩殊佳，推动了公共卫生事业的发展。

在 6 个月的训练期限内，"最初九星期完全理论，继以十二星期之普通实习，实习后再加二星期之讨论，最后三星期，则按个人自己之兴趣，或将来返原机关服务之工作性质，而选择其特别实习"。课程中理论与实践并重，"凡课室所授者，必处处予以实习之机会"。这一训练班共有课程 21 类，均由来自卫生署、卫生实验室、金陵大学、中央大学、卫生事务所等的专家进行授课。实习分为普通实习与特别实习两种，均为必修。普通实习包括城市卫生、学校卫生、工厂卫生以及乡村卫生等。除规定之实习外，尚需参加各项特殊工作，如种痘运动、卫生表演、儿童健康比赛会、卫生展览会及婴儿出生死亡调查、防空演习之救护工作、军事看护训练等；特别实习则由学生按照自己兴趣，与毕业后工作性质的需要相对应，选择城市、乡村、工厂或学校卫生，而特别研究实习之。全部实习完成后，由各护士指导员做一报告，交

① 胡惇五. 公共卫生护士训练班概况. 中华护士报. 1934, 15（4）: 191-197.
② 佚名. 卫生署公共卫生护士训练班概况. 中华护士报. 1936, 17（1）: 82-92.

第四节　中国近代护理教育中护士的岗位培训

班作为学生总成绩之一部分[1]。

经过几年的运行，卫生署公共卫生护士训练班的整体课程设置和安排均已较为成熟，所授内容能与实际公共卫生需要密切结合，凸显培训目的；理论讲授与实习相辅相成。但当时也有学者对此种类型的培训班提出质疑，"以为现代公共卫生护士训练班，都是暂时的，都是畸形的，最近

五年十年之中，决不能不存在。同时最近五年十年之中，必须整顿医校和护士教育，使这畸形愈早消灭愈好"[2]；"彻底而最经济，最适合中国社会的办法，还是护士教育应该依现在卫生机关的工作程序而改良他的课程和工作发展的趋向""现在的训练班讲习班，应该改为进修的研究院，为已有经验的医师和护士根据他们实地工作的情形再得研究的机会……应该设立医学护士教育师资培植的学校"[2]。这些意见也非常值得当代护理人进行反思，教育要符合社会不同时期对人才培养的要求，因此，学校的课程设置也要随着社会需求的变化而动态调整，以培养出能够满足社会需求的人才，这也是教育的本质与初衷。

（三）其他护士岗位培训

1. **军队护士的岗位培训**　战争时期，军队对合格护士的需求大幅度增长（图4-25）。因此，1932年军护学校正式成立，以培养合格的军队护士。军护学校参考教育部护士课程标准，招收学生，增授军训，入学前三个月为入伍期。但学生来源少，为战时需要，征调毕业护士为军队服务，同时也选派军队护士出国进修，以满足专业性的军队护

① 佚名. 卫生署公共卫生护士训练班概况. 中华护士报. 1936, 1（18）: 82-92.
② 胡惇五. 公共卫生护士训练班概况. 中华护士报. 1934, 15（4）: 191-197.

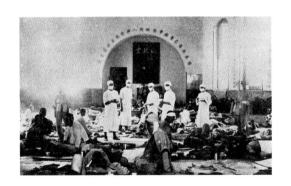

图4-25 护士在开展战伤救护工作

士的需求[①]。1935 年 8 月，特派服务于军队的技术人员一百余名去美国进修学习 1 年。这些人分成若干个小组，每组 12 人，每组中均有 2 名护士。这些技术人员到达美国后先接受 6 个星期的军训，然后在陆军医院内进行实习。每个小组每周都要进行一次小组内交流会，互提意见以供参考。同一组的学员进修结束回国后会被分配到同一家医院进行服务，同时其他人员可再赴美受训[②]。

从军队护士的岗位培训过程可见，军队护士的岗位培训非常注重满足战时的伤病救护需求与特点，因地制宜，灵活采取各种培训方式，这些做法为我们后人提供了宝贵的经验。

2．**乡村护士岗位培训**　一九四九年前中国医疗卫生资源的分配非常不均衡。周美玉（中国护士学会 1942—1946 年副理事长）在 1933 年《中华护士报》上刊载的"乡村护士事业"一文，特别说明了当时中国社会对于乡村护士的需求以及对护士进行培训以使其适合在乡村工作的建议。

周美玉在文中提及培训护士以适应乡村工作的意义，"护士应当向外发展，不可专集中于城市，因为中国人口 85% 以上是农民，散居乡间，其需要护士之服务甚于城市。我辈发展事业，应使其普遍化，不

---

① 周美玉. 军护教育之进展. 中国护士报, 1947, 1（1）: 72.
② 佚名. 1946 年中华护士大会会议记录. 1946: 54-55.

应成为畸形，或有所偏重"①。周美玉在文中还分析了当时乡村医药工作的主要目的，"为经济起见，所以将预防医学和治疗医学同时并行。须知发展医学，请求卫生之要旨，不外乎使人人多享天年，身体健康，使其精神上体力上感觉快乐，不受疾病之痛苦"；她也指出当时农村面临的主要健康问题，"多为肠胃病、四六疯及其他传染病"。因此，她建议乡村卫生工作应包括制订保健医药制度，每村内设保健员1名；预防天花，其中保健员的种痘技术由护士来教授；改良水井及厕所，预防肠胃病；给家庭进行宣教、设法培训旧式产婆，以预防四六疯；对学生进行体格检查、进行卫生教育，开展学校卫生工作。护士要训练各校教员，然后教员执行相应措施，护士为监察；开展家庭访视；进行卫生教育，"需参加各种集会、演讲卫生"②。

在上述乡村卫生形势分析的基础上，周美玉指出培训乡村护士非常必要，并提出两点共识，"①学程方面，不可降低护士会之标准；②应充分训练护士。因在乡间，医药设施甚少，所以护士之责任，非常繁重。故对于学生，不但要使其得充分之学理；对于实习方面，不但临床护病，即于公共卫生方面之护士职务，亦须有相当练习，使其能适应环境"①。

可见，在近代中国，学者们已经意识到医疗卫生资源的均衡性以及公共卫生服务的重要性，而护士毕业后如何再培训以适应乡村卫生服务的需要则需继续探讨。

时光荏苒、时代变迁，中国护理教育的根，在动荡不安的近代牢牢扎在了华夏大地上。借西方护理之先知，植中华民族之土壤，中国护理教育在艰难困境中茁壮成长，有了自己的高等教育护士学校，有了系统的学生管理规则，有了规范化的课程体系及考核标准，有了全

① 周美玉. 乡村护士事业. 中华护士报，1933，14（3）：299.
② 周美玉. 乡村护士事业. 中华护士报，1933，14（3）：299-302.

国统一的护士会考，有了护士岗位继续教育的雏形，有了专科护士培养的意识和行动……这些均为中华人民共和国成立后护理教育的发展奠定了坚实的基础，从历史的光影中也见证了中国的护理人正引领中国护理教育一步步走向新时代。

（李小寒　刘　宇）

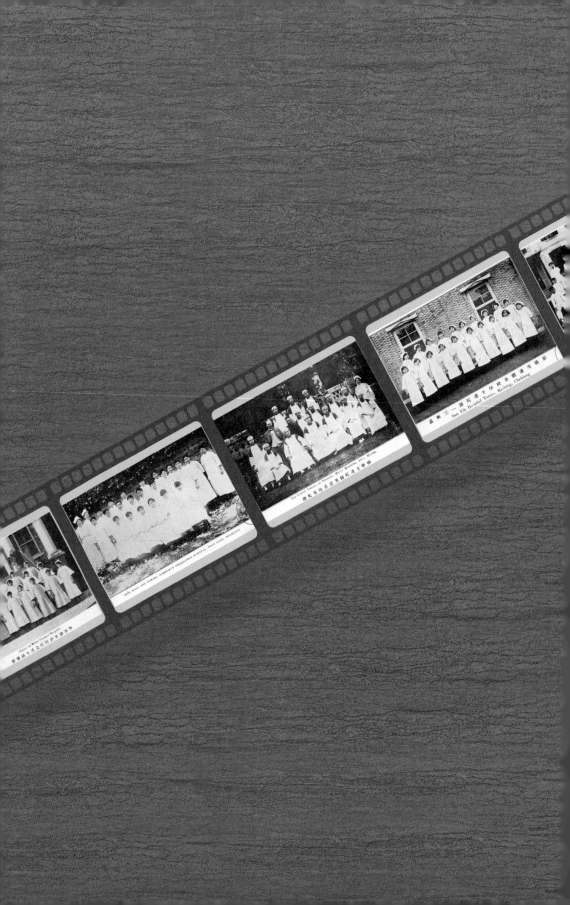

第五章
护士职业化及发展

本章概览

　　职业化是一种工作状态的标准化、规范化、制度化，包含在工作中应该遵循的职业素养和匹配的职业技能，要求人们把社会或组织交代下来的岗位职责，专业地完成到最佳，准确扮演好自己的工作角色。

　　护理工作作为医疗卫生事业的重要组成部分，与人们的生命健康利益密切相关。从南丁格尔成立护士学校以来，护理工作真正开启了职业化发展的道路；经过一百多年的社会发展与文化洗礼，护理逐渐发展成为一门具有自己独立学科体系的专门性职业。

　　本章介绍了中国近代护士的职业化发展过程，包括护士执业资格考试与注册，护士毕业与就业，护士制服，护士职业角色、地位与职业素养，以及护士职业化进程等内容。

　　随着社会经济的不断发展和人们对健康的高度需求，护理工作迎来了新的挑战和机遇，对于护士职业角色、职业能力等提出了新的要求。知往鉴今，通过了解中国近代护士职业化发展历程，希望能为我国护士职业化和护理事业的进一步发展提供借鉴和帮助。

　　护士职业化不仅是护士个人转变为职业人的过程，也包括整个护理行业历经家庭式的母性照护、宗教式的慈善活动、社会底层人员从事的仆人化照护、医生的助手，逐渐发展成为具有独立知识体系的专业和专门技能的职业。

在西方国家中，从文艺复兴时期到 18 世纪，虽然医院护理取得了一定进步，但护理工作也未能发展成为独立的职业。护理工作真正职业化的开端始于 1860 年南丁格尔护士训练学校的创办，随后许多国家的护理事业得到了蓬勃发展，护理工作逐渐成为一种专门的职业。

在西医东渐和西方现代护理传入的影响下，中国近代护理教育快速兴起，中国护理事业也走上了职业化发展的道路，经历了从无到有，从小到大，从无序散乱到规范化、专业化和科学化的发展历程。随着护士执业资质、职业素养等要求的建立和不断完善，护士"白衣天使"的职业形象逐渐深入人心。

第一节　护士资格考试与毕业注册

职业资质是从事本职业的基本素质和能力要求，拥有职业资质方可从业，是一个行业职业化的基本特征。护士执业资格考试是评价申请者是否具备执业所需专业知识和技能的必备考试，也是保证护士执业基本素质和规范护理行为的重要条件。拥有执业资质并进行官方注册是确立护士职业地位的重要标志。

一、护士资格考试与注册

护士执业资格考试和注册的历史可以追溯至 1901 年新西兰通过的世界上第一部关于护士注册的法案，该法案中明确规定护士必须通过国家组织的考试才能进行注册。随后，许多国家将护士执业资格考试作为护理行业的准入考试，在护理教育的质量监控和保证护理服务质量方面有着举足轻重的作用。中国近代护士执业资格考试主要通过中华护士会及后来政府举办的全国统一毕业会考的形式进行。

社论·今后之护士考试（节选）①

中华护士会曾于1912年，即有统一考试的计划。到1915年举行了第一次全国考试。自此以后，即为中华护士会工作的中心，历年以来，从未间断，无论风雨寒暑，水旱灾荒，以及革命战争之时，全部照常举行，这是各护士学校及护生所完全信任的事情。中华护士会于过去二十余年中，每届能如期举行考试，决不使护生失望，是足以引以为荣的。

......

历年以来，护士考试全部依规定日期举行。只有1931年，因国内水灾，中华护士会应卫生部长之请，将考试延期，以便集中所有人才从事救灾工作。在水灾结束后，即进行了补考，并没有中断。

护士毕业考试，应由国家主持，中华护士会只是暂时代司其职，以待政府当局的接管办理。......现在护士毕业会考规程，已由政府制定，此后考试，将由教育部办理，而各护士学校也一律向教育部备案......

（一）考试开展情况

1909年中国看护组织联合会成立时，其英文章程中第二条即规定"为中国学生采取统一课程及考试，以提高中国医院训练之程度"。1912年，中国护士会在牯岭召开会议时提出要统一护士学校课程、教材，制定全国护士统一考试办法和护士学校注册章程；1914年，中华护士会第一次全国代表大会时决议，定于1915年开始举办全国毕业护士会考，护校毕业生均须参加，包括实习考试（即护理操作）及笔试，通过会考方能取得正式护士文凭②。

1915年6月，中华护士会举行了中国历史上第一次全国统一毕业会考，当时应考者共7人，其中仅3人通过考试获得护士文凭③。自1915年至1936年，中华护士会共举行21次毕业会考，每年一次，从未间断；在此期间国内战争、自然灾害时有发生，护士毕业会考工作

---

① 社论. 今后之护士考试. 中华护士报, 1937, 18（3）: 349-350.
② 爱丽丝·克拉克. 中华护士会第一次全国大会纪事. 护士季报, 1925, 6（1）: 13-20.
③ 佚名. 中华护士会第二届全国代表大会记录, 1915: 70.

的组织、实施虽经历了重重困难，但中华护士会竭尽全力保证考试工作的顺利开展，每年报考人数由最初 7 人发展到数百人，毕业会考工作取得了骄人的成绩。

1936 年 12 月，中华护士学会举行最后一次统一毕业会考，此后即由教育部举办。1940 年，由于教育部迁往重庆，中华护士学会继续在沦陷区办理护士学校登记及护生考试工作。同时，由上海理事会议决定，自 1938 年至 1940 年，曾在中华护士学会注册的各护士学校毕业生，如曾参加过教育部考试、教育局考试、护士教育委员会考试或护士学校考试的护生，一律颁发中华护士学会护士文凭。中华护士学会自 1940 年 12 月恢复了护士统一毕业会考，并分为华东、华南、华北和华中四个分区进行。其后由于各护士学校陆续被迫停办，分区考试难以实行，最后仅有华东一个分区正常举行[1]。

信宝珠讲述监考员赴考试地点之重重困难[2]

信宝珠总干事在中华护士会第十届全国大会演讲中提道："有一监考人员旅行九日，才抵达考试的学校；有一护士学校的监考人员为一南一北两人，当时正有战争发生，一人在战争中旅行两日抵达学校监考，而另一人冒着风雪行路，抵达学校时已迟到一天；又一处因为不通火车，监考护士与医生欲乘轿前往监考产科和护理考试，但在出发前忽然有一病人入院，医生不能离院，于是由护士监考护理考试后，又将考生带至医生处考试，但轿夫不肯再抬轿，遂连夜步行至清晨才到达医院，产科考试结束时即卧床休息，而此时又发生战争，考生步行三日才返回学校。"

（二）考试制度

1. 中华护士会护士资格考试制度 中华护士会于 1912 年提出制

① 佚名. 中国护士学会第二届全国会员代表大会报告. 中国护士报, 1947, 1（1）: 42.
② 信宝珠. 中华护士会第十次全国代表大会记录, 1930: 9-10.

定护士毕业考试的相关规定，并于 1915 年首次考试时实施。1915 年 9 月中华护士会第二届全国代表大会中，通过了 15 条护士毕业考试规则 ①，对于考试注意事项、考试科目、出题要求、实习考试和考试组织等方面都做了较为详细的规定。随着护士毕业会考的逐年开展和中国护理事业的快速发展，中华护士会护士资格考试制度也在逐步修订和完善。1932 年中华护士会办事细则第十三章 "考试中华护士会文凭章程、训练期限与学科" ②，对考试制度进行了最后修订。考试制度的不断完善既保证了护士毕业会考工作的有序开展，同时也保证了从业护士的专业素养，促进了护士的职业化发展。

（1）**考试组织机构**：中国早期全国护士毕业会考工作由中华护士会考试委员会负责，1915 年至 1922 年，考试委员会均由半数医生和半数护士组成，至 1922 年 5 月考试时，考试委员会首次全部由护士组成 ③。1922 年以前全国统一考试时，中华护士会规定考试委员必须由护士教育委员会指派，各主考员必须为中华护士会正式会员，且至少在中国三年以上者。1924 年实施分区考试后，中华护士会规定 "各分区考试委员，可自行选择本区内之考试委员，但必须将其姓名，由总干事转呈护士教育委员会通过；且考试委员，必须为中华护士会之付费会员，如系华人，须于毕业之后，曾任护士学校教职员三年以上者；如系外人，须居住中国至少三年以上者"。

（2）**考试报名条件**：中华护士会文凭考试章程规定，护生学习期限至少三年，且必须在向中华护士会注册之护士学校内；规定的所有科目，必须全部学习，但各科目学习的先后顺序，可以随意。同时，对于报考资格进行严格审查，"要求护生于考试之前，由护士学校校长填具下列之证明书：①该生之品行及在病室中之实习工作，均属满意；②该生已满

① 佚名. 中华护士会第二届全国代表大会报告，1915：71-73.
② 佚名. 考试中华护士会文凭章程、训练期限与学科. 中华护士报，1933，14（1）：165-169.
③ 佚名. 中华护士会第四次会议记录. 护士季报，1922，3（2）：37.

规定之护士训练期限；③该生按时上课听讲。"这些规定不但对于护生的学习期限有明确要求，同时要求护生"品行端正和踏实勤劳"。1932 年护士资格考试章程首次规定护士学校招生时，学生入学应具有初中毕业或同等程度的学历水平，该项规定保证了护生的基础教育水平，也极大提高了此后护士毕业会考的成绩。中华护士会第十三届全国代表大会考试委员会报告中提到，"1935 年 12 月中举行的护士毕业会考，就全国而言，其考试等级比以前各届已有很大的进步。深信这满意的成绩是由四年前提高护生入学资格，即最低须有初中毕业程度所致"[①]。图 5-1 为 1923 年优等文凭获得者。

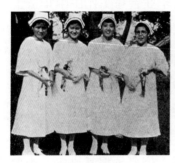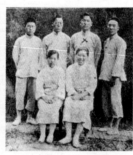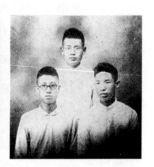

（a）妇孺医院　　　　　（b）山东德州卫氏博济医院　　　　（c）南京大学医院

图5-1　1923 年三所学校优秀毕业生，所有学生获得优等文凭

（3）成绩要求：1924 年中华护士会章程规定，总平均分数满 70 分且各科成绩至少在 65 分以上者为及格，85 分以上可得优等文凭。1932 年，考试章程中将考试成绩分为甲、乙、丙、丁、戊五等（甲等：95 分至 100 分；乙等：85 分至 95 分；丙等：75 分至 85 分；丁等：65 分至 75 分；戊等：65 分以下为不及格），规定各科成绩至少须在丁等以上者为及格，乙等以上者为优秀。同时，对于不及格考生，若操作考试及格，而笔试有一两科不及格者，可在以后任何一年进行补考，但补考不及格

① 韩碧玲. 中华护士会第十三届全国代表大会考试委员会报告. 中华护士报，1937，18（1）：79.

的科目，均以一次为限；有三科及以上不及格者，则所有科目全部重新考试，在所有科目完全及格后，才可发给中华护士会护士文凭。1933年一些获优等文凭毕业护士见图5-2。

（4）考试规则和纪律：1932年，中华护士会考试规则规定："考试日期与每科考试

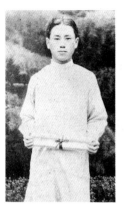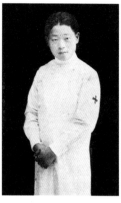

图5-2　1933年无锡普仁医院和上海仁济医院优等毕业护士

之规定时间，主持考试者，必须严行遵守；考生仅编号数，考生之姓名，只有分区考试委员知之；考生需用中国纸笔，自己书写各答案，字体宜清晰；护士学校欲用英文考试者，须在学校考试时，经由总干事转请护士教育委员会予以特许；考室中不准谈话；各校考卷，须粘附题目一纸，每日考毕之后，即挂号寄交分区考试

史籍采摘

中华护士会全国代表大会对于不及格考生的讨论[①]

又有一问题令人烦闷不决者，即一次或二次考试不及格之护生，是否准其入别家医院、再应下次考试。此事似非善法，若令其仍居原处，用心学习，于护生较为有益，或别家医院或无学校，不能与以训练，致应第二次考试时，或仍不及格。所以教育股主张仍令留居医院，至考试及格之时为止。

委员；……关于办理考试之方法，如有所陈诉，或加以批评者，应用书面提出，并签名其上，送交护士教育委员会主席，转呈理事会"。严明的考试规则和考场纪律，既遵循了公平公正的考试原则，也保证了毕业会考组织和管理工作的健康运行。

（5）注重操作能力的考察：护理操作技能是护士日常工作中的基

[①] 佚名. 中华护士会第七届全国代表大会记录，1924: 29.

本功，也是护士专业能力的重要组成部分。从中华护士会举办第一次护士毕业会考开始，就包括理论（笔试）和实习（操作）两种考试形式，并要求操作考试考官须由现为中华护士会付费会员的护士二人，或医师一人与现为中华护士会付费会员之护士一人主持，但无论如何，不得由本医院或本护士学校的教职员监考。护士学校校长选定实习考试委员后，必须将其姓名通知总干事同意通过，如不遵守此规则，其考试的学生即作为不合格。此外，还规定凡是操作考试不及格的学生，一年内不准参加理论考试。

2. 国民政府护士资格考试制度　1934年，国民政府教育部会同内政部卫生署组织成立护士教育委员会，负责全国护士教育及毕业会考工作，1937年起，护士毕业会考即由护士教育委员会办理。1936年，卫生署公布《护士暂行规则》中规定，年满二十岁符合下列条件之一者，可以申领护士证书：①曾在公立或经教育部立案之私立高级护士职业学校毕业者；②在教育部《高级护士职业学校暂行通则》颁布以前，考入国内设备完备之医院学习护理二年以上毕业者；③曾在外国政府立案之护士学校毕业，或在外国政府领有护士执照者且经卫生署审核认可者。1937年，颁发了《高级助产及护士职业学校学生参加毕业会考甄别考试办法》，该办法规定"甄别考试各科成绩均须及格，才能给予及格证明书并参加毕业会考。只有一科或二科不及格，而其成绩在五十分以上者，可认为及格，准其参加会考"[1]。同年，还颁发了《高级助产及护士职业学校学生毕业会考规程》和《高级助产及护士职业学校学生毕业会考委员会规程》，对于护士和助产士毕业会考的组织、考试科目、考试时间等做了进一步规定[2]。

---

[1] 佚名. 高级助产及护士职业学校学生参加毕业会考甄别考试办法. 中华护士报，1937，18（3）：385-386.

[2] 佚名. 高级助产及护士职业学校学生毕业会考（委员会）规程. 中华护士报，1937，18（3）：389-399.

（三）考试内容

1. **考试科目和试题内容**　护士毕业会考的科目根据教育委员会规定的学习科目而定，试题内容随着出版教材的增加而不断完善。1932年护士考试章程中规定考试科目包括：内科及小儿科护病、外科及眼科护病、解剖生理学、饮食学、泌尿器护病（只考男生）、妇科与产科护病（只考女生），以上六科，各出十五问，答十问；药物学、细菌学，以上两科，各出七问，答五问；要求考试委员出题时须遵用博医会出版名词委员会所审定的名词。对于操作考试的试题，由护士教育委员会主席出题，器械的选择及绷带学问题，由操作考试委员确定。1916年起，护士会考试题在每届护士代表大会报告及中华护士季报中多有刊登和记载，作为考试委员出题及考生备考时的参考。

■ **史籍采摘**

1920年护士操作考试试题[①]

每一考生都要进行以下七项操作中的四项考查，具体由考官选择。

1. 包扎：在等待医生的紧急情况下，用夹板固定骨折的手臂；用绷带包扎头部、手和膝盖；准备石膏绷带并说明其用途。

2. 为病重病人更换床单、铺床、清洁口腔、擦洗背部。

3. 准备、清洗并解释导尿术中消毒的必要性；病人多长时间没有排尿应该报告？

4. 选择手术器械进行扩张刮宫（女性），疝气手术（男性）。

5. 清洗眼部，热敷两分钟，注入药膏。解释感染对护士和病人的危险。

6. 准备皮下注射并说明其用途。描述生理盐水的制备。

7. 应用松节油热敷五分钟。应用松节油的原因是什么？

---

2. **命题要求和考试技巧**　中华护士会多次讨论考试问题，如考试时间、考试内容及命题方法等。护士会曾讨论是否可以将会考试题汇刊

---

① 佚名. 1920年护士会考操作考试试题. 护士季报，1921，2（2）：24.

发行，因"大多数学生喜欢用这种方法复习考试，如果他们的准备水平较高，则这是很有价值的；但考试试题汇刊发行亦有很大风险，因学生仅死记硬背问题和答案，而不去思考和理解其中的原理，因此并未实行。护士职业与人生命攸关，必须具备在紧急情况下了解情形并迅速行动的能力，因此考试问题应以学生自己的学识经验作答，且培养学生的独立思考能力尤为重要。"[①] 试题内容方面，中华护士会借鉴英、美国家知名专家意见，建议命题时应避免宽泛和错误问题，问题应简单明了。

为帮助应试考生取得满意的成绩，中华护士会对于备考和考试过程的应试技巧提出了很多有益的建议："如在备考方面，在学期间系统的学习才是预备考试的最稳妥的方法，学习的目的，并不是为了考试，而是要掌握护士职业所需的专门知识，备考应当是重温已经做过的工作并加以改正，而不是仅强记以前疏忽的科目；在考试过程中，如有学生在某一科目漏过一次听讲，考试时不能借此推脱说没有学过，会使监考员认为学生没有自主学习的意识；在书写答案时，应先将答案摘记一点出来，然后书写到考卷上，答案要简洁明了，并按照重要性有适当的次序；在口试时，先要想一想然后再回答，可以使答案更为准确，但也不可思索太久；在操作考试时，应竭力想象如在病房中工作一样，这样在实际工作中不会遗漏的事情，在考试中也不会遗漏；如果考试时的设备和病房中不一样，应当根据常识说出没有的器具，并应用可以互相代替的器具；在器械方面，对于没有见过的器械，不可胡乱猜测，宁可说不知道，如不要将静脉注射的器具当作直肠或鼻用的器具；此外，考生的精神态度亦非常重要，从考生个人及职业方面考虑，应当有充分自尊的观念，衣服应干净整洁，不可佩戴首饰等。"[②]

（四）考试组织形式

1. **考试时间的变动**　中华护士会对于考试时间进行了多次讨论修

---

① 社论. 护士会考试题汇刊发行之商榷. 护士季报. 1924,5（1）：1-2.

② 费利西·诺顿. 学习与考试. 护士季报, 1928, 9（1）：6-9.

订，1915 年首次考试于 6 月举行。自 1916 年开始，考试时间定为 5 月的最后一星期，该时间于 1918 年第四届全国代表大会正式决议通过，同时规定考试需在学生的第三学年结束时进行[①]。1922 年第六届全国代表大会时，再次将考试时间修改为每年的 12 月，但 1923 年由于首次试行分部考试，当年考试时间为春季，该规定自 1924 年 12 月开始正式实行[②]。1926 年考试于 1927 年 1 月举行，因 1 月中国春节即将来临，病房工作相对比较闲暇，而且 1 月份在一学年的中间，也使教学人员容易安排他们的课程，因此考试委员会提议将考试时间改为 1 月，但大部分护士学校并不赞成。

1927 年，中华护士会将考试时间定于 12 月第一个星期二开始，并在 1928 年全国代表大会时提议 "考官和考生在操作考试前一天和后一天不能参加理论考试以留出交通时间，且对具体考试日程和科目做了安排（星期二：操作考试；星期四：解剖生理学；星期五：细菌学与药物学；星期六：营养学；星期一：外科和眼科护理学；星期二：内科和儿科护理学；星期三：妇产科护理学、泌尿系统护理学），要求考试人员必须严格遵守"[③]。1930 年再次将考试日期改为 12 月第一个星期五开始，这样所有理论考试可在一周内完成。虽然此后中华护士会对于考试时间仍多次讨论，但除 1931 年因水灾推迟至次年 1 月考试外，其余每年考试均在 12 月举行。自 1937 年政府护理教育委员会举办考试开始，规定 "各地毕业会考应在每年 6 月最后一星期及 1 月最后一星期内举行"[④]。

2. 实行分区考试制度 自 1915 年开始，中华护士会即采用全国统一命题、统一考试的形式。随着注册学校和考试人数的不断增加，

---

① 佚名. 中华护士会第四届全国代表大会记录，1918：38.
② 佚名. 中华护士会第七届全国代表大会考试委员会报告，1924：59.
③ 佚名. 中华护士会第九届全国代表大会考试委员会报告，1928：35-39.
④ 佚名. 高级助产及护士职业学校学生参加毕业会考甄别考试办法. 中华护士报，1937，18（3）：
　　385-386.

1922 年全国代表大会时有委员提出采用分区考试办法，认为"中国各地的方言不同，考试试题的翻译不能普遍一致；随着考生人数的不断增加，主考人员批阅考卷任务繁重，分区考试可以提高评定分数的效率；因各地发生的疾病不同，各地学生的护理经验不同"，并规定"由中华护士会考试委员会指派分区考试委员，并有权利取消和退回考试试题，各分区评定的分数和试卷仍需交回考试委员会，各区的文凭仍由中华护士会颁发"。分区考试办法可以吸引更多的地方考生，选拔的护理人才更能适应当地需要；但部分代表持反对意见，认为"中国书写的文字全国通行、主考人员容易理解，英、美等国家也采用全国统一考试，且分区考试会引起各地的猜疑，不利于中华护士会的团结等"，最后经投票表决"26 票赞成、11 票反对和 7 票弃权"，因此该次大会中分区考试的提议并未正式通过 [1]。

但自 1923 年开始，中华护士会即开始试行分区考试办法，1924 年全国代表大会时认为分区考试办法经过两年的试行较为成功，并将颁发护士文凭的日期定为每年的 5 月 12 日；同时根据地理位置分为中部（江苏、浙江、安徽、江西、湖北、湖南、河南、贵州）、南部（广东、广西、福建）、西部（四川、云南）、北部（辽宁、吉林、黑龙江、甘肃、山西、陕西、山东）四个分部进行分区考试 [2]。1932 年进一步分为华东、华南、华西、华北和华中五区进行考试，至 1937 年政府教育部管理时仍实行分区考试制度。

3. **实行分期考试制度** 为了增加考试的公平和公正性，中华护士会不断对考试进行改进。1924 年全国代表大会时有代表提出进行分期考试的提议，主张护生可在毕业前一年末进行一部分考试，于毕业时进行其余科目考试。该办法首先可以避免考生仅以通过考试为目的仓促备考，同时可以避免护士文凭考试的全部成绩仅由一周的考试

---

① 佚名. 中华护士会第六次全国代表大会报告. 护士季报, 1922, 3（2）: 9–13.
② 盖仪贞. 教育委员会报告. 护士季报, 1924, 5（2）: 13–21.

工作决定；最后大会决议于 1924 年和 1925 年试行分期考试，但护士学校校长有权决定是否选择该办法，并规定分期考试科目为解剖生理学、饮食学与细菌学 ①。此后，中华护士会毕业会考一直实行分期考试制度，1937 年护士毕业会考规程中取消了分期考试，改为毕业统一会考。但在毕业会考成绩核算中"以学校各科毕业成绩（各学年成绩之平均数）占 40%，会考成绩占 60% 合并计算，以 60 分为及格标准" ②。

（五）护士注册情况

1. **护士文凭**　中华护士会规定护校毕业学生须经全国统一会考合格才予颁发护士文凭，文凭证书由护士会会长或总书记及主考书记签字（图 5-3）。通过 1915年首次毕业会考获得护士文凭的三人为来自安徽安庆同仁医院的杨绍坤（男）和宋瑞卿（男），以及来自湖北武昌同仁医院的汪福贞（女）。尽管护士会制定的考试制度颇为严格，但参加考试并获得文凭的学生人数依然不断增加，一方面说明中国早期护士教育工作成效显著，另一方

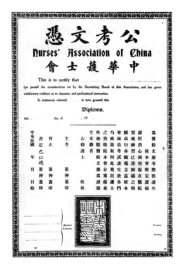

图 5-3　中华护士会公考文凭

面也说明在护士会的精心倡导下，护理工作逐渐被中国民众接受，更多的青年学生愿意进入护校学习、加入护理行业。从 1915 年开始到1936 年，全国共有 5 545 名护士获得中华护士会护士文凭，其中男护士 1 630 人，女护士 3 915 人 ③。1937 年至 1946 年，护士学会在原沦陷区举行会考及格人数共 3 941 人，其中男护士 435 人，女护士 3 506

① 盖仪贞. 教育委员会报告. 护士季报，1924，5（2）：13-21.
② 佚名. 高级助产及护士职业学校学生毕业会考规程. 中华护士报，1937，18（3）：390.
③ 佚名. 中华护士会第十三届全国大会记录. 中华护士报，1937，18（1）：39.

人，并由护士会向教育部、卫生署及考试院申请追认及格毕业护士的资格①。

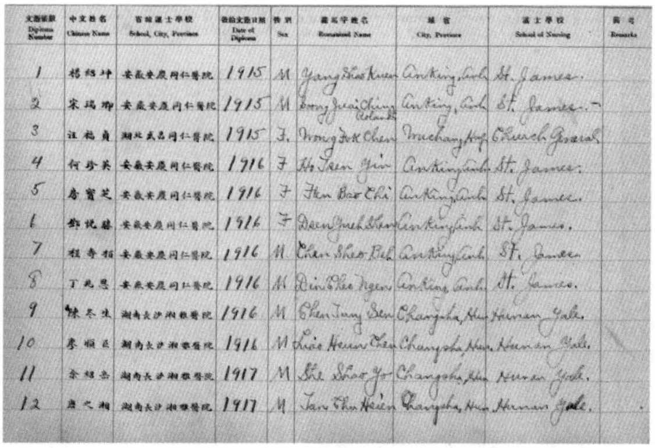

2. **护士注册登记** 护生参加毕业会考及格后获得中华护士会颁发的文凭，并在护士会进行登记，作为其从

图5-4　中华护士会护士文凭登记簿

事护士职业的依据（图 5-4）。中华护士会曾规定"凡于中华护士会未注册之护校毕业者，不能使其随意在护士界工作，此等护士，必须再入已注册于护士会之护校补习三年或两年，经过护士会考试，认为合格者，给予证书，始得在护士界自由供职服务。"②虽然中华护士会在早期承担了护士教育、学术和职业的职责，但其仅为一合法护士团体，不能形成具有法律意义的护士注册登记制度，护士职业地位未得到当时政府部门的认可。

1930 年政府卫生部提出对护士实行统一管理的提议，并拟定由卫生部办理护士登记章程的草案。时任卫生部部长在第十届全国护士大会报告时提道："现在卫生部想实行管理护士，则统一之课程及考试当然由政府规定实行，希望贵会多多帮忙；贵会的总会所最好迁至南京或与相近的地方，因为护士规则公布后，卫生部即实行全国护士总登记，自然必要照章注册，贵会多年的记录可就近借资参考。"③中华护士会也有想通过政府管理来提高护士社会地位的愿望，因此该提议得到了护士会上下的积极响应。1936 年 1 月，正式颁布了护士注册章程，

① 田粹励. 中国护士学会第二届全国会员代表大会记录. 中国护士报，1947，1（1）：35.
② 石祝淑慎. 中华护士会第十二届全国大会教育委员会报告. 中华护士报，1935，16（1）：57.
③ 佚名. 中华护士会第十次大会卫生部长演说词. 中华护士报，1931，11（2）：24-28.

中国近代最早的官方护士注册工作正式开始，这在中国护士职业化发展史中具有里程碑式的意义。至 1936 年 10 月，由卫生部注册并颁发执照的护士共计 242 人[①]，此后，由于战争的原因，护士注册登记工作开展并不顺利。

二、助产士资格考试与注册

最早的助产士培训学校开始于大英帝国时都柏林罗托纳达产科医院，其在 1755 年规定助产士必须经过至少 6 个月的学习，1786 年开始颁发专门的证书，1788年规定所有学生必须通过专门的考试[②]。几千年来我国扮演助产角色的主要是并无医学知识的

> **史籍采摘**
>
> ### 护士在中央政府登记之利益节选[③]
>
> 无论怎样尽力用我们所学的，服务社会，去保守我们的权利，终归是不能使大家知道谁是谁非的。现在机会来了，有政府执照的护士，在社会上就有了实行这种职业的权利。要知道，这不但是对于护士的个人有利益，并且最要紧的，是保护社会上的人民，不要再受那没有护士训练的人欺骗。我国的护士，盼望有今天可能已有多年了，是登记的，那当然得到政府直接的保障，同时无论在什么地方，政府是视同一律，用法律对待与解决。

妇女，而正式的助产教育及职业化发展开始于 20 世纪初。

（一）考试开展情况

中国早期没有明确的助产士资格考试组织机构、考试制度及标准。中华护士会于 1918 年首次举办助产士资格考试，当时参加考试共五人，全部获得助产士特别文凭[④]。此后，中华护士会每年均举行助产

---

① 佚名. 中华护士会第十三届全国代表大会总干事报告. 中华护士报, 1937, 18（1）: 37.
② 柯丽雅. 助产现状. 中华护士会第五届全国代表大会记录, 1920: 25-35.
③ 陶胜. 护士向中央政府登记之利益. 中华护士报, 1937, 18（2）: 310-311.
④ 兰哈特. 中华护士会第五届全国代表大会记录, 1920: 99.

士考试，并分为普通助产士和手术助产士，其最后一次助产士考试于1930年12月举行，此后由政府中央助产教育委员会承办[1]。

（二）考试制度

1. **中华护士会助产士考试制度** 为保证助产士的基本专业素养，1918年助产士首次考试时，中华护士会即对考试条件做了相关规定，且助产考试的要求更为严格。1920年，中华护士会第五届全国代表大会通过决议，要求"欲取得手术助产文凭的护生必须持有普通助产文凭，并须提交由护士学校或其他机构工作人员签署的书面声明，保证其具有参加过至少20例产科手术的操作经验"[2]。助产考试的组织可由一位医生与一位取得文凭的护士或取得文凭的两位护士举行，手术助产考试可由两位医生或一位医生与一位取得护士会护士文凭、普通助产文凭及手术助产文凭的护士举行[3]。

1924年中华护士会章程中对于产科考试有了明确规定，凡欲得中华护士会普通产科及手术产科之特别文凭者，必须遵照下列之章程：①年龄在21岁以上者，如有特别情形，得由考试部酌量定之；②已取得中华护士会之护病文凭者；③产科考试不得在护病考试后一年以内举行；④报名考试者，必须由护士学校之教职员签字证明，至少曾接生20次，其成绩满意，并有五次系手术分娩；⑤口问笔问，两种考试，均须及格；⑥总平均分数须满70分方为及格；⑦中华护士会产科文凭之主考员，必须为一产科毕业之护士，与一中华护士会会员及一医生。

1926年中华护士会与博医会共同成立联合委员会，负责助产士考试与文凭颁发等事宜，对助产士考试做了更为详细的规定，如"应考者必须具有中华护士会颁发的护士文凭或者国外认可的护士文凭，年龄不得小于21岁等；考试委员会应由一名中华护士会会员（助产毕业

---

① 韩碧玲. 中华护士会第十一届全国代表大会考试委员会报告. 中华护士报，1933，14（1）：83.
② 佚名. 中华护士会第五届全国代表大会记录，1920：25-35.
③ 佚名. 产科考试. 护士季报，1923，4（4）：30.

生）与一名博医会会员（从事助产专业）组成；应考者须通过笔试和操作考试，操作考试未通过者不允许参加笔试"①。1926年中华护士会全国代表大会时通过提议"产科特别文凭，其文字应分作两部分。第一部分系指照护顺产之效能，于考试及格、经考试部认为满意后即行填写。考试及格者，须在医师或产科士长监督下实习至少1年，若于实习期满之时，联合委员会接到监督之报告，其成绩优良者，即可填写文凭之第二部分，并加盖一特别印章，证明此产科士照护异常产之效能"②。

2. 国民政府助产士考试制度　1928年《助产士条例》颁布，对助产士的职业规范做了明确要求，规定助产士须经内政部核准给予助产士证书，未经核准给证者，不得执行助产业务；条例规定20岁以上的民国女性，满足下列条件之一，可以申领助产士证书：①在内政部认可的本国助产学校、产科学校或产科讲习所学习二年以上毕业，取得证书者；②在外国助产学校学习二年以上毕业，领有证书者；③修学不满二年，在本条例施行前，已执行助产业务满三年以上者。

1929年，成立了助产教育专业委员会，并颁布了《助产士考试规则》，规定助产士须经考试合格后才颁给证书从而使助产士的专业水平有了可靠的保证。1943年，正式颁布了《助产士法》，使助产士职业在中国首次有了完整的法律依据。

（三）考试内容

1924年中华护士会章程中明确规定了普通产科及手术产科的考试大纲，要求"应产科考试者下面所列各科，必须明白了解：妇女骨盆及生殖器之解剖学要旨，排卵与行经，妊娠，异常妊娠，产科中灭腐菌药之性质及功用，小产，胎儿，顺产，产后期，难产，产前出血，产后出血，惊厥，子宫内翻，产后感染脓菌，及臀产式、双胎、脐带

---

① 佚名. 中华护士会第八届全国代表大会报告记录，1926: 155–156.
② 佚名. 中华护士会第九届全国代表大会报告记录，1928: 70.

脱垂的分娩处理方法"。此外，助产考试对于操作方面的考察尤为重视，要求应考者必须熟练掌握下列常见产科手术及其应用指征："高低施钳术、倒转术、内倒转术与外倒转术及内外倒转术，除去粘连胎盘法，缝会阴破裂法"；并需要熟悉更为复杂手术及与医生配合的情形，如"颅骨切开术、内脏抽出术、开腹产术、耻骨联合切开术、早产引产术"。

1937 年，关于《高级助产及护士职业学校学生毕业会考规程》中规定，高级助产职业学校会考科目包括："国文、解剖生理学、细菌学、产科学、医学大意（小儿科、内外科及妇科）、护病学、卫生学（包括个人卫生、妇婴卫生及其他公共卫生大意）、实习技术考验。"[1]

（四）助产士注册情况

在中华护士会举办助产士资格考试时期，对于助产士注册登记并没有相关的要求，但根据考试规则，应考者在参加助产考试之前须取得中华护士会护士文凭，通过助产考试后再授予其产科特别文凭。因此，获得产科特别文凭者，应全部为在中华护士会登记的护士。1928 年，颁布《助产士条例》后，对于助产士的注册登记等有了明确规定，助产士有了独立于医疗和护理的管理体系。此后，随着助产教育的快速发展，中央及各省相继成立助产职业学校，至 1940 年左右，全国共有省立助产学校 15 所，私立已备案助产学校 14 所；截至 1940 年 1 月底，共有毕业生 5 000 余人，其中领有中央颁发的助产士证书者 3 977 人[2]。

三、护生毕业与就业

20 世纪初，随着西方医学在中国的广泛传播及教会医院的大量建立，各地纷纷开办护士培训学校，为当时中国社会培养了一批具备专业

---

[1] 佚名. 高级助产及护士职业学校学生毕业会考规程. 中华护士报，1937，18（3）：389.
[2] 杨崇瑞. 中国妇婴卫生工作之过去与现在. 中华医学杂志，1941，27（5）：283-284.

知识的西医护理人才。这些护校毕业生进入各级医疗机构从事护理工作，既促进了当时人民的健康事业，也推动了护理职业在中国的落地生根。

（一）护校毕业典礼与授帽仪式

1. **护校毕业典礼** 各护士学校纷纷举行隆重的毕业典礼，通过庄严的仪式增强护生的职业荣誉感并传承护士职业的责任和价值。同时，毕业典礼也是宣传护士教育的有效方法之一："于护士毕业之日，正式举行给凭礼，宜多请要人参与典礼。校长宜宣读护士学校之详细报告。护士学校经过长期努力之后，乃以证书给予学生，表示其已可开始独立之工作矣。"[1] 毕业典礼的主要流程包括演讲、诵读南丁格尔誓约、颁发文凭及其他文艺活动等。从各护校毕业典礼出席代表来看，体现了当时社会各界对于护理事业发展的重视程度，如 1924 年 3 月 29 日太谷县仁术护士学校毕业典礼"为山西省的首次护校毕业典礼，由时任政要以及行政商会各机关、各学校及各处教会均派代表参加致贺"[2]，1935 年琼州福音医院第一届护士毕业典礼"此为历来未有之盛举，政学届要人，莫不莅临。驻琼司令由其参谋代表，县长亦出席，此外则有各中学校长及高级女生，均来观礼。"[3] 一些护士学校毕业生摄影见图 5-5～图 5-7。

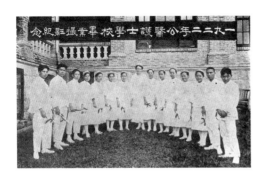
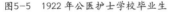

图5-5 1922年公医护士学校毕业生

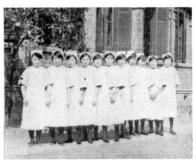

图5-6 1930年上海广仁女医院毕业护士

① 石祝淑慎. 如何引起公众对于护士教育之注意. 中华护士报, 1934, 15（4）: 203-206.
② 黄玉清. 山西太谷县仁术护理学校举行第一次毕业典礼记. 护士季报, 1924, 5（3）: 14.
③ 佚名. 琼州福音医院第一届护士毕业典礼. 中华护士报, 1935, 16（4）: 378-379.

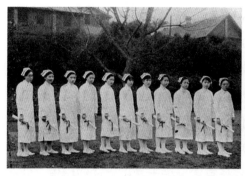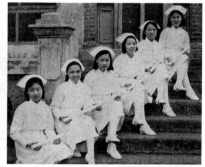

图5-7　1937年广东江门仁济医院护士学校和成都仁济女医院毕业生

　　在毕业典礼中，各校校长等人士通过发表演讲以勉励毕业护士，如普雷斯顿·麦克斯韦（J. Preston Maxwell）医生于1932年5月12日在北京同仁医院、道济医院和妇婴医院护士学校毕业典礼致辞中提到"今日诸位男女护士毕业，亦即为'始业'之时，诸君今后在社会及世人中，将宣告'吾为护士，有特种能力者'。诸君今后务须努力，否则加害自身及职业。"他勉励毕业护生要有耐心和慈悲心，既然选择这一高尚的职业，就应付诸职业的使命，首先不可自私，其次要不断学习，"护士职业与人之生活规律相似，倘若诸君不前进，便是后退"[①]。

　　2. **授帽仪式**　护士帽是护士职业的象征，"看护之冠者，非常人所能有也，亦非千金之资所能买也"[②]，中华护士会曾提出只有正式护士才能戴护士帽，才有资格为病人做护理工作。授帽仪式是护生成为护士的重要时刻，目前，很多护士学校或医院会在国际护士节或护士毕业典礼时为毕业生或新入职护士举行授帽仪式："在护理学创始人南丁格尔像前，伴随着《平安夜》的庄严乐曲，护生直跪在护理前辈面前，前辈为护生戴上圣洁的燕尾帽，护生接过前辈手中的蜡烛，站在南丁格尔像前宣读誓言"，以此传承护士职业的神圣职责。

---

① 普雷斯顿·麦克斯韦. 对毕业护士演说辞. 中华护士报, 1933, 14（4）: 362-363.
② 潘景芝. 更冠记. 护士季报, 1920, 1（3）: 2.

俞凤宾医师在上海协和护士学校第一次毕业典礼的勉励勖词（节选）[1]

　　……护士之所以可贵，重在其所具之德性。苟无良善之德性，虽以侍疾为己任，亦难乎收效于病者之前也。今就感想所得，述护士之德性四项，非足以概况一切，特举其要者言之。

　　一、慈爱。护士宜具慈善仁爱之德性，以温柔和顺为居恒态度。……

　　二、忍耐。忍耐为护士所不可缺乏之德性。……

　　三、谨慎。护士所为之事，与人之生命攸关。故宜时常谨慎。……

　　四、乐观。护士侍疾之时，不可稍存悲观。……

　　护士苟能学到爱人，必能发展其事业。然服务过多，势必难免动劳之苦。欲减少此项辛苦，第一须发兴趣心，第二须抱研究心。兴味与研究精神，为成功之酵母。牛马做工，乏此精神，故常属于人，而无自动之乐。人若缺之，则辛苦倍增，与牛马等矣。

　　护士暇日，宜多读书报，以增加其学问。既离学校，则社会即是学校，修学无止境，宜终身为之。对于自身之保护，亦须注意。从井救人，君子不取。勿任传染病侵及己身，宜自知防免之法，而切实行之。平日宜有整洁之习惯。逢必要时，可注射疫苗血清之类，以造成抵抗疾病之力。

　　学道所以爱人，亦所以爱护自己。望诸君勉之。

　　中国早期护士学校也为在校护生举行授帽仪式，如1920年天津美会妇婴医院规定："凡每年平均分数七十分以上者授予护士帽，分为甲、乙、丙、丁四班，帽子样式不同，乙、丙、丁班均为蓝边白顶，丙班蓝边正中加一白色圈，乙班蓝边正中圈内再加一三角形，而甲班边与顶均为白色。"[2] 1937年，福州基督教协和医院高级护士培训学校为新生举行授帽仪式（图5-8）："高级护士穿深蓝色长衫，外罩白色短袍，以红纸剪成'忠诚'等字戴在胸前，新生则穿蓝白色之制服。典礼开始时，唱歌、祈祷、读经文后，由高级护生一人讲'护士寓言'，护校校长致以简单欢迎词，然后由高级护生排列在厅前，听到点名后新生即

① 俞凤宾. 上海协和护士学校第一次毕业勉励勖词. 护士季报，1924，5（1）：28-32.

② 潘景芝. 更冠记. 护士季报，1920，1（3）：2.

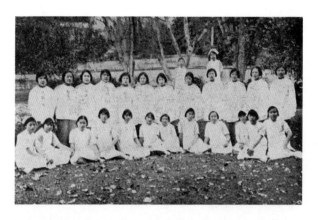

图5-8 福州基督教协和医院高级护士学校新生戴帽典礼

向前鞠躬下跪，由高级护生为其戴帽，全部结束后背诵南丁格尔誓约，唱中华护士会会歌。"①

（二）护士就业与方向

1. 临床护理 20世纪初，随着教会医院在中国的大规模兴办，来华工作的外籍护士远远不能适应医院发展的需要，因此，各医院纷纷开办护士学校以培训中国学生，毕业护生也多在培训医院从事护理工作。中华民国时期中国亦有大量的公立医院及私立医院不断建立，这些医院及诊所均为毕业护生提供了大量的就业机会，临床护理是当时护士的主要就业方向。此外，由于近代中国战争频发，战地医院亦对医护人员需求巨大，使当时的毕业护生就业机会相对充足。

2. 公共卫生与家庭护理 除临床护理工作外，公共卫生、家庭护理也是当时护士的重要就业方向，1920年，上海仁济女医院院长甘克理小姐提到"中国各地家庭护病及公共护病人才之需要甚大，故毕业之护士，不患无事，特患供不应求"②。中华护士会自成立起就重视构

① 蔚宾仁. 福州基督教协和医院高级护士职业学校新生戴帽礼. 中华护士报，1937，18（4）：461-463.

② 甘克理. 中国护士之机会. 护士季报，1920，1（2）：7-11.

筑公共卫生和乡村卫生护理体系，鼓励全国护士奔赴乡镇，与妇女会和学校合作，教人如何清洁家庭卫生、简单包扎伤口、保护眼睛牙齿等器官、照顾新生儿等。当时中国并没有独立的公共卫生体系，因此对于护士的需要不仅在医院，凡家庭、学校、工厂及其他机关，几乎都需要护士去宣讲卫生之道。在第十二届全国护士大会上朱真丽护士提到"中国需要资格完备之公共卫生护士，亦需各护士人人具有公共卫生精神。中国于农村建设已有良好之进行计划，护士在此项计划中可得一真正地位" [①]。

3. **其他方向**　因当时医院内，护士常被安排到药房工作，因此有提议护士毕业后予以短期的药学训练，使其能参加药学考试，从而兼职药师工作 [②]。护士也可以在医院从事影像工作，"护士于 X 线部有甚大之机会，与甚大之发展，不论男护士或女护士，凡注意此服务者，皆可得之；因护士对于病人，思想缜密，顾虑周到，又因其受过道德训练，且练习与准备详细，故护士为 X 线专家，可膺首选。" [③]此外，一些医院聘用专门检验技师从事所有检验工作在经济上较为困难，因此，根据当时现实需要，护士经过培训后也可以作为兼职检验技师 [④]。

除直接就业外，毕业护生也有继续学习深造的机会，如北京协和医院招收中国毕业护生入院学习，并有薪水和津贴补助。此外，对于特别优秀者，可派至国外留学："中国毕业护生，有精通英文，曾受良好之高等教育者，于协和医学校医院中服务至少一年后，若经监督认为其人深堪造就，有继续研究高深学科之资格，即可得学费津贴，赴美留学。" [⑤]

---

① 朱真丽. 中国何以紧急需公共卫生护士. 中华护士报, 1934, 15（4）：184-187.
② 濮乐克. 护士兼职药师之商榷. 中华护士报, 1938, 19（1）：28-29.
③ 蔚宾仁. 护士与 X 光线部之关系. 中华护士报, 1938, 19（3）：116-119.
④ 江铭范. 护士与实验室诊断技师. 中华护士报, 1938, 19（4）：171-173.
⑤ 佚名. 毕业护生入北京协和医院研究之机会. 护士季报, 1921, 2（3）：18.

第二节　护士职业化特征与发展

一、护士制服

统一制服是医院中区分不同职业医务人员的重要标志。护士服伴随着护士职业化进程，折射着护理事业的进步、传承与创新。目前，护士服已成为护理文化的一种象征，兼具艺术美与医学防护功用，与护士职业形象息息相关。

（一）护士制服的起源与变迁

1. **护士服**　护士服装的历史源于公元 9 世纪，那时，已有"修女应穿统一服装，且应有面罩"（后改为帽子）的规定。修女们头戴头巾，身穿长袍，整个服装以灰色和黑色为主。19 世纪以前，由于从事护理工作的主要是僧侣、修女或者一些地位低下的妇女，护士穿的大袍子其实是修女服的延续，而且也不是出于卫生的目的。

南丁格尔在参与克里米亚战争救护工作时，还没有专门的护士服，只是简单地在腰上系一条围裙。1860 年，南丁格尔创办世界上第一所护士学校时，也有了护士服的问世，其设计以清洁、整齐并利于清洗为原则。此后，世界各地的护士学校皆开始效仿

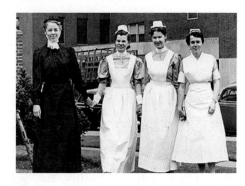

图5-9　围裙式护士服

并不断改良。早期欧美护士服样式虽有不同，但却有基本一致的上衣、围裙和护士帽。因此，在 19 世纪末 20 世纪初，西方护士服设计以南丁格尔时期"围裙式护士服"为主（图 5-9）。但部分护士服的设计仍带有修女服的色彩，但她们所戴的面纱已经不是延续修女的习惯，而是出于卫生的考虑。

2. **护士帽** 护士帽的原型是修女帽，它象征着"谦虚服务人类"。最早在医院从事护理工作的修女，虽然没有经过护理技能培训，但凭借奉献精神，给人们留下了美好印象。真正的护士帽开始于南丁格尔时期，在克里米亚战争期间，南丁格尔要求所有护士参加救治时都要佩戴特殊护士帽，这种源自修女的帽子，成为护士工作的身份标识。战争结束后，南丁格尔在其创办的护士学校中，要求实习生必须佩戴由其辅助设计的短方形帽子。

19 世纪 70 年代起，护士帽逐渐成为护士制服不可分割的一部分，但起初主要是基于实用主义和清洁的习惯，帽子可以覆盖住头发。同时，美国早期的一些护士学校开始设计独特的帽子以传达学校理念，很快使护士帽成为各学校的标识。贝尔维尤（Bellevue）护士学校推出第一个标准化的帽子"蓬松帽"（又称"纸杯蛋糕"），是贝尔维尤护士学校的象征；1892 年由马里兰大学护士学校设计的"佛罗西"帽，名称取自南丁格尔昵称"佛罗西"。早期护士帽有许多不同的形状和样式，大多数为戴在头顶的白色帽子。随着女性发型变短而帽子变得更小，位置设计成位于头的后方，有的仅仅覆盖头顶发髻，或变成了较小的平顶帽且颜色不同。除了遮盖头发，护士帽的象征性意义逐渐超越了实用性，代表了这个高尚职业的纯洁、信任和奉献精神。此后，几经发展，护士帽演变成了现在大众熟悉的燕尾帽，并快速风靡全球，成为护士制服不可分割的一部分和护理职业的专属象征。

（二）中国近代护士制服要求

1. **护士制服样式** 20 世纪初，护士服陆续在我国出现。但当时各地医院、护士与护生的服装颜色与样式设计均有不同[1]，如北京妇婴医院护士制服为一短白褂，外罩一长坎肩（南方称背心），护生的长坎肩为蓝色，毕业护士为白色；此种制服易做、易清洗，但其袖口过大，

---

[1] 林斯馨. 护士之制服. 护士季报，1928，11:（3）:5-10.

使操作不便。多数男护士学校的制服为白长衫，有时于左袖口绣上学校的名称，与当时各旅馆、茶馆的长衫类似，常使病人误会，因此样式需要改变；协和医院男护士制服也为白长衫，但其前面有两排扣子，并有直领，裤子为西裤，鞋袜皆为白色，较为美观。协和医院护士学校制服为西式长衣，袖口较小，并有直领，外加白硬领子和袖口，此外还有一白围裙，学生时制服为蓝色，毕业后为白色；此种制服操作时较为便利，但在冬天天气寒冷时，制服内不能多穿衣服。部分护士学校护士制服见图 5-10～图 5-13。

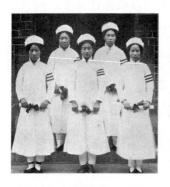

图5-10　1919 年齐鲁大学医院
女护士培训学校毕业护生制服

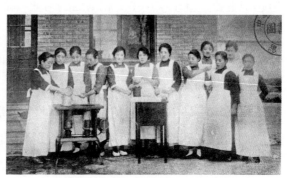

图5-11　1920 年北京妇婴医院护士制服

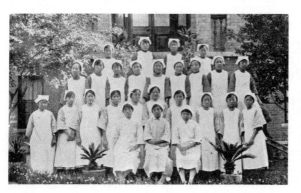

图5-12　1924 年江西九江但福德医院护士和护生制服

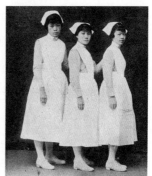

图5-13　北京协和医院 1928 年
毕业护士制服

护士之制服（节选）①

1. 关于洁净。护士对于个人卫生，必须注意，因其每日与微生物接近，如果能加以小心，则不至于受微生物传染，也不会使一位病人的疾病传染至其他病人。护士应向病人讲授个人卫生的道理，使病人受最大影响的，莫过于护士穿着清洁的衣服。

2. 关于状态。护士每日与医生和病人一起相处，其个人的姿态，须特别注意。平常工作时，除学校别针外，不应另带其他首饰。因此，护士如果穿着制服，病人见到后会更为信任。因护士的制服，特别庄严，而又含有向病人表示同情的意思。

3. 关于便利。护士的敏捷程度关乎病人的生命，因此护士的衣服不可过大而妨碍其动作，否则在忙乱的时候，可能将药物洒在衣服上，甚至将药瓶从架上带下。

4. 关于符号。制服是学校的符号。如想知道某护士来自哪所学校，一见到其制服及帽子，即可知道。美国已有很多护士学校的制服，已在政府注册，其他学校不能仿效，由此足以说明各学校应各有其制服。因各处风俗各异、气候不同，对于统一中国所有护士学校的制服，则极为困难。

同时，护士制服设计时应考虑：①形式，学生制服应雅观，并以简单为主；②安适，护士衣服应当以舒服为主，不应有紧腰或硬领；③便利；④保暖；⑤材料，质量优秀；⑥舆论，护士制服最好能避免社会的批评，须极庄严，不能被社会嘲笑。

2. **护士制服的统一**　统一的护士制服对护士工作非常重要，因而受到护士会的格外重视。首先，护士制服是在病房中专用，可防止疾病向外界传染；其次，统一的制服可以使护士在病房中身份明显，便于病人对医务人员的识别，同时提醒护士保持优雅、庄重的姿态；最后，样式适宜的制服可以使护士在工作时行动灵活、方便。中华护士会于 1926 年全国代表大会上提出统一护士制服的提议，并成立了统一全国护士制服小委办，规定由各医院护士长自行确定男女护士帽及外面的长衣作为临时制服，并在下次大会时由各处代表将本医院护士制

---

① 林斯馨. 护士之制服. 护士季报，1928，11：（3）：5—10.

服带到大会陈列以求统一①。经过数次讨论，1928年全国代表大会时，委员会对护士制服的颜色、样式作出规定，其标准为简单、易洗、雅观、舒适、庄重，并改变了袖口过大等缺点，对于当时全国统一护士服装起了很大的推动作用。

20世纪30年代后，护士服装得到年轻女性的广泛认可，护士服的设计要素也在全国趋于统一，蓝衣、白裙、白领、白袖头、白鞋、白袜、白色燕尾帽，这一阶段护士服的整体设计以舒适、便捷、整齐美观为主。1947年，中

> **■ 史籍采摘**
>
> 1937年护士职业学校学生制服标准③
>
> 1. 质料以能耐洗涤，不变颜色之布料为准。
> 2. 样式①男护生：白色中山装。或白色长衣，袖上加一二三 [△] 红色标识，以别年级。②女护生：淡蓝色长衣，白围裙或白背心，白领，白袖，白帽，白鞋袜；或白色长衣，蓝领，蓝袖，白帽，白鞋袜或黑鞋袜。③男护士：白色长外衣，白裤、白鞋袜。④女护士：白色长衣，白围裙，白背心或无围裙，白鞋袜，或黑鞋袜。

国护士学会规定"护士无论在班与否，制服与便服皆须整洁，合乎高尚人士之态度；制服之中西样式皆可。对于护理员制服样式暂不统一，但必须与护生或护士有别，且不戴帽，其样式由各医院负责规定"②。

二、职业角色、地位与职业素养

中国近代护士教育事业的快速发展有力推动了护士职业角色的确立和转变，护士职业地位得以不断提升，社会和行业对于护士职业素养有了明确的要求，护士的职业化特征越来越明晰。

---

① 佚名. 中华护士会第八届全国代表大会记录，1926：54.
② 佚名. 中国护士学会第二届全国会员代表大会记录. 中国护士报，1947，1（1）：21.
③ 佚名. 高级护士职业学校暂行通则. 中华护士报，1937，18（2）：329.

（一）职业角色与地位

1. **西方护士职业角色与地位的发展历程**　在整个西方护理发展过程中，护士角色和地位经历了种种变迁，由修女、侍者、社会底层谋生者到南丁格尔时期后发展为职业护理者。南丁格尔认为"从事护理工作要有高尚的品德、相当的专业化知识、专门的操作技能"等条件，使得护士具有了崭新的角色定位。19 世纪末到 20 世纪 40 年代，近代医学的进步促成了护理学理论和专门技术的形成与发展，护士以擅长配合医疗工作而形成"医生助手"的职业形象。同时护理工作内容从"照料病人生活为主"转变为"以科学技术手段的服务为主"，并逐渐形成了照顾者、教育者、决策者、管理者、研究者等多重的角色定位，职业地位也得到了社会的广泛认可。

2. **中国传统观念中护理角色与地位**　在中国传统社会观念中，护理即照顾，是一种家庭责任，具有根深蒂固的性别规范和社会地位的等级观念，照顾（特别是接触身体的）只能由同性别和地位低的人来做，看护病人的工作被认为是卑贱的。20 世纪初，护士随着西医传入逐渐在中国出现，但由于人们对护理工作的陌生，不了解护理工作有很强的专业性，把护理工作看作是随便什么人都可以从事的、没有技术含量的工作，把护士看作是"医院的侍女，医生的佣人，进而轻视护士地位，禁止子女学习，并劝阻他人加入"[1]，甚至有人认为"护士为下流社会，有失人格"[2]。对于护士的称谓有"护助""访视员""助理员"和"传道员"等[3]。

3. **中国早期护士职业地位的转变**　中华护士会成立后即不断规范护士的教育培训、组织管理工作，提高护士的个人素质，并通过伦理教育塑造护士的奉献和敬业精神，倡导"用根据于科学的、而非根据于

① 石祝淑慎. 护士职业之价值. 中华护士报，1933，14（4）：267-270.
② 佚名. 护士之紧要谈. 护士季报，1923，4（3）：9-12.
③ 梅江蘭. 护士歟抑助手歟. 中华护士报，1931，12（4）：1-2.

慈善的或宗教的改良以提高护士之社会的与职业的地位"①。护士教育事业的发展促进了护士队伍的专业化，同时有利于赢得社会对于护士职业的认同。1934 年，护士教育委员会成立，将护士教育纳入国

家正式教育系统，进一步促进了护理的职业化发展，并将护士教育列为职业教育范畴，护理逐渐成为人们熟悉并能接受的职业②。此时期护士职业能力逐渐提升，并担任了以前由外籍护士在中国担任的行政和教学角色。因此，虽然社会对于护士职业仍有许多误解，但总体来看，护士职业已得到了社会的广泛认可，其职业地位也发生了质的转变。

（二）职业素养

护士职业素养是护士临床工作中的行为规范和标准，职业化的护士群体能够严格按照行为规范要求自己，使自己的语言和动作等符合自己的身份和职业象征，也是区别非职业人员进行护理工作的外在体现。随着护士职业化的发展，中国早期各医院即对护士行为规范作出相应的要求，如"凡欲为一好护士，当有忍耐之心，举止行动当端庄，对于病人当温柔，并当恒久忍耐。当有和颜悦色之容，不可用严厉之语对待病人，亦不可有嫌贫爱富之心，当一律看待。病屋当料理清楚，各物当贵乎洁净。护士言语需细静，走路无声。护士之身体当强健，有爱惜自己精神。"④并且要求护士所言所行应注意细节"我们医院中

---

① 佚名. 中国公共卫生护病之现状. 护士季报，1930，11（1）：17-21.
② 言潘景芝. 护士教育委员会第一次会议. 中华护士报，1935，16（2）：255.
③ 石祝淑慎. 护士职业之价值. 中华护士报，1933，14（4）：267-270.
④ 赵玉梅. 何为完善之护士. 护士季报，1920，1（4）：6-7.

一个护士的资格，必是由许多细微的事建造起来的"①。

中国近代的护理教育极其重视护士仁慈、博爱和奉献的职业道德，护士对于病人的职责"当有仁爱之性质、忍耐之举动、温柔之脸面"②。1923 年盖仪贞在论护士教育中提到"护士职务不仅在于给药、留心病人的饮食起居等，还包括观察病人症状变化、急症的处理、心理护理及病人和亲属的健康教育"③，对于当时护士的综合素质有较高的要求。1947 年，时任天津市护士学校校长佘韫珠提出职业护士应具备的专业素质，包括"能实施优良之床旁护理，能观察并理解病者之病症并以此调护之，能明了病房之管理法，且能应机解决所发生之任何意外问题；能解决有关病者疾病之一切社会及环境问题，对各种常见疾病护理及治疗有充足之知识及技能，能应用心理学及促进病者健康之恢复，明了如何预防疾病促进健康，明了如何与医院、家庭及社会机构合作，以增进工作之效能"④。

三、护士职业化进程与发展

近代中国护理事业在巨大的社会变革下随着护理教育的兴起而不断发展。经过半个世纪的艰难历程，护士群体规模不断增长、行业管理和教育体系不断完善，护士逐渐成为一种被人们所接受的职业。

（一）护士职业化成就与前途

1. **护士职业化发展的历程阶段**　中国护理事业开端于 1884 年美国护士麦克奇尼来华，1888 年美国护士约翰逊在福州创办了中国第一所护士学校。1909 年中华护理学会前身"中国中部看护联合会"成立，

---

① 乐本柯. 注重细微之事论. 护士季报，1920，1（1）：12-16.
② 黄美贞. 护士的责任. 护士季报，1926，7（1）：18-19.
③ 盖仪贞. 护士教育. 护士季报，1923，4（1）：14-16.
④ 佘韫珠. 对于护士教育之意见. 中国护士季刊，1947，1（3）：26.

1912 年制定课程标准、翻译及编著教材、登记护士学校，1915 年举办首次护士毕业会考。1920 年出版《护士季报》成为中国护士言论的重要阵地。1922 年加入国际护士会成为会员，由此中国护士取得国际地位。1934 年政府护士教育委员会制定护士学校规程和课程标准，1936 年颁布护士管理规则，护士在国内首次取得法律地位。1948 年，曾任中华护士学会副理事长刘干卿将中国近代护士发展历程分为四个阶段，即"自 1884 年至 1912 年，为中国护士的播种时期；1913 年至 1922 年，为萌芽时期；1923 年至 1934 年，为生长时期；1934 年以后为中国护士成长与发达时期"[1]。

2．护士职业化发展的成效与困境　至 20 世纪 40 年代，近代中国的护理事业已有 60 余年的历史，经过中外护理先驱们的艰苦奋斗，取得了骄人的成效。在护理教育方面，由最初的教会医院附设护士学校，发展到各地纷纷建立各类护士学校以及政府将护理教育纳入国家正式教育体系；在护士资格考试与注册方面，形成了完善的考试制度和组织体系，由政府颁布了正式的护士注册章程，确立了护士职业的法律地位；在临床护理方面，形成了明确的护士岗位职责和技能要求。此时，护理逐渐成为人们熟悉并能接受的一门职业。

但由于客观环境的限制，中国护理事业的发展也遇到极大的瓶颈，职业前途堪忧。首先，抗日战争时期由于师资、教材、设备的缺乏导致护理教育的开展并不理想，部分护校开办的目的仅是利用学生在医院工作，未能给学生学习和研究提供机会。其次，社会人士对于护士的认知不足，轻视和误解护士职业，导致很多青年女性不愿学习护士专业，也有很多在职护士放弃护士职业；再次，社会对于护士待遇不公平，生活保障不足，"护校学生做事便宜，伙食费低及其他职员一半，一般福利更谈不到"[2]。最后，当时政府对于护士的重视程度不够，护士立法仍不

① 刘干卿. 中国护病事业的商讨. 中国护士季刊，1948，2（4）：1.
② 陈仁亭. 为护士说话. 中国护士季刊，1948，2（2）：3.

完善，很多医院不用或辞退已婚护士，护士职业仍不够稳定。

3. 护士职业化发展的前途 护士教育的改革与推进，是护士职业化发展的基础，极大促进了社会对于护士事业的关注。1934 年，时任中华护士会理事长潘景芝在第十二届全国代表大会致辞中提到"凡是明了卫生行政的人员，无不公认护士事业，是一种保护人民健康，服务社会人

类的基本事业，在整个社会里，占有重要的地位"①。她呼吁"希望政府当局以及社会人士，真实了解护士职业之重要，予以提倡，则护士事业前途之远大，指日可期矣"②。

第二次世界大战后，全世界均面临护士缺乏的难题，而中国更甚。至 1948 年，全国登记的护士仍不足 7 000 人，而按照一个护士护理 2 000 人计算，则需要 22.5 万名护士④。因此，护士职业有巨大的社会需求和发展空间。为了加强护理事业和职业前途发展，护理教育专家翟枕流曾提出："必须改变社会人士对于护士的曲解，增加护士进修的机会，提高护士待遇和生活保障，加强护士团体的组织。"⑤ 由于护士学会为一学术组织，应以护理学术为职责，因此，代表护士职业团体的护士公会应运而生，多地陆续成立了护士公会，其以"精诚团结互助、推进护理事业、并保证护士合法权益"为宗旨。翟枕流曾认为：

---

① 言潘景芝. 中华护士会第十二届大会演说辞. 中华护士报，1935，16（1）：23.
② 言潘景芝. 内政部卫生署护士工作概况. 中华护士报，1935，16（2）：215.
③ 佚名. 护士职业之前途. 中华护士报，1932，13（1）：44-45.
④ 翟枕流. 护士事业的观感. 中国护士季刊，1948，2（3）：15.
⑤ 翟枕流. 护士事业的观感. 中国护士季刊，1948，2（3）：15-16.

"今天，我们的护士职业，像是在灾难路上的夜行人，像是一群可怜的被剥削者……而最后的途径，是在护士公会的旗帜下，团结更紧密，像这样，护士职业前途才有生路。" ①

（二）部分省市护士事业之概况

20 世纪初，随着西医东渐的日渐深入，教会医院在中国各大城市大量建立，广州、福州、上海、北京、天津等城市纷纷开设护士培训学校，西方现代护理随之传入中国并不断发展。从全国范围来看，受地理条件、经济发展、西方传教等多方面的影响，东部沿海省市护士事业起步早、发展快、规模庞大。如天津市于 1900 年前后已成为洋务运动中心、西方文化传播发达的地方，当时的一些教会医院即以学徒式的方式培养中国人从事护理工作。1908 年，金韵梅在天津成立中国第一所公立护士学校——北洋女医学堂，拉开了近代天津护理教育和护士事业发展的序幕。

全国各地护士事业发展状况不一，据史料记载 ②，1920 年为四川护士学校的新纪元，教师及学生已明白良好的教育对于护理工作的重要性。曾经有口号为"考试不及格，可学习护病"，现医学界新口号为"我人须招收确有根底之学生"，因此入学资格逐渐提高，直到各注册护士学校拒收高小未毕业的学生。这一时期，青年人对于护士事业已逐渐熟悉，不再认为护士为卑贱的奴役，而是一种可以使个人荣耀和国家受益的职业。20 世纪 30 年代后，四川省各护士学校几乎全以初中毕业为最低入学程度，且很多设立 3 个月的预科，进行严格的理论教授。大多数医院聘有很多毕业于本校的护士为职员，其中也有很多曾在协和医学院学习者。护士教育已较为普遍，优秀的护士学校，每年都有大批的学生报名投考。

西北地区护士事业起步和发展相对较慢。据史料记载 ③，近代陕西

---

① 瞿枕流. 为什么要组织护士公会. 中国护士季刊，1948，2（1）：17.
② 何明贞. 四川护士事业之一瞥. 中华护士报，1935，16（3）：291-292.
③ 梅卓然. 陕西护士事业之概况. 中华护士报，1935，16（4）：348-351.

地方偏僻，交通不便。曾入中学的青年男女不愿学习护理，认为侍候病人为卑微之事，不是受教育者应当承担的工作，以免有失身份。文章回顾 1921 年，西安一医院女护士长及助理均不懂读写，仅可检查体温加以记录；而男子方面各助手曾略受教育，情

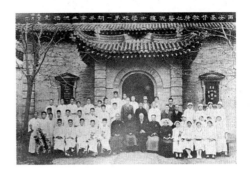

图5-14　1934 年陕西西安府广仁医院第一所注册护士学校首届毕业生合影（均获优等文凭）

形较好，但关于实际的护理工作，也知之甚微。经过中华护士会努力，1928 年首次开办护士学校，1932 年在中华护士会注册，同年 4 月首次毕业护士 3 人，均获得中华护士会优等文凭。1934 年陕西西安一护士学校首届毕业生见图 5-14。陕西屡受战争、饥馑、瘟疫，护士人数寥寥无几。1935 年西安市内省立医院、陆军医院、红十字会医院均无中华护士会注册护士，仅两私立医院及英国教会医院有中华护士会注册护士几人。至 1949 年，西北各省份护理事业仍处于初级发展阶段。

近代中国护士职业化发展历程，是民众从封闭到逐步接纳西方科学的过程，也是护理前辈们曾付出艰辛和创造辉煌历史的过程。随着护士职业教育、考试注册、行业管理等的不断完善以及护士群体规模的不断壮大，民众对于护理职业的认识也发生着由“奴役”到神圣“职业”的深刻转变。

研读历史的价值并不是让我们回到历史中去，而是不断承接、发展和创造历史。时至今日，中国护士职业化的脚步未曾停息，而且面临着新的挑战和机遇。让我们从历史中总结与思考，深刻体会护理职业持续发展的内在生命力，以及使命、价值和意义之所在，从而引领我国护理事业迈向新的征程。

（杨　磊）

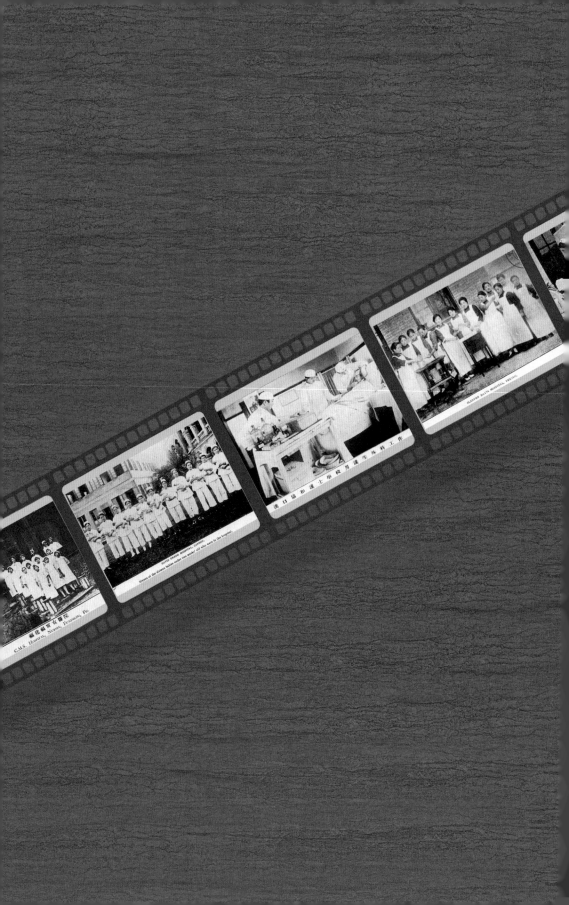

第六章
护理行政与管理

本章概览

　　护理行政与管理是护理管理者运用各种管理知识与技能，通过领导行为和管理工具对护理工作进行科学化、系统化、规范化的管理。它是科学思想与人文艺术的有机结合。在中国近代护理发展的历史长河中，护理行政与管理从无到有、从小到大、从弱到强，通过不断学习、积累经验，源源不断地为护理注入生机与活力。

　　护理行政与管理是医院管理工作的重要组成部分，以维护和促进病人健康为目标，以服务对象的需求为导向，通过不断优化护理管理体系，制订护理行业标准，规范护理人员日常行为，协调各专业人员，最终提升医疗护理服务水平，保障病人生命健康，提高病人满意度。

　　本章围绕我国早期医院行政管理的三要素：人、财、物，重点介绍护理组织业务管理、护理人员管理、医院财物管理等。着眼于医院及科室的发展演变、护理人力资源管理、医院经济资源配置等方面来阐述早期的护理行政管理，逐步建立"以人为本"的护理管理体系。

　　"博观而约取，厚积而薄发"，踏着历史的足迹，探寻护理前辈行政与管理工作的特点和经验，感受护理前辈们为建立现代医院规范化管理体系做出的不懈努力。重温历史，以史为鉴，能够助推我们的护理行政管理事业更加规范、科学、高效。让我们追寻中国早期护理行政与管理变迁的印迹，共同见证护理行政与管理的成长历程。

医院护理管理不仅有利于医院医疗水平的提升，而且有利于医患和谐关系的构建，护理管理水平是衡量医院科学管理水平的标志之一，也是整个医院管理水平的缩影。以史为镜，护理管理经过百年的奋斗和蜕变，逐步形成了现代化医院护理管理的雏形。抚今追昔，让我们放眼早期医院的护理发展历程，回顾护理前辈的管理思想，借鉴护理先贤的管理智慧，迎接新时代对护理管理的挑战。

第一节 医院护理组织与业务管理

近代中国社会经济状况落后，医疗资源短缺，没有统一的规范和标准。随着西医医院在我国创建与发展，医院行政管理组织及护理组织体系逐步完善，逐渐建立了一系列的规章制度来规范医疗护理行为。

一、医院建设发展与行政组织管理

（一）近代医院的设立发展与规模

医院是指按照法律法规和行业规范，为服务对象开展必要的医学检查、治疗措施、护理技术、接诊服务、康复设备、救治运输等服务，以救死扶伤为主要目的的医疗机构。在中国近代早期，医院主要是对特定人群进行防病治病的场所。医院的形成和发展，经历了一个漫长的历史过程。

1. **近代中国西医院的出现**　随着近代西方医学逐渐传入中国，中国医疗制度产生了重大变革，也促进了医疗护理观念的改变[①]。1835

---

① 吴立坤. 近代西方药学的传入及对中药学的影响. 北京：北京中医药大学，2006.

年，美国医生伯驾在广州十三行附近的星豆栏街开办了眼科医局，这是近代中国第一所教会医院[①]。到 1876 年中国有教会医院 16 所、诊所 24 所，到 1905 年分别达到 166 所和 241 所[②]。

2. 近代中国西医院的发展　与中国传统医学的医、药、护、技几乎由医生一人负责的做法相比，西医院在医疗过程中实行明确的专业分工，与治疗相配套的护理措施具有更强的专业性，因此日渐被中国民众接受。20 世纪初，受国内外复杂时局的影响，西方教会医院在中国逐渐本土化、专业化，行医与传教日益分离。医院专业人员、水平及设备等都得到提高，非宗教性质的洛克菲勒基金会（北京协和医院创办者）与雅礼协会（湖南湘雅医院创办者）也来华创建医院。到 1920 年，全国各地西式医院总计 326 所，药房 244 处。这些医院共有病床 16 737 张，平均每院 51 张，每年住院人数 144 477 人次，医院和药房每年诊治的病人数量达 100 万以上[③]。至此，至少在中国大城市，新式医院已逐渐取代了传统的"医家"，成为医疗机构的主体部分。

3. 近代中国西医院的规模　在西医最初进入中国时，受资金等多方面原因的限制，大多不设病房，以租赁民房看诊与赠药为主，病人就诊拿药后回家养病，这也与中国传统的就医习惯相关。所以很多医院的前身只是一间小诊所，或只有几十张床位，如汉口仁济医院的初期仅有两间病房，15 张病床，只有一名医生，且每天仅有 2 小时应诊，没有其他卫生技术人员[④]。建于 1875 年的宁波华美医院设病床 20 张，1889 年扩建了住院楼设病床 60 张；苏州博习医院设病床 30 张（1883 年）；安徽芜湖弋矶山医院设床位 45 张（1888 年）；重庆宽仁

---

① 崔军锋，叶丹丹. 民国早期广州博济医院的专业化发展（1914—1926）. 学术研究，2017：（6）：128.

② 苏全有，邹宝刚. 对近代中国医院史研究的回顾与反思. 南京中医药大学学报（社会科学版），2011，12（1）：30.

③ 中华续行委办会调查特委会编，中国会科学院世界宗教研究所译. 中华归主中国基督教事业统计（1901—1920）. 中册. 北京：中国社会科学出版社，1987.

④ 孙素雯. 近代武汉教会医院研究. 湖北大学，2008.

医院设病床 30 张（1892 年）；苏州福音医院设病床 20 张（1905 年）。1907 年之后出现了床位上百张的医院，如北京中央医院设病床 150 张（1916 年）；湖州福音医院设病床 100 张（1924 年）[1]。

第十三届中华护士会理事长林斯馨曾于 1934 年进行过有关医院问题的调查[2]，从收回的 48 所医院信息中可得知，床位 25～50 张的医院占 10%；床位 50～100 张的医院占 48%；床位 100～200 张的医院占 27%；床位 200～350 张的医院占 15%。虽不能用此数据代表全国医院的概况，但从中可看出，至 20 世纪 30 年代，中国医院的床位规模已扩大至数百张。

当年西医院中规模最大的应属创建于 1907 年的广慈医院（今上海瑞金医院），开院时床位 100 张，20 世纪 30 年代床位数已超过 500 张；抗战时，该院部分病房大楼被日军用作陆军医院。抗日战争后，医院业务恢复正常，床位 840 张，乃远东第一大医院[3]。

（二）近代中国卫生事业行政管理

1. 全国卫生行政管理机构　在中国几千年封建社会中，整个医政管理体制是以太医院为核心，以御药局为辅助，主要对皇帝及皇室成员负责的封建官僚体系的一个组成部分。至于对民间开业医生的管理，中国各个朝代几乎都采取了放任的态度，没有统一的医学教育体制，没有统一的执业资格，没有统一的、专业的卫生行政管理部门及专门的法律法规。

清末民初，中国虽没有建立完整的卫生行政体系，但政府在医疗行政方面，开始效仿西方模式，医事制度的衍变也逐渐呈现西化的态势。1905 年，清政府设巡警部兼管卫生事务，全国卫生行政由警保司下属的卫生科统一管理；1906 年，巡警部改称民政部，下设卫生司，

① 周晓娟. 美国建筑师在近代中国的医院建筑设计研究. 华南理工大学，2019.
② 林斯馨. 医院中之护病费用. 中华护士报，1935，16（4）：328-333.
③ 王希孟. 上海卫生（1949—1983）. 上海：上海科学技术出版社，1986.

掌管全国卫生事务。

辛亥革命后，1912 年 1 月成立中华民国临时中央政府，在内务部下设立卫生司，1913 年改为内务部警保司，下设卫生科；到 1916 年恢复为卫生司。1928 年 11 月，国民政府成立了卫生部，为全国卫生行政的专管机构。其后 20 余年中，卫生部由部改署，由署改部，隶属建制变迁多达 8 次。1947 年恢复卫生部建制，下设医政、防疫、保健、总务四司，另设中医委员会等组织 ①。国民政府还先后成立了中央卫生设施实验处、中央防疫处、全国海港检疫处、中央卫生实验所、西北防疫处、蒙绥防疫处、中央医院、医学教育委员会、助产教育委员会及护士教育委员会等中央卫生管理机构。

1928 年以前，我国地方卫生机构的设置尚无定制。1928 年 12 月，公布《全国卫生行政系统大纲》，规定省设卫生处，市、县设卫生局后，卫生行政系统开始确立，各省、市卫生主管机关渐次设立。卫生行政体系的建立，标志着近代医学国家化的开始。

2. **卫生管理行政法规**　国民政府卫生部制定了一系列地方卫生行政规划和卫生政策，先后颁布了《卫生部组织法》《卫生行政系统大纲》《助产士条例》《医师暂行条例》《西医条例》《外籍医生领证办法》等法规。其中 1929 年颁布的《医师暂行条例》将医生的管理纳入正式法规中；同年颁布的《管理医院规则》规定医院的设立须经主管官署核准。

为了管理宗教团体办理的医疗事业，政府逐渐出台一系列使教会医院渐趋本土化的政策，如《西医条例》对医生的行医资格、行医范围作出了相关规定；《宗教团体兴办教育事业办法》明令教会学校必须严格纳入中国法规之下，教会所办的护士学校亦不例外。

3. **护士参与政府行政管理**　随着政府卫生行政管理部门的完善

① 郝先中. 西医东渐与中国近代医疗卫生事业的肇始. 华东师范大学学报（哲学社会科学版），2005，37（1）：27-33.

以及护理队伍的发展壮大，护士逐渐参与到政府部门的护理行政管理之中。1930 年冬，中华护士会总干事施锡恩被政府卫生署聘任为护士组主任，负责管理全国护士及护理教育工作。1933 年 3 月，中华护士会理事长潘景芝受政府派遣，出国考察各国护士登记及护校立案情况；回国之后，即在卫生署供职。经积极努力，促成政府于 1934 年成立了护士教育委员会，中华护士会聂毓禅担任护士教育委员会秘书，在教育部内办公。1935 年夏，教育部请中华护士会通告注册各校立案一事，即护士学校一律向教育部立案①。自此，护校注册直接隶属教育部，由在政府护士教育委员会任职的护士办理。

（三）医院组织及行政管理

1. **近代中国西医院的科室配置**　在 20 世纪 20—30 年代，现代医院的组织结构日趋完善，许多省份的省立医院内部行政组织开始有明确的分工。院务分为医务与事务两大部门，医务部与事务部下均设置有多个科室。医务部下设有内科、外科、妇产科、眼科、皮肤科等科室；事务部下设有药房、文牍室、会计室、看护科等科室。由于经费条件与卫生事业发展程度的不同，不同地区的省立医院科室设置也存在差异。在青海省立中山医院成立之初经费匮乏，仅有内科、外科、眼科及妇产科；而在发展条件较好的江苏省立医院的科室设置较为完备。此外，各省立医院的科室配置情况不是一成不变的，随着医院的发展与经费投入的增加，其科室设置数量有所增加，组织结构也日趋完善②。

当时因条件限制，大部分初建的医院或诊所的服务对象以内科疾病、传染病等病人为主，并收治少量需要手术的病人，之后逐渐完善科室设置。临床诊疗科室设有内科、外科、妇产科、儿科、五官科、手术室、门诊、药房、X 线室、化验室、理疗科等（图 6-1）。外科可做一般常见肿瘤、腹部手术，并治疗皮肤病；妇产科主要治疗妇科常见病，以及分娩、

① 佚名. 社论. 中华护士报，1935，16（4）：325-326.
② 刘富民. 南京国民政府时期省立医院研究（1927—1937）. 湖南师范大学，2020.

难产、剖宫产、产前检
查；儿科可诊治常见病及
一些疑难之症；五官科治
疗眼疾、牙病、耳鼻喉疾
病等；化验室做血、粪、
尿、痰常规化验；放射科
只做胸透；理疗科做慢性
疾患电疗；饮食科负责住
院病人的饮食。

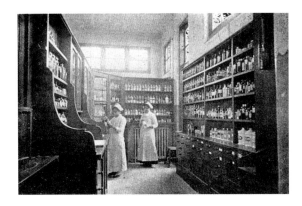

图6-1 药房

 1930年2月20日，《中央医院章程》核准备案，规定中央医院隶
属于卫生部，掌管疾病的治疗、预防和医务人员的实地训练等事项。
中央医院设置内科、外科、妇产科、小儿科、耳鼻咽喉科、眼科、皮
肤花柳科、泌尿科、脑病科、检验科、门诊部、保健部、药局、事务
部14个科部局。1937年2月3日卫生署对《中央医院章程》修正后
重新公布，将原来的14个科部局改为12大科部局，将原先小儿、皮
肤花柳、保健、脑病等科部改为课，合并普通内科；取消门诊、保健
两科，增列牙科、X光科、电疗科、护士部[1]。至此，护理行政管理机构
正式列为政府编制中。

 2. 近代中国西医院的管理架构 近代中国早期的教会医院多设立
董事会，由董事会管理院务，董事会常由牧师和外国医师组成；护士
由护士部的护士长进行管理。以宁波华美医院为例，1920年有床位60
张，医师5人（3名中国人，1名英国人，1名美国人）；男护士4人，
女护士7人，护生6人；设护士长2人（美国人）[2]，该组织结构在当时
的医院具有一定的代表性。北伐战争中，一些教会医院受到冲击，并进
行了深层的重新组织，许多教会医院改由中国人任院长，并由华人组织

① 樊波，梁峻，袁国铭. 民国时期医疗机构管理法律制度研究. 价值工程，2011，30（4）：285-286.
② 张磊. 中国最早的西医医院华美医院. 档案与史学，1998，（2）：72-75.

董事会，大量中国医生、护士参与到教会医院的日常经营和管理中[①]。

随着医院逐渐发展，一些新型的西方医院组织模式开始实施运行。如甘肃天水公教医院内部设有医务、药剂、总务、会计、文书 5 个股。每股设股长 1 人，其他人员则以其工作性质分隶于各股分工办事[②]。

1927—1937 年，在全国各大城市的省立医院，医院院长掌握医院一切事务，职务非常关键，院长均由省政府任命。如江苏省立医院院长一职由民政厅推荐，报请省政府任命。广西省立医院院长由省政府直接任命。除院长外，省立医院的其他重要职员也由省政府任命。如江苏省立医院的医务长、事务长、医师等职员由省民政厅长委任；广西梧州卫生区省立医院的医务主任、各科室主任医师、药剂师均由省政府直接任命，理疗室主任由院长就各科医师中遴选、省政府指派。助理医师、助理药师、会计员、护士长、事务主任等也由省政府委任[③]。

二、护理组织建设与管理

（一）护理单元的出现及特点

1. **护理单元的出现**　西医的传入在很大程度上改变了近代中国人的就医和护理形式。在中国古代，病人一般在家休养，护理任务由其家属承担。而西医的治疗需要病人在医院接受仪器的诊断和治疗，严重的病人还须住院治疗，传染病人要进行隔离治疗。住院时由专业的护士对病人进行护理，护理单元便应运而生。

护理单元是医院重要构成功能之一，是对住院病人进行诊断治疗和护理工作的场所，护理单元的规模以病床数作为标准。在中世纪的

---

① 谭备战. 本土化·世俗化·专业化：抗战前河南教会医院的特点（1927—1937）. 基督教研究，2018（1）：201.

② 尚季芳. 近代西方来华传教士与西北地区的医疗卫生事业. 西北师大学报（社会科学版），2011，48（3）：108-114.

③ 刘富民. 南京国民政府时期省立医院研究（1927—1937）. 湖南师范大学，2020.

西方医院，护理单元为修道院内的大空间，并未考虑采光和通风。到南丁格尔时期，对护理单元提出了明确要求。南丁格尔对当时的病房形式进行改进，每个护理单元内包含病人床位、护士站、治疗室、衣物储藏室、杂用间、餐厨、洗浴间等辅助用房。病床在较大空间内靠两侧墙体依序排开，其他功能设施设在病房的两端，南丁格尔创立了护理的环境理论，明确提出房间内要有良好的通风采光和卫生条件。这种南丁格尔式病房渐渐发展成一种标准的、简洁的护理环境模式。它使人们意识到病人的康复不仅依靠医护人员的治疗，居住环境也会对病人康复产生影响。

2. **护理单元的特点**　当时中国医院的护理单元普遍采用了西方护理单元的要求，基本具有以下特点[1]：

（1）**护理单元常分科设置**：多数医院有内科病房、外科病房，有些医院也设有眼科病房、儿科病房、产科病房、传染科病房等。

（2）**严格区分男女病房**：受中国传统"男尊女卑""男女授受不亲"的习俗影响，早期的西医医院，大多只为男性病人服务，医院一般只设男病房，部分教会医院设立女病房。随着医院规模的不断扩大，医院陆续加设了女病房（图6-2）。

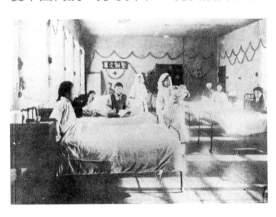

图6-2　山西大同首善医院女病房

（3）**注重传染病的隔离**：随着现代医学中细菌学、病理学等学科的发展，医院开始注重将传染病病人与普通病人隔离开来。

---

① 周晓娟. 美国建筑师在近代中国的医院建筑设计研究. 华南理工大学，2019.

（4）病房分等级：中国早期的西医院为扩大影响吸引病人，有一些是免费收住的，一般为大病房，多人共用一间。以后随着医院规模增大，为维持医院运营，开始出现条件较为优越的收费病房或私人

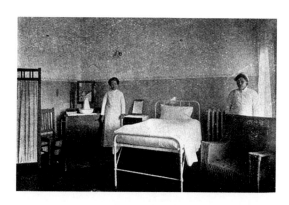

图6-3　私人病房

病房（Private ward）（图6-3）。护理单元按照等级设置，常分为2~4个等级。如九江天主堂医院（现九江市立医院），1931年有病床30张，分头等、二等、三等和免费病房①；河南省立医院的病房分为四等（1933年），头等每天3元，二等每天1.5元，三等每天0.5元，以上连伙食药费都包含在内，另有20张免费床位②。医院还对应病房的等级，分类供应膳食，头等病房饮食品种较多，价格较贵③。

■ 史籍采摘

普爱男医院之今昔观④

院内能容六十床位，病者虽有数十人，然留医者，非属平常病症，俱关紧要。至于内外科之险症，愈者不少，然死者居其大半。其故安在，实因其无有看让之良法也。现今民国五年、自英来护士施德芬至院，开一护士学校，召集护病生十二名，分三班教授，每礼拜六日，每日晚上则有数小时教授看护学及医院之事务。主日晚上，又于护生中设有查经会，使为护理者外得看护学，内培基督护病之爱心。近数年来，安陆医院如新造然，前向之不肯来就诊者，今者、不辞远途矣。向之住院苦无良护者，今则无是惠矣。

① 胡水印. 江西近代教会医院概述. 中华医史杂志, 2003, 33（2）: 116-118.
② 佚名. 河南省立医院概略. 中华护士报, 1935, 16（4）: 380.
③ 谢葆德. 饮食科之组织. 护士季报, 1928, 12（4）: 16-24.
④ 佚名. 普爱男医院之今昔观. 护士季报, 1920, 1（1）: 16.

（二）护理组织架构与管理职责

1. **护理管理层级**　有资料记载[1]，有的医院把护理人员等级分为：护士主任－督导员－护士长－普通护士－护生（与之薪酬级别对等的医疗专业人员是：各科主任－主任医师－住院医师－助理住院医师－医员）。许多医院由于规模不大，护理人员级别通常分为护士长、副护士长、护士、护生[2]，或者医院根据自身情况，护理人员级别分为护士长、护士[3]。由此可见，当时医院的护士分级并不复杂。为方便管理，有的医院会在护士制服上做出区别以显示等级，如："护士穿护士服，护生穿蓝背心、白布褂，衣服和帽子亦有条纹标记，以示护士长、护士、护生年级之区别。护士管护生，高年级护生管低年级护生，分工严格。"[2]

2. **护理管理人员职责**　多数医院护理管理部门称为"护病部"[4]，亦有称"护士部"，负责管理护士、实习护生、差遣、女佣及与看护病人有关的仆役，同时也负责培训。在一些省立医院，设院长一人，总揽一切院务，各科室设有主任医师与医师，药房设有药剂师，病房有护士长一人与护士多名，护士长负责科室日常工作的管理[5]。许多医院也制订了各级护理人员职责，护士在护士长领导下，分别负责办公室、病房、换药室、手术室消毒、治疗工作、检查病情、交接班等基础护理工作。部分医院还明确了护士与助理员的职责，护士负责技术性工作，如药疗、注射、灌肠等，助理员只做生活护理工作，不做技术性治疗[3]。

---

[1] 刘效曾. 检讨综合. 中国护士季刊, 1948, 2（4）：9-12.
[2] 谢丽珍. 近代河南护士群体研究. 郑州大学, 2018.
[3] 王益锵. 中国护理发展史. 北京：中国医药科技出版社, 1999.
[4] Dr. Lee S. Huizenga. 伦理学. 护士季报, 1923, 4（3）：27.
[5] 刘富民. 南京国民政府时期省立医院研究（1927—1937）. 长沙：湖南师范大学, 2020.

三、护理业务与质量管理

西医医院不仅带来了西方的医疗护理技术，也带来了近代西方医院的管理方法。当时医院的护理工作主要是基础护理，此外还涉及手术护理、出入院护理以及交接班护理。

（一）病房护理管理

1. **住院制度** 伴随着住院治疗人数的增加，医院对住院制度做了严格的规定。病人在住进病房之前，须先洗澡、更衣；病人无需自带被褥，由医院提供洁净被褥供病人住院期间使用。对于新入院的病人，需先测量体温、脉搏、呼吸，并填入表内，随后令其洗浴；病人出院时结束其记录表交到办事处。针对有些地区糟糕的卫生状况，有的医院还设有专门清洁员，负责新入院病人的清洁卫生，为病人打水洗澡、对换下的脏衣服进行灭虱消毒等。病人在住院期间，统一由护士护理，无须亲朋照顾。饮食方面，由医生根据病人的具体病情而制订，由医院统一提供，禁止病人家属在医院病房内做饭。

2. **探视陪护制度** 为确保医院正常的医疗秩序，给就诊病人营造一个安全舒适的就医环境，最大程度控制院内感染的发生，在我国近代，部分医院建立了探视陪护制度。如河南省立医院直接规定亲友不得随侍[1]，并对探视时间做出严格的约束"由护士及夫役侍病，昼夜看护各种病室，如有携带陪侍随同住院者，本院概不收容，但一等病室允许一人陪伴。探视时间：公共病室探望病人时间为每日下午二时至五时，每日只许二人探望，每次一人；二等病室每日下午一点至六点，每日只许二人探望。探病者须至本院挂号处领取探病证，方得入病房探视，否则病房护士可拒绝探视；凡探病者带来赠品未经医师或护士长检查许可后，不得直接送给病人。"

---

[1] 谢丽珍. 近代河南护士群体研究. 郑州大学，2018.

3. **病人饮食管理**　护士在照护病人的过程中发现"饮食与病人大有关系，往往饮食之要紧，与良药无异"，"滋养不但于疗病，且于防病大有关系也"，因此近代医院尤为重视病人的饮食管理。

（1）**护士对病人饮食的管理**：医院膳食管理慢慢向护士管理方向发展。中国学习西方医院设置膳食科，管理者希望，膳食科最好是由营养学的毕业生担任，但一般医院很难找到这样的人才，如果有护士愿意担任，应减少该护士其他工作量[①]。管理者要求主管病人膳食的护士必须学习饮食膳食学，发挥食物功效，促进病人康复。"饮食表应与医生共同制订，因医生多明悉病人宜用之食物"。有的医院规定病人住院期间只能由医院提供膳食。如广东博济医院从 1905 年起，规定住私人病房病人，必须食用医院厨房提供的膳食，公共病房的病人则持自愿原则。病人每人每天只需一角五分钱，就可以吃到卫生且品种丰富的饭菜，还有额外的午餐赠送。医院厨房的所有费用，包括食物补给和厨房设备等，都来自病人缴纳的食宿费。苏州国医医院要求"护士检查病人之饮食，不拘病人家属送来或向外购入；护士可随时检查膳室内膳食菜肴之整治，必要时报告事务组加以纠正"。

（2）**医院饮食的种类**：医院所提供的膳食需要满足病人康复的需要，当时医院提供的膳食可大致分为以下三类：

1）**普通饮食**：普通饮食供给大部分无特殊饮食要求的住院病人，医院会根据食物的分量和贵贱制订相应的餐费标准。比如，1924 年河南卫辉医院根据餐食配置分为头等、二等和三等。头等餐食一般种类丰富，含有中式和西式食物，每种取少量，还配有热茶一壶，收费为 5角；二等餐、三等餐食种类相对单一，以中国传统的米、面为主，二等 2.5 角，三等 1.5 角。

2）**特殊人群饮食**：不同生长发育时期的营养物质需求也不尽相

---

① 谢葆德. 饮食科之组成. 护士季报，1928，9（4）：16-24.

同，因此当时医院针对婴、幼儿，孕期、产后和哺乳期妇女等特殊人群也制订了相应的膳食。护士也会就添加辅食、膳食搭配等向孕产妇和哺乳期妇女进行宣教[1]。

3）**治疗饮食**：随着中国近代营养学的发展，医护人员认识到一些疾病是由于营养素缺乏引起的，若用合宜之饮食，可完全治愈，或使之减轻。因此医院会为患有坏血病、眼干燥症、佝偻病及骨质软化病等营养缺乏性疾病的患者提供相应的治疗饮食。同时，还有针对特殊疾病病人的糖尿病饮食、肾炎饮食、胃溃疡饮食等[2]。

4. 医疗环境管理　南丁格尔认为环境是影响生命和有机体发展的所有外界因素的总和，这些因素能够缓解或加重疾病和死亡的过程。环境中的物理环境，即医院病室的清洁、温度、采光、通风等会直接影响社会环境和病人的心理环境，因此医院的环境管理一直以来备受重视。

（1）**病房环境管理**：病房是病人住院治疗的地方，其环境能够直接影响病人的疾病康复进程，护士尽最大努力保持病室清洁。为保证病区内环境清洁，医院请病人在入院时沐浴后换上由医院提供的清洁病员服，并为其提供清洁的被褥。护士每天早晚间嘱病人用清水洗脸、洗手，每日早晨拖地板一次，如有不洁随时打扫，每日晨需将痰盂等器具洗净[3]。

（2）**手术室环境管理**：手术室的环境清洁要求高于普通病房，手术所用器械需保证无菌。不同于现在的层流手术间和中心供应室统一消毒灭菌，当时的医院手术室内环境清洁和用物消毒灭菌都依赖于人工完成。为保证手术室的清洁，医院将手术室和普通病房分开管理，在手术室门口放置专用鞋，进门前需换鞋。手术室所用器具、缝线、

① 罗桂珍. 孕妇乳母的膳食. 中国护士季刊，1947，1（3）：1-8.
② 葛来德. 医院病房内之特别饮食及其功用. 中华护士报，1937，18（4）：428-432.
③ 佚名. 某护士学校制定之病房规则. 护士季报，1921，2（2）：16-18.

辅料等物品均由护士采用当时已知的最佳方法灭菌。

（二）护理业务质量管理

1. **基础护理管理**　要求护士测量病人的脉搏、体温、呼吸、心跳，如有异常情况，需定时监测；要求每日进行压疮护理，更换床上用品，每日清水洗面洗手；保持病室环境清洁；为重症病人洗脸、洗头、梳头、喂饭、清洁口腔。另外，在医生的指导下负责给病人发药、换药等护理工作，护理用品包括准备盘、皮下注射盘、急救盘等。对手术后病人的护理要求更为细致严格，包括如何铺床，不同的手术对应不同的铺床要求等。

2. **值班交接班制度**　早期中国医院护士分为白班和夜班，值班时间均为 12 小时，一个月换一次班。要求护士每天早晨上班时间比医生早到 1 小时，巡视治疗室的打扫是否干净整洁，医疗用品是否齐全并派人补充，如标准药品、包裹品及纱布等。重要物品遵从医嘱吩咐，只能由值班护士一人添加。在工作时间，按照规定整理服装、仪容仪表；不能坐下；不能迟到、早退。护士需要在医生查房前，向医生报告病情；查房时，护士与护生一起按相应位置站立，不能随意走动。护士在值班期间要负责给病人发药、换药等，每天要上交用英文书写的交班报告。医院的院长、护士长还会每天晚上巡视病房[①]。

3. **消毒灭菌管理**　医院感染的发生不仅影响病人的安全，也威胁着医护人员的健康，消毒灭菌是早期控制和预防医院感染的关键措施。在当时医院，消毒隔离最重要的就是保持内部卫生清洁，因为医院范围较大，每天来往病人人数又多，医疗场所及办公室任何时候都要注意保持清洁。病人的日常用具，如毛巾之类每日煮沸消毒，在痰盂中放置药水，以防止病菌传播；严禁随地倾倒污水，必要之处常撒消毒药水，以绝病源；厨房、厕所等场所，改造三合土地面；病房设置垃

---

① 周阳. 近代河南教会医院本土化探究（1884—1954）. 郑州大学，2019.

圾桶，并注意及时清理。这些对于医院来说，是预防医院感染必不可少的措施^①。此外，当时消毒灭菌管理重点在手术室。在外科手术灭菌方面，按照无菌原则进行布置：采用玻璃隔离照明的方式进行照明；墙壁和天花板都刷上油漆，以便经常清洗消毒；使用抗菌溶液及蒸汽严格消毒手术器械；强调外科医生及其助手的术前消毒和灭菌，双手要彻底洗干净，并在防腐溶液中浸泡。为了提高医院的无菌技术，性能可靠的阿诺德（常压蒸汽）消毒器、现代化管道系统等设备陆续引进医院[2]。

4. 护理用品管理制度 早期的护理工具和用品非常简陋（图6-4）。即便在这样的状况下，近代中国医院护理用物的管理制度从无到有，逐步建立完善。如药盘制度[3]20世纪初由美国传入国内，它主要是将需要的药品装在一盘，放在固定的位置，便于护士取用；也可以将治疗同一疾病的药物放在一盘，便于护士加深印象，他日遇到同一疾病即可知道用什么药，相当于现代护理管理中的"定物品、定数量、定位置"管理方法。使用药盘具有方便药物取用和管理、增强护士责任心、防止药物乱放、训练护士做事有秩序等优点，为护士的工作提供了便利，并纳入实习护生的成绩考核项目之内。

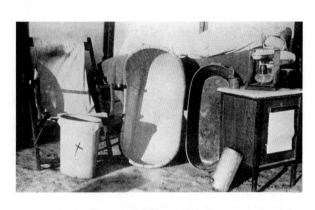

图6-4 早期护理工具和用品

---

① 郭淑仙. 实业部医室概况. 中华护士报, 1935, 16（4）: 362.

② 崔军锋, 叶丹丹. 民国早期广州博济医院的专业化发展（1914—1926年）. 学术研究, 2017,（6）: 128.

③ G. F. Carter. 药盘制度为护病事业之一大补助. 护士季报, 1920, 1（2）: 11-12.

某护士学校制定之病房规则①

1. 按医者所嘱发给药品施行手术。

2. 每日上午8时，验病人身体之温度、脉搏、呼吸。如见其病象不佳，或此三者失其常度，须于12时及午后4时再验，凡新入院之病人须日验3次。

3. 所用手术之药品及病人之温度、脉搏、呼吸须一一记明。若遇到病人难堪之痛苦，呕吐及拒食等情，亦须随时记明。如逢特别情形，须报告医生。

4. 日夜需用火酒擦病人之背。

5. 每日早晨需要整理病人的床铺。

6. 每礼拜须令病人洗浴一次。

7. 每礼拜换床单一次，如有不洁，可随时更换。

8. 病房须使清洁不污。

9. 病房中至少常有护士一人或仆役一人照料一切。

10. 凡有一人新入院之病人，需先验其身体之温度、脉搏、呼吸，即行填入表内，且速令其洗浴。

11. 病人出院时结束其日记表交办事处。

12. 病人中如有不能自行饮食者，护士当助之。护士又当为其准备所饮之热水。

13. 护士当预备清水使病人日夜洗面洗手，每日早晨拖地板一次，如有不洁随时为之。每日晨需将痰盂等器具洗净。

14. 如有他事须用仆役助理者护士得随时使唤之。

5. **护理记录管理**　在近代中国，对护理记录的管理被认为是护士长非常重要的管理方法②，既能达到指导护士的目的，又能通过护理记录监督护士、核对其工作正确性。为达此目的，护士长要求护士逐日记录，而不能补记。

（1）**入院时的记录**：病人入院时，护士就要对病人进行全面评估，需先测量体温、脉搏、呼吸，并填入表内，做好入院记录。记录的内容包括各项生命体征、来医院时的症状表现、护士对排泄物的观察记录、来医院之后对病人的处理措施及效果观察的结果等。

---

① 佚名. 某护士学校制定之病房规则. 护士季报，1921，2（2）：16-18.
② 杜米谛拉. 护士长之教授法. 护士季报，1924，5（3）：22-28.

（2）住院期间的记录：病人在住院期间，护士要每天准确记录病人的主诉、生命体征、症状表现、饮食、排泄物的量和性状、活动，记录用了什么药及用药的效果，护士对病人进行了哪些护理操作也要详细记录。除了记录病人的病情以外，护士根据病人的病情进行总结，记录该疾病的临床表现、发病原因、治疗和护理的重点以及该疾病的预防方法等。

（3）出院记录：病人康复出院时，对病人进行相关的疾病预防和恢复的指导并记录，如1932年的一份"肠热症"的出院指导：①每日须有一定之休息时间；②工作勿过疲劳；③食滋养而易消化之食物，勿食粗糙、刺激之食物；④食物需清洁煮透；⑤室中宜清洁，不可有苍蝇；⑥如有可疑之症状发现，即请医生诊视 [1]。

第二节　近代中国护理人力资源的管理

中国早期医院护士极度匮乏，西方传教医生承担了许多护理性工作，并邀请训练有素的外国护士来到中国，旨在从组织管理上帮助医院有效运转。后来，随着西方式护士学校的开办，我国逐渐培养形成了自己的护士专业队伍。人力资源的管理及运行是在医院发展的基础上逐渐形成的。

一、近代中国护理人力资源概况

（一）护士类别与护理岗位设置

近代中国，护士有不同的工作场所，源自《美国护士杂志》凯尔

---

① 上海西门妇孺医院. 护士每日观察及护理录. 中华护士报，1932，13（4）：42-48.

特甫博士的文章^①：根据护士工作场所与任务的不同，把护士分为医疗机构服务护士、公众服务护士、私人服务护士三类。他认为即便是在学校、社会、工厂等服务的护士也可用以上三种护士职责分类。

1. **医疗机构服务护士**　是指在医院或其他医疗机构提供护理服务的护士。此类护士的工作场所主要在医院等医疗机构，按照医院的规章流程对病人进行治疗和护理，其职责是为住院、门诊或诊所病人提供护理服务，包括观察和监测病情、在医生指导下为病人进行治疗和用药、教导病人和家属进行药物管理。

护士的医疗护理工作从病人住院到出院的整个过程有严格的要求，护士按照医院规定开展工作。在医院内，护士应给予病人合理的护理照顾，解除病人痛苦，促进病人恢复健康，减少病人家庭因为疾病所遭受的额外经济损失^②。护士工作内容具体到护理任务，在《护士季报》的史料记载中，罕见护士注射等技术性操作，大多为生活照护或基础护理，如协助病人洗头、喂饭、口腔护理、擦背、压疮护理、更换床单、煮沸消毒、监测生命体征等^③。但是，在当时的医院内，护士不仅仅是做护理工作，其他的很多医疗辅助工作也都是由护士配合完成的，医院库房、保管室、饮食部等部门也往往由护士负责管理^④。有的医院聘用护士担任手术室管理员、迷剂师（麻醉师）、各种技师、X光室技师或药剂人员等^⑤，由此加重了护士的短缺。

2. **公共服务护士**　即公共卫生护士。其工作建立在家庭访视制度基础上，通过家访来普及卫生常识以及进行疾病的诊治和记录，对当地社区慢性病病人进行随访和持续治疗，并为社区居民提供健康和清洁指导，从而达到普及治病救人的目的和全民医疗卫生的目标。由

① Robert Kilduffe. 论护士教育之现状. 护士季报，1923，4（2）：19-24.
② 佚名. 公医制度中的护士. 中华护士报，1937，18（1）：110-111.
③ 佚名. 护士每日观察及护理录. 中华护士报，1932，13（4）：42-48.
④ 王惠因. 护士职业概论. 上海：商务印书馆，1947.
⑤ 盖仪贞. 护士教育. 护士季报，1923，4（3）：18.

于公共卫生护士多数是在划定的区域内工作，因此有时称公共卫生护士为"地段护士"，类似现在的社区护士。当时中华护士会制订有《中华护士会之公共卫生程序》，"以实地工作训练护士，实行公共卫生护病[1]"，但没有公共卫生护士单独考试和注册。

与医院护士相比，公共卫生护士的工作范围更加广泛。他们深入到了社会的各个场所，尤其是公共卫生护士深入到农村家庭中，在很大程度上弥补了农村地区护士不足及民众卫生常识匮乏的空白。公共卫生护士的工作地点不固定，一名公共卫生护士在回忆日记中这样写到，"常常有人看见我在医院内，又有人看见我在学校中，一会儿看见我做家庭访视，一会儿又看见我在机关打针，有时在卫生站，有时又到托儿所，所以认识我的人会问：'你究竟在哪里工作？'其实就是这样的到处跑，因为我是做公共卫生工作[2]。"近代中国非常有限的公共卫生护士远不能满足现实需求。

3. 私人服务护士　即特约护士，看护个人，以星期计薪酬。"在家庭里或在医院里，一个病人或数个以上的病人，专为照料自己的疾病，而聘请一位护士，这就是通常所谓特约护理工作的办法。[3]"简单地说，特约护士就是在医院、单位或在家里对指定病人进行照护，一般在家庭的居多。近代医疗护理观念传入中国以后，依然有相当多的国人不习惯到医院就医，于是特约护士便应运而生。

特约护士可到病人家里提供护理服务，护理对象明确。特约护士与医院护士的工作也略有不同，医院内的各项工作都有严格的规章制度，但是特约护士工作场所是在病人家里，因此特约护士不只具备专业知识，还要有适应环境的能力和随机应变的智慧。医院护士的工作时间大都为 12 小时，而特约护士的工作时间由自己掌握，具有较大的

① 佚名. 中华护士会之公共卫生程序. 护士季报, 1928, 9 (2)：16–17.
② 马庄卿. 我的生活片段. 中国护士季刊, 1947, 1 (4), 39.
③ 王惠因. 护士职业概论. 上海：商务印书馆, 1947, 39.

灵活性。特约护士的出现，满足了部分特定人群的护理需求，一定程度上弥补了当时医院护士的不足[1]。

1921 年北平只有特约护士 3 人；1927 年增至 30 多人，1930 年达 40 多人，仍感到事多人少[2]。于是出现了未经护校训练者冒充特约护士的人，因此有必要成立特别护士会，来规范管理和收费。

20 世纪 30 年代，南京护士仅在未得其他职位前担任特约护士，平常由中央医院招请，约 20 人，每日收费 5 元；上海有 3 个登记所，有特约护士 100 余人，每日收费 8～12 元；北平有 1 个登记所，由护士委员会管理，有护士 40 人。其他各地特约护士，由当地医院代请[3]。

（二）护士数量与配置

在近代中国，随着西方医学逐渐被中国国民认可，医院数量的不断增长，前来求医者也日渐增多，对护士的需求也越来越大。

1. **护士总体数量**　中国近代早期，由于国外来华护士数量十分有限，完全不能满足中国医院的需求，遂开始办护校培养中国护士。早期护校规模小、招生少（详见本书第五章），从 1915 年第一次举行全国护士考试至 1924 年，共发出护士毕业文凭 757 张，助产士文凭 32 张[4]。

---

① 谢丽珍. 近代河南护士群体研究. 郑州大学，2018.
② 邵振德. 北平特别护士会报告. 护士季报. 1930，11（3）：20-24.
③ 信宝珠. 特聘护士委员会报告. 中华护士报. 1935，16（1）：71-72.
④ 佚名. 总书记通告. 护士季报，1924，5（4）：6.

论看护（节选）①

凡城市中无数病人，其所受之痛苦，本不应如此其剧。而今于疾病之外复感受甚多痛苦者，其故无他，即缺少护士耳……盖护士有多数之事可为，非如他种简单之工作。看护事业所包含者甚多，如公共卫生之行政及服务、学校中看护之教授、住人家之护士、个人固定之护士、学校之护士，此外类此者尚多……

为护士者对于职务如欲其胜任而有成功，第一最要之点，必须有强健之体力……其次即为知识，护士之普通知识愈完全，则其心志愈发展……其他要点，余当欲狠切说明者，即温柔、忍耐、仁爱是也……再者威仪亦为至要……灵巧手术亦为要点，不可忽视者也……忠信及谨慎又为护士所必须注意者……最后尚有一点，即整洁是也。吾于结论之前综言，为护士者必须有以上所言其中品性。

1919 年，时任齐鲁医院药科主任 Harold Balme 博士曾根据分发在华各教会医院的调查结果撰写过一份报告②，从中可知当时中国医院中的护士数量：中国人平均 26 640 人有一张病床，80% 医院仅有一名外国医生或曾受过国外培训的医生；34% 无护士；52% 无外国护士；60% 只有一名毕业护士；37% 全靠病人之友代为看护；62% 无夜间护理常规。从中可看出当时中国合格护士的数量非常之少。随着国内护理教育的发展，护士毕业人数逐年增加。1925 年中华护士会发出护士文凭 234 张，助产士文凭 9 张③；1933 年发出护士文凭 489 张；1934 年发出护士文凭 560 张④；1935 年发出 647 张，此次毕业人数是历届最多的；至 1935 年，共有毕业护士 4 805 人⑤。以上数据从侧面说明了到 20 世纪 30 年代，外国护士比例在不断缩减，中国护士的发展开始走向自主发展，逐渐形成了中国本土的护士职业群体。

当时中华护士会的管理办法是：每张文凭收费 3 元，此费可作毕

---

① 佚名. 论看护. 护士季报, 1924, 5（3）：15-19.
② 佚名. 在华教会医院之调查. 护士季报, 1920, 1（4）：23-24.
③ 佚名. 总干事报告会务. 护士季报, 1926, 7（3）：24.
④ 佚名. 考试委员会报告. 中华护士报, 1935, 16（1）：63.
⑤ 佚名. 总会消息. 中华护士报, 1935, 16（3）：306.

业一年的会员费①（永久会员一次性交会费 30 元，其他每年 3 元），希望通过这样的管理方法，让毕业护士数与会员数基本相等。

1930 年时，按人口计，每 20 万人口中仅有护士 1 人（以当时全国护士 2 000 人计算）；与当时美国每 10 万人有护士 140 人相距甚远②。

1947 年，时任中国护士学会理事王琇瑛呼吁："若以 2 000 人口需要护士一人的话，我们中国需要 22.5 万护士，但现在全国仅有不到 2 万合格护士③；而因为战乱等原因，在卫生署登记的只有 6 000 余名④。"只要关心一点医护卫生事业的人，都会知道到处缺乏护士。内地的大医院，因为没有护士，开了一部分病房，不能收容病人"⑤。

2. **医院护士配置情况** 从能查找到的文献记载中看近代中国各医院床位数以及与之相对应的护士配置数，可显示当时护士在各医院的短缺以及床护比很低。比如：1929 年，卫理公会南昌医院（现江西省人民医院）有病床 130 张，医师 7 人，助产士 2 人，护理人员 40 余人⑥。1937 年，武汉协和医院有病床 220 张，医师 15 人，药师 3 人，护士 120 人，同年该院住院 3 866 人，门诊数万人，手术 1 741 人⑦。1940 年，上海仁济医院有床位 284 张，院内医师 34 人，护士 161 人⑧。抗战胜利后的天津有 6 处公立医院，仅有 30 名护士；3 处卫生所仅有 3 名公共卫生护士。可见经历战争重创后，中国护士人才的极度短缺。天津市立第一医院护理部主任兼天津市护士学校校长佘韫珠认为，之所以请不到护士，原因有三：一是护士人才缺乏；二是待遇太

---

① 佚名. 中华护士会办事细则, 中华护士报, 1935, 16（1）：173.
② 佚名. 中华护士会第十次大会卫生部部长刘瑞恒演说词. 护士季报, 1930, 11（2）：263.
③ 王琇瑛. 五一二护士节感言. 中国护士季刊, 1947, 1（1）：33.
④ 徐蔼诸. 纪念南丁格尔女士向护士同志进言. 中国护士季刊, 1947, 1（1）：35.
⑤ 李纯苏. 一个不能了解的问题. 中国护士季刊, 1948, 2（3）：1.
⑥ 胡水印. 江西近代教会医院概述. 中华医史杂志, 2003, 33（2）：117.
⑦ 孙素雯. 近代武汉教会医院研究. 湖北大学, 2008.
⑧ 高洁, 陈丽云. 近代中国教会医院发展概述. 中医文献杂志, 2015,（1）：60-64.

低；三是选择太严苛[①]。

3. **管理者对护士配置的要求** 1930 年，施锡恩在《护理教育》中提出护生与病人的比例，认为日间每一学生可护理 4～5 名病人；夜间每一学生可护理 15～20 名病人[②]；1935 年中华护士会呈政府卫生署与教育部的《护校标准》中提出的学生与病人比例同前[③]，同时提出应聘有证书的夜班护士长一人以负领导之责。佘韫珠认为，病房护士的配置，至少应以每病人每日得到 3 小时床旁护理时间来计算[④]，而且应该是良好护校毕业者。当时护士配置的情况显然与管理者的期望相距甚远。

1947 年，政府在《早期卫生署护士行政计划》中公布的护士配置标准见表 6-1[⑤]。从表中可见：①当时医院床护比很低；②未经过正规培训的助理员竟然与护士人数相当。

表 6-1 护理人数标准（1947 年）

	250 张病床	100 张病床	50 张病床
护士	30	14	6
助理员	30	15	4

（三）护士助理与护生

1. **参差不齐的护士助理队伍** 西方医院进入中国早期，护士寥寥无几，于是便用培训护士助理的方式来解决临床护理人力不足的问题。而所谓的"护士助理"，由于缺乏统一标准，招聘方式、人员资质、培训方式和培训时间相距甚远。

（1）经短期培训的护士助理：如 1913 年四川阆中仁济医院招收具

① 佘韫珠. 胜利后天津市卫生局附属各机关护士工作之推动与展望. 中国护士报, 1947, 1（2）：39.
② 施锡恩. 护理教育. 护士季报, 1930, 11（3）：10.
③ 潘景芝. 内政部卫生署护士工作概况. 中华护士报, 1935, 16（1）：205-214.
④ 佘韫珠. 对于护士教育之意见. 中国护士季刊, 1947, 1（3）：25.
⑤ 金宝善. 卫生署金宝善署长演讲护士行政计划. 中国护士报, 1947, 1（1）：70.

有初中文化程度的教徒子女来院从事护士助理职业，他们由各地教会推荐到仁济医院，刚开始从事病区的清洁、杂务、领送物品之类的工作，后随外籍护士从事临床初级护理，由外籍医护人员教授他们西医药基础理论和专业技能以及医用英语会话等知识，通过培训后，独立承担临床护理工作以缓解护士短缺。直至 1938 年，该院第四任英籍院长为从根本上解决医院护理人员不足问题，才决定开办"初级护士培训班"，招生对象是 18～25 岁、初中以上文化程度的牧师或教徒子女，由省内外教会推荐[1]。1944 年该校才在中国护士学会注册备案，改名为"德启高级护士职业学校"。

1937 年，中华护士学会发文《护士助理短期职业训练班细则》[2]，对护士助理培训的课程以及学时数做了规定，要求护士助理短期职业训练班修业期限为一年半，要完成 9 门理论课及 2 180 小时的临床实习，入学资格须是初中毕业；修业期满只能本院工作，且不得向卫生署领取护士证书；如欲领护士证书，需工作满 2 年后继续再入护校补读一年半。此细则对护士助理的培训及管理要求甚严，从大量文献中看出，能严格执行者为数不多。

抗日战争造成中国护士严重短缺及训练不足，成为抗战胜利后护理行政管理排在首位的难题[3]。在护士极度缺乏的情况下，护理工作大量交由护士助理完成。抗战胜利后的护士助理来源，是通过考试的方法，招收初中毕业生，给予短期培训后上岗[4]。

（2）**未经培训的人员担任医院看护**：联合国善后救济总署护理主任 Miss Mac Bride 1946 年在中国做了近 6 个月的考察，发现"近代中国仍有许多病人受助理员之照顾，但病人并不能区别助理员与护士之

---

① 王立桩. 医疗宣教与西医本土化. 西华师范大学学报（哲学社会科学版），2017，（6）：87-92.

② 佚名. 护士助理短期职业训练班细则. 中华护士报，1937，18（2）：334-335.

③ Alice Wheal. 今日护士行政之艰难. 中国护士季刊，1948，2（3）：9.

④ 佘楅珠. 胜利后天津市卫生局附属各机关护士工作之推动与展望. 中国护士季刊，1947，1（2）：39.

别，当其出院时仅有护理不良之印象。故正规护士须负责助理员工作的培训与监督，最好与彼等三个月训练，再给病人护理[①]"。从此文中可看出，许多助理员连 3 个月的培训都没有。未经严格培训的助理员提供护理工作，其问题之多可想而知[②]。

2. **护生在护理工作中的作用**　因为护士十分短缺，加上护校学生工资低廉，护生实行 12 小时工作制，"度其劳工生活，为一般医院中最经济人工"，所以医院行政管理者为节省开支，便尽量开办护校。"凡有一处医院，便立刻成立一所护士学校[③]"，使用护生护理病人，"而不知利用毕业的护士"。

（1）**临床上护生多于毕业护士**：在近代中国不同时期，医院均出现了护生多于护士的情况。从中华护士会会长林斯馨 1934 年对 48 所医院的调查中可知[④]，近代中国医院的护士配置极少，48 所医院中，配 1～5 个护士的占 73%；配 6～15 名护士的占 19%，只有 8% 的医院配置了 25 名以上的护士；54% 的医院护理工作完全依赖护生。同一调查显示，护生数量大大超过护士，有护生 5～30 人的医院占 63%，有护生 30～60 人的医院占 29%，有 8% 的医院护生数达 60～100 人。再如安徽第一家西医院芜湖医院，1948 年有床位 170 张，只有毕业护士 18 名，同时有 2 个班护生，共 44 人[⑤]。

在近代中国早期，护生从事临床护理是得到当时护理管理者支持的。盖仪贞 1923 年在《护士教育》中说，病人入院纯粹靠有人护理，虽然护理者是未毕业的学生，但他没有什么危险，因为他具有护理知识，而且有监督的人[⑥]。

---

① Mac Bride. Looking Forward. 中国护士报, 1947, 1（1）：77.
② 王剑尘. 改组北平疯人院一年的经验. 中华护士报, 1935, 16（3）：279-282.
③ 言潘景芝. 中华护士会第十二次大会常说辞. 中华护士报, 1935, 16（1）：23.
④ 林斯馨. 医院中之护病费用. 中华护士报, 1935, 16（4）：328-333.
⑤ 胡丽华. 参观芜湖医院记. 中国护士季刊, 1948, 2（3）：17-18.
⑥ 盖仪贞. 护士教育. 护士季报, 1923, 4（3）：18.

第六章　护理行政与管理

（2）**医院与护校并存**：由于中国近代早期护理工作主要依赖护生，所以当时中国的医院多数与护校并存，几乎在开办医院的同时开办护校，用护生去完成护理工作。如 1918 年 8 月 1 日常州武进医院开业，同时开办护士学校，当天招收护生 6 名，3 男 3 女[①]。1904 年开院的湖南岳州普济男医院，刚开业时有一医一护，然"就诊者无几"，1917 年确定开办护校，护生定额 22 人，"就诊者较前大增，62 张床位无一空床"[②]；1909 年开办的湖北钟祥县普爱妇婴医院，在 1919 年，有 45 张床位，一名医生，15 名护生[③]；1915 年开办的浙江吴兴福音医院，1918年有外国护士到院，同时开办护校，招生 20 名，医院情况大有好转[④]。

二、护士的聘用与管理

（一）护士的聘用与管理法规

1. **护士招聘与推荐**　在中国近代护理发展过程中，很多医院通过报纸刊登招聘广告来广纳护理贤才，壮大护理队伍。用人单位发招聘布告，如 1920 年上海仁济医院在杂志上发布："招曾有四五年经验之护士，如有中国护士毕业文凭者，每月俸金十五元，膳宿洗衣制服等均由医院供给。"湘雅护士学校则发出毕业护士的信息，向用人单位推荐毕业生："今夏将有毕业之男护士 3 人，女护士 9 人，如有意聘请护士者，请函询湖南长沙湘雅护士学校主任可也[⑤]。"

2. **对执业护士管理的法律法规**　1936 年 1 月，《护士登记注册章程》与《护士暂行规则》颁布[⑥]，规定了具有哪些资格可以向卫生署领

① 田和卿. 医院纪闻. 护士季报，1923，4（1）：18-19.
② 魏庆丰. 湖南岳州普济男医院今昔之状态. 护士季报，1921，2（1）：8.
③ 李明贞. 钟祥县大东门外普爱妇婴医院之情景. 护士季报，1920，1（1）：9-10.
④ 裘敏齐. 吴兴福音医院今昔之状况. 护士季报，1920，1（1）：16.
⑤ 佚名. 通讯. 护士季报，1920，1（2）：26-27.
⑥ 佚名. 护士暂行规则. 杭州市政季刊，1936，4（2）：11-12.

取护士证书、请领护士证书的手续、哪些情况不得请领证书和证书损坏及遗失如何处理。

《护士暂行规则》颁发后，护士资格证书由卫生署统管，并对违反规定的护士进行一定的惩罚。根据此条例规定，中国护士教育的标准不再是各行其是，而是正式纳入政府管辖范围，自此护士获得政府认可的合法资格，受过正规培训护士的权益得到法律保护，护理的发展也得到了政府政策的支持和保障。而在此规则颁布前，"很多人一点没有护士应有的资格，竟在医院及有病的人家里行护理的要职。" ①

■ 史籍采摘

《护士暂行规则》（节选）

中华民国二十五年一月十七日卫生署公布

第一条 凡护士应依本规则之规定管理之。

第二条 凡年在二十岁以上，具有下列各款资格之一者，得向卫生署请领护士证书：

（一）曾在公立或经教育部立案之私立高级护士职业学校毕业者。

（二）在教育部高级护士职业学校暂行通则颁布以前考入国内设备完善之医院学习护士二年以上毕业者。

（三）曾在外国政府立案之护士学校毕业或在外国政府领有护士执照者。前项资格须经卫生署审核认可。

……

第四条 凡有下列各款情事之一者，不得请领护士证书：

（一）曾因业务上之犯罪，被判处三年以上有期徒刑者。

（二）禁治产者。

（三）官能失效不能执行护士业务者。

第五条 证书因损坏补领时，应将原证书缴销，因遗失补领时，应于补领前登当地正式报纸声明原证书遗失。

第六条 护士开业时，应向毕业地该管官署呈验护士证书请求注册。

第七条 护士不得执行医师业务。

……

---

① 陶胜. 护士在中央政府登记之利益. 中华护士报，1937，18（2）：10-11.

3．病房护士长对护士的管理[1]　近代中国对护士长的工作要求是：在工作分配上，应注意平均，不可轻重相差过远；在时间分配上，应有同等休息机会，并设法顾及个人愿望；在工作督导上，注意各护士工作绩效，随时指正，使病房护理统一；要求护士长负责向护士部写各护士的工作成绩报告，应有客观标准，不可带偏见。

（二）护士的职责与排班

1．护士职责　护士职责中重要的一条便是执行医生医嘱，帮助病人恢复健康，并且对病人负有较大的责任。如对于骨折病人，护士的职责是帮助病人促进新骨生长，加快骨折愈合，避免其因为病情无法活动出现压疮而影响康复；在产科，护士有义务促进产妇产后的子宫复原，需小心看护，并消除可能危及母子安全的潜在风险；在传染病房，护士的职责是防止疾病的传播，帮助病人增强抵抗力；此外，护士还负责医疗器械的消毒灭菌工作[2]。

在 1929 年，有学者提出较为详细具体的护士职责，具体为：详察病人之食品食量，是否适宜；观察病人排泄物，是否含有不消化之食品；留意病人，不吃零食；注意病人的日常运动，勿过量运动，有异常情况，宜报告医师[3]。由此可见，早期对护士的职责有较为详细的规定。不仅如此，当时还有学者提出：护士面对病患应一视同仁，并常怀仁爱之心[4]。

2．护士排班　近代中国，护士工作的时间普遍较长，护士排班根据医院实际工作需要，不同医院的排班模式也有较大不同。以协和医院为例，建院早期，协和医院有 80 张病床，设有内、外、五官科。当时对病房护士人数配比的计算方法是，至少应以每位病人每日需床旁 3 小时护理时间之数计之。护士每天工作为 9 小时，星期日和假日为 6

① 佘韫珠. 对于护士教育之意见. 中国护士季刊, 1947, 1（3）：25.

② Robert Kilduffe. 论护士教育之现状. 护士季报, 1923, 4（2）：19-20.

③ 胡惇五. 我之护士谈. 护士季报, 1929, 14（2）：32-37.

④ 刘约干. 护士贵乎仁爱. 护士季报, 1928, 11（3）：26-27.

小时，夜班工作时间为 9 小时，每班连续上 3 个月后大换班一次，以便能到全院各科实习。1920 年湘雅医院护士排班：日夜分三班，每日上班 8 小时，其余时间休息，晚班从 7 点到 11 点，夜班从 11 点到晨 7 点[①]。

中华护士会对注册护校及医院内护生、护士的工作时间有明确规定[②]："每日值班时间应为 8 小时，值夜班亦同；若另需上课，则总时间不得超过 10 小时；每周工作 6 日；每年有 1 个月假期"。这项规定当时可能更多地停留在制度与规范的层面，对于大多数医院与护校而言并没有切实的法律约束力。但中华护士会对护士工时与假期作出规定，在一定程度上保障了护士的权利，是行业发展的进步。

3. **护士病假管理**　近代中国的护士事业，正处在萌芽时期，无暇顾及护士一旦罹患疾病之后如何处置，更无关于病假期限的规定。各医院关于护士病假的待遇差别较大。借机将护士辞退者有之；护士休病假的时候不发薪水者有之；让护士自己支付医疗费用者有之[③]。

如果有护士不幸患上慢性疾病，医院对病假期限不加限制，而且在待遇方面和正常上班一样，那么医院财政会受到很大的损失；此外，医院行政的效率也会因此而降低。如果医院方面对护士患病漠不关心，那么对护士恢复健康以及疾病的预后，一定会有不良影响。权衡其中利弊，两个极端都是不可取的。因此不得不想出折中的办法，在医院利益和护士权益之间寻求平衡。有医院计算，每个护士每年最长的病假期限，平均不得超过其工作日的 22%，意思是，每名护士每年病假的期限最多为 78 天[③]。

4. **护生排班**　关于护生的排班，各地方标准各不统一，至于学生在病房服务时间，各地大同小异，一般每日 8 小时，夜班则 8 小时至

① 佚名. 湘雅医院之近状. 护士季报，1920，1（4）：8.
② 施锡恩. 护士教育. 护士季报，1930，11（3）：6-13.
③ 隋宝琴. 护士病假期限和待遇问题. 中华护士报，1937，18（4）：429-442.

12 小时不等。又如，1940 年护士学校注册规定，护生服务时间，连上课在内，每日不得超过 8 小时或 9 小时。有些护校规定，护生第 1 年每天在临床工作 5 小时；第 2 年每天 6 小时；第 3 年每天 7 小时；第 4 年每天 8 小时[①]。早期有的护校规定有 3~6 个月的实习期，每天上课 3 小时，在病房 5 小时；如遇病房有紧要之事会停课[②]。有的医院"护生进院之日即行值班，至 3 个月实习期满即令负病房责任。其惟一之教师，即为其同学，或较高级同事而已[③]。"湖北荆门博爱医院规定：护生上夜班需经 3 个月培训之后，而且要有二、三年级的护生带教；初次上夜班 2 星期之久，二年级以后可上 1 个月；交接班时间为早上七点和晚上七点；管理者建议护士长最好于夜间亲临观察巡视一次[④]。

三、护士薪资与奖惩管理

（一）护士的薪资水平

关于护士的收入待遇等问题，不同时间、针对不同护士有不同的标准，并且随着物价变化以及医院的收入情况会有不同程度的调整。

1. 毕业护士的薪资 综合来看，正式护士的薪资会根据不同的年资和不同的工作，给予相应薪酬待遇；有的医院按其所负责事物的重要程度确定薪资水平；有的是参考给牧师、教员的收入水平付给薪水。

（1）抗战前护士的薪资水平：据史料记载，北京协和医院 1928 年招聘广告上[⑤]给出的条件是：持有中华护士会文凭的女护士月薪 25 元，供应膳宿，并给川资（路费），以 20 元为限。由于协和医院直接受到洛克菲勒基金会的资助，护士待遇相对优厚。

① 林斯馨. 医院中之护病费用. 中华护士报，1935，16（3）：328-333.
② 刘义德. 规定试学期之益. 护士季报，1920，1（1）：11-12.
③ 卡雷尔. 品格教育于学习护之价值. 中华护士报，1935，16（3）：296-300.
④ 李玉兰. 夜班看法. 护士季报，1926，7（3）：25-26.
⑤ 佚名. 北京协和医院招聘女护士广告. 护士季报，1928，11（3）：27.

1934 年一项面对 48 所医院的调查[1]，95% 的毕业护士每月薪资在 8～30 元，平均 25 元；55% 护士长每月薪资在 20～60 元；校长每月薪资为 120 元；役工每月 10 元。

河南省立医院 1935 年护士的工资标准是：毕业第一年的护士月薪为 15 元，第二年评为高级护士月薪 20 元[2]。有的地方以每月 15 元为起点，以后按照其在医院的发展情况逐步增加。当时一般护士的工资水平仅略高于工人，与小学老师持平。

■ 史籍采摘

护士病假期限及待遇之规则[3]

（1）护士如遇疾病，须经其服务所在地之医师证明。

（2）护士如遇疾病，须经医师证明，并护士长之许可，始得入本院或所指定之二等病房治疗。

（3）凡规定之病假期限中，住本院治疗者，一切费用，优待免缴，薪金照给。

（4）在规定病假之后六个月内，病房费酌收半价，其他各费，仍予免收，薪金停给。

（5）六个月以后，病房费和其他各费，均须减半缴纳。

（6）规定病假期限，以服务之年率及成绩计算。

（7）护士患病时，应入哪个医院治疗，非有特别情形，经护士长及护士院决定之后，不得更改。

（8）护士患病，如一年内已经复原，而能继续任用者，其薪金仍照原薪发给。二年内复原，而能继续任用者，其薪金照新来护士计算。

至于护士学校学生病假期限之规定，可载明于章程中，如有上述情况发生，可照定章令其退学或留级，由校长教务长规定之。

（2）**抗战后护士的薪资水平**：抗日战争全面爆发后不久，中国的金融即进入严重的通货膨胀时期，甚至是恶性膨胀。在这种情况下，

① 林斯馨. 医院中之护病费用. 中华护士报，1935，16（4）：328-333.
② 佚名. 河南省立医院诊疗规则. 河南省政府公报，1934.
③ 隋宝琴. 护士病假期限及待遇之规则. 中华护士报，1937，18（4）：442-443.

货币工资名义上的增长已无实际意义。这段时期，护士与全国人民一样，生活相当艰难。

1946 年，中国护士学会请求政府提高护士薪额：毕业后第一年 120 元起；副护士长 160~200 元；护士长 200~260 元；护士督导员 260~300 元；护士主任薪水应与各科主任同[①]。

1947 年以前，中央医院护士的最高薪水限额为 400 元，只相当于一个普通主治医师的薪水；1948 年，护士中职务最高的护士主任最高薪额为 560 元，也只相当于主治医师的最高薪额[②]。中国护士学会常务理事刘效曾提出：医护在基本学历有差别时，其底薪可以区别之；如毕业年限相等，护士底薪应为同年医师的 90%；而职务等重时，则其额外待遇应当相同[③]。

2. 在校护生的薪资　护生在护士学校学习期间，食宿课本等一般由学校所属医院供给。有些医院根据收入状况给予护生一定的补贴，有些则根据护生不同年级而定。比如，商丘圣保罗医院护士学校根据年级高低给予少量不同的津贴；开封福音医院护士学校每月给护生发 1 元，以后每年增加 1 元直到学生毕业；卫辉府汲县惠民医院护士学校第 1 年每月发 0.5 元，第 2 年为 1 元，第 3 年 2 元，第 4 年 4 元，毕业后如留院工作，工资水平随当时物价而定，1937 年毕业时月工资为 17 元，1942 年为 27 元[④]。

3. 管理者对护士待遇的态度　政府对护士待遇问题未给予充分关注和协助。在 1946 年 10 月中国护士学会第二届全国会员代表大会（南京）上，当会员问及政府卫生署长"待遇过低之护士应如何提高"时，其回答是"在币制不稳定的情况下，各机关自行解决。[⑤]"（注：民

① 佚名. 中华护士会护士复员工作讨论会. 护士通讯，1946，（2）：5.
② 陈仁亨. 为护士说话. 中国护士季刊，1948，2（2）：2-4.
③ 刘效曾. 检讨综合. 中国护士季刊，1948，2（4）：10-12.
④ 宋家珩. 加拿大传教士在中国. 北京：东方出版社，1995.
⑤ 金宝善. 卫生署金宝善署长演讲护士行政计划. 中国护士报，1947，1（1）：70.

国时期习称医疗机构为"机关"；抗战时期中国币制混乱，1942 年前为法币，1942—1945 年为储备券。）

与政府对待护士利益的态度相反，中国护士学会非常关注护士的利益。抗战时期，许多难民到重庆，生活无着，其中不乏护士。1944年 12 月，中国护士学会在渝理召开监事紧急会议商讨救济办法，当下决定设临时办事处，办理逃难来渝护士登记及调查事宜，设法帮助介绍逃难护士到各医院或卫生机构工作；在经费十分紧缺的情况下救济了 72 名逃难到重庆的护士，每人 2 000～5 000 元不等[1]；同时资助了 6名肄业的贵州护士完成学业。1948 年，学会福利股决定从万元捐款活动中拿出四分之一作为福利基金，救济伤病的护士会员[2]。

（二）护士的激励与奖惩

1. 对护士的奖励 近代中国对优秀护士有各种各样的奖励，如发给奖学金或奖金、晋升级别、给予进修机会等。

（1）**奖学金**：据史料记载，在护理发展的早期，也是有一些奖学金来帮助和激励护士学习成长的，如护士季报中这样记载："1932 年之产科奖学金已颁给赵香兰女士，赵女士将进入北平第一助产学校学习，学成毕业后仍回山西妇婴医院服务[3]。""1933 年中华护士会产科奖学金，已授予赵仁裕护士，其现在北平第一助产学校肄业，毕业后将为南京鼓楼医院护产部主任[4]。" 由此可见，虽然在

> **■ 史籍采摘**
>
> ### 国际护士奖学金[5]
>
> 　　美国红十字会为纪念该会前护士主任（1919—1936）诺伊斯女士起见，已决定于今后五年内，每年以奖学金给美国籍及非美国籍护士各一名，我国陈秀云女士获得奖学金并在伦敦学习一年。

---

[1] 佚名. 救济逃难来渝护士. 护士通讯，1945，（1）：7.
[2] 孙秀德. 福利股公告. 中国护士季刊，1948，2（3）：18.
[3] 佚名. 中华护士会消息. 中华护士报，1932，13（1）：74.
[4] 佚名. 中华护士会消息. 中华护士报，1933，14（1）：246.
[5] 佚名. 国际护士奖学金. 中华护士报，1938，19（4）：188–189.

20 世纪 30 年代物质匮乏，但是中华护士会仍然设立有奖学金来激励护士不断发展进步。

评选优秀（或有功）护士的条件：按期缴纳会费的会员；在某一医疗机构服务满 5 年以上；成绩优良且富有牺牲精神；品格优良可以做表率者。以上 4 条具备可得奖金[①]。

（2）**其他奖励方式**：有的医院规定，凡护士努力者，每年可晋两级；凡工作五年且成绩优良者，予以半年进修机会；工作 10 年且成绩优良者，予以一年进修机会[②]。中华护士会则在《护士季报》等护理专业杂志刊登优秀护士的事迹，激励广大护理同仁不断进取，不断进步。

激励学生从事护理行业方法："将关于看护的杂志陈列在学校中；已做看护员的，让他们演讲自己看护事业的发展历程[③]"。

2．**对护士的责罚**　近代中国医院对护士和护生的管理比较严格，学生有过错需登记，到月底在大众前宣布，并将其制服暂时取走；放假时不准离校，令其写论文：以"理想中的看护员"为题目，指明他所受责罚的缘故[③]。

第三节　近代医院环境、财务与后勤管理

近代医院最初规模普遍较小，随着中国民众对西医接受程度的逐步提高，医院环境也渐渐得到较大改善，建筑布局也日趋科学、合理。此外，与医疗护理相关的经济活动也随着医院的发展而不断完善。同时，医院的硬件配置、物品管理、膳食等方面的管理对中国近代医院的发展也发挥了不可忽视的作用。

---

① 佚名. 中华护士学会总会第十六次理监事联席会议记录. 护士通讯，1946，（2）：11~14.
② 佚名. 中华护士学会护士复员工作讨论会. 护士通讯，1946，（2）：5.
③ 佚名. 中国中部与南部城市医院联席会议的报告. 护士季报，1922，3（2）：49.

一、医院布局与环境管理

（一）近代中国医院建筑与布局特点

中国近代医院最初开诊时普遍规模较小，多采用租赁一间至数间房屋作为医疗场所，教会医院或依附于教堂开展诊疗活动。随着西方医学在近代中国的接受程度越来越高，医院逐渐扩大规模，分期逐步建设院区。后期由于手术的广泛开展、X线机等医疗设备的完善和医教协同的需求，医院规模进一步扩大，开始新建单栋甚至数栋楼房作为医疗用房。

1. **医院初创时期的布局建筑**　近代西医医院初创时期，由于资金等原因限制，规模普遍较小，大多在租赁民房或依附于教会开展简单的诊疗活动。南部和中东部沿海地区由于通商口岸城市的开放，交通便利，经济相对繁荣，为中国近代医院的兴起和发展打下了坚实基础，此地区医院建筑规模也相对较大。如广州的博济医院（前身是始建于 1835 年的广州眼科医局），地点在广州十三行星豆栏街，在当时算是国内规模较大的医院，有一间可容纳 200 人的候诊大厅和一间可容纳 40 人的简易病房。而广东柔济女医院是借用教会哥利舒教堂开展教学和赠医活动 [1]。

与沿海地区口岸城市不同，部分中部地区尤其是偏远城市的西医医院起步较晚，规模较南部沿海地区也更小。如始建于 1909 年的湖北钟祥县普爱妇婴医院，最初规模很小，仅可容纳病人 45 名，分为成人和幼孩病室 [2]；湖北安陆妇婴医院始创时是在"一间极破毁之小屋中" [3]，可见医院初创时期之艰难。

2. **医院发展时期的布局建筑**　随着西医的发展，中国民众对其误解逐渐消除，外科手术、X线检查等广泛开展，医院规模也逐步扩大。且许多医院开始施行医教协同，一边开展医疗活动，一边培养医生和护

① 张春阳，孙冰. 广州近代医院建筑发展研究初探. 南方建筑，2017，（1）：100-107.
② 李明贞. 普爱妇婴医院之情景. 护士季报，1920，1（1）：9-10.
③ 佚名. 看护者与难处中能尽外科无菌之手术. 护士季报，1920，1（4）：3-6.

理学生。为了满足病房设置和教职工的居住需求，医院建筑也随之扩建。新建的医院多采用集中式或半集中式设计，将门诊、住院等医疗科室，药剂、检验、检查等辅助科室以及医护员工和学生宿舍整合在一栋或几栋建筑群中，便于医疗和教学工作的开展。到近代中后期，部分医院还专门开设了院内厨房和总管院内物品采购、保存及分配的中心供应室。

以广州博济医院为例，1924 年的《护士季报》记载了广州市政厅拨助该院 130 亩官地用于建造医院、医学校、护士学校、职员寄宿所及其他应用房屋，使之一举成为"世界第一教会医院"[①]。

始建于 1888 年的安徽芜湖弋矶山医院最初仅有 6 张病床，后兴建一栋砖木结构二层建筑，开设 45 张床位，并区分男女病房。1923 年该二层楼房因火灾损毁之后，次年新建一栋南面三层、北面六层的大楼，1927 年基本竣工。新院区设置了内、外、妇、儿科室及药剂、化验、X 线等辅助科室。病房大楼由多个"南丁格尔式"护理单元组成，一、二层楼为普通病房，一层为内科及外科男病房；二楼为妇女、儿童病房；三楼为高级病房[②]。

整体来说，近代医院开始时规模普遍有限，后期多数医院在原址基础上，或另行购置新地建设医疗建筑，新建院区规模更加宏大，病房设置与医疗设备更加完善。

3. 近代医院的集中式布局特点[③]

（1）将门诊、医技、住院与后勤等功能整合在一栋综合性医院建筑之内。

（2）建筑内部各功能空间分布明确。主要为内科、外科、妇科、儿科、眼科与耳鼻咽喉科等。

（3）护理单元在规模上可分为大病房单元与私人小病房单元，在

---

① 佚名. 广州市政厅以官地拨助博济医院. 护士季报，1924，5（3）：21.
② 李卉. 安徽省近代教会医院建筑研究（1876—1949）. 合肥工业大学，2017.
③ 周晓娟. 美国建筑师在近代中国的医院建筑设计研究. 华南理工大学，2019.

功能上按疾病种类分为外科病房单元和内科病房单元等。

（4）医院的集中式布局在建筑与设备等方面有更高的要求，如建筑防火、垂直通道的设计、水电供应、通风换气、人流物流通道。

（二）医院环境管理

1. 医院外部环境的选择 近代医院初创时期由于经费、社会因素等限制，往往无法选址在环境适宜的地方，而多数在方便居民就医的地方，但在新建院区时大多会考虑外部环境问题。新院区或选址在山水秀丽之处，或在环境开阔、空气新鲜之地。如1918年湖南长沙湘雅医院新院"移此空气新鲜，尤为清静，院外四围植以花木，以供病者之赏玩"[①]。由此可见，中国近代在建设医院时已经开始注重医院的外部环境，使其有利于医疗活动的开展和病人健康。

2. 医院内部环境的管理 在医院初创时期，条件艰苦，无法保证病人多方面的环境需求，但当时的医护人员尽最大努力提供合适的住院环境。如前文所述的湖北安陆妇婴医院始建于一间破毁的小屋中，且"与牲口房相邻，房梁均被白蚁所噬，虫类跳蚤最多"。医院建设者"将石灰黄泥填地，用以抵消马粪臭气；全室之地板洒沸水和消毒水，改造为洁净病房，最后排上床板"[②]。近代后期兴建新院区时，管理者尤其注重病房内环境的设计，使其病房更加宽敞、阳光充足、通风好，有条件的病室还会供应暖气和冷热水，为病人提供优良的就医环境。如1915年天津美以美会妇婴医院的新院区"病房宽敞，光线充足，每人有白色铁床一张，其被褥亦系白色。有电灯、热气管、冷热水龙头等"[③]。随着"南丁格尔式"病房的普及，近代医院的病房具有如下特点：①优化病房长度与进深的比例；②窗的尺寸与病床布局合理化；③保持室内通风；④优化室内材料与颜色。

---

① 佚名. 湘雅医院之近状. 护士季报，1920，1（4）：7-9.

② 佚名. 看护者与难处中能尽外科无菌之手术. 护士季报，1920，1（4）：3-6.

③ Eva A. Gregg. 天津美以美会妇婴医院. 护士季报，1920，1（3）：3-5.

为控制动物传播疾病的风险，医院严格禁止猫、狗等进入医院或在院内奔跑。积极开展蚊蝇、老鼠、臭虫、蟑螂等有害生物的杀灭工作，比如将糖和硼砂安置在蟑螂多的地方捕杀。为减少材料耗费，也可放置药粉在蟑螂洞口，如氧化钠和硼砂，效果最好。[①]

1926 年的《护士季报》中关于南京鼓楼医院的描述，高度概括了其建筑规模和环境特点，"楼台四五座，登梯三四层；病室分内外，罕见蚊与蝇；窗大光线足，空气又鲜新"[②]。这也能反映出当时医院建筑环境建设的基本特色。

（三）医院消防安全管理

早期的医院建筑多采用木制或砖木混合结构，一旦失火则几乎全部损毁。如 1923 年安徽芜湖弋矶山医院的二层砖木结构病房大楼失火损毁，除女病房的附属建筑外全部焚毁，使其不得不重建新的病房大楼[③]。1936 年宜昌夷陵医院失火后，其病房、药房甚至护士学校及学生宿舍全部损毁，医院一应物品抢救出的不过数十分之一，损失惨重且由于工程浩大难以重建，可见医院消防安全管理的重要性[④]。

中国护士会在 1948 年《中国护士季刊》"谨防失火！！"一文中强调[⑤]，预防失火重点要做到以下几个方面：①预防医院失火，需要先留神库房。所有储存的化学物品、布料、被褥类，衣服及其他用品的处所，必须有预防火灾的设备。易燃烧的物品，必须放在容易获取的地方。②褥垫、布类，橡皮类、纱布、棉花和化学用品要分类放置，明确标注。③不要在病房过道储藏物品，设置逃生安全门。④除非病人的病床着火，任何处所着火，必须先报火警。⑤快速反应，分类灭火；生命至上，先人后物。

---

① 谢珀. 医院庶务管理. 中华护士报，1938，19（4）：181-185.
② 张德江. 鼓楼医院. 护士季报，1926，7（3）：1.
③ 李卉. 安徽省近代教会医院建筑研究（1876—1949）. 合肥工业大学，2017.
④ 谢世慧. 述夷陵医院火灾实况. 中国护士季刊，1948，2（1）：28-31.
⑤ 管葆真. 谨防失火！！中国护士季刊，1948，2（1）：31-32.

二、医院经济管理

医院作为诊疗救护疾病的场所，其运行和发展必然需要经济作支撑，经济管理通过对资源进行有效配置，在医院的发展中起到至关重要的作用。护理经济作为医院经济重要的组成部分，历来与医院整体的经济紧密相连，密不可分。

近代中国医院根据创办主体可分为教会医院和官办医院两大类，其主体单位不同，经济来源也大不相同。初期西式医院的经费来源主要是依靠教会投入，护理经费同样来自教会。而官办医院，如省立医院、市立医院等由省、市政府部门主导开办的医院，其经费主要来源则是政府拨款。

（一）近代中国医院的经济状况

1. **教会医院经费多样化来源**　随着中国人渐渐接受西医，医院里的病人日渐增多，主要依靠教会经费维持医院运营的策略逐渐变得不可持续；另外开展大量医疗活动在某种程度上会削弱传教活动的力度，这更引起了所依托教会的不满，不愿追加经费。在不可能得到更多教会经费支持的情况下，医院自发展开了寻求多元化经费来源的探索路程。除了常规的教会拨款外，医院的主要经费来源还有募捐、医疗收入和其他收入等。

（1）**募捐**：初期医院自筹经费的道路可谓是充满艰辛，但也涌现出了一批高尚之士为医院的经费募集竭尽全力，许多医院通过海内外募捐获得启动资金以促成医院的开办。初期医院为百姓提供免费的医疗服务，随着口碑不断提升，当地官员、富商甚至普通百姓也会通过捐助的方式答谢医院在服务人群健康方面作出的努力。医院也会组织募捐活动，为自身筹集运营资金。例如1888年建立的天津美以美会医院就是"其地址由中国大政治家捐助，建筑费由美国巴尔的摩地区的Dr. Goucher捐助[①]"。1915年，广州暴发洪水加之受一战影响，博济医

---

① Eva A. Gregg. 天津美以美会妇婴医院. 护士季报，1920，1（3）：3-5.

院几近倒闭，最终依靠政府官员和商团的支持，才得以渡过难关①。

（2）**医疗收入**：近代中国西医院在建立初期，对所有病人无论贫富均实行免费，即使外科手术也不例外。后来随着医疗支出的增长及医疗教育事业的扩大，为了维持医院的运营和发展，才开始尝试进行有限的医疗收费，但占总收入的比例较小。例如广东博济医院从1880年起开始实行医疗收费，当年诊金收入和药品收入分别占当年总收入的5.6%和0.9%，可见初期的医疗收费多为象征性收费，医院仍以慈善性质为主。然而，正如前面所述，来医院看诊、住院的病人越来越多，每年收支平衡成为保障医院持续开业的前提条件，因此医疗收费不得不增加种类并提高相应金额，诊费、住院费、药费逐渐成为医疗收入的主要来源，其分别代表了医、护、药。在此期间大多数医院倾向于采取"以富养贫"的模式维持经营。例如，20世纪20年代位于浙江绍兴的福康医院提出"病房费用每日增加五分，一等病房每日增加一元，而所有化验的一元费用则由能够承担的人来支付②"。这里所说"能够承担的人"指的是看病的富人，可见尽管展开了医疗收费，医院仍然考虑到了穷困民众的经济水平，采用了个性化的收费方案来平衡收支。

在三大医疗收入来源中，护理相关的收入呈现出了增长趋势。再以福康医院为例，1920年药费收入为2 256.7元，诊费收入（含手术收入）为1 276.3元，住院费收入为2 127.81元，住院费收入占三大医疗收入的37.59%；1937年药费为4 467.38元，诊费（含手术收入）为7 345.19元，住院费达到了9 751.68元，住院费收入占比达到了45.22%②。由此可见，与护理息息相关的住院费成为医疗收入的主要来源，护理事业在中国医院早期的发展中占据了不可替代的位置。

（3）**其他收入**：仅依靠医务人员自筹经费远远不够，据考医院筹措经费的来源可谓名目繁多，除了自筹、社会捐赠等常见途径外，还包括

① 郭强，李计筹. 广州博济医院的经费来源研究（1858—1926年）. 医学与哲学，2018，39（19）：94-96.
② 游杰. 福康医院与民国绍兴医疗卫生事业研究. 杭州：杭州师范大学，2018.

办医收入、会员费、书刊售卖、学生学费、房屋租卖、售卖食物、银行贷款等，甚至包括保险红利、股票收入。正是在经费多元化的实现过程之中，近代医院也完成了由公益慈善办医向商业化运营的转变 ①。

2. 官办医院的经费来源 与教会医院不同，官办医院的出现主要是社会需求、国家卫生建设和"卫生救国"思想推动的结果。1919 年贵州省最先尝试设立省立医院，1927 年后，政府构建了全国卫生行政系统，并于 1932 年底通过相关提案，要求地方各省设立省立医院。于是1927—1937 年，先后有十几个省设立了省级综合性官办医院，即省立医院，分别由各省政府、民政厅或其他省级单位主管 ②。且省立医院不仅负责为当地百姓提供医疗服务，还要具备公共卫生防疫、禁毒戒烟、人才培养等功能，由于其设立背景、主管单位和功能定位与教会医院完全不同，因此其经费来源主要依靠政府拨款和医疗收入两块。例如，1933年更名改制的河南省立医院，由河南省民政厅主管，采取收支两条线的管理模式，其公共卫生事业和医务人员开支均由省财政厅支持。

（二）医院经费的管理和使用

无论是教会医院还是官办医院都会设立专门的机构负责医院财务的管理，早期医院设财务部（处），管理人员称司库员，类似于现在的会计或出纳，主管医院的财务工作。但是由于主管单位不同，教会医院一般每年向主办的教会提交年度报告，列出详细的收支明细；官办医院的会计和出纳员工作须接受省政府的指导，省财政厅可随机派员审查省立医院的财务工作。

无论是教会医院还是省立医院都面临着经费紧张的问题，因此量入为出、制作年度财务预算、拓宽收入渠道也是各类医院财务管理中的重要部分。据史料记载，早期医院的开销一般包括常规开销、医院

① 郭强. 博济医院的经费来源研究（1835—1930）. 广东省医学会. 广东省医学会第十二次医学历史学学术会议暨第八届岭南医学研讨会论文集. 2016: 23-27.
② 刘富民. 南京国民政府时期省立医院研究（1927—1937）. 湖南师范大学，2020.

建设和特殊开销几个方面①②。常规开销包括医疗成本、制作药品、购买医疗器材、支付人员劳务和运营维护等费用，这也是每家医院的主要开支项。如前述，多数医院会不断扩建或新建院区，这往往是一笔巨大的开销，可能会使得医院在建设期间入不敷出，出现财政赤字的情况。特殊开销包括开展疫情救援、公共卫生、禁毒、禁烟等社会性工作的开支。此外，医院还需要列出一部分预算支持医学人才培养，如开办护士学校等，即使在经费十分紧张时，大多数医院也依然保留护士学校，可见当时护校对维持医院运营的重要程度。随着护理教育规模的不断扩大，护士学校和医院的经费开始分开管理，学校开始向护生收取学杂费以维持日常运行，而医院会为实习护生发放补贴作为劳动回报③。此举有利于医院经济的运行，也能进一步推动护理教育的不断壮大。

关于护理人员的劳务支出，1935年的史料中以一个100张床位的医院为例，介绍了护理人员和其他服务人员的费用，见表6-2④。

表6-2　毕业护士服务

职务	月薪/元	年/元
总护士长1人	120	1 440
副总护士长1人	100	1 200
手术室护士长1人	60	720
夜班护士长1人	60	720
病房护士长1人	60	720
毕业护士15人	25	4 500
仆役1人	10	120
21人维持费	每人每月15元	3 780
21人医药费		200
杂费		100
合计		13 500

① 刘富民. 南京国民政府时期省立医院研究（1927—1937）. 湖南师范大学，2020.

② 梅凯. 苏州博习医院早期历史研究（1883—1927）. 苏州大学，2013.

③ 林斯馨. 护士学校预算书. 护士季报，1930，11（3）：11-13.

④ 林斯馨. 医院中之护病费用. 中华护士报，1935，16（4）：328-333.

（三）与医疗护理相关的经济活动

1. **保险** 保险起源于西方发达国家，于 19 世纪后半叶传入我国，在本质上属于契约经济关系，是指投保人根据合同约定，向保险人支付保险费，保险人对于合同约定的可能发生的事故因其发生所造成的财产损失承担赔偿保险金的责任。百年前的中国，保险的概念已经进入大众视野，随着时间发展被逐渐了解与接受。

（1）**病人保险**：社会保险制度作为现代工业社会的产物，源自西方发达国家，在 20 世纪初期传入我国。20 世纪 20 年代，政府通过立法开始了对社会保险事业的探索，其中便包含有健康保险。1927 年 7 月 9 日成立劳动法起草委员会，于 1929 年春编纂完成《劳动法典草案》，共分 7 编，第 7 编为"劳动保险"，其中包含有疾病保险，疾病保险以减免劳动者因疾病、分娩或死亡时所受经济上之损害为目的对投保人进行赔付。

1947 年 10 月 31 日，由社会部拟定的《社会保险法原则草案》经修改后，定名为《社会保险法原则》，该法案中针对有正当职业而每年收入在一定金额以下的公民设有健康保险，保险范围涵盖一般疾病、负伤、死亡及生育保险。该法案成为了病人保险的重要组成部分。

（2）**护理保险**：在 1938 年的《中华护士报》中介绍了《护士与人寿保险》[①]，对西方发达国家人寿保险中关于护理的业务进行了系统介绍和经验传播。在当时，健康已经成为公认的各种事业的基石，护理事业也发展成为健康计划中的重要组成部分。

1909 年在美国纽约都城寿险公司（今称大都会人寿保险公司，Metropolitan Life Insurance Company，MetLife）一名业务员在投保人家中出售保单时见到许多卧病家中的病人，意识到居家护理是一个巨大的市场，但要开发这片市场，但尚缺一个合作者——护士。无独有偶，彼

---

① 霍德. 护士与人寿保险. 中华护士报，1938，19（2）：66-68.

时已颇有名气的纽约亨利街庇护所（Henry Street Settlement）创办人华尔特（Lillian Wald）护士也正在寻找"探访护士服务（Visiting Nurse Service of New York）"项目的合作者。双方一拍即合，居家护理保险项目也就应运而生。居家卧床的病人可通过投保获得居家护理服务，而护理机构因参与其中增加了收入，其业务能力也获得了提升。保险公司将投保人的信息和护理需求通知给护理机构，护理机构即派遣访视护士进行上门护理服务；访视护士将访视次数、护理经过等报告给保险公司，保险公司则支付相应的报酬给护士。而投保人则通过投保获得了之前难以获得的上门护理服务，使得卧病家中病人的健康得到了保障。因此该护理保险项目获得了巨大成功，迅速推广到了美国及加拿大等国，并出现了一系列的改进项目。

以上西方国家的护理保险理念和经验，在当时为中国了解世界护理保险带来了全新的视角。

（3）**护理保险的社会与经济效益**：国外护理保险的成功经验对于中国护理界和诞生不久的中国保险业可谓是巨大的信息冲击，该护理保险业务拓展革新了护理工作的地点，不再局限在医疗场所之中，使护理服务延伸到了病人家中；同时，该项目的开展也促进了护理经济的发展。

西方某些疾病患病人数的减少和人均寿命的增长，与护理的介入有密切的关系。正是护理事业与保险业的结合，将护理服务带入寻常百姓家，看似普通的护理工作已然成为人类健康促进事业中不可或缺的一环，并取得了先前未曾预计到的社会效益，如某些疾病发病率降低，预期寿命提升。护理保险产生了巨大的社会效益。

护理保险除实现护理工作者、居家病人、保险公司三赢之外，还收获了健康促进的社会效益，实属意外之举。八十多年前护理保险的开展，在当下看来仍具有借鉴意义，使我们对中国早期护理先辈们宽广的视野和敏锐的嗅觉不禁由衷地赞叹。

（4）针对护士群体的保险：保险不仅是针对病人的，同样也面向广大的护理工作者。保险的概念经过一段时间的传播，所具有的规避风险、减少经济损失的特点，逐渐为当时包括护士群体在内的中国民众所认识、了解和接受。因此在当时的《中华护士报》中也刊登了相应的针对护士规避意外风险的建议，他们可以购买可靠公司的保险，以防将来的意外或备年老体弱时之需；文章还对保险的种类做了相应介绍。

保险作为护理经济管理的一部分，在中国早期的护理发展过程中虽不占据重要地位，然而它的存在使得后人在回顾这段历史时，会发现当年护理先辈们虽然还在创业阶段，但已经博物多闻，才高识远，紧跟国际前沿了。

史籍采摘

护理保险的社会效益[①]

自其结果言之，护士服务与受之者所得之成绩，果足以相偿乎？此中因素，颇复杂，殊难定其价值。然试展阅病人及保险经理之无数证书，当可明瞭其不易统计之结果。过去二十五年中某种疾病之显然减少，及都城寿险公司自 1912 年以来工业部保户所期之寿命，自 46.6 岁增至 60 岁以上，足证护士服务于延长寿命，及使人更知注重卫生与妇婴之保护，颇有关系也。

凡持有保险单之人，即有某种安全之感，而健康与如何保持健康之知识，亦能与人以安全之感，故 20 世纪之两种现象，其间殊有密切关系，保险事业之发展甚速，而促进健康之运动，其扩展之速，亦与相等，护病事业乃此项运动中之一部分也。

2. **护士储蓄**　护士作为收入不高的工薪阶层，但是在家庭中的责任却不轻松，需要通过储蓄来积聚钱款，以备不时之需。《中华护士报》曾在 1938 年刊文指导"护士如何储蓄[②]"，文中建议护士每月存入

---

① 霍德. 护士与人寿保险. 中华护士报, 1938, 19（2）：66-77.
② 王宜瑞. 护士如何储蓄. 中华护士报, 1938, 19（1）：9-11.

1～3 元，十年、二十年后可得数百元，可用此钱解决孩子的教育、家人的疾病或父母的养老问题。

三、医院硬件设施及物资管理

（一）近代中国医院硬件配置情况

近代医院的硬件配置经历了从无到有，从简单到完善的过程。纵观医院内部设施建设，在建院初期是以满足基本医疗需求为目标，主要硬件配置都集中在病房中，如病床、被褥、病患服、暖水瓶及痰盂等病人住院的必需品。起初条件差的医院还是用木板床和暖炕床作为病床，后来才换成当时流行的白色铁床；部分医院的被褥或病患服开始仅供应少数病人使用。

最初部分医院没有自来水和物品消毒灭菌设备，只能依靠护士过滤、煮沸井水来制备灭菌水。手术所用物品也只能够通过浸泡、蒸煮、火酒烧等方法灭菌。随着医院规模的扩大和条件的配套完善，逐步配备了电灯、冷热水、暖气、自来水等。后来医院配备了蒸汽锅等设备用于物品的消毒和灭菌。有条件的医院还成立了电机房总控水、电、汽等后勤供应设备，有些医院还配备了电梯方便病人和物品转运。史料中对医院检验、检查等医技科室的硬件配备鲜有记载，提及最多的当属 X 线检查仪，这在 20 世纪上半叶，属于医院中稀缺的贵重设备。

（二）医院总务管理[①]

医院物品管理是行政管理工作中的重要组成部分，它能确保医院日常工作的顺利进行。医院总务管理与家庭物品管理有些许相似之处，包括采购、消毒、储藏、准备、分派等环节。

1. **总务管理分工**　1923 年第三期《护士季报》中介绍了当时医院

---

① 谢珀. 医院庶务管理. 中华护士报，1938，19（3）：106-110.

的各职能部门及其分工，其中院务部（Housekeeping Department）主管院中一切之事，包括床榻、卧具、洗衣所等，而房屋之修葺与清洁亦属此部管理"[①]，可见当时医院内总务管理亦由院务部负责。物品的采购、储藏和分派由护士负责，由护生或医院雇佣的仆役协助工作。

至20世纪30年代，大医院的物品管理由不同人员分类负责，主要包括以下几类人员：①庶务员，总管物品的采购、贮藏和分派。庶务员既需要"熟悉市价，且能预料将来之情形"，还需要明确各种物品的贮藏、清洗方式，并且做到廉洁奉公。②购物主任，负责采购一应物品，有时也由有经验的护士完成。为保证购物主任廉洁公正，医院可能会派遣其他护士与其一同完成采购工作。③清洗员，大多是护士担任，专门负责被褥床单和病员服的调换、修补及清洗。④藏物员，庶务员不负责各种货物的保存，在领用物品时，"领物单须经管理护士、护士长及庶务员谨慎清点"，由藏物员分派[②]。

2. 被褥床单管理　为了保持病房环境的整洁，为病人创造良好的住院环境，医院在创立初期就尽量为病人提供统一的床单、被褥和病员服，并且定期更换后统一清洗消毒。对于医院来说，这是一项巨大的费用。

（1）**采购与洗涤**：有的医院设有专门负责采购的人员，要求购买时认清各种布匹材料的优劣和是否耐用。洗涤时不宜多用漂白粉和各种化学物品，或不宜把有颜色衣物与白色的一起洗涤。

（2）**管理方法**：管理方法有很多种，集中管理法是采用较多的方式。具体做法是由一个主任主持管理，做记号，分类别，洗涤修补，将清洁被褥送出时，按数量收回污染的被褥。每个病房的病人都有自己的用品柜和用于投掷污物的桶。个人柜子带锁，其内不可放置太多的物品。病房内的物品管理职员护士要完全负责，并指导护生共同负责。

① Lee S. Huizenga. 伦理学. 护士季报，1923，4（3）：23-30.
② 谢珀. 医院庶务管理. 中华护士报，1938，19（3）：106-110.

3. **中心供应室管理** 抗日战争时期，医院饱受战乱的影响，被服、器械等丢失或损毁严重，而彼时物价飞涨，致使医院的物品和器械极其紧缺。为了有效管理医院物品，中心供应室应运而生。中心供应室具有保持病室清洁、减少医院损失、易于器械周转、减轻医院经济负担等优势，使护士集中精力护理病人。《中国护士季刊》介绍了1943 年重庆高滩岩中央医院的中心供应室试运行的情况及其硬件设施和管理概况，在未建成之前，暂用两间头等病房改造，包含七个功能间①。

（1）**敷料室**：为放置敷料之用。已消毒和未消毒的敷料分开两边放置。由护士制作出各种敷料的样本，指导女工或助理员制作、包扎及消毒。

（2）**成衣室**：为裁衣缝衣之用。有缝纫机、储物柜。

（3）**消毒室**：为消毒物品之用。有火炉、煮沸消毒锅、压力消毒机、用于放置消毒器械和未消毒器械桌子各一张、连通下水道的冲洗池、洗手架及衣架等。

（4）**治疗器械室**：用于回收器械和各病室领取物品。此房间与消毒室工作不能分开，并时刻有护士负责。领取与退回物品时均须详细核对后签字。换药车内物品由供应室置备齐整，由各病室护士长签字领用。

（5）**储衣室**：分类放置各种棉织物品。病房留够每床应用之床单、被服等，仅可稍多留数份，以备周转及夜班更换之用。领取时间有规定，每日 3～4 次，特殊情形可随时领取。衣物如有损坏，立即提出交到补衣室缝补。

（6）**污衣室**：存放污衣服可用木桶、竹筐或水缸，竹筐较便宜而轻便。传染病衣服及污敷料在此室内消毒，用煮沸消毒法比较可靠。

（7）**焚烧炉**：用于焚烧各种有传染性的带血敷料等污物，焚烧炉

---

① 邵振德. 重庆高滩岩中央医院的中心供应室的实验与设计. 中国护士季刊，1947，1（2）：22-25.

建于供应室后面，监督工人焚烧。

（三）医院餐厨管理

1. **院内厨房的设置与管理**　20世纪初，营养科学开始进步与逐渐完善，医院也随之重视病人的饮食，相继在院内设置饮食科或厨房负责住院病人的饮食，聘请厨师和仆役为院内住院病人提供每日膳食，由护士负责协助和管理。那时医院内厨房规模大小不同，各地饮食习惯不同，提供的饮食种类也不尽相同。但近代医院的餐厨管理可以归纳为三个特点：①食物清洁新鲜；②注重经济效益；③有利于病人疾病康复。

厨房最重要的是大小合适、环境清洁。当时医院认为一个大厨房比数个小厨房更加易于管理，而且经济；厨房环境需明亮，"并须多得阳光"。料理饮食所需的一应物品须齐备，且应归类放置。食材一般用纱网罩遮挡，一方面保证其通风透气，一方面防止蚊蝇叮爬。厨师负责每日的膳食供应，并根据需求每周采购一次物品；仆役每天负责维护厨房内环境整洁，包括灶台、墙壁、地面的清扫以及器具的清洁；护士负责制订病人每日的饮食，包括分量和种类，并监督厨房采购、清洁等工作。医院厨房见图6-5。

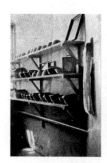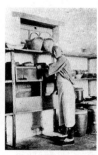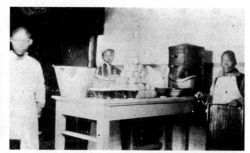

图6-5　医院厨房

2. **厨房与科室的配合**　为了保证病房内膳食的合理精准供应，要求护士善于观察病人的病情变化，并与厨房保持密切沟通。护士每日须观察病人的疾病状态与饮食状况，制订适合病人的饮食，并填写病人次日饮食单于每日下午四点之前交于厨房。饮食单包括病人床号及所需饮食类型，手术后禁食病人需特殊标记。厨房收到饮食单后按需准备，用大桶盛汤、瓷碗盛饭菜送至科室小厨房，并标记病人病室与床号，再由科室护士分发给病人。病人用餐结束后，由科室回收餐具，清洗后还至大厨房供下次使用①。

　　中国早期的西医医院从教会医院开始，教会医院的管理涉及医院的管理制度、医院运营过程、资金的募集、就医流程、门急诊制度、病房管理制度、医护人员的培养及使用等。在医院管理中，护理管理逐步成为医院管理的一个重要组成部分。中国近代医院护理管理从无到有、从点到面、从简单到复杂、在中西方护理文化的大碰撞中融合发展。早期医院护理管理中，不仅有西方护理管理的烙印，其演变过程更折射出了无数中华护理先辈的管理智慧，为我们展现了一幅艰苦中不舍规则、科学中渗透着人文的多彩画卷，为构建我国现代护理管理模式奠定了良好的基石。

（王　薇　张泽宇　史瑞芬）

---

① 教礼德. 卫辉医院厨房管理法. 护士季报，1924，5（3）：30-44.

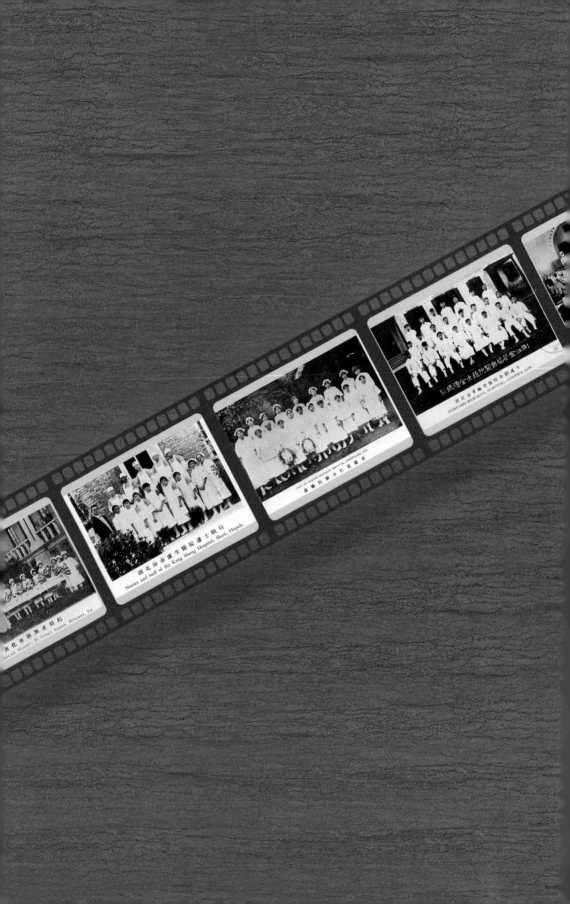

第七章
临床护理与研究

本章概览

南丁格尔曾说过，护理既是艺术又是科学，艺术需要护理实践的不断打磨，而科学则需要持续不断的护理研究。中国早期临床护理实践及护理研究可追溯至19世纪后半叶，受当时中国的政治、经济及西方文化的影响，不断演变与发展。

随着时代的发展，护理人员在临床护理理论与技术方面不断探索、创新，同时通过护理研究促进临床护理的专业化发展，逐渐形成了护理学科的知识体系和技能体系。

本章以还原历史全貌的方式，重点介绍了中国早期护理阶段在临床基础护理与急救护理、临床疾病护理与心理社会支持、专业助产护理和中医中药护理的开展，在护理人文、临床护理、公共卫生护理等方面所开展的研究、创新与改革。

拂去历史的尘埃，揭开岁月的面纱，让我们追寻中国近代护理事业的初创与发展，用思辨的眼光看待中国早期的临床护理与研究发展，开拓护理学科的新局面。

护理学是帮助健康的人或患病的人保持或恢复健康，预防疾病或平静地死亡的一门科学（国际护士会，1937年）[1]。中国早期护理史上，

---

[1] 李小妹，冯先琼. 护理学导论. 4版. 北京：人民卫生出版社，2017.

医院是临床护士的主要服务场所，而临床护理质量的提升和护理专业的发展，又有赖于护理研究的开展与普及。本章回顾了1909—1949年临床护理的状况与发展以及护理研究的实践与成果，记载了护理先辈们在临床护理工作中照顾病人的方法与形式；描述了护理先辈们创造和改进的各项先进技术，护理先贤的伟大智慧，为现代护理发展奠定了基础。

第一节　中国早期临床护理

临床护理主要指护理学中侧重于临床实践活动的部分，是直接面对病人所患疾病，对病人实施护理的艺术与科学。本节主要介绍了1909—1949年中国的临床护理状况，包括临床基础护理与急救护理、临床疾病护理与心理社会支持、专业助产护理。

一、临床基础护理与急救护理

早期的临床护理，与现代护理相比专业技术含量相对较低，更多的是基础护理，多数护士的主要工作场所为医院或诊所，服务对象为病人，职责主要是为住院、门诊和诊所病人提供护理服务，包括满足病人身心需要、清洁消毒、观察病情、在医生指导下为病人进行治疗和用药、对病人和家属进行健康指导，参与急症救护等。

（一）临床基础护理工作

基础护理是病人在医院或诊所接受治疗的过程中，所需要的生活上的基本护理及基础性医疗护理。护理学起步于基础护理，因此由西方传入中国的早期护理，亦十分重视临床基础护理，对基础护理有着较高的要求。

1. **入出院及清洁舒适护理**　生活照料和清洁护理是临床护理的基础性工作，也是临床护士最初始的职责。

（1）**入出院护理**：早期中国的入出院护理工作做得较为细致，强调病人的清洁卫生。

1）**入院护理**：当时由于中国的经济极为落后，病人的清洁卫生观念不强，而医护人员均接受了近代医学及护理学中的清洁卫生知识，认为正是病人的清洁卫生没有做好，才导致其生病。在办理入院时，医院的护理要求为"凡有新入院病人，速令其洗浴"[1]。如果病情允许，可让病人自行洗浴；如果病人虚弱无力，则由护士协助病人洗浴，必要时行床上擦浴，在洗浴过程中应观察病人身体上有无异常，如头发有无虱子，皮肤有没有烫伤、疹子及压疮。

入院时护士需要对病人进行简单的护理评估，早期入院时的护理评估内容包括：①年龄与婚姻，如年幼者易患结核病和贫血；婚姻不和谐易诱发精神疾病。②询问就诊原因，了解发病前后情况及与其他疾病是否有关系。③了解发病的原因和经过。④询问病人既往病史及家族史，因有些疾病可能是先天遗传或为后天传染，如梅毒、性病。⑤了解病人的嗜好和特性，如饮酒过量易发生肝病及心血管病；麻醉性物品易造成脑神经受损成瘾[2]。按照病人的情况安置体位，并注意观察病人的神情、皮肤颜色、呼吸、体型等。对于新入院的病人，当日测量三次体温、脉搏及呼吸并记录，异常者要延长测量天数[3]。

2）**出院护理**：早期中国医院的病人出院时有一系列简单的流程要求，包括清洁更衣、健康指导、床单元处理等。主要程序为：①护士带领病人到洗澡房或用屏风围床协助病人更换衣服。②出院前指导，如嘱病人切勿太疲劳，多休息，天气合适可逐步增加户外活动。多进

---

[1] 佚名. 某护士学校订定之病房规则. 护士季报，1921，2（2）：16-18.
[2] 张善全. 病历与护士. 中华护士报，1933，14（4）：353.
[3] 佚名. 某护士学校订定之病房规则. 护士季报，1921，2（2）：16.

食滋养的食物，如牛奶、鸡蛋、蔬菜等[1]。③出院时核对病人出院单是否有医生签字，是否有到账房付款，检查病人有无将医院物品带出。④病房处置：将床单、被套等拆下送去洗衣所，橡皮单用肥皂和清水洗净；将床褥、褥垫、枕头、棉被等放在太阳下暴晒；用肥皂和清水清洗床旁的桌子和抽屉[2]。

（2）**病人的清洁护理**：由于当时中国社会经济不发达，环境卫生较差，因此医院内的清洁卫生受到高度重视。整理病房内物品与保持清洁是护士每日必做的事情。医院和护校要求"护士当预备清水使病人日夜洗面洗手；每日早晨需要整理病人的床铺；每礼拜须令病人洗浴一次；每礼拜换床单一次，如有不洁，可随时更换"[3]；护士"当恪尽职守于其所管之病人，务使其洁净安舒、病体速愈，在其所管之病室内一切物件全当洁净合法"，要求护士应用专业知识告诉病人洗澡的重要性，使用屏风等做好隐私以及防止受凉。有的医院规定，从早上七点半到九点医生开始查房之前，每位护士要为 6 个病人沐浴护理[4]。为做好病人的护理，医院要求"护士无论为病人做何事，于其前后，必应洗手而灭其菌"[5]；另外，护士需保持自身工作衣服的清洁度，一方面免于自己受到感染，另一方面保护病人[6]。

生活照料得当一方面可以使得病人得到更好的休息，另一方面可以识别病人的状态与活动能力。医院要求护士每日定时用酒精为病人擦背，每日清晨需整理病人床铺[7]，当时已经有预防压疮的做法，并意识到病人是否舒服与铺床质量有直接关系。该护理内容与现代护理措施中的晨晚间护理有许多相似之处。这些基础护理措施使病人舒适，

① 何美丽. 护士教育栏. 护士季报, 1929, 10（3）: 56-61.
② 贺培德. 实用护病法纲要. 上海: 上海广协书局, 1949.
③ 佚名. 某护士学校制定之病房规则. 护士季报, 1921, 2（2）: 16-18.
④ 卡雷尔. 品格教育于学习护病之价值. 中华护士报, 1935, 16（3）: 298.
⑤ 李德丽. 学校中之护士. 护士季报, 1929, 14（2）: 22.
⑥ 佚名. 护士之制服. 护士季报, 1928, 11（3）: 5-6.
⑦ 佚名. 某护士学校订定之病房规则. 护士季报, 1921, 2（2）: 16.

体现了护理的专业特点和价值，沿用至今，并不断完善。

2. 执行医嘱及观察记录

（1）**执行医嘱，配合治疗**：护士的重要职责之一是执行医嘱，协助医生诊察病人，配合医生进行各项治疗及手术，如给药、病人敷料的更换、留取标本及时送验、按医嘱进行冷热敷治疗等。门诊护士在诊疗室辅助医师诊察。

医院要求护士必须严格按医嘱发放药物，并指导病人按照医嘱正确服用药物，包括药物的剂量和服用时间。护士没有独立给药的权力，药方由医生签字，若没有医嘱，不可配制。一位护士长在1926年《护士季报》发表文章，记载了"误用药料的害处"，文中详细描述了来自遥远乡间的两例病人，在本地小药房求医买药，因当地缺乏合格的护士以及药剂师指导，病人服用剂量过多出现不良后果[1]。此为较早期记录关于用药方法不合规范导致病人受到伤害的事件。

为让护士能很好地协助医生进行治疗，许多医院会组织护士进行技能培训，如齐鲁大学医学院电疗部的医生召集在中华护士会注册的毕业护士，指导她们学习、操作电疗方法等物理疗法，让护士能辅助医生给病人进行物理治疗[2]。

（2）**病情观察**：早期中国医院医生数量很少，病情观察有赖于同样数量不足的护士。要求护士按时巡查病房，以检查病人的体温、脉搏及其他症状与体征，记录病床日记送交医师查阅。管理者对护士的病情观察记录有一定的要求，如询问病史时要注意病人的疾病是否与职业相关（油漆工易发生铅中毒病、石匠工人易得肺结核、乡下瘦弱者大多为钩虫病）；"如病人食后呕吐，当询其呕吐之原因及吐之时间、液体色臭，并与吐之关系者，其大便顺利与否，粪之颜色如何等"[3]。

① 孔护士长. 误用药料的害处. 护士季报, 1926, 7（2）：27-28.
② 恩蔽露, 刘连熙. 物理疗法. 中华护士报, 1933, 14（1）：210.
③ 张善全. 病历与护士. 中华护士报, 1933, 14（4）：352-353.

（3）**护理记录**：早期中国护士注意到病历记录的重要，尤其是"在偏僻内地范围较小之医院，只有医生一二，而病人众多，甚至语言不通……院中医士，赖有护士为之记载病历"[①]"凡有新入院之病人，需先验其身体之温度、脉搏、呼吸，即行填入表内"[②]。病人入院后，用每日图表记载病人情况，若病人体温高或病情加重，则用四小时图表，必要时用特别图表，以便记载各项疗法及症状。如病人表现出痛苦、呕吐及拒食等情况，需随时记录。凡接到施行手术的命令立即启用特别图表。手术病人的敷料、出血、缝线、引流物、疼痛程度、失眠等均需逐一记载。凡病人使用特殊的药品或疗法，如吗啡、加重敷料等，必须在特别图表中记明。在出血或行静脉切开术时的出血量，及吸引术吸出的液体，需加以记载。在 1932 年上海西门妇孺医院护理病历中，可见长达 55 天的护理个案记录[③]，详细记录了病人每天的病情变化以及临床护理病例讨论，可见当年护士工作的细致与严谨。

3．饮食营养与排泄护理

（1）**饮食与营养**：在西方护理传入的早期，护士已意识到营养护理的重要性。西方护士在中国发现调配中国人的饮食"是趣事，也是难事，中国各地饮食各有不同"[④]。20 世纪初有的中国医院建立了"最简易的饮食科"，虽不太完善，但已在医院占重要位置[⑤]。饮食科的建立对部分因饮食不均衡、缺乏营养素等原因引起的疾病，通过饮食疗法达到了一定的治疗效果，如眼干（缺乏脂溶性维生素）、脚气（缺乏水溶性维生素）等。可以看出，当时饮食科的建立为现代护理学中的饮食与营养护理学奠定了基础。

① 张善全. 病历与护士. 中华护士报，1933，14（4）：352-353.
② 佚名. 某护士学校订定之病房规则. 护士季报，1921，2（2）：16-18.
③ 上海西门妇孺医院. 护士每日观察及护理. 中华护士报，1932，13（4）：42-46.
④ 施梅屏. 中国饮食之节略. 护士季报，1924，5（4）：25-28.
⑤ 谢葆德. 饮食科之组织. 护士季报，1928，12（4）：16-24.

随着饮食治疗护理的进展，对病人的特别饮食治疗日渐重视，有的医院成立了"新陈代谢病室"，按照病人年龄、体重、身高、活动力等计算所需之蛋白质、脂肪、碳水化合物各多少克，护士"依此演变为食物，预备菜单"[1]。有的医院制订了病人的特别饮食制度。1937年《医院病房内特别饮食及其功用》中描述了在仁济医院的工作经验，详细记载了当时医院不同饮食的功效、适合人群，以及不同种类疾病的饮食特点，如糖尿病饮食、脚气病饮食、肾炎饮食（分为低蛋白食物、高蛋白食物等）、低脂肪饮食、胃溃疡饮食等[2]。

孕妇与乳母的营养膳食一直为百姓重视。《中国护士季刊》中较详细介绍了传统和改良后的孕妇膳食[4]：①孕妇或乳母日常的膳食应该多食用粗粮，一般民众认为"食物贵为优"的观念应予纠正；②各种新鲜的有色蔬菜富含维生素，足以供给孕妇乳母需要；③乳品不但有很好的蛋白质，且富含钙质，孕妇和乳母尽可能每天食用一磅乳品，多食用豆制品可补充蛋白质不足，钙片或骨粉可补充钙质。

① 王意贞. 北平协和医院之新陈代谢病室. 中华护士报, 1932, 14（1）: 22-24.

② 葛来德. 医院病房内之特别饮食及其功用. 中华护士报, 1937, 18（4）: 428-432.

③ 马氏. 普通外科病案研究大纲. 中华护士报, 1931, 12（2）: 37-39.

④ 罗桂珍. 孕妇乳母的膳食. 中国护士季刊, 1947, 1（3）: 7.

（2）**排泄护理**：关于排尿排便的护理，早期的护理文献记录不多。从 1913 年学者对排泄护理的记载得知，最初仅局限于"放胃肠气管入肛门法"解决病人的腹胀问题。1928 年《护士季报》"瘅症"一文详细记载了护士对泄症的护理要求[①]。此病的病理特征为从口至肛门消化道发炎，出现贫血，引起"肠胀气、稀水样粪便、乏力并逐步加重，每日晨泻，皮肤发黄，舌和口黏膜发生溃疡"等症状。文中强调护士应该特别注意粪便改变，了解病人的病情进展，治疗后还应评价病人腹泻是否好转，胀气是否消失。可见，当时护士照护病人已不仅仅是局限于生活照料，还有病情的观察、评估与报告、评价等重要专业能力。

4. **物品的清洁消毒与灭菌**　尽管受当时医疗水平限制，但早期护理中已非常重视医院的清洁、消毒和灭菌，并探索了一些简单有效的物品清洁与管理方法。当时医院规定，护士交接班前要对病人所用的盆、瓶及器皿等进行清洁整理，摆放整齐；器具用品的位置应该相对固定，如果有欠缺或毁损，必须报告护士长。传染病病人的衣物要清洁消毒处理；受昆虫污染的衣物还要装袋灭菌；病室中的一切物件每月清点并登记在册，贵重物品交护士长保管。此外，在污染器物的处理方法上也逐步形成规范，如便盆用后要先用冷水洗刷，再用热水洗刷，因排泄物含有蛋白质，如果在粪便没有去除之前使用热水洗刷，会让便盆更加难以清洁（热能使蛋白质凝结）；还要求定期用温水和肥皂清洁后煮便盆，或放在杀菌器里蒸。对于肠道传染病（如伤寒）则使用 5% 石炭酸或氯化钙对粪便及便器进行消毒[②]。从中可见，在中国早期医院，对便器等污物的清洗消毒要求比较严格。

（1）**常用消毒方法**：在早期多为木质家具，医院也不例外，一般用肥皂水进行擦洗并进行初步消毒[③]；被褥器皿等使用煮沸消毒，病室

---

① 佚名. 瘅症. 护士季报, 1928, 10（2）: 18-19.
② 上海西门妇孺医院. 护士每日观察及护理录. 中华护士报, 1932, 13（4）: 46.
③ 巴黎红十字会联合会秘书处. 肥皂为一有力之消毒剂. 中华护士报, 1934, 15（1）: 40-41.

则用熏法，普通用的消毒剂为烷醛气，排泄物用两倍的氯化钙溶液，生石灰也被视为一种良好的消毒药[1]。1926 年学者报道使用 30 英磅热气压力蒸的方法，对医院内的餐具消毒[2]。

（2）**常用灭菌方法**：1931 年北平协和医科大学细菌学兼免疫学科王逸慧在《护士细菌学》中介绍了当时使用的物理、化学灭菌法，并展现了物理灭菌的温度、功效及其实际应用方法；讲解了不同消毒剂与抗菌剂的实际应用[3]。物理灭菌法有干热灭菌法、蒸汽法、高压蒸汽灭菌法、煮沸法等；化学灭菌法有消毒剂与抗毒剂，包括红汞、氯化高汞、70% 的乙醇和纯醇、0.5‰石炭酸等。有的医院浸泡消毒使用50% 乙醇（当时认为乙醇浓度 50%～70% 时杀菌效果最好[4]）。从中可见，当年的物理灭菌法多数沿用至今，而化学消毒剂除乙醇外，多数予以淘汰。

为加强医院的消毒灭菌质量及物品管理，早期中国许多医院建立了供应室。供应室具有集中供应消毒器械、减少损失、器械易于周转使用、减少医院经济成本等优点。消毒供应室的使用一直沿用至今，并且不断规范升级[5]（详见本书第六章）。

5. **健康教育及卫生宣传** 民国时期，中华护士会对护士开展健康宣教工作十分重视。1933 年中华护士会宣传股负责人朱碧辉呼吁，护士应参与到健康卫生教育中，"彼尽以一身而兼卫生教师与护士之责任者也。维持健康，预防疾病，延长生命，均为彼应尽之职。彼可至家庭中教导一般为母者，如何为婴儿沐浴，如何预备平衡之食物，如何照料病人，如何预防疾病之传播，如何驱除蝇类，扑灭虫害，销毁废

① A. C.MaxWell, R. N., M. A.A. E.Pope,etc. 实用护病学. 上海：上海广协书局，1936，774.
② 佚名. 医院艺术学问事部. 护士季报，1926，7（4）：25-26.
③ 王逸慧. 护士细菌学. 中华护士报，1931，12（1）：10-11.
④ 毕范和夫人. 割症室事务经验谈. 中华护士报，1933，14（3）：314-318.
⑤ 邵振德. 重庆高滩岩中央医院中心供应室的实验与设计. 中国护士报，1947，1（1）：22-25.

物垃圾，以免致疾①"。临床护理中的健康教育形式主要有以下几种：

（1）**门诊卫生教育**②：门诊是卫生教育的重要场所，医护人员充分利用疾病治疗开始之前，在门诊各场所进行卫生教育活动，如设候诊卫生教育牌，挂于候诊室之入门处，牌上贴各种卫生标语及卫生常识；设卫生疑问解答处，指定专责护士或医师，在候诊时随时接受病人提问并解答；在候诊病人比较集中的时候，由专责护士为病人进行卫生疾病常识宣教；将各种卫生展览品列置于候诊室中，同时张贴各种卫生挂图，护士在规定时间将这些展览品加以说明；在候诊病人，尤其是儿童或妇女比较集中的时候会举行卫生相关操作演示，内容常以倡导良好的卫生习惯为主；在诊病前利用空闲时间护士与病人进行个别谈话，内容为个人卫生习惯及饮食、休息等③。图7-1展示了1931年母亲携带婴幼儿在卫生诊所等候医生诊治的情形。

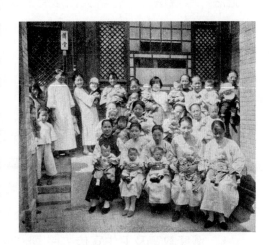

图7-1　母亲携带婴幼儿在婴儿卫生诊所中等候医生诊治之情形

（2）**病房健康教育**：早期临床护士常根据评估结果，为病人进行疾病健康宣教，比如给药时，给病人的每瓶药物上均贴有药物名称与剂量，告诉病人正确服药时间与方法；母亲给小孩喂奶时，告诉母亲喂母乳与牛奶的区别，天热时保存牛奶的方法；对骨折病人告知禁止带夹板下床以免骨折端摩擦引起疼痛，以及告知患肢合适的功能位摆放；对于鼻炎的病人，护士指导病人不要用力吸鼻，以免引起中耳

① 陈朱碧辉. 中国何以需要公共卫生劝导员. 中华护士报, 1933, 14（3）: 276-278.
② 朱兴仁. 如何完成候诊卫生教育. 中华医学会, 1928: 198-202.
③ 江贵兰. 北平公共卫生模范区之护病事业. 护士季报, 1930, 11（1）: 2.

炎；告知喉炎以及白喉病人防止脓包破溃、黏膜脱落引起呼吸道堵塞；大便不畅者护士除指导病人进食蔬菜、水果外，常还建议病人晨起进食前饮冷水一碗，刺激胃肠道帮助排便；消化不良的病人护士交代其禁食数小时使得胃肠道得到休息，指导病人摄入清淡易消化食物，勿饮浓茶、烈酒等。有的医院会给病人发放健康宣教小册子，如湖南肺病疗养院特备一小册子分送给病人，为必读之书，在院病人同时受到"严格律己之训练"，使其养成不会传染他人的行为习惯，日后出院，与人接触，也不致危及他人①。从中可看出，当时的护士不仅进行健康宣教，同时还有行为干预的护理举措。

（3）卫生宣讲会议：除了做好临床病人的健康卫生教育，在当时战乱不断的情况下，有的医院还不定时举办大型卫生宣讲会。如1927年11月19日，广州举行了第三次婴儿健康演讲会与青年会，会议持续一周，聘请了青年会员、夏葛医学院学生及全体护士为演讲者②。会议内容共分为八部分，包括孕妇卫生（含房屋消毒法）、家庭分娩、婴儿沐浴方法、传染病预防方法、婴儿哺乳法、婴儿衣服选择、接种牛痘重要性以及常见卫生事项。一周内到会人数达到28 616人，难能可贵的是当时现场一些贫苦赤足的民众也争着购买卫生健康宣教说明书。

（二）基础护理操作技术与急救护理

1. **基础护理操作技术**　与现代护理相比，早期中国的临床护理工作技术含量相对较低，主要偏重基础护理中的生活照护，但护理界亦会在杂志上进行护理操作技术的交流，通过杂志"互相交换，吾人可择好者采用之"。现将早期护理书刊中记载的部分护理操作摘述如下：

（1）**口腔护理**③：早期中外医生、护士针对口臭问题做了一些研究，认为口臭90%以上均因食物残渣久留牙齿间发酵导致，龋齿为口臭的

---

① 潭世鑫. 湖南肺病疗养院概略. 中华护士报, 1932, 13（1）: 48-55.
② 佚名. 广州婴孩健康演讲会. 护士季报, 1928, 11（3）: 11-15.
③ 马医师. 口臭（呼气臭）. 中华护士报, 1933, 14（4）: 373-374.

主要来源。发热病人唾液减少，易致食物停滞齿间；没有彻底清洁义齿也容易发生臭味。拔牙时产生的凝血块，可能会导致细菌感染引起发臭，故拔牙后必须用漱口液清洁口腔。扁桃体及其附近组织的慢性感染、慢性便秘、支气管病与肺病、糖尿病、白喉病、腺样增殖病与其他妨碍鼻孔正常呼吸者，均可能引起口臭。最能使呼吸发生臭味的食物为葱、蒜、韭菜之类，鲜葱臭味可以维持 10～12 小时，鲜蒜臭味可以维持 70 个小时。吸烟也是口臭的原因之一，臭味可以维持 10～15 个小时，若不注意清洁漱口，口臭更加严重；有鸦片烟瘾者，呼气味为霉味。护士应坚持用牙刷与抗毒（消毒）漱口剂等清洁病人的牙齿和义齿，预防口臭。

（2）**眼部护理** [1]：早期的护士"皆知病人发热则其体内液体分泌减少，睑缘分泌润液亦少，其所出之泪，因发热而蒸发甚速"，因此病人"角膜干，睫与鼻角有垢积聚"。护士应知道"如眼睑和角膜干燥，彼此摩擦，有损伤眼睛之危险"。医院训练护生给予的护理措施是：设法使之潮润，以适量盐溶液或硼酸溶液湿润眼，用湿布覆盖眼睑，每小时敷数分钟。其目的一是兴奋腺之分泌，二是使眼睑湿润，能自由运动；对眼的保护，还包括"室内光线之调理"，若眼正对向窗，则必须把窗帘放下。

眼部冲洗技术：当病人眼部感染出现炎症时，当年的护理方法是用 4% 的硼酸水洗眼，洗眼前护士戴手套及穿隔离衣，病人头下垫放油布或手巾，若是小儿要将手裹起，避免手接触揉搓眼睛；冲眼时先洗健眼后洗患眼，由内向外轻轻清洗；冲眼后根据医生的医嘱使用 1% 硝酸银或其他药品。操作后护士需消毒手及所用器具，将使用后的敷料焚烧 [2]。

（3）**热疗法**：早期热疗法包括热湿敷法、热湿布垫法、热绒毯裹

---

① B. Franklin Rorrr. 护理病人之眼睛方法. 中华护士报，1932，14（2）：14-16.
② 高玉秀. 儿科疾病之护理. 中华护士报，1932，13（4）：3.

法、热浴法等[①]。1926 年湘雅护校在《护士季报》上分享了本校的热湿敷法，热敷所用之敷料为棉纱或粗麻布，除普通热水外，药液常为松节油、橄榄油，目的是止痛，治发炎，除胀气。"从盆内热水中将热湿敷布扭干，先置于护生之手背以试其热度是否适宜，再敷于病者之腹部，然后以干绒布油纸与毛巾橡皮布盖覆其上，再扭第二热湿布，每一分钟更换一次，15 分钟为限"[②]。文章强调了对病人的保暖以及护士一定要用手背试温，但没有提到水温的度数与测量，可能与当年护理器具不全有关。为保持热敷的温度，也可于敷料外面置橡皮热水袋[③]。

（4）**输血法**：人类对输血这一治疗手段进行了长达数百年的探索，1900 年血型之父 Karl Landsteiner（兰斯谛诺）鉴定了人体血液分型（ABO 血型），使输血变得安全。但因那时没有发现抗凝剂，所以医护人员输血时"将采出的血液输入内涂一层石蜡的容器内，使其缓凝，然后迅速注射给受血者"。"1914 年 Agote（注：阿根廷医生路易·斯阿戈特）首用枸橼酸钠，以此和于输血者之血中，可与其血中之钙混合"，使非直接输血得以发展。在当时输血技术欠完善的情况下，输血主要由医生操作，护士配合，特别强调"护士不可不明悉衰弱受血者之静脉或动脉中所发生栓塞或血栓形成之危险"[④]。早期中国医院的静脉注射技术亦主要由医生或护士长完成。如黑热病"通常用酒石酸锑钾静脉射入"，护士负责准备物品"一并放在医生面前，由医生亲自抽取药物而后用，护士万不可自己取此药"[⑤]。

（5）**穴位按摩减轻吞咽疼痛法**[⑥]：病人取坐位或卧位，护士站立其后，采用穴位按摩的治疗方法，将手指伸直用两手掌在耳部适宜之处

① 罗安拿．物理疗法．中华护士报，1932，14（3）：19-22.
② 盖仪贞．热湿敷袄．护士季报，1926，7（4）：14-16.
③ 张志勇．用于热敷法新袋套制法．中华护士报，1933，14（4）：378.
④ 佚名．血输移法．中华护士报，1932，14（3）：29-30.
⑤ 佚名．黑热症．护士季报，1928，11（3）：29-31.
⑥ 盖仪贞．司库员报告．护士季报，1926，7（3）：19.

向中央紧压，可减轻病人因吞咽引起的疼痛。这种操作方法比较安全，适用于白喉、肺痨等引起吞咽的疼痛。

2．急救护理

（1）早期中国的急救护理：急救护理技术是指急病或意外发生时进行的救援和护理技术，以挽救病人生命、减低伤残率、提高生命质量为目的。在中国早期，急救医学尚未形成独立的二级学科，急诊医学服务体系和急救网络都未构建，更没有专科化的急救队伍，所以早期文献中只有一些零星散在的急救护理记载。

当时中国民众的急救知识非常缺乏，受过培训的护士人数虽少，但起到十分重要的作用。有文献写到，遇有人受伤，周围的人都"手足无措，惊骇相望，束手无策"，如学校一同学下楼梯时失足跌倒，受伤颇重，大家都想救助，有人马上找来护士，护士立即进行处置，把受伤学生送往医院救治，校方看到病人时已被安送至卧病室，由护士照顾其生活。X线检查表示已无大碍，这归功于护士临危不乱，措置井然[①]。

早期医院的抢救条件设备亦十分不足，西医院刚成立时没有电梯，甚至没有担架，如遇急诊病人"要施行手术者，则护士甚忙。用柳枝所制六脚篮代替抬床架（担架），病人卧在篮中。病人重约180磅，护士尽力抬到三楼，往往感到腰部瘘（酸）痛"[②]。医院要求护士在接诊时，需及时检查病人的症状并如实向医生报告，处理急病时要留意治疗和药物的效果[③]。

（2）早期常见急症的处置及护理：受当时医疗水平的限制，急诊救护技术也十分有限。

如遇病人吞服毒物入胃内，"用羽毛或手指在喉口中作痒使之呕出"；若遇病人高热则使用"勃来脱之浴法（Baandt-bohhards，即每

① 佚名. 中医女学校护士之职务－我校看护之成绩观. 护士季报，1921，2（4）：8-9.
② A. C. MAXWELL. 美国开创护士事业者之奋斗. 护士季报，1922，3（3）：1-11.
③ 佚名. 何为护病教育将来之科目并何故. 护士季报，1921，2（3）：2.

三小时用海绵浸温水或酒精进行擦浴）降温"①。

当病人出现骨折、吐血、肾内结石疼痛发作、小孩吞下金属针时，应立即使用 X 线检查，以明确骨折出现的具体部位、吐血的出血点和吞入针的位置等，这对于医生的诊断和治疗有非常重要的辅助作用②。

遇到烧伤的病人，立即安置病人在通风的地方，先脱去其衣物。轻度烫伤用冷水或冰浸其伤处或手巾湿冷水敷于其上；如起水疱则刺破使溶液流出，后用药物敷裹。

对溺水者的紧急救护是脱去病人浸湿的衣物，张开其口，如果舌头缩入就要设法将其拉出，将病人俯卧，用其前臂放于额头，再用软枕垫在腹部，或让病人俯伏在救助者的膝上，让病人吐出吞下的液体，如溺水者呼吸还未通畅，则用人工呼吸法③。

对于急性精神紊乱病人，如抑郁症、躁狂、酒精中毒等异常行为者，都应特别注意，必要时给予约束并和精神病院联系，可采用水疗法恢复其神志，如持续浴、湿布裹法、水擦法等可使躁动不安的病人安静④。

从早年急救护理的考试题可看出当时急救护理技术范围比较有限，1922 年护士会考救急疗术试题的 7 道问答题仅涉及外伤出血骨折、烧伤、溺水、鸦片中毒的急救⑤。1921—1922 年在护士考试中将以下内容纳入急救试卷中，要求护士掌握鸦片中毒救治方法、磷中毒病人最合适使用哪种泻剂、鼻出血病人的急救处理、病人长骨骨折送至医院治疗途中减少其疼痛的方法、晕倒的急救方法⑥；以及肋骨骨折急救处理方法、肘关节下动脉止血方法、在穷乡僻壤无医生帮助下如何对石炭酸中毒者进行急救、癫痫发作时的急救、被犬咬后的紧急处理⑦。

① A. C. MAXWELL. 美国开创护士事业者之奋斗. 护士季报，1922，3（3）：5-6.
② 蔚宝仁. 护士与 X 光线部之关系. 中华护士报，1938，19（3）：118-119.
③ 谭斌宜. 救急护病法. 中医医学报，1911，3（3）：22-25.
④ 薛乐华. 精神病护病之研究. 中华护士报，1938，19（1）：14-18.
⑤ 佚名. 救急疗术试题. 护士季报，1922，3（4）：22-23.
⑥ 佚名. 急诊、妇产科、儿科考题. 护士季报，1921，2（4）：23-29.
⑦ 佚名. 急诊、妇产科、儿科考题. 护士季报，1922，3（2）：23-36.

（3）急救护理中应注意的问题：由于多种原因，早期护士的急救知识和水平均有限，对病人的判断及处理有时会出现错误。当时的文献记录了相关的问题，如1933年《中华护士报》上发表相关文章[1]，描述在急症室救护失去知觉病人的过程中，因病人口腔有酒精气味而判定为醉酒被送到警察局，第二天发现病人死亡，原因却是中风（卒中）或糖尿病昏迷；又如看到失去知觉倒地病人，即扶起给予白兰地或其他兴奋剂灌入，致误入气管发生支气管炎或肺炎，甚至窒息；还有许多护士在救护失去知觉的病人时使用热水袋，把病人烫伤。

二、临床疾病护理与心理社会支持

从西方护理学传入中国之初的史料中可反映当时的护理学科体系中主要包含基础护理、内科、外科、儿科、妇产科、急救、公共卫生、传染病、精神病护理学，以及护理伦理学、护理心理学、护理史学、护理营养学等内容，已初具现代护理学科体系的雏形。

（一）内科护理

1933年文献描述了内科多个系统，包括消化系统、循环系统、呼吸系统、神经系统等相关疾病护理知识的内容[2]。书中可见内科护理技术在不断发展成熟之中，与现代专科护理技术已有类似之处。现选部分有代表性的疾病护理反映当时内科的疾病护理与技术水平。

1. 内科疾病护理

（1）心内膜炎护理：当时在心瓣膜病的护理方面，以休息及渐进的活动为主要措施，并强调体位务必让病人舒适。1938年《中华护士报》中有以下描述[3]："患心内膜炎者，室中须新鲜空气，但不可有阵

---

[1] 马医师. 急救之普通错误——失知觉病人. 中华护士报，1933，14（4）：369-370.
[2] 张善全. 病历与护士. 中华护士报，1933，14（4）：354-355.
[3] 佚名. 心内膜炎. 中华护士报，1938，19（4）：176.

风，饮食加以规划，给予营养丰富易消化食物，有时宜减少液体的输入，注意尿之质量，并量之多寡，保持大便通畅。切不可刺激病人，为维持其兴趣，可从事于不致身心疲劳之活动。睡眠尤为重要，须运用各种常识及护病方法，使其能充分睡眠。"

（2）**心力衰竭的护理**：1933 年《中华护士报》[①] 中详细阐述了心力衰竭的病理生理及护理方法：应使病人取稳定的半卧位，有足够的枕头作为支撑，并放一个长枕头在大腿下方，因为双下肢易水肿，不可轻易移动，并使用水垫或气垫床防止出现压疮；饮食方面少吃多餐，限制水分，每天记录尿量，每周查尿 2～3 次；护士还要给病人轻泻药，以使病人易泻。因为当时对代偿机能衰竭病人的治疗多属于对症治疗，如胸腔积液，则行胸腔穿刺放液术；腹腔积液，则行腹腔穿刺放液术；肺充血时行静脉切开等，所以护士还要预备各种穿刺的物品，以备发生积液时手术之用。可见早期的中国护士对心脏疾病失代偿的护理已有了相当的认识，护理措施也较全面。

（3）**人工气胸术护理**：人工气胸术在当年曾被认为是"近世最佳之肺结核疗法"，用人工气胸压缩肺部，使肺空洞封闭[②]。1937 年《中华护士报》[③] 中报道了人工气胸术的护理，详细刊登了人工气胸术的适应证、手术方

史籍采摘

代偿机能之衰竭（节选）[④]

护士必当留意毛地黄之效用。若是此药发生积效，尿必减少，护士必要注意以后之病情，并要当时报告医生暂停给药。护士常给轻泻药，以使病人易泻。常备氧气，防备急性呼吸困难时应用。若医生有命令于必要时给以激心剂，皮下射法亦当预备妥当。要尽力照料病人，想出各种之方法，愈使其舒服愈好。环境之空气亦要安静，护士知道此病难以痊愈，当设法使病人欢乐，按其喜悦，尽量允许。

---

① 刘干卿. 代偿机能之衰竭. 中华护士报，1933，14（1）：230-232.
② 于芳濂. 肺结核病之进行及其管理. 中国护士季刊，1948，2（1）：10-14.
③ 张世杰. 人工气胸术. 中华护士报，1937，18（3）：369-371.
④ 刘干卿. 代偿机能之衰竭. 中华护士报，1933，14（1）：230.

法、病人体位准备等。在术后护理中提到，在记录单中记录注入气体前后的胸腔压力，观察病人的生命体征，如体温、呼吸、脉搏、疼痛以及是否有气喘，如气喘、胸闷，立刻报告医生，抽出气体可能使病人减少痛苦。如果在手术后 1～2 小时内，病人少量咯血，多数因针刺伤肺所致，可安慰病人，必要时报告医生。

2．内科护理技术

（1）**卡介苗接种法**[①]：预防结核病常用卡介苗进行人工免疫，卡介苗是减毒活菌，当时此项操作由护士负责。接种时提醒护士须注意下列原则：①仅对结核素试验呈阴性反应者接种，并要求于接种前 6～12 周没有与疑似结核病病人接触史。②接种后注意观察结核素过敏反应。③接种后 8 周如结核素试验呈阴性必须再接种，并增加剂量。④接种部位为上臂或股皮（大腿外侧）上。对于婴儿有口服法，但首选注射法。⑤卡介苗的接种效果尚不能使 100% 的人成功产生抵抗力。

（2）**麦裴氏肛内射盐水法**[②]：此方法 20 世纪初由美国医生约翰麦裴氏发明，是针对脱水、休克或中毒病人，将盐水用墨菲氏滴壶输入病人肠道的一种治疗方法。当时的医护人员认为，食物多在小肠吸收，而水分则主要由大肠吸收（"饮者乃大肠，食者即小肠也"），所以可用往肛内注入盐水的方法补充水分。在发明此方法之前，要每 4 小时往病人肛内射一次盐水，每次半磅，24 小时要打扰病人 6 次，且才射入 3 磅；用此方法后，24 小时能注入 8～12 磅之多，且病人安然舒服。

（3）**冷擦法**[③]：20 世纪早期有一护理技术应用甚广，即无指手套冷擦法。当时的观点是"治疗肺炎等疾病的主要目的有三：一是增加血氧作用；二是支持心脏血液循环；三是刺激细胞吞噬作用。凡此三种

---

① 佚名.《卡介苗》. 中国护士季刊，1948，2（3）：11-12.
② 佚名. 麦裴氏肛内射盐水法. 护士季报，1923，4（4）：20-24.
③ 梅护士. 护士与物理疗法. 中华护士报，1938，19（4）：158-161.

均可用冷擦法"。具体方法是：病人两足放在热水内，用热敷物放在后胸，前胸则置一蟠管（盘管即盘曲环绕的管），使冰水由此通过，循环流动；每隔 20～30 分钟，由热水更换冰水；无指手套置于冰水中，取出绞干，以之擦臂，做快速有力摩擦，至皮热发红为止；每日早晚各一次，共 2 次。

（二）外科护理

南丁格尔在前线医院看护伤病员的过程中成功应用清洁、消毒、换药、包扎伤口、改善休养环境等护理手段，有效降低了伤病员的死亡率，充分体现护理工作在外科疾病治疗过程中的独立地位和意义。而随着西方医学及护理学的传入，外科的一些护理知识及技术也同时传入，具体的早期外科疾病护理基本内容及护理技术见以下详述：

1. 外科疾病护理

（1）**骨折护理**[①]：骨折的护理技术史料上有多项记载，如 1923 年的史料介绍了老人下肢骨折的病情观察及护理方法，要求护士观察并预防病人可能产生的并发症，包括压疮、足下垂、坠积性肺炎、二便失禁、肾炎或膀胱炎、痰多、心力衰竭等；预防以及处理并发症的具体方法有：每 4 小时按摩皮肤，床单位保持干洁平坦以预防压疮；使用支架撑起足底板来预防足下垂；每天早上帮助病人坐起并进行深呼吸运动达到预防坠积性肺炎的目的；如有二便失禁，须报告医生且勤更换用物，保持干净；如有便秘，则用泻药或灌肠；如肾炎当查其尿；如并发膀胱炎则遵医嘱行膀胱冲洗；如并发心力衰竭则注意观察脉搏，并报告医生使用强心药。从此文章中看出，当时中国护士对骨折的观察护理已比较全面。

（2）**脊髓损伤护理**[②]：当时护士们认为，在各类疾病的护理中，"脊髓损伤病人护理最为艰难"。1928 年史料写到："病者之脊骨腿部，偶

---

① 佚名. 老人骽骨折之护病法. 护士季报，1923，4（3）：31-32.
② 田润生. 脊骨病与脊受伤之护学. 护士季报，1928，12（4）：12-15.

受微小之压力，即易于折断；患病后不久因瘫痪等易发生各种并发症，应防止之压疮，与各种脓肿，亦或在患处附近而发生"，强调须将病人安置舒适体位，定期翻身、避免受压；多晒太阳；病人的床铺必需带有夹板，注意骨头部位避免受压；文章中特别提到，护理该疾病时，脊骨骨折的固定牵伸架布莱德福氏架（Bradford frame）为必要之物；文章中还介绍了护士们自制的翻身床，"病者不用大力，即可将床反覆""有2位护士即可使病人转动无困难也，病人亦可面向地而卧，如欲看书，可将书本放在地上，乃能诵读浏览，其脊背尚可勿压也"。当时外科护士的智慧和水平由此可见一斑。

（3）**骨及关节结核病的护理**：1948年《中国护士季刊》上刊载了吕式瑗翻译的《骨与关节结核病》一文，文中对该病的病因、症状与体格检查、病理、诊断和预后等内容做了详细阐述[①]。当时，"硫铵制剂、青霉素、链霉素尚无结果指示对其骨疾患之任何效果"，所以治疗最要紧的是患处休息，用石膏固定局部，在此之前，用牵引矫正畸形。文章中提到脊椎骨尤其是腰椎叉为最易罹患结核的部位，护理的过程中应注意病人的麻痹感、脑膜炎等并发症，要求病人卧床休息。

（4）**冻疮的治疗护理**[②]：当年冻疮病人虽深以为苦，但"多数病人皆不复求于医生"，而在家庭试用各种疗法，各种油膏药物无不尝试，但仅能稍微减轻症状。文中提出治疗冻疮方法最有效的是使用钙剂疗法，而维生素D与钙的吸收、利用之间大有关系。当时已知在人体内，钙最不易欠缺；但在正常的饮食内，维生素D最容易欠缺，因此必须补充维生素D。当时已有研究证明维生素D治疗冻疮病人效果显著。

（5）**烧伤的护理**[③]：早期临床上常使用鞣酸局部治疗烧伤，目的是防止蛋白质分解时自解产物被吸收，达到促使血管收缩，促进组织愈合的

---

① 吕式瑗译. 骨及关节结核病. 中国护士季刊，1948，2（4）：5-9.
② 姚君. 冻疮治疗法. 中华护士报，1932，13（1）：35.
③ Cora Hoffman Johnson. 用鞣酸治疗烧伤法. 中华护士报，1935，16（4）：373.

作用。护士配合医生先用鞣酸洗净烧伤处，去掉污垢异物，伤口周围的皮肤也要用无菌水清洗干净，然后每隔半小时以 2%～5% 之鞣酸溶液喷射烧伤处。在护理中以无菌绷带包裹鞣酸溶液浸渍敷料；用支架保护伤处，若创面较大，则用全身支架，悬挂电灯于支架表面，但支架内温度不可超过 100℉（37.78℃）。于 12 小时、18 小时或 24 小时末，将小部分敷料揭开观察，一旦伤处变成褐色，全部敷料都应除去；然后将病人移至铺好的灭菌床上，伤处不遮盖，保留支架和电灯一直使用。伤处愈合时，痂若卷起即将其边剪去，痂合之面每日以油敷之。

2. **手术病人护理**　外科护理的特点是多数病人会施用手术的方法进行治疗，外科护士工作的重点之一是手术病人的术前、术中、术后护理。

（1）**术前准备**：与现代护理相似，手术病人术前一日需进行肠道准备，术前晚予以蓖麻油一剂口服；与现代护理区别较大的是，即使是全麻，对术前的饮食限制也不严格，认为"麻醉前无需忌口，手术之前一日，可进食高热量、易消化软饭或用寻常饮食，且多食糖及甜品；在手术日晨，可饮汤或茶，最晚术前 2 小时饮之"[1]。这与现代外科护理要求择期手术的手术前一晚就开始禁食有很大不同。当时的观点是，"根据战时经验，凡饥饿及营养不良者，因抵抗力降低，使伤口及手术后复原迟缓，所以手术前需要高热量、高蛋白食物[2]"，可见当时考虑问题的出发点主要是多数手术病人体质的羸弱。手术时身体宜洁净，穿洁净衣服。按医院的规定或医嘱备皮。若有首饰宜取去；到手术室前应嘱病人排空膀胱。肠内不可有粪便，需灌洗直肠。若进行阴道、直肠、会阴手术，强调灌洗直肠至水清为止，灌肠的时间宜在手术前六小时。若为急症，宜在四小时前灌肠。手术前一晚，可使用平时常用的安眠药。

---

① 陶玛利. 全身麻醉－醚. 护士季报, 1930, 11（1）: 32-36.
② 佚名. 手术后早期活动及其他外科新护理法. 中国护士季刊, 1948, 2（3）: 10.

（2）**麻醉与术中护理**：西医进入中国后，外科手术麻醉的方法有多种。1926年史料上记载了一种现在早已淘汰的麻醉方法[①]：直肠麻醉法，即将全麻药从直肠灌入，病人术前要服蓖麻油灌肠清洁肠道。麻醉时，病人取左侧卧位，低枕屈膝，往直肠内插管并留置，医生根据病人体重计算出麻药的剂量（主要成分为乙醚、克罗雷吞即氯丁醇等），护士用漏斗将药物灌入病人直肠（病人取头低脚高位）；病人半睡时，皮下注射吗啡，过一会儿再将余下的麻药灌入。术后取头高脚低位促麻药排出。这种方法在当时一般用于头面部手术及不方便做吸入麻醉的病人。

20世纪早期，中国的外科手术麻醉主要有三类：全身麻醉、局部麻醉和脊髓麻醉，使用醚进行全麻较为常见，因为当时认为"醚麻醉导致呼吸衰竭而死者甚罕见"，且如果术后情况不佳，到底是手术问题还是麻醉问题，在当时判断"洵（确实）为不易"[②]。史料描述了当时的麻醉人员分享的麻醉中最棘手的困难处理，即遇到病人因气道不通畅导致缺氧而发绀出现牙关紧闭难以麻醉的情况下，可以使用一个大号的导尿管插入鼻孔到五寸半深度，待病人减轻症状时，将管道独立端放在口罩内而滴入醚达到麻醉效果。

氯化二烷是当时常用的全身麻醉剂，其药效快、作用强，且使用后恢复快，副作用少，在小儿及老人的抢救中尤为适宜，也可以用于简单的产科手术、妇科检查及妇科手术等。在使用过程中，左手持滴醚的面具并将其盖在病人的口鼻上，但不要触及病人面部。在圆锥形罩子的周围勿用毛巾包裹，从而可以有更多的新鲜空气，这种方法的安全性较好[③]，所以护士季报刊文对之做介绍。

难能可贵的是，当时的术中护理已高度关注到病人的心理，认为

① 佚名. 直肠迷蒙法. 护士季报, 1926, 7（4）：6-11.
② 陶玛利. 全身麻醉－醚. 护士季报, 1930, 11（1）：34-35.
③ 陶玛利. 用氯化二烷为全身麻醉剂. 中华护士报, 1932, 14（3）：26-27.

"施麻醉者若甚镇静，大可减少病人的担心；病人如果信赖麻醉人员及外科人员，对于其术后恢复甚有关系"①。

（3）**术后护理**：术后病人返回病房，当时的护理要求是应注意观察其生命体征的变化，及有无出现头痛、腰痛、恶心呕吐、肠胀气等问题，必要时及时对应处置。手术次日除病重者外，均每日进行肌肉运动，练习深呼吸及咳嗽，虽然可使伤口疼痛，但可防止肺炎。从史料中可看出，当时中国护士已关注到术后早期康复的问题，认为"术后早期活动之利益，下肢肌肉可活动以免软弱"②。当然，当时的"早期活动"与现代的"早期活动"不可同日而语，是指"第2天晚可坐起或站起，第3~4天下床步行"，其相对照的是"旧法卧床10~14天"。早期外科护理已根据病人手术及创伤的情况进行较规范、全面的护理，而且对于手术后病人的康复已有快速康复的理念。

3. 外科护理技术

（1）**外科物品的消毒**③：在20世纪初，医院初创时，环境条件很差，甚至没有电灯和自来水，但护士们仍坚守"无菌良心"，想方设法保证外科操作的无菌，如"水中带沙质，滤数次方使用""弯盘、量杯等放在有盖铁桶内煮沸，然后连桶提到换药室；换药换下来的污敷料也必须弃于有盖桶内，再倒到特殊炉中焚烧④。"没有蒸馏水，麦克奇尼"将平常雨水煮沸、滤过、再煮沸、用吸水后的棉花再滤过杂质，如此2~3次，然后存于瓶中供手术时用"⑤。当时纱布和棉花紧缺，需回收再用，处理方法是：用过的纱布和棉花立即用消毒水泡24小时，洗净后煮沸半小时，晒干后再用汽锅蒸。

《护士季报》记录了20世纪30年代济南齐鲁大学医院手术室常用

① 陶玛利. 全身麻醉 - 醚. 护士季报，1930，11（1）：33-34.
② 佚名. 手术后早期活动及其他外科新护理法. 中国护士季刊，1948，2（3）：10.
③ 毕范和夫人. 割症室事务经验谈. 中华护士报，1933，14（3）：314-318.
④ 佚名. 看护者于难处中能尽外科无菌之手术. 护士季报，1920，1（4）：3-6.
⑤ 汤夫人. 中国护士之先驱者密女士. 护士季报，1922，3（4）：4-7.

的消毒灭菌法：手术刀剪煮沸 1～5 分钟后浸泡于 50% 乙醇之中；橡皮手套、橡皮管、麻线、玻璃器皿等煮沸 15～20 分钟；手套煮沸 15 分钟后浸泡于 1‰氯化高汞中。美籍齐鲁医院院长认为，"橡皮手套用蒸汽灭菌似不相宜，蒸汽太猛烈，恐手套不能持久"，盘子、碗、水桶与灌洗罐在灭菌锅中煮 1 小时，导尿管在 10% 福尔马林内浸泡 20 分钟，膀胱镜在 5% 石炭酸中浸泡 20 分钟。

当年手术间的消毒亦常用石炭酸，"手术间内备有喷雾器一具，可容石炭酸 2 升。当施行手术之时，护士把石炭酸倒入容器内，使常喷出[①]"。

（2）**换药法**：从早期护理文献中看出，当时病人的换药多由护士完成，且已经比较重视培养护士的无菌意识，1920 年有学者记载了某医院病房换药的步骤如下[②]：①准备洁净的水，先将过滤后的水倒入容器中煮沸，然后将其倒入带盖的镀锌罐中，并放入水中再次煮沸 15 分钟，达到消毒目的。②准备器具，所有的碗、弯盘、器具、注射器、敷料等都用同样的方式煮沸消毒。换药时，备消毒后的

■ 史籍采摘

手术室物品消毒[③]

保存橡皮物品与针类之最完善方法，即将其置于煤油的上面。吾辈有柜橱一只，共有抽屉五层。最下层之抽屉用铅皮铺底，内盛煤油少许，上面有铁丝网罩。上四层之抽屉深度不等，皆用铁丝网作底，以便底下之煤油汽透入其中。所有保存备用之针，系插于法兰绒布条上，放于最底层抽屉内之铁丝罩上（常用之针则用棉花包裹置于割症室内）。在上四层之抽屉内贮藏各种橡皮物品，如手套、导管及各种橡皮管子，以免生锈与朽坏。使用干手套灭菌法，本医院只于最紧急之时用之，即由一护士擦搅，穿着无菌白褂与手套，并按（安）放一张无菌桌子。然后给一无菌手巾，手套包布与滑石粉。所欲用之手套，先煮十五分钟，然后置于棹（桌）上，由该护士用无菌手巾轻轻扣干，撒上滑石粉，置于布包内，再加上一小包滑石粉，以便使用者自借此易于带上。

---

① A. C.MAXWELL. 美国开创护士事业者之奋斗. 护士季报，1922，3（3）：1-6.
② E. M.ROWLEY. 特殊环境下的外科手术操作. 护士季报，1920，1（4）：2-5.
③ 毕范和. 割症室事务经验谈. 中华护士报，1933，14（3）：314.

敷料、烈酒（内置一对黄铜火钳）放置在敷料架上，并用消毒布遮盖。③为眼淋病、蜂窝织炎、梅毒病人换药时应戴橡胶手套，在可能的情况下，由专人负责。④循环使用的物品（如羊毛制品），需要洗净、煮沸、干燥和再次消毒；污染敷料送焚化炉焚烧。

（3）**外科补液**：当年的医生、护士已充分意识到外科补液的重要性，"卧床病人每日需液体 1 000～1 500ml，补充由于出汗、呼吸及大小便中失去的水分"；如发生肠梗阻，即使不呕吐，每日至少应补充2 500ml 液体；如果呕吐伴严重脱水者须补充 5 000ml 液体。与现代治疗护理不同的是，当年外科补液的途径主要是口服和直肠输入，即便是肠梗阻也不例外："若能完全口服而保留者最佳，否则其不足部分当由直肠输入，或于肠胃之外输入 [①]"。这篇发表于 1938 年的《患肠梗阻者之液体输入》文章中未提及现在常用的静脉补液法，与 1923 年的《麦裴氏肛内射盐水法》等文章一起印证了早期中国常用直肠输入的方法进行补液。

（4）**水疗法** [②]：20 世纪初，"水疗法在外科休克护理中，占一极重要部分"。当时的观点是"休克病人其腹内脏之血管充血，以致四肢缺血，用热敷法，可立使皮面发红，令血管松弛，血渐通畅"，所以当年常用此法护理外科休克病人。方法是："以法兰绒一块，自沸水中绞出，以干法兰绒包之，应用于身体上任何使得之部分，最平常之处则为四肢。每隔数分钟更换敷料一次，直至获得满意效果为止"。

（三）妇产科护理

由于早期中国的社会文化因素与医学技术的不发达，导致对妇产科的重视不够，其发展相对滞后，妇产科护理以基础护理为主。直到进入 20 世纪，妇女疾病才逐步受社会关注，认为预防妇科疾病传染尤其重要，不可缺少。"妇女不独有侍疾之责，且应保护家人免受传染。

---

① 佚名. 患肠梗阻者之液体输入. 中华护士报, 1938, 19（3）：145.
② 梅护士. 护士与物理疗法. 中华护士报, 1938, 19（4）：158-161.

其因昧于预防传染之道，以致全家相继而亡者不知凡几。故疾病传染预防法一科，尤不可不加入也[①]。

1. 妇科护理技术

（1）**妇科护理**：从当时妇科护理考试卷中，可间接得知当时妇科护理的内容，如1921年文献报道护士在妇科病人护理上要掌握以下知识：剖腹术术前准备和术后护理，阴道冲洗的要点，导尿术及导尿前使病人自行排尿的方法，内出血的症状，卧床病人如何免得压疮，下腹痛应报告医生的症状，直肠灌洗的方法，膀胱冲洗的方法等内容[②]。

（2）**妇科手术前后的护理**：从20世纪30年代开始，对妇科疾病手术前后的护理技术逐步成熟，且在护理中注重关爱病人。如妇科手术的术前准备，在手术前一晚使用肥皂水或灌肠剂灌肠，为病人剃毛备皮，安抚病人使晚上能安睡，术晨不进食早餐，并进行床上擦浴，保持清洁[③]。

术后护理上强调了病情的观察、记录、疼痛及营养的护理等，如1923年上海红十字会总医院对子宫切除术后病人的护理有相关描述[④]：当病人从手术室回到病房后，需每10分钟测脉搏、呼吸一次，直至病人苏醒；病人只能饮水，护士要用表册记录病人所有进食物质，一般只进食少许米汤；术后数日病人觉疼痛明显，不适将持续三周；当病人烦躁时，护士应用各种办法使其安静舒适；约三周后，护士帮助病人逐渐起床、坐起及行走。

2. 产科护理技术

当时分娩前强调产妇的清洁消毒，如1929年记载产科病人分娩前用肥皂水清洁灌肠，用1%来苏消毒液进行阴道灌洗及清洁会阴部，并用无菌棉垫覆盖防止细菌进入阴道[⑤]。后来，来苏

---

① 佚名. 中国妇女卫生教育. 护士季报，1920，1（4）：22.
② 佚名，妇科试题. 护士季报，1921，2（2）：30-31.
③ 谢云华. 妇科病案-子宫邻结缔织炎之病案研究. 中华护士报，1931，12（1）：38-39.
④ 佚名. 医院纪闻. 护士季报，1923，4（1）：17.
⑤ 何美丽. 护士教育栏. 护士季报，1929，10（3）：60.

消毒液渐被其他消毒液代替。1936 年记载了女性外生殖器冲洗的具体方法，强调倾倒无菌水时水瓶须离病人约十八英寸（约 45 厘米），并采取无菌钳传递无菌棉球，自上而下小心冲洗，记录灌洗时间、溢液的颜色，报告并注明在缝线的周围有无红肿、脓或伤口裂开。可看出当时的阴道冲洗与现代有共同之处，并已注重无菌操作和观察记录。

（四）儿科护理

由于儿童病患群体具有特殊性，当时对儿科护士的专业水平和责任心都提出了更高的要求。护士必须时刻观察儿童的状态，明确疾病的进展，要了解儿童心理，对儿童有爱心、细心，凭专科训练及育儿经验，与儿童父母合作，担任护理儿童的责任[1]。

1. 儿科疾病护理 早期对儿科疾病的护理主要关注儿童感染性疾病，包括儿童常见传染病（如麻疹）、小儿肠炎、婴儿眼睑炎、口腔炎等，其次是小儿癫痫、小儿遗尿、婴儿患痉挛症等疾病的护理，在护士考试中把这些内容纳入儿科试卷，要求护士掌握[2]。

（1）**惊厥护理**[3]：1932 年《中华护士报》刊登了儿童惊厥的护理方法。"若遇婴儿发生惊厥，最重要请医师诊察，医师未到之前，护士可利用所学之技能施行。①先把婴儿放于温水内泡 10～15 分钟。②用灌肠法（未注明药物）。③若仍不见效，可使婴儿平卧，头部高起，用二钱芥末粉包于纱布内，化在二十两温水内泡脚，头部置冰袋或冷手巾，屋内须黑暗及安静"。

（2）**婴儿骨软症（佝偻病）护理**[3]：病儿临床特点是膝关节向内或外弯曲，或肘腕关节处变大，或肱骨与桡骨相交处发胀。此类患儿的正确护理方法为：将身体清洗干净后，每日暴露在阳光下照射，增加鱼肝油、牛奶、橘子、红番茄、青菜等食物摄入，常用揉捏法为病儿

---

① 高玉秀. 儿科疾病之护理. 中华护士报，1932，13（4）：3.
② 佚名. 儿科学试题. 护士季报，1921，2（1）：24.
③ 高玉秀. 儿科疾病之护理. 中华护士报，1932，13（4）：4.

做背部及全身按摩护理。

（3）**破伤风护理** [1]：发病早期病儿哭闹不安，不肯吸奶，逐渐出现发热、牙关紧闭、四肢痉挛、唇色变青、双手紧握、腹部胀硬，此症维持 2~9 天。护理方法为将病人放于安静处，松解衣服，同时通知医生。婴儿不能吸乳时可用鼻饲法，遵医嘱协助进行脊髓穿刺取脊髓液及注射血清等。护理病人时需特别注意环境安静。

2．儿科保健与护理技术　早期部分医院和诊所会提供儿童保健服务，在接触儿科医生之前，护士需要先为小儿称体重、测量身体发育相关的指标，并与小儿的母亲进行谈话沟通，鼓励其接种天花疫苗 [2]。

（1）**婴幼儿营养及辅食添加** [3]：早期的护士对儿童保健已有一定认识，1923 年就提出了要加强维生素的补给，每日晨间喂食前先予橘汁以补充维生素 C，防止坏血病；用大麦汤（大麦洗净后煮沸 20 分钟）辅助婴儿消化 [4]。1932 年北平协和医学院生化系教师吴严彩韵在《中华护士报》发表文章《婴儿之营养》，通过自己多年生化及营养研究经验，告诉护士们，营养应从胎儿期开始关注，强调婴儿食物中，蛋白质为各种生理生长的必要食物，首先推荐进食牛奶、鸡蛋，鱼肉次之，食物中以"含钙、磷、铁三种微量元素最重要 [5]" "维生素以甲乙丙丁四种尤为重要" "母乳为婴儿唯一完美滋养品"。辅食的添加顺序：三个月时可以加清鱼肝油两茶匙，四个月时可加橘子汁两汤匙，六个月时可用粥数汤匙，八九个月可用嫩蛋黄一个，九个月时可加菠菜泥数茶匙和干面包一小片。当时认为婴儿如人工喂养，最易消化的食物是牛奶加纯乳酸和糖浆少许 [6]。

---

[1] 高玉秀. 儿科疾病之护理. 中华护士报，1932，13（4）：3.

[2] 佚名. 门诊所服务. 护士季报，1930，11（1）：10-11.

[3] 吴严彩韵. 婴儿之营养. 中华护士报，1932，14（3）：9-10.

[4] A. E.Pickering. 婴儿保育法. 护士季报，1923，4（1）：24-26.

[5] 吴严彩韵. 婴儿之营养. 中华护士报，1932，14（3）：3-4.

[6] 麦荆齐. 易于消化婴孩之食物. 中华护士报，1932，14（3）：40.

（2）**儿童卫生习惯训练**[①]：儿科护理中强调了不同年龄段儿童卫生习惯的培养要点。1932 年《中华护士报》发表了关于 1～4 岁儿童不同时期卫生习惯的培养，与现代的儿童保健内容有相似之处，具体如下：①周岁时，在家长协助下用杯子喝水和用勺子吃饭，不需要使用奶瓶，不用摇晃及用乳头或其他方法哄睡。训练自行控制大小便，需大人按时提醒给便具。②2 岁时，自己用杯子喝水，用勺子吃饭；不用父母陪伴睡觉；能控制大小便，白天和晚上都不尿床。自己脱鞋袜和穿小件衣服，能自取玩具玩耍。③3 岁时，完全自行吃饭，会自己脱衣服、洗脸、刷牙，大小便时能告知大人，无需大人按时给其用便具。能与其他儿童玩耍学习交际。④4 岁时，吃饭时能自行添饭，能自己穿衣服、脱鞋袜，自己能梳头、上厕所，每次玩后能自行将玩具放回原处。

（3）**婴幼儿臀部护理**[②]：当时医师对护士的建议是不赞成使用滑石粉，认为价格昂贵而且堵塞毛孔，主张洗净皮肤后涂菜油，认为菜油不仅价格低廉而且不刺激，并建议使用柔软的棉质衣物。

（4）**儿童斜眼（斜视）预防矫正技术**：护士在预防儿童斜眼的健康教育中发挥重要作用。1938 年有文献报道了关于儿童斜眼的护理要点，描述到"新生儿到出生六周内，学习两眼同时转向吸引其注意力的物品；到六个月时，两眼能一致运动；到学龄前期养成两眼共济运动、共同视物的习惯。斜眼发生常在此时间内。宜养成双眼同时看一个物体的习惯，护士宣教到位视为最有效的预防方法。斜眼发生初时，若能立刻引起重视，无须手术，预防其斜眼视力受损。若必须手术，宜尽早实施[③]"。

（5）**婴幼儿称重技术**[④]：婴幼儿的生长发育测量也是当时儿科重视

[①] 赫女士. 儿童卫生习惯. 中华护士报，1932，13（1）：41-42.

[②] 爱思德. 四川涪州生产及婴孩幸福事业. 护士季报，1924，5（4）：32.

[③] 白伦德. 斜眼. 中华护士报，1938，19（3）：139-140.

[④] G. Sellew. 儿科护理学. 上海：广协书局，1947：85.

第一节　中国早期临床护理

323

的护理技术之一，如文献对体重测量的记录"婴幼儿称体重时不穿着衣物，用弹簧天平不准确，因为小儿稍一转动，所记重量将大有出入。故以天平为最佳。其帆布吊床上需盖一洁净之布，小儿卧于布上连同尿布称之，再减去尿布重量。若小儿异常软弱，护士怀抱一同称过，再将自身体重减去。普通婴儿每日称一次，较大的小儿每星期称两次"。图 7-2 展示了医护人员示范为婴幼儿称体重的情景。

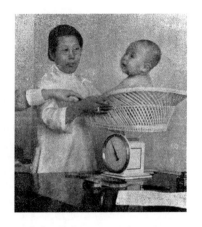

图7-2　医护人员示范为婴幼儿称体重

（五）传染病护理

早期中国，社会动荡，天灾频发，国力贫弱，卫生条件差，各种传染病流行。据全国和各地的史料记载，麻风病人数多达上百万（国际麻风会兼中华麻风救济会医学顾问马雅各的不完全统计），各种结核病人数更是难以统计；1917 年山西临县发生鼠疫，死亡率高达 96%。1918 年绥远（今内蒙古）发生鼠疫，蔓延邻近多省，死亡 16 000 余人，造成的社会经济损失不可估计。据史料记载以下几种具有代表性的传染病护理，反映了当时对传染病的认知及护理水平。

1. 传染病的疾病护理

（1）结核病的护理：结核病"曾普遍于世界各国，乃人类中之浩劫。由科学发达之先进国即可考查全世界死亡人数之十分之一，因肺痨病以致命[1]。"1949 年之前，中国也不例外，结核病病人众多，结核病护理得到普遍的重视。早期的护理期刊上有多篇文章阐述结核病病人的护理措施，认为结核病护理重要的环节是要有好的生活及卫生习惯，包括须有新鲜空气及充分的日光、丰富的营养和充分休息等。强

---

[1] 巴格夫. 论结核症之性质预防及治疗. 中华护士报，1931，12（3）：23-26.

调病人休息与适度活动兼顾，"切忌操劳太过，防止病情反复；尽量避免会客等琐事，免受刺激"；强调要特别重视饮食护理，建议"每日所食的蛋白质可与常人相等，脂肪须是常人的两倍半，碳水化合物需减少三分之一，其他必需之蛋白质，以牛乳为佳。对于咯血病人，须绝对禁止热食，也不能让病人任意饮食"[1]。指导病人吸入挥发性药如木焦油，以减轻咳嗽。若病人出现咯血，须将病人安排在极安静环境中并加以安慰，病人常用吗啡镇静且减少兴奋与咳嗽。严重咯血的病人宜将床尾垫高，或口服碎冰。病人的被褥须进行消毒，饮食所用之碗碟均应杀菌处理，最好使用可焚烧的痰杯[2]。

对预防病人的并发症及康复护理，当时也有一定的要求。如为预防肺结核并发肠结核，时任湖南肺病疗养院医务主任和专家给予的护理指导，"免除吞咽含有结核菌之痰液；防止肠之郁积，铲除一切便秘；及早测验结核性消化不良诸症，使之早为治疗"[3]。难能可贵的是，在当时的条件下，护士们能考虑到病人的康复过程中的社会回归，根据病人的好转程度，给病人"安排适当之工作训练，以备痊愈后得以谋生"[4]。如缝纫、制篮、织芦席、斩柴等（惟不可让病人扫洒，以免导致喉呛咳嗽[5]）。

（2）**霍乱的护理**：19世纪前，霍乱仅发生于印度次大陆与周边地区，19世纪初传入我国，成为影响最为广泛的传染病，直到20世纪初叶，霍乱依然是中国相当严重的传染病。但当时许多人都不知霍乱的传染性，更不知预防，还以为是"有人心不良触犯神怒"导致瘟疫流行。民国时期，我国台湾、陕西、上海都曾暴发过霍乱疫情。

当时霍乱护理的技术包括：①绝对卧床休息并注意保暖，若出现

---

① 巴格夫. 论结核症之性质预防及治疗. 中华护士报, 1931, 12（3）: 23-26.
② 吕式瑗译. 骨及关节结核病. 护士季刊, 1948, 2（4）: 5-9.
③ 谭世鑫. 肠结核. 中华护士报, 1932, 13（4）: 29-32.
④ 于芳濂. 肺结核病之进行及其管理. 中国护士季刊, 1948, 2（1）: 10-14.
⑤ 佚名. 肺痨病之疗治法. 护士季报, 1921, 2（4）: 1-4.

皮温较冷，脉搏细速，须按摩皮肤，加强足部保暖。②多予温热的流质食物。呕吐时给予热茶或少许咖啡。③口渴时可给予冰片，或其他清凉饮料。④用生理盐水皮下注射等。

图7-3展示了奉天（今沈阳）医学院学生在凉棚内治疗霍乱病人的场景。

在霍乱的预防方面，当时中国著名的公共卫生专家胡宣明留美回国后，便极力提倡卫生常识宣传，在1921年《护士季报》①上刊文《霍

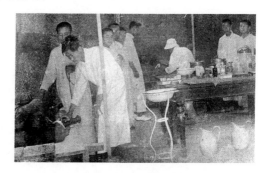

图7-3　奉天（今沈阳）医学院学生在凉棚内治疗霍乱病人

乱》，用充分的证据向护士宣传霍乱的传播途径及预防方法，他提出的防止疫情传播方式到现在看来亦不过时：①杜绝交通；②查验旅客；③隔离病人；④免蝇传染。

图7-4展示了1921年霍乱病人被转入临时专科医院。

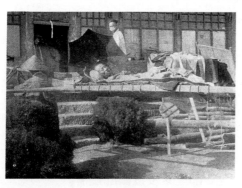

图7-4　霍乱病人被转入临时专科医院

（3）**麻风病的护理**：数百年来，各国对麻风病"无不避之若浼"，中国也不例外②。由于当时我国医疗条件比较落后，麻风病人众多且居住分散，又缺少合格的医生，所以当时中国麻风病的预防与护理大多需要护士承担。当时治疗麻风病的专用药为"大风子油"，采用患处皮肤局部皮下注射或肌内注射法，注射后用力摩擦，然后出外工作活动，使油迅速吸收，每星期注射2

---

① 胡宣明. 霍乱. 护士季报，1921，2（1）：17-26.
② 马雅各. 中国之麻风病. 中华护士报，1931，12（4）：22.

次^①。这种治疗麻风病的方法十分简单，"此外各项疗法，只须确遵普通之卫生律，此乃护士界所最能胜任而愉快者。故关于麻风病人之一切工作，大半可由护士推行。在中国此等服务之机会甚大，而其需要则尤大焉"^②。

（4）**肠热病（伤寒）的护理**：1949 年之前，我国城乡伤寒流行广泛，病死率也高。史料刊登了一些当时对伤寒病人的护理方法，如1932 年《中华护士报》上刊载了一份上海西门妇孺医院的护理记录，上面详细记载了对伤寒病的治疗及护理方法^③：隔离病人，卧床制动，每 4 小时一次补充 10% 葡萄糖；高热时采用酒精擦浴；烦躁不安时口服溴化钠溶液镇静；使用硼酸水进行口腔护理；口渴时用冰水漱口；失血性休克、全身发冷时在足部及两旁放置热水袋；膀胱胀盈时行导尿术；肠出血时禁食，出血停止后给予米汤以保护肠道减少胃酸刺激。护理过程中应通过面色、脉搏、体温等方面观察，尽早识别肠穿孔和肠出血这两个主要并发症。强调护理病人前后要洗手，以防交叉感染，粪便要消毒。该病人住院 56 天，从长达数页的详细护理记录中，可看出当时伤寒病的治疗护理水平，并充分展示病人的抢救成功与护士的精心护理密不可分。

（5）**麻疹的护理**^④：麻疹多见于儿童，当时的护理方法主要有：保护双眼，避免光线直接照射；早期有眼肿的症状时可用洁净吸水棉花蘸凉开水湿敷眼睛或使用温和不刺激的抗菌剂（如 3% 硼酸溶液）冲洗双眼，保持洁净；儿童患麻疹时应减少画画和玩玩具，不宜用眼过多；保持口腔洁净；若出现耳痛应立即报告医生，因中耳炎为常见并发症；保持室中空气流通、温度保持华氏 68°（20℃）左右，防止受寒增加呼

① 施德芬. 印度麻疯院参观记. 中华护士报，1933，14（3）：306-307.
② 马雅各. 中国之麻风病. 中华护士报，1931，12（4）：22.
③ 上海西门妇孺医院. 护士每日观察及护理录. 中华护士报，1932，13（4）：42-48.
④ 姚君. 儿童患麻疹之特别注意点. 中华护士报，1932，13（1）：37-38.

吸道充血的危险；保持病人营养充足。

2. 传染病的隔离消毒与免疫接种

（1）**隔离**：早期中国对于各种传染性疾病，均采取隔离措施，从早期的文献中可看出，当时不仅对病人隔离，对带菌者亦有一定的认识并同样采取隔离的方式进行管控。如 1921 年《护士季报》中的《霍乱》一文中说"霍乱细菌猛于虎狼，其杀人或逾百万。止之之法，莫善于隔离。……无病而有菌者（即受传染而尚未发者）以及病痊之后尚含病菌者，皆禁锢于隔离院中。待细菌灭迹然后复其自由"[1]。在 1921 的护理文献中要求[2]：护理过瘟热症的护士，病人复原后，仍当检疫两星期，可看出当年对潜伏期已有相当的认识，且管控时间与现代相似。

对于鼠疫这一类烈性传染病，当时的防疫措施除上述之外，还特别要求[3]：预防跳蚤进入人的身体；戴防护口具预防肺疫；不与病人接触，也不前往疫区；保存好食物，以防老鼠偷食。在疫区周边部署防疫警察，断绝交通；确诊鼠疫的病人独居一室，封闭管理，不予探视，指定专人送入食物及物品。亲友、警察及医护人员等有接触过病人的所有人，都需隔离 7 天才能外出。凡病人染病去世，家属不得随意自行掩埋，必须急速通知防疫处按防疫法掩埋。

（2）**传染病房的通风与消毒**：早期传染病护理中非常强调病室通风，甚至认为"病人床在屋外最好，如必须在病房内，切勿将窗闭上，因病人呼出之气含毒甚烈，故以流通空气为最要[2]"。对隔离病房内的污染之物，当时的医护人员会按要求进行消毒处理："凡染细菌之物，或焚或煮或置之消毒水中，则细菌惟有待毙。"传染病房常用的消毒方法主要是各种消毒水。排泄物最好用生石灰浸一两个小时后再倒掉，

---

① 胡宣明. 霍乱. 护士季报，1921，2（1）：17-26.
② 佚名. 瘟热症. 护士季报，1921，2（1）：14-16.
③ 张庆善. 临兴两县防疫报告. 护士季报，1929，10（3）：28-37.

因其价廉且有效；病人吐泻所污染的地方用纸擦后再用消毒水擦净，令其自干；病人所用一切杯、盘、碗、盏、衣服、毛巾用煮沸消毒法。凡与病人接触者均用消毒水洗手，洗后再用肥皂和清水洗净，然后才可以出病房。病人离开后，要开门窗，通风日照，使细菌干燥以毙[1]。病人屋内消毒，地下撒生石灰，用硫黄等熏屋。对于鼠疫，熏屋效果较好，四周后才能重新再住人；鼠疫病人用过的物品焚烧掩埋[2]。

（3）**疫苗接种**：为了战胜各种传染病，19世纪后期，世界各地的科学家们研制的各种疫苗陆续问世并传入中国。如1913年抗白喉血清问世，各国红十字会均大力宣传并逐步推广，形成儿童天然免疫力，使死亡率降低了66%[3]。卡介苗在20世纪40年代也常用于预防结核病进行人工免疫[4]。当时的疫苗多为进口，价格昂贵。国民政府中央防疫处成立后，进行了国产疫苗的研制和生产，用于预防接种。图7-5展示了1934年沧县（现河北省沧州市内）福音堂妇孺诊所第一次种痘大会的场景。

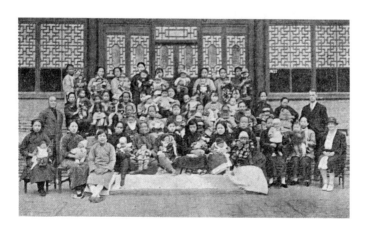

图7-5　沧县（现河北省沧州市内）福音堂妇孺诊所第一次种痘大会

① 胡宣明. 霍乱. 护士季报，1921，2（1）：17-26.
② 张庆善. 临兴两县防疫报告. 护士季报，1929，10（3）：35.
③ 佚名. 白喉病. 中华护士报，1934，15（2）：70-71.
④ 佚名. 卡介苗. 中国护士季刊，1948，2（3）：11-12.

（六）精神疾病护理

1898 年，广州芳村惠爱医癫院正式开业，这是我国最早的精神病专科医院。1929 年高玉华提出了中国缺少精神科专科医士和护士的现状[①]。1930 年中华护士会第十次大会上，中华护士会伍哲英会长在她的欢迎词中提到："鄙人希望精神病医院中能有受之专门训练之护士，并尽力派护士出洋，受此项专门训练[②]。"此后，精神疾病的护理渐渐受到重视，并逐渐发展起来。

1. **精神病护理的开启与推进**　受多种因素的影响，在中国早期护理中，精神病护理是一件极其艰难的事情。

（1）**精神病病人早期的境况**：不论东西方社会，精神病在过去常常被认为是妖魔附身等迷信因素导致，所以"病人所受之痛苦，较其他普通（内外科）病者尤甚，其病状神秘，古人皆信此为病人犯了罪，触犯了他们所敬拜的神灵而受到了处罚，荒诞无稽，无所谓医治，更无所谓护理。对于病之较轻者，则收养于修道院内，重者即狂暴不能约束者，则囚禁于黑暗之地牢内[③]"。

早期中国，因文化及科学的进步，社会情形的复杂，精神病病人的数量，一天多似一天。因为对精神病认识不足，所以在早期中国，精神病病人即使收治入院，对其的治疗护理也十分不人道。"精神病医院都是待人如动物一般，用脚镣手铐，其衣服亦甚破烂。病人还常受照顾之人苦打（殴打），所以其身上常流血而且有伤。病人睡在草上，其食物如肉和面包都扔在地上，任病人取食之[④]"。

（2）**精神疾病的护理与培训逐步展开**：18 世纪以后，有人发现精神病乃是受体质人格和环境因素所影响，社会民众开始改变对精神疾

① 高玉华. 中国精神病医院与护士之需要. 护士季报，1929，10（3）：4-5.
② 伍哲英. 中华护士会第十次大会会长欢迎词. 中华护士会第十次全国大会报告，1930：46.
③ 顾宝珍. 精神病人之护理法. 中华护士报，1931，12（1）：23-24.
④ 佚名. 精神病之护病法. 护士季报，1929，14（2）：4-13.

病的认知。西医引进中国后，对精神疾病的治疗与照护已不同往昔，对护士提出了更高的要求。护士们认识到"有些精神病病人表面看上去糊里糊涂，但他们确是有记忆的，护士的言语与态度要有暗示及劝导的作用，这也可以算是一种护理"[①]。但我国的护士们多数未曾受到过精神病护理的训练，按当时的条件，"欲使每一护士学校授以《神经病护学》，作一普通课程，是一不可能的事"[②]。然而这种病主要在于预防，预防工作在当时多由护士来承担[①]。因此护理先贤们呼吁要大力加强精神病护理的研究和培训，并预言精神病护理将成为社会必不可缺的内容。

1947年《中国护士季刊》中倡议：除公共卫生护士外，普通的护士学校里面也应该加上精神病护理的课程，使学生有相当的知识与实践经验，并让他们与内外科一样重视这门课程。文中还阐述了较先进的护理经验，更体现了护理工作的人性化，比如：对待一个新病人就应该像对待自己的客人或朋友一样亲切，虽然他们精神失去常态，但他们特别敏感外界给予他的一切印象，所以护士无论做事、说话和态度都会对他们产生很大的影响。护士好的服务态度可以让病人合作，减轻病情和缩短病程。

2．**精神病的护理措施**　对精神病病人的护理需十分全面，因此对护士的综合素质能力要求较高："护士须有机敏之方略，以管理病人之饮食，解除不安眠之痛苦，处置癫狂者，防护有自杀倾向者[③]。"

（1）**安静病人法**：精神病病人大多狂躁或极兴奋，若不予以精神上和身体上的休息，身体易于衰竭。当时安静病人多用水疗法，即病人以温水沐浴1～8小时，甚至10小时，水温与体温相当[④]；也有用冷单裹体、冷水擦身、揉捏轻击脊背的方法使之安静的；帮助病人入眠

---

① 精神病防治院护理部. 精神病护理介绍. 中国护士季刊，1948，2（1）：26.
② 潘景芝. 神经病护学. 护士季报，1928，12（4）：3-5.
③ 高玉华. 中国精神病医院与护士之需要. 护士季报，1929，10（3）：8-12.
④ 顾宝珍. 精神病人之护理法. 中华护士报，1931，12（1）：23-24.

的方法还有喝热牛奶或肉汤、代读书报等。当医生使用大量镇静剂时，护士要注意发现危险病状。

（2）**营养供给**：当年的护士们认为，对精神病病人的护理，首要的是给予足量的营养食物。精神病病人常因各种原因拒食，护士应视查病人拒食的原因，再定办法。如病人是因怀疑食物内有毒而不肯进食，可从公共食物中取出，让病人看到；或者与其他病人的食物进行交换；或者护士自己吃给病人看。如果病人饮食在口内不下咽，护士可以轻捏病人鼻子让他咽下。护士要用尽各种办法令病人得到足量的饮食。万不得已时可用胃管。餐后一切饭具要检查收走，以防病人藏匿用来自杀[1]。

（3）**娱乐与兴趣疗法**：精神病院中多有花木，每日尽量安排病人在室外活动，若配有音乐等以资娱乐为最佳。护士应注意对病人的引导，减轻忧闷。图7-6展示了1935年精神病病人进行体育活动的情景。

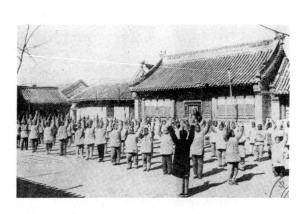

图7-6　精神病病人进行体育活动

（4）**清洁卫生**：精神病病人有时不注意衣服的整洁与卫生，护士应格外注意其穿着及个人卫生。

（5）**约束**：非到万不得已时，决不可对精神病病人使用约束。使用时应有医生的命令，用时也应注意不伤害病人之血运及舒适。

（6）**预防自杀自残**[1]：当年护士对防范精神病病人自杀、自残、自伤问题非常重视，提出不能让病人独处，必须严密监控，用餐、沐浴、更衣、睡醒或上厕所时，都必须在视线范围之内。病人在独处、愁闷、

---

[1] 高玉华. 中国精神病医院与护士之需要. 护士季报，1929，10（3）：8-12.

无聊的时候最易自杀、自伤。护士如发现病人有喃喃自语想要自杀或自伤时，不仅要观察病人的语气、神态，还需揣摩其心中所想的内容，以阻止重大意外的危险发生。一切危险物品都应远离病人，包括尖锐器具、毛巾、枕带、布条、澡盆等。避免病人沉浸于消极情绪，可安排简单手工操作或花园工作等，护士需陪伴并耐心引导，及时给予鼓励，使病人对生活重新产生兴趣。

（七）心理支持与社会支持

在 20 世纪 40 年代之前，医学还停留在生物医学模式上，把一切致病因素只归于生物因素（细菌或外伤）。在这种医学理念指导下，临床护理人员在工作中必然比较注重基础护理和局部治疗，但是，对病人的心理护理以及社会支持却在早期的护理文章中时有体现，这是十分难能可贵的。

1. **安慰疏导与心理支持**　当年的护士已意识到："勿忘病人为身、心、灵三方面所合成，而且彼此相关"[1]"护病方面，应从'先治其人，后治其身'着想；注意心理作用，真正喜悦病人"[2]。如当病人因病痛心烦意乱痛苦时，护士应给予安慰；护士可教病人识字、用柔和的声音为病人唱歌，减少疾病所带来的痛苦和心理负担[3]。此措施为现代护士运用的音乐疗法、转移注意力等心理护理方式的起源，体现了护士尊重生命、爱护生命，对当今的心理护理、疼痛护理的发展产生深远的影响。

2. **职业治疗法**　病人职业治疗法是早年一种治疗疾病的特殊方法。医院成立职业部，给病人在住院期间提供劳动机会，并给予相应报酬，让一些绝望的病人、无法回归社会的病人在劳动中看到自己存在的价值，树立战胜疾病信心的同时，提高病人治疗的依从性和摆脱药物的依赖，以帮助他们重返社会。史料中讲述了心脏病、肺结核、

---

① 佚名. 设身处地. 中华护士报，1938，19（1）：98.

② 田耿立. 护士与新医药. 中华护士报，1938，19（1）：77-78.

③ 吕礼高干事在广州大会的宣讲. 中华护会第七届全国代表大会记录，1924：63.

外伤等病人在医院治疗过程中，通过职业部的帮助回归社会或减少医疗费用①。如四川涪州妇婴医院创办织物班②，让贫苦妇女在其间仿照外国儿童小衬衫样式进行编织，"每月大洋三元"，此数当年可够抵住院膳食费。武汉同仁医院职业部强调"不给钱，但给赚钱的机会；病人出产的货品要有商业上的价值，否则徒费救济工作上的价值；为病人设置的职业是暂时的。"

▇ 史籍采摘

职业治疗法的功效③

武昌印刷厂的一名工人曾经是一名战士，他经历过两次战争，负了重伤。因他的脚受伤过重，失去行走功能，不能行走，怎么能回到军队？怎么能生活呢？身处这样苦恼的境况，不如一死了之，他一天到晚面壁躺着，没有朋友来安慰他，既无生趣，又无希望。

医生请我（医院职业部的护士）给这个工人一些简单工作。我留下了三张很容易剪的地名卡片，并告诉他如果能按要求完成就给两枚铜钱。工人的身体很虚弱，需躺平并全天工作才能做好。我问他赚来的铜钱可以买什么，他说要买一个苹果。到了第二天，我看见那个苹果还在那里，没有吃掉，他说他爱闻苹果的香味，因为他小时候，他的家乡就是种苹果的。我每天都拿东西给他做，这样大概有三四个星期，他渐渐觉得自己能够赚钱，虽然赚的不多，但身体好些了。最初，他需要拄着拐杖到工厂工作，过了几个月，他已经不需要依靠拐杖行动了。他得到了人生的乐趣，我亦见证了这样的奇效。

3．社会服务与支持 "19 世纪以来，新人道主义势力大盛"，在这种社会背景下，波士敦之马萨区赛公立医院于 1905 年率先成立"医院社会服务部"，其目的在于"注意病人的病理与其家庭或社会的关系"，后各大医院纷纷效法。《中华护士报》曾分享了一例受益于社会服务的典型个案，"一位 15 岁的地毯厂学徒，患心脏病，其家务农为业，住在

---

① 佚名. 中国职业的治疗法. 护士季报，1922，3（2）：70-77.
② 爱思德. 四川涪州生产及婴孩幸福事业. 护士季报，1924，5（4）：30.
③ 佚名. 中国职业的治疗法. 护士季报，1922，3（2）：72-73.

乡下，离北平颇远；父去世，女孩由姑母托远亲介绍上班，年少就须外出谋生活。医院通过与病人谈话，访问工厂经理和病人家人，作出社会诊断"：家计不足；身体乏力；仰赖于亲属。根据此诊断，医院做出相应计划帮助了女孩，如按期至诊所，由医生指示应否增多或减少工作。在医院社会服务部的帮助下，女孩一边工作，一边逐渐恢复了健康"。[1]

三、专业助产护理

助产是指为使胎儿顺利娩出母体，于产前和产时采取的一系列措施。助产士（早期中国称为"产科士"）是接受了助产教育，具备从业资格，能运用专业知识帮助妇女分娩的护理人员，服务内容包括妊娠、分娩及分娩后的妇女以及新生婴儿。

（一）中国早期接生水平和妇婴健康状况

1. **早期落后的助产队伍与接生方式**　自从有了人类社会就有了"助产"这一古老的护理行为，由于孕妇在分娩中常常遇到困难，于是就有好心的妇女前来帮忙，协助顺利分娩。有些见多识广的女性逐渐对分娩积累了经验，得到周围家庭和部落的认可，这就是较早的"产婆"（亦称为"稳婆""接生婆"），早期助产护理的雏形。"中国产科之历史，可上溯至黄帝，黄帝曾作内经，自宋朝以下，关于产科之各种著述甚多，唯对于产科士则注意者绝鲜，盖不知产科士于人类幸福有极重要之关系也"[2]。

至 20 世纪初，我国的产科仍处于非常落后的阶段，妇女们仍坚守着在家中分娩的传统方式，由接生婆到家中负责接生。送入医院的产妇都是接生婆在家中尝试了各种方法无效后才会送入医院[3]。

① 柏鲁德. 医院社会服务部. 中华护士报, 1931, 12（1）: 31-33.
② 曾宪章. 产科士. 护士季报, 1929, 16（4）: 24.
③ 何明贞. 重庆宽仁女医院 15 年中之进步. 护士季报, 1928, 12（4）: 36.

绝大多数的接生婆既缺乏相应知识，不知道产科的生理与病理，又缺乏相关训练，连最简单的清洁工作都不了解，更不知道消毒灭菌的流程，使接生在消毒不严甚至没有消毒、医疗器械简陋或缺如、全凭接生婆的个人经验与双手的条件下进行，导致"临产死者以及婴儿生下患脐疯症者不计其数"[1]。甚至有的产妇"因脐带感染和饮食不规律而连续丧失数子"[2]。

时任国立第一助产学校教务主任的产科专家曾宪章当年对中国"产婆"队伍的评价是："中国从事产科者，大多为不识字者，人体解剖、生理及病原学也是茫然无知，仅以营养为主，唯一目的为金钱而已"[3]。

2. **早期孕产妇及婴儿的健康状况** 孕产妇死亡率和婴儿死亡率是衡量一个国家居民健康水平的重要指标。旧式接生法缺乏基本的科学指导，对产妇和新生儿造成极大危害，1949年以前，我国孕产妇死亡率和婴儿死亡率都居高不下。《中华护士报》1931年的一份公共卫生报告中写到"中国妇女分娩时死亡率高达15‰～30‰，照此计算，每年有18万妇女死于分娩"[4]。1933年，时任中华护士会公共卫生负责人的朱碧辉报道，中国婴儿的死亡率远高于欧美发达国家，我国1岁以下婴儿死亡率高达200‰～257‰，而在挪威仅为51‰，新西兰则为40‰；中国妇女分娩时死亡率至少是15‰，每分娩1 000人次中，比欧美国家死亡人数增加9～12人[5]。

（二）助产士的问世与发展

1. **妇产专科医院的开办** 中国早期缺乏科学与卫生的助产方式，严重威胁母婴健康，使母婴死亡率居高不下，培养专业助产队伍，推广新法接生与普及迫在眉睫。随着19世纪晚期西方产科学传入，基

① 李明贞. 普爱妇婴医院之情景. 护士季报, 1920, 1（1）: 9.
② 爱思德. 四川涪州生产及婴孩幸福事业. 护士季报, 1924, 5（4）: 30.
③ 曾宪章. 产科士. 护士季报, 1929, 16（4）: 25-26.
④ 麦克贝, 朱碧辉. 公共卫生劝导事业之设计. 中华护士报, 1931, 12（1）: 2-3.
⑤ 陈朱碧辉. 中国何以需要公共卫生劝导员. 中华护士报, 1933, 14（3）: 276.

于西方早期医学和产科理论的西式助产方法在中国逐渐推广，国内开始建设妇婴医院并注重助产士的培养，以期降低产妇和婴儿的死亡率。如 1880 年开办的天津美以美会妇婴医院[1]。

除妇产专科医院外，一些综合性医院也陆续开设了产科，如 1861 年建院的天津马大夫纪念医院是一个综合性医院，1935 年成立了产科专科，1936 年只有 16 个婴儿在医院出生，但 1940 年增长至 200 人以上，且这些婴儿的母亲一半以上接受过产前护理。该院 1940 年成立了婴儿保健科，给年轻母亲以更多的指导，例如婴儿哺乳方法等[2]。

20 世纪上叶，以产科无菌操作技术为基础的西式助产方法渐被冠以"新法接生"的名号并被逐渐推广普及。1905 年，李平书、张竹君等在上海创设女子中医学堂并设女子医院，这是由中国人创办的最早的新法接生医院。

2. **助产士的问世**　与中国传统的接生方法相比，新接生法更具安全性与科学性，能更好地保护母婴安全，对助产人员有较高的专业要求。产科专家倡议，中国必须要有具备资格的助产士，改变落后助产的水平，在产科学内增加助产技术的培训[3]。1908 年，留美医生金雅梅在天津创办了北洋女医学堂，开设了一个护士班、一个助产士班，培养了我国第一批助产士，开启了中国本土的助产士教育。中国助产教育奠定者杨崇瑞于 1929 年在北平创立国立第一助产学校，此后，一批助产职业学校陆续建立，培养出了一批批经过严格训练的专职助产士，成为推广新法接生的主力军（详见本书第四章）。

3. **助产士的培训管理**　早期中华护士会对产科士（即助产士）、产科护士有着明确的不同界定：产科士是指具有通过中华护士会考试，具有助产士文凭的护士；产科护士是指毕业护士，有资格照顾住院病

① Eva A. Gregg. 天津美以美会妇婴医院. 护士季报，1920，1（3）：3.
② 张李明贞. 天津马大夫医院之产科工作. 中国护士报，1947，1（1）：44.
③ 曾宪章. 产科士. 护士季报，1929，16（4）：25-26.

人，但不是助产士[①]。

（1）**中华护士会对助产士的考核要求**：中华护士会从 1915 年第一次举行全国护士考试，至 1924 年共发出护士毕业文凭 757 张，但助产士文凭只有 32 张[②]；1925 年发出护士文凭 234 张，助产士文凭只有 9 张[③]；1927 年发出护士文凭 242 张，助产士文凭只有 13 张[④]。可见当年正规助产士培训的数量很有限，主要原因可能与对助产士的要求较高有关。中华护士会规定，"参加考试者年龄不得在 21 岁之内；必须曾获中华护士会认可的护士文凭；产科考试不得在护士考试后一年以内进行"[⑤]。

1929 年，博医会与中华护士会各派代表成立联合委员会，商讨并通过关于产科训练及执行的议案，并呈交政府审议。议案内容主要为：鉴于政府卫生部已考虑进行产科士的考试管理工作，原由医博会和中华护士会考虑的发给产科文凭计划暂缓试行，待政府颁布产科训练办法后再定。但中华护士会的产科考试，则仍如期举行。中华护士会将会继续实行此项登记与考试计划，直到由政府接办此事为止[⑥]。

1930 年 2 月，中华护士会在第十次代表大会上发布"产科紧要通告：1930 年 12 月 31 日起，各产科学校均应向全国产科处注册，必须惟有注册学校训练出来的产科士才能向政府登记。中华护士会于 1930 年以后不再办理产科训练及产科考试之事"[⑦]。

（2）**助产士的考核内容**：由于关乎产妇与婴儿的健康与生命，助产士必须学识渊博，掌握人体解剖生理知识、妊娠期的生理知识，清楚临盆时的各种征兆，了解各种医疗仪器使用方法，知晓妇女产前、产中以及产后的护理以及出生婴孩护理方法，医师未到前具有辨别异常状况以

---

① 佚名. 中华护士会第八届全国代表大会记录, 1926: 155.
② 佚名. 总书记通告. 护士季报, 1924, 5（4）: 6.
③ 佚名. 总干事报告会务. 护士季报, 1926, 7（3）: 24.
④ 信宝珠. 中华护士会消息. 护士季报, 1928, 11（3）: 19.
⑤ 佚名. 产科士. 护士季报, 1929, 14（1）: 28.
⑥ 佚名. 产科士. 护士季报, 1929, 14（1）: 27-28.
⑦ 佚名. 中华护士会消息. 护士季报, 1930, 11（2）: 48.

及处理突发事件的能力，使母婴患病率及死亡率降低，保护母婴健康。

报考中华护士会文凭，须有充分的学识，尤其注重实践方面。以下列举 1929 年产科考试大纲的部分内容[1]：①母体，女性骨盆与生殖器官的解剖学知识、排卵与月经、妊娠的症状和诊断、子宫的改变，包括胎盘、卵与胎的发育、异常妊娠，如宫外妊娠等。②产科常用药物的性质与功能。③胎儿，足月时的性质、胎头的直径、胎产式等。④顺产，生产的发动、生产的经过与管理法。⑤产后期，产母与婴孩的管理，包括乳房护理、导尿、婴孩窒息复苏法及哺婴法。⑥难产，难产的原因在于母体与胎儿两方面的因素，应识别各种情形，如产前出血、产后出血、子宫内翻以及产后脓毒血症的原因、症状、预防及疗法；臀产式、双胎、脐带脱垂及分娩时的管理。

4. 对旧式接生人员的改造管理　1912 年后，政府卫生部门关注到孕产妇及婴儿健康，提出"保健事业的主要者，为保护孕产，指导育婴之法，及办理学校卫生等事"[2]。中国助产教育奠基者杨崇瑞认为助产教育要着眼于两个方面，一为改造接生婆，二为培养新式助产士。对旧式接生婆之所以采取改造而非舍弃的态度，是因为专业助产士短期内培训人数有限，而旧式接生婆人数众多，仅于北平开业者约有千人，推之全国计当有四万人。"以其人数之多，人民习惯之深，一时难以消灭"。1913 年，颁布《京师警察厅暂行取缔产婆规则》；1928 年，公布了《助产士条例》和《管理接生婆规则》，一方面对接生婆进行行政法律规制，另一方面对其进行培训。1928 年后，制定的《训政时期卫生行政方针》，明确要求各地"分班招集接生婆""授以简要接生学识及消毒大意"的必要性，并下发《接生婆须知》，制定《管理接生婆规则》，同时编集《接生方法》等培训书籍，介绍清洁、消毒、接

① 佚名. 产科士. 护士季报，1929，14（1）：29-31.
② 陈宗贤. 防疫处之任务及前今之概略. 中华护士报，1931，12（2）：2.

生、脐带扎切、初生儿复苏以及看护产妇等诸多科学方法[①]。1943 年，公布了《助产士法》，这一系列法律法规的公布为新式助产士制度的推行提供了法律依据及法律保障，同时也使新式接生制度纳入了国家卫生行政权力之中。

（三）助产士工作与成效

1. 学习助产理论技术，保障母婴安全 早期文献中刊载的助产士考试卷可以折射出当时对助产士的能力要求和工作内容。1921 年助产士的考试卷上要求：写出妇女怀孕时危险的病状；写出确认怀孕的表现；详论正常顺产的第二或第三产程；详论分娩第三产程中的危险并发症的治疗；详论乳母的乳房如何护理；详论出生的婴儿眼、口及其脐带应如何护理；详论种牛痘的方法，说明小儿何时种牛痘；写出在不同时段正常小儿的体重等[②]。

中华护士会要求助产士必须掌握以下产科手术并熟悉其功用，包括产钳术、倒转术（外倒转术、内倒转术、内外倒转术）、粘连胎盘的剥离法、会阴裂伤缝合法；应试者必须识别情况复杂的手术，包括内脏剜除术、开腹产术、耻骨联合切开术、早产引产术的护理（术前、术中、术后的护理），并配合医生做好相关工作[③]。

2. 进家入户为产妇接生 由于中国的传统习俗等原因，产妇多在家中分娩，所以早期的医护人员多数是走村入户到家中提供助产服务。如 1924 年有一位患麻风病的产妇于临产前一周登记住院，但由于有麻风病史只能回家待产。在临产前，产妇及时通知护士，护士前往数英里外为产妇接产，产程较为顺利。当然也有一些迷信无知的人，待到胎儿已死、产妇生命垂危才请护士帮忙[④]。

---

① 朱梅光. 职业重塑：民国旧式产婆训练班研究. 四川师范大学学报（社会科学版），2015，42（03）：157-163.
② 佚名. 产科试题. 护士季报，1921，2（1）：30.
③ 投考中华护士会护士文凭章程. 中华护士会第七届全国代表大会记录，1924：14-16.
④ 罗品纯. 广东乡村卫生之概况. 护士季报，1924，16（1）：237-239.

北平第一卫生区在 1930 年以前，"医生与公共卫生劝导员常赴各家接产，1930 年 7 月 1 日起，有两名第一助产学校毕业的助产士加入卫生事务所，凡家庭中正常分娩者，皆由其接生，由医务主任监督和指导；异常产则送医院分娩；只有遇紧急抢救时才由医生接送，公共卫生人员协助"[①]。表 7-1 为北平该区事务所统计的 1927—1930 年当地由医护人员接生和护理的情况。从表中可看出，早年由医护人员接产以及送入医院分娩的产妇比例并不高，但呈逐年升高趋势。

表 7-1　1927—1930 年北平卫生事务所统计新法接生人数[②]

类别	1927—1928 年	1928—1929 年	1929—1930 年
接产人数	132	171	238
由医生接产	132	164	156
送医院分娩		7	24
由助产士接产	0	0	57
由其他人接产	0	0	1
区内报告的生产总数	1 372	781	1 760

因为当年助产士常到产妇家中接产，因此需常备物品齐全的产科出诊箱。当年的产科出诊箱两个为一套，第一箱中存放分娩时需用物品，第二箱主要存放分娩后母婴所需物品。出诊时，两箱以扁担挑之[③]。

3. 围产期家庭访视与健康宣教　西医进入中国后，便倡导开展围产期家庭访视与健康宣教，孕妇规范的产前检查可减少重症的发生。医院鼓励孕妇到门诊检查，越早越好，在医生接诊之前先由一名护士进行接待，用友好的谈话或者文字进行指导，说明一些个人卫生习惯及饮食方法等，并且告知孕妇按期到诊所检查：七个月以前每月

---

① 麦克伯. 北平第一卫生事务所妇婴卫生工作. 中华护士报，1931，12（4）：14.
② 麦克伯. 北平第一卫生事务所妇婴卫生工作. 中华护士报，1931，12（4）：13.
③ 佚名. 产科出诊用品箱. 护士季报，1930，11（1）：52.

一次，七个月以后每两周一次，最后一个月每周一次 ①。医护人员认为婴儿出生后在医院内衣服清洁、饮食规律有调，出院之后虽以母乳喂养，但也担心其不能掌握喂哺的规律，这就需要医务人员给予母亲及其他家人正确的指导，以保证婴幼儿养育有方。但是早期此项工作在中国并未得到足够的重视，因此中国的医生和护士需要对此肩负起一份责任 ②。

早期在中国大城市，助产士会进入社区，与公共卫生护士一起开展工作，产妇的家庭访视多由公共卫生护士或助产士分地段进行。如北平 1928 年 3 月开始，指定专门的护士担任产科和儿科卫生监督工作，当地居民超过 5 万，派驻 2 名以上的护士担任此项工作，每月处理事情 200～400 起 ③。公共卫生人员以前在家庭内单独工作，自从有了助产士加入后，彼此分工合作，前者以对病人家属行卫生指导与教育为主要工作内容，后者为民众提供护理服务，助产士对孕妇逐一询问日常习惯，并予指导；定期进行产后访视，如新生儿的家庭访视，则讲解婴儿的喂养及育儿的科学方法；助产士与公卫护士彼此协力为降低产妇与儿童死亡率共同努力。

如 1929 年史料记载 ④，曾有一市民打电话到医院求助，原因是他的妻子于上一日分娩，因第一次生产不知应当如何护理，请求护士上门指导。护士当即前往求助者家中，见到婴儿裹在脏污的衣服里面，由产妇的妹妹负责照顾，虽然很着急但并不知晓该如何照护。护士指导其将婴孩清洗干净，并将关于照料母子最重要的事情教导产妇的妹妹，之后多次上门指导并见其能正确实行一切照护才放心，母婴情况均良好。

当年的助产士们非常关注孕妇的饮食及体重问题，强调妊娠期内

① 佚名. 门诊所服务. 护士季报, 1930, 11（1）: 10-11.
② C. F. Remer. 医院中之社会服务事业. 护士季报, 1920, 1（1）: 28-30.
③ 江贵兰. 北平公共卫生模范区之护病事业. 护士季报, 1930, 11（1）: 8-9.
④ 戴惠恩. 上海公共卫生护病. 护士季报, 1929, 10（3）: 46.

体重增加不得超过 50 磅；对孕前超重者，每日膳食按照美国营养会的标准，给予高蛋白、低淀粉类的食物；如有水肿、体重骤增等现象，应限制进水量及食盐。因为临床观察证实体重增加过多的孕妇，其产程时间增长，发生难产的机会也就越多[①]。重庆宽仁医院当年实行了一种新办法，由各产科学生逐日访问产妇与婴孩，给予必要的照护及指导，直至第十天为止[②]，这正如今天我们所实行的产后家庭访视，对保障母婴健康，有极其重要的意义。

4. **重症产科护理**　孕妇难产虽然不是恶疾，但它的危险性，却超过了其他疾病[③]。早期护理杂志上曾刊载多例助产士救护危重产妇的案例。1929 年报道了一例产科急症病人的处理过程。孕妇因胞衣先期破裂（胎膜早破），坐轿入院，入院时病况不佳，脉细弱，注射狄吉他林（Digitalin，强心剂）后脉稍强；第 2 天早上 8 时，出现间歇性宫缩并伴少量出血，给蓖麻油催产；8 时 30 分，子宫展开 3 厘米，检查后大量血液由阴道流出，脉变极速，病状不佳。医生商议后决定行剖腹术，术前用肥皂水射肛灌肠，术时用局部麻药，术中取出一死婴孩。产妇术后返回病房予"否琉氏卧势（Fowler's Position）"，即半坐卧位，利于引流及呼吸通畅，因身体虚弱，用枕头垫在膝下，并将枕头绑在床边，避免产妇坠床。产妇术后不能自解小便，行导尿术。术后第 1～2 天做好晨晚间护理，协助产妇擦身，使其安舒，充分休息，予流质饮食。遵医嘱使用促进宫缩药物和止痛药物，重点关注恶露情况、伤口情况。指导产妇下床活动，促进康复。第 8 天医生换敷料，伤口甚好，胃口尚佳，恶露不多；第 10 天产妇诉颈痛，用酒精擦颈痛之侧，用小枕以免颈部过劳，医生拆去敷料后，伤口情况甚好，但恶露色黄而浊臭；第 14 天诉觉眩晕，因虚弱故重新卧床休息；第 21 天换敷料，伤

① 罗桂珍. 孕妇乳母的膳食. 中国护士季刊，1947，1（3）：3-4.
② 何明贞. 重庆宽仁女医院 15 年中之进步. 护士季报，1928，12（4）：37-38.
③ 韩玉梅. 护士教育及实习模型之我见. 中华护士报，1931，12（1）：18.

口状况甚佳，睡眠安好，胃口亦佳，面色黄白，似若虚弱，出院继续安养[①]。

北平协和医院妇科病室 1929 年收治一病人，在六个月前顺产一足月儿，但胎儿娩出后胎盘不能自动剥离，接生婆令产妇弯腰用力逼出，产妇自觉有一大于婴儿头颅的物体自阴道垂下，接生婆查验并非胎盘，让她自行回纳，产妇当即推入阴道，随后胎盘也排出来了。所生婴孩于产后两日即死。产后第三天起，产妇出现午后发热、腹痛、腹泻、时有呕吐，在过去的六个月中，产妇常卧于床，胃口不佳且有贫血之貌。入院后第三天午后温度升至 38℃，第四天输血后体温升高至 38.8℃，脉搏 100 次 / 分。在手术室中剖腹后探查见一块附着于子宫坚硬如石之物，并与结肠与输尿管紧贴，为不误伤结肠之血管与输尿管，乃将伤口缝合，病人由手术室送回病室，术后予"否琉氏卧式"（半坐卧位）并用碘溶液灌洗，每日 3 次，防止脓肿破裂散布病毒于腹腔；腹部施热 20 分钟，每日 2 次，促进血液循环；时常更换病人的体位，背部用乙醇摩擦并抹粉防压疮。护士教导病人，所患之症因接生婆不洁所致，并告知请旧式接生婆之危险，病人表示此后决不再请接生婆接生[②]。

1934 年史料记载，助产士在印度某乡村工作时，遇到孕妇难产，情形险恶，接生婆因为害怕逃走了。于是产妇的家人请求她帮助，助产士搭乘牛车行驶六英里，最终及时赶到代为善后。但此时婴儿已经死亡了，唯有产妇的生命得以保全，产妇的家人非常感激，自此助产士得到该村人民的信任[③]。

5. **新生儿护理** 助产士不但要负责妊娠时、分娩时及分娩后的妇女护理，还承担对新生婴儿的照护。

---

① 何美丽. 护士教育栏. 护士季报，1929，10（3）：56-61.
② 谢云华. 妇科病案. 中华护士报，1931，12（1）：37-39.
③ 琴达辛. 在印度乡村中之工作状况. 中华护士报，1934，15（2）：67.

（1）对正常新生婴儿的照护[①]：1923年史料记载了一名护士在产科见到的一例顺产宝宝的护理过程：护士每日遵医嘱为婴儿沐浴，测量体温，出生7天内以油抹婴儿的身体，至脐带脱落。洗婴时，先清洁五官再冲洗四肢，由上及下、依次清洗；指导母乳喂养，每日定时喂奶，喂奶前先用药水清洁乳头。住院期间产妇得到护理人员无微不至的照顾，"数日后小孩体量（体重）增加，见过的人都啧啧称羡，至满月，产妇带婴孩出院回家"。

（2）对特殊新生婴儿的照护和处理[②]：对早产儿的救治可体现出助产士的专业水平。1921年1月5日，有一产妇临产时中毒，在家娩下一对双胞胎，双胞胎中的大儿体重接近正常，但抽搐比较严重，也无法进食母乳；小儿则瘦弱也不能自行进食母乳。双胞胎出生时未进行洗浴，仅在出生后第三天用布巾蘸水抹一下，导致脐带处臭气扑鼻、污秽不堪，脐带处有厚脓。湖北安陆府普爱妇婴医院接诊后，护士们迅速对双胞胎进行洗浴，并对其脐部进行消毒、包裹。因其大儿持续抽搐不止，医院分别尝试使用三氯甲烷吸入、肛门注射药物和前囟门注射药物等方法但皆不奏效，最终大儿死亡。小儿非常瘦弱，虽有抽搐但不太严重，所以能进食牛乳；小儿在家中曾被家人用火烙其脸以试图缓解抽搐，导致脸上有烧伤痕，护士用硼酸膏给其抹脸后逐渐治愈；因小儿身体较弱，医生嘱家人用热橄榄油涂抹全身，用消毒水和粉处理脐部再用厚绒布包裹，外裹羊毯，四周用热水壶保暖，入院后第4日小儿重量增至54两（2.7公斤），此后小儿脐部渐愈，而且每2小时可以喝一次牛乳，健康成长。

1928年《护士季报》交流了英国两个未足月的早产婴儿出生后寻求专业照护的过程[③]。双胞胎提前三个月出生，体重分别为1.25公斤、

---

① 鲍先启. 医院纪闻. 护士季报, 1923, 4（1）: 18.
② 华福德. 婴儿王检宝略记. 护士季报, 1921, 2（3）: 8-10.
③ 佚名. 两个未足月的小孩. 护士季报, 1928, 9（1）: 11-12.

1.7 公斤，医生知道他们的生命必须受到日夜不间断的照护方有希望存活，所以双胞胎出生后，即分别被放在棉花垫好的小箱内，在新生儿的身旁都放着热水袋，从乡村乘坐快火车直达伦敦，交给专业助产士照护。

6. 专业助产护理为母婴健康提供了保障　助产士问世及新法接生推广后，由医护人员接生的比例逐渐上升。至 1935 年，北平的婴儿死亡率降至 99.3‰[①]，与之前比较大为减少。专业助产护理为母婴健康提供了保障，促进了我国母婴卫生事业的发展。助产士在发展母婴卫生事业中起到重要作用，她们通过自己专业技术获得群众的信任，在群众中推广普及新法接生。助产士成为新中国成立后推行新法接生的骨干，在培养助产士、改造旧接生婆、培训新法接生员、建立各级妇幼卫生组织、实施新法接生管理等方面，都起到了积极的作用。

护理理论指导临床实践，临床实践充实护理理论。中国早期临床护理事业在护理先辈们的努力与坚持下不断前行。回顾早期临床护理工作，既可发现其中早已孕育的现代护理理念与护理技术，也可看见当时临床护理实践的智慧与先进之处，这些都为现代中国临床护理事业的发展奠定了坚实的基础，构成了护理专业的临床宝库。

（黄美凌）

第二节　近代中医中药与护理

中医药经过数千年的发展形成了内涵丰富，独具特色的知识、药物、技术和教育体系。中医护理学是中医药学的重要组成部分，是在

① 齐冉. 1928—1936 年北平市妇婴卫生事业研究. 华中师范大学，2015: 51–53.

中医理论指导下，应用整体观念的理念、辨证施护的方法以及中医护理适宜技术，指导临床护理、预防、养生、保健和康复的一门学科。从古代到近代，中医治病医、药、护不分，护理的职责一般由医者、医者的助手及病人的家属所分担，呈现出医中有护、医护合一的明显特征。因此，近代几乎所有的护理史料对中医药护理的记录都是传统中医药方法的衍生或传承。

一、早期西医传入与中医药发展

中医药发展源远流长，近代由于西方医学传入中国，不断冲击着中医在中国的发展，中医药发展和现代西医的相互碰撞，形成了中西医独特的体系。民国时期是中医药发展史上的特殊时期，社会的变革使人们的思想空前活跃，西医在中国的广泛传播带来中西方思想碰撞，那个时期的中医经历了前所未有的考验和发展。

（一）早期中西医理念的交汇

中医独特的"八纲辨证"体系有别于西医，辨证施治是中医药的精髓。西医主要是对"病""症"的治疗护理，而中医在对"病""症"的同时，主要体现辨"证"施治和辨"证"施护，即根据不同的证候给予相应的治疗和护理，达到"病、症、证"三者结合。而西医完善的生理病理学、解剖学、药理学等引起了人们对中医科学化的思考。据《护士季报》记载，西医传入早期在中国社会并不受欢迎，接诊的病人可大致分为四类"一系贫苦之人，二系不救之症，三系根深蒂固之病，四系姑试西医之病人"[1]。当时刚刚传入中国的西医弥补了中医在某些疾病治疗上的缺陷，尤其是在外科手术和战地救护方面的优势，使得西医声名鹊起。

民国时期，西医的理念、技术和教育体制，极大地冲击了中医药

---

① 裘敏斋. 吴兴福音医院今昔之状况. 护士季报，1920，1（2）：15-17.

在中国的社会地位，废除中医的言论甚嚣尘上。1929 年，国民政府甚至通过了"废止旧医以扫除医事卫生之障碍案"，引起全国中医药界一片哗然，经过中医药界及相关人士的据理力争，此案随即被撤销。风波过后，国内中医学界逐渐认识到，要推动中医药发展就必须要取得合法地位。1930 年初，中医学界主张设立一个受政府认可的组织来"改进国医、研究医药、管理国医药事务"，1931 年政府设立中央国医馆，将中医药的发展推向一个新的高峰期[①]。

（二）中医知识体系与技术的不断完善

自 19 世纪末到 1949 年前，中医药学术界不乏推崇"以西补中"和"中西医汇通"的名医，其中"术无中西，真理是尚"颇具现代"中西医结合"的雏形。中医开始吸纳西医知识进一步完善自身理论体系，在一定程度上促进了中医知识体系的完善和技术的革新。例如，西医解剖学的传入，使中医对经络、穴位的理解更加深入，而新式消毒法也逐渐取代了"口温针""煮针法"等传统方式，推动了针灸术的规范化发展。

1932 年《中华护士报》中刊文讨论了如何结合当时的新知识发挥中医推拿技术的效果，该文章指出"欲得确有效力之推拿的艺术，必须有精久之练习及正确之生理及解剖学的知识方可……而在有骨伤者更宜先研究 X 线照像之现象，俾为治疗之助焉"。作者认为"此法在中国医届之需要正多，甚望中华医师及护士能明察及此，俾推拿法在现代医届中，有相当之地位，则幸甚矣"[②]。这也体现出当时中医界人士希望借助西医知识体系，不断完善中医知识，推广中医技术，提升中医社会地位的美好愿景。

（三）中药的发展与创新

中药与中医一样历史悠久，源远流长，种类繁多，"凡金石草木禽

---

① 季伟革. 近代中西医汇通及其对当代中医学发展的影响. 上海中医药杂志,2014,48（11）：3-7.
② Gladys V. L. 推拿法. 中华护士报，1932，14（2）：28.

第七章　临床护理与研究

348

兽虫鱼蔬菜瓜果以及人身发肤，悉采入药用"。西医在中国社会占据一定的地位后，西药也随之而来。与中药不同，西药的研发大多是通过实验加工提纯，且在药理学的指导下使用。但是西药依赖进口，受当时社会金融动荡的影响，价格飞涨，中等资产以下的家庭无力购买使用。借鉴西药的研究方法，对中药的性质和功效进行验证，一来解决西药短缺的困境，二来提升中药的适用范围。

1931年《中华护士报》以麻黄为例介绍了中药对中西医药学的价值。麻黄是神农本草之一，被称为"伤寒第一圣药"，还可以用来治疗咳嗽、发热、流涕、哮喘等疾病。据当时书中记载它在西药中为提炼后的结晶品，英

史籍采摘

麻黄对于中西疗学上之价值[①]

我国药物之具真正价值于治疗者，何止麻黄一种，他如黄连、黄芩、防风、当归、葶、连翘、石斛等等，于中药中尤为常见之物，但未经科学上之分析，未能承认真正之价值耳，愿药学者注意及之。

文名为"ephedrin"（ephedrine，现译为麻黄碱），化学成分与肾上腺素相似。作者认为经过实验探究后，麻黄在当时中西医治疗中使用较多，但我国具有重要价值的中药甚多，因为未经科学分析而忽略了真正价值[①]。同时西医注射法的引入也丰富了中药的使用方法。例如"大风子油"是由一种叫作"大风子"的常见药材压榨出的油，是中医常用来治疗麻风的一味中药。"以此油治麻风，曾用种种方法，其所得之效果亦不等"，后来发现"以此药注射肌内"效果较好[②]。由此可见，西医的传入虽然对中医的社会地位有一定的

史籍采摘

大风子油[②]

以此药注射肌内，初用0.5cc（毫升）逐渐增加其剂量，至病人能容受之度……自必有显著之进步。现尚从事试验，希望能减除注射此油之痛，若得成功，则将来必广用此法，以治疗麻风，且不难收效也。

① 寿世昌. 麻黄对于中西疗学上之价值. 中华护士报，1931，12（4）：18-20.
② 佚名. 大风子油. 护士季报，1925，6（4）：33-34.

威胁，但其完善的学科体系也能够促进中药的研发和推广使用，应当正确对待、博采众长以保障人群健康为目的，发展中医药事业。

（四）中医药教育制度改革

在教育方面，随着近代西医教育体制在中国生根发芽，中医教育也开始逐渐由"师徒制"向"学院制"转变。1885 年成立的浙江瑞安利济医学堂是中医效仿西医教育的尝试，使得中医药的教育体制发生了较大的转变。然而好景不长，1912 年发生了著名的"漏列中医案"，当时教育部在制定医药教学规程时并未纳入中医药学课程。直到 1931 年中央国医馆成立后，大量中医专门学校开始在全国各地涌现，中医药教学科目、教学大纲、教学标准和教科书不断丰富完善[1]。据《中国近代中医书刊联合目录》记载，1911 年至 1949 年我国共编纂、刊印或抄写的中文中医药图书达 8 444 部，涉及中医治疗、技术、药物和教育等诸多方面，极大程度上促进了中医药学科的建设和中医药教育的体制化转变[2]。由于历史条件的限制，直到新中国成立后我国才开设单独的中医护理专业，使得中医护理学逐步成为一个独立的学科。

二、早期中医基础护理

1934 年 4 月通过的《中央国医馆整理国医国药学术标准大纲》中将中医学按照自然科学的分类方式分为"基础学科"和"应用学科"两大类。其中基础学科包括解剖生理、病理诊断、药物处方等科目，应用科学则是各大类疾病的诊疗实践科目[1]。中医基础护理包括病情观察、生活起居、饮食、情志、用药等方面的护理和中医适宜技术的应用。

---

[1] 于丁坤. 中央国医馆与近代中医教育. 成都中医药大学学报：教育科学版, 2018, 20（03）：3-4.
[2] 徐丽丽, 侯酉娟, 张媛媛, 等. 民国中医药图书书目信息分析. 中华医学图书情报杂志, 29（12）：5.

（一）中医病情观察护理

"中医四诊：望、闻、问、切"是常用的疾病诊断和病情观察的手段，包括观察病人的发育情况、面色、舌苔、表情，听病人说话的声音、咳嗽、喘息等。1921年《护士季报》中描述"瘟热症"的症状为"舌苔白腻，力竭，皮肤有一种秽气"[①]。《黄帝内经》载："中盛脏满，气盛伤恐者，声如从室中言，是中气之湿也。言而微，终日乃复言者，此夺气也"，文中记载了通过观察呼吸频率和声音来判断病人中气的虚实。还有一段观察病人面色的记载，"五脏之气，故色见青如草兹者死，黄如枳实者死，黑如炲者死，赤如衃血者死，白如枯骨者死，此五色之见死也。青如翠羽者生，赤如鸡冠者生，黄如蟹腹者生，白如豕膏者生，黑如乌羽者生，此五色之见生也。"指出望色的要领以滋润光滑、颜色鲜明为有生气，若色枯槁不泽、晦暗无神则为败象，以此判断疾病的轻重和预后的凶吉。《外台秘要四十卷》中对黄疸病的观察曾指出："每夜小便里浸少许帛，各书记日，色渐退白则瘥。"即用白帛每夜浸在病者的小便里以染色，然后按日期顺序记录下来，对比每日帛上黄色之深浅，以此来判断病情的发展趋势，如果黄色渐退为白，则表示病愈。这一记载，可谓是世界上最早的中医护理实验观察法，也为黄疸病人尿色的观察提供借鉴。也是我国护理记录的早期记载。

（二）中医生活起居护理

中医理念上有别于西医，将人体自身的整体性和人与自然、人与社会环境的统一性联系在一起，因此中医认为人的起居应当符合自然规律。《黄帝内经》记载"四时阴阳者，万物之根本也，所以圣人春夏养阳，秋冬养阴，以从其根，故与万物沉浮于生长之门"，指出了人与自然的天人相应观，提醒人们要顺应四时气候，做好日常生活调护，

---

① 佚名. 瘟热症. 护士季报，1921，2（1）：14-16.

避免疾病的发生。1918年胡宣明所著《摄生论》中指出："无饮食犹能延数日之命，无空气无以保片刻之生。此空气所以较饮食为尤要。而通风一事所以为卫生上之要项也。"充分说明了空气是生命之本，环境通风非常重要。同时指出："空气卫生又不专恃居室之通风，衣服之透气也，而户外生活尤不能不注意焉。空中空气虽佳，总不如户外之清洁。故郊居者体质多健，而享寿亦高夏日休假，如能村居尤为有益。"指出了户外活动村居尤为有益。

（三）中医饮食护理

中医饮食护理是中医护理的重要内容，包括饮食宜忌、饮食有节、饮食有洁、中医食疗等内容。《格致余论》永康胡氏梦选楼刻本谈到老年人"饮食尤当谨节"，需注意"物性之热者，炭火制作者，气之香辣者，味之甘腻者"，皆不可食。为老年人饮食护理提供参考。丁福保《食物疗病法》中阐述了饮食与疾病的关系，提出用"脱脂疗法"来治疗肥胖病。还记载了每日盐的摄入量"减少食盐食饵，以人每日至少需要几多食盐即最少之食盐需要量，究为若干，尚未明了故也，但从种种之研究，其需要量大约10瓦（一瓦约二分之六厘）。"

西医传入中国后，西方饮食也经常用于疾病的治疗，但逐渐有学者发现并非所有的西方饮食都适合当时的中国人群。1928年《护士季报》中讨论了用"豆浆"代替"牛乳"满足中国人的营养需求。文中指出牛乳是欧美传入的食品，在当时的中国，部分大城市虽能买到但是价格较高，小城市几乎难以买到。中国百姓还不具备牛乳的制备能力，且牛乳难以存放易生腐败。经过当时的研究评估，豆浆与牛乳营养素含量相近，且更加经济，因此提出以豆浆替代牛乳[①]。体现了中国医届对于西医并非采用简单的"拿来主义"，而是结合当时社会的经济文化背景和中国人的习惯进行了本土化的调适。

---

① 邝淑珍. 豆浆. 护士季报，1928，10（2）：9-13.

（四）中医情志护理

《黄帝内经》中包含着丰富的情志护理内容，"喜、怒、忧、思、悲、恐、惊"七情调理，强调情志活动与脏腑功能密切相关，认为情志失调会导致气机紊乱、脏腑功能失调，会诱发或加重病情。因此近代中医护理强调了护士在照顾病人时应当注意其情志变化，"若时常喜欢发怒之人，瘫痪极易发生。若不欲得瘫痪，则不宜时常发怒[①]"。此外，《素问》中还记载了情志相胜法、说理开导法等情志调护的方法。如"悲胜怒，恐胜喜，怒胜思，喜胜忧，思胜恐"，这是根据五行之间相生相克关系的原理，用相互克制的情志来转移和干扰对机体有害的情绪，以达到调和情志的目的。"告之以其败，语之以其善，导之以其所便，开之以其所苦"，此种开导法对心理护理具体方法的应用有重要的指导意义。

（五）中医用药护理

近代用药护理中主要涉及药物的煎煮法及服用。《伤寒论》记载了大量方药的用药法，如汤药的煎煮法，服药的温度、时间、次数，药后的观察，服药的注意事项及饮食宜忌等，如服桂枝汤后，所载"服已须臾，啜热稀粥一升余，以助药力，温覆令一时许，遍身蒸蒸似有汗者益佳""凡服汤发汗，中病即止，不必尽剂也"，指出服用辛温解表剂要热服，药后要多饮热水或热稀粥，以助汗出。这为辨证用药护理以及药后观察提供了依据。

1948年《汇集本草经》书中载药365种，根据药物毒性的大小将药物分为上、中、下三品，寒、凉、温、热四性，以及酸、苦、甘、辛、咸五味，并提出君臣佐使、七情和合等理论，明确了"治寒以热药，治热以寒药"的用药原则，为后世中药的理论体系奠定了基础，对临床用药护理亦具有重要意义。此书指出临床用药中要注意密切观

---

① 佚名. 护士护理偏瘫病法. 护士季报, 1925, 6（2）: 27-29.

察和记录药物的增效与减效、有毒与无毒的各种临床变化。对有毒性作用的药物，要特别谨慎，强调必须从小剂量开始，逐渐增加剂量，以免造成药物中毒的严重后果。"若用毒药疗病，先起如黍粟，病去即止。不去倍之，不去十之，取去为度。"此外，对服药时间和方法也相当重视。"病在胸膈以上者，先食后服药；病在心腹以下者，先服药而后食；病在四肢血脉者，宜空腹而在旦；病在骨髓者，宜饱满而在夜。"表明服药的时间和方法将直接影响药物效果的发挥。因此，该书对护理人员掌握用药的剂量、毒副作用及用药后效果观察等具有非常重要的意义。

《太平圣惠方》载："凡煮汤……常令文火小沸，令药味出。煮之调和，必须用意。然则利汤欲生，水少而多取；补汤欲熟，多水而少取。用新布绞之。服汤宁小热，即易消下，若冷，则令人呕逆。"并在指出"服饵之法"时，认为"少长殊途，强羸各异，或宜补宜泻，或可汤可丸，加减不失其宜，药病相投必愈"。服药方法应根据病人情况灵活变通，不可千篇一律。

《圣济总录》谈到清利药和补益药的不同服用方法："凡服利汤，贵在侵早，仍欲稍热，若冷则令人吐呕。又须澄清，若浊则令人心闷。大约分为三服，初与一服，宜在最多，乘病患谷气尚强故也。次与渐少，又次最少。若其疏数之节，当问病患，前药稍散乃可再服"，"凡服补益丸散者，自非衰损之人，皆可先服利汤，泻去胸腹中壅积痰实，然后可服补药"。此外，服药的多少，要与病人血气相适应。因人有体质不同，病有新久之分，故须辨证用药。

《肘后备急方》中关于治疗疟疾有这样一段记载："青蒿一握，以水二升，绞取汁，尽服之。"正是这寥寥数语给了屠呦呦教授灵感，发现了青蒿素，挽救了全球无数人的性命，成为中国首位获得诺贝尔生理学或医学奖的科学家，为中医药走向世界指明了方向。

《疾病饮食指南》中提及煎药手册："大都发散之药及芳香之药不宜

多煎，取其生而疏荡；補益滋膩之药宜多煎，取其熟而停蓄，此其总诀也。煎药罐具宜洗涤净如油腻等类，弗使附着于其上。已会煎煮他药者，一夜去其先煎吸收入内之成风与药气。煎药之水除医者著名用何种水外，总宜以新鲜为主。煎药材料，木炭为宜，除辛散等外火力均不宜过猛，则药力挥发与水汽中且易煎干致成枯焦。"记载了煎药的容器、煎药火候的具体要求。

三、近代中医专科护理

1934 年在制定学术标准大纲时，中医应用学科按大纲要求暂定为内科学、外科学、妇科学、产科学、儿科学、痘疹科、眼科学、喉科学、齿科学、针灸科学、按摩科学、正骨科学附金镞科、花柳科学、法医科学等，说明经过数千年的探索，中医也发展成为专科齐全、学科门类完善的应用医学。

（一）中医温病护理

温病又称瘟疫，相当于现代医学的传染病，中医在治疗瘟疫方面，几千年来积累了丰富的经验。据《护士季报》记载，我国在 20 世纪初，频繁发生鼠疫、霍乱、肺疫等传染性疾病，对当时百姓造成了极大的生命和财产损失。书中记载的防疫措施虽然基本都是西医方法，但随处可见中医思想。例如在瘟热症[①]和鼠疫[②]的防治中，分别指出"护士衬衣缝中，宜用衲他莲粉或樟脑粉"和"用硫黄等熏屋，对于鼠疫熏屋很有效力"，体现了中医在防疫中的作用。

1925 年《护士季报》中刊登一篇名为《疯犬病的救星》的文章，介绍当时医院注射狂犬病抗毒素以治疗狂犬病，文中指出"若是被狗咬过，速即将疯狗打死取出它的脑子……查出是否有疯狗的毒质……

---

① 佚名. 瘟热症. 护士季报，1921，2（1）：14-16.
② 张庆善. 临兴两县防疫报告. 护士季报，1929，10（3）：28-35.

打这种救命针"①。这与《肘后备急方》中提出用狗脑敷治疯狗咬伤的方法不谋而合，开创了用免疫法治疗狂犬病的先河。

同时，20世纪初我国出版的许多中医书籍中也记载了大量传染病防控的策略。《外台秘要》中提出了禁止带菌者进入产房和"不得令家有死丧或污秽之人来探"等，这是传染病护理探视制度的记载。《巢氏诸病源候论》中论述："凡皮肤热甚，脉盛躁者，病温也"，提倡以脉象来对温热病进行病情观察。《温疫论》中在"论食""论饮""调理法"三篇专论中，详细论述了温疫病的饮食护理措施。如"时疫有首尾能食者，此邪不传胃，切不可绝其饮食，但不宜过食耳"。而对内热烦渴者，应给"梨汁、藕汁、蔗浆、西瓜"，用以清热止渴生津。温邪易伤津耗液，温病病人失液应予补充，上述描述，给现代传染病护理提供了借鉴。1916年萧屏所著《伤寒自疗》中提到："问伤寒病菌如何能入人腹？答大约由于食物不洁之物而来，故饮食最宜注意。问饮食之内如何有此种病菌？答此种病菌多在患伤寒病者之大小便中。"记载了伤寒病人要处理好大便，防止污染水源。做好消毒隔离。还记载了水要煮沸，饮食不可过夜等伤寒病人的护理要点和预防肠出血的饮食护理方法。

（二）中医内科护理

《外台秘要》中记载："骨蒸……旦起体凉，日晚即热，烦躁寝不能安，食都无味……因兹渐渐瘦损，初著盗汗，盗汗以后即寒热往来，寒热往来以后即渐加咳，咳后面色白，两颊见赤，如胭脂色，团团如钱许大。左卧即右出，唇口非常鲜赤"，此段详细描述了肺病的症状，为肺结核的症状观察和护理提供依据。

《医碥·喘哮》曰"哮者……得之食味酸咸太过，渗透气管，痰入结聚，一遇风寒，气郁痰壅即发。"说明贪食生冷，寒饮内停；或

---

① 佚名. 疯犬病的救星. 护士季报，1925，6（2）：10-11.

嗜食酸咸甘肥，积痰蒸热；或进食海腥发物，脾失健运，痰浊内生。说明哮喘的发作与饮食不慎有关，做好饮食调理是哮喘护理的重要内容。

（三）中医外科护理

在远古时代，在劳动中受伤后，人们学会用树枝干固定骨折，清澈的溪水冲洗伤口等，这些成为骨折小夹板固定、伤口消毒处理的雏形。《刘涓子鬼遗方》中记载了许多外科病症的护理，如纳肠入腹后要"十日之内不可饮食，频食而宜少，勿使病人惊，惊则煞人"。记载了腹部外伤肠管脱出者，还纳时要注意保持环境清洁、安静，还应注意外敷药的干湿，干后即当更换。是急腹症护理较早的记载。

《巢氏诸病源候论》中记载了外科肠吻合术后的饮食护理："当作研米粥饮之，二十余日，稍作强糜食之，百日后，乃可进饭耳。饱食者，令人肠痛决漏"，此与现代护理手术后从流质、半流质过渡至软饭的饮食护理原则不谋而合。

《外科正宗》中有"调理须知"一节，该书对痈疽的病源、诊断、调治以及其他外科疾病的辨证施护的记述，条理清楚，内容翔实。如"疮愈之后，劳役太早，乃为羸症；入房太早，后必损寿；不避风寒，复生流毒""凡病虽在于用药调理，而又要关于杂禁之法，先要洒扫患房洁净……庶防苍蝇蜈蚣之属侵之"等。

1926年《护士季报》提出热湿敷法，可以止痛，治发炎，除胀气，并提出局部热敷是治疗关节炎、滑膜炎、纤维炎的有效方法。

（四）中医妇科护理

《巢氏诸病源候论》中记载："妇人妊娠病诸候"记录了北齐徐之才的"十月养胎法"，强调妇女妊娠期间当注意饮食起居及情志调养，这对保护产妇和胎儿的身心健康，防止流产，具有积极的作用。还介绍了乳痈的护理方法，"手助捻去其汁，并令旁人助嗍引"，以使淤积的乳汁排出，而使乳痈消散。这一护理方法一直沿用至今。

《妇人大全良方》中谓："若遇经行，最宜谨慎，否则与产后症相类。若被惊怒劳役，则血气错乱，经脉不行，多致劳瘵等疾。"言简意赅，揭示了经期护理的重要性。对孕妇的护理，指出妊娠期前五月之膳食可与常人无大差异；后五月因胎儿发育加快，宜调五味以增进食欲，但须有节，以免胎儿发育过快而致难产。书中还以"妊娠逐月服药将息（即护理）法""将护孕妇论"等为题，较详细地论述了妇女妊娠期在饮食、生活、情志等方面应注意的事项。妊娠期饮食以易消化的半流质为宜，同时应避免足以影响产妇身心健康的语言、环境和精神刺激等。

（五）中医儿科护理

《钱氏小儿药证直诀》中提到："乳母无知，但欲速得长大，更无时度，或儿睡着而更衔乳，岂有厌足？受病之源，自此渐至日深，导其胃气之虚，慢惊自此而得，可不慎乎！此候但令节乳为上，甚则宜令断乳。"提出母乳喂养要点及注意事项。

《儒门事亲》指出，当抽搐发作时，护理者千万不能用强力按止搐，否则可因"气血偏胜，必痹，其一臂，渐成细瘦，至老难治"，认为最好的护理方法是"置一竹簟铺之凉地，使小儿寝其上，待其搐，风力行遍经络，茂极自止，不至伤人。"记载了小儿惊风的护理。

《巢氏诸病源候论》中首列"养小儿候"，提出"小儿始生，肌肤未成，不可暖衣，暖衣则令筋骨缓弱；宜时见风日，若不见风日，则令肌肤脆软"，主张在风和日丽的时候，抱小儿于阳光下嬉戏，不宜穿着太暖，可使小儿耐受风寒，不易得病。

《备急千金要方》中收集和总结对小儿保健防病的经验，为儿科临证护理作出巨大的贡献。对初生婴儿，指出"先以绵裹指，拭儿口中及舌上青泥恶血……若不急拭，啼声一发，即入腹成百病也"，此与现代护理首先要保持新生儿呼吸道通畅不谋而合。提出"凡乳母乳儿，当先极挼，散其热气"，即首先要求哺乳前先适当揉搓，散去乳房的热气，使泌乳通畅，便于吸吮；并认为"视儿饥饱节度，知一日中几乳而足，以为常"，即应根据婴儿需要确定每日哺乳次数和量，这与现代母乳喂养中的按需哺乳原则一致；"母有热以乳儿，令变黄不能食……母怒以乳儿，令喜惊发气疝，又令上气癫狂……母醉以乳儿，令身热腹满"，强调乳母的健康状况、情志、饮食与婴儿的身心发育关系密切，故对乳母的选择要求严格，认为"其乳儿者，皆宜慎于喜怒……但取不胡臭、瘿瘘、疥疮、耳聋、鼻渊、癫痫，无此等疾者，便可饮儿也"；"新生三日后，应开肠胃，助谷神，可研米作浓饮，如乳酪浓薄，以豆大与儿咽之，频咽三豆许止，日三与之，满七日可与哺也。儿生十日始哺如枣核，二十日倍之，五十日如弹丸，百日如枣"，认为随着婴儿年龄的增长，添加辅食要遵循由少到多、由细到粗、由稀到稠的原则。这些记载为后世小儿如何添加辅食提供重要参考依据。

《圣济总录》记载，鹅口疮（又称雪口），可用"以绵缠箸头"蘸药汁擦拭的方式护理患儿。1922 年郭人骥、邰人麟等人合编的《女性养生鉴》中也提及鹅口疮及其预防法："鹅口疮由鹅口疮菌侵入口内而起。多发于哺乳儿，其症状于舌面颊部及软口苔之黏膜面。潮红肿胀处发生白斑。初虽细小，后即增大，易于剥离，哺乳及吞咽时均觉疼痛。此外且有发热下痢等症。预防方法为保持乳儿口内清洁，时以湿布硼酸水洗拭口腔。若口内黏膜已发潮红肿胀时，则用重曹水（小苏打/碳酸氢钠）涂布，使其消炎。此外，乳母之乳嘴及哺乳器等均须用硼酸水或已煮清水洗涤后方可哺乳，以防病毒之传入。"

该书还提出"乳儿往往因乳汁过饮或其他不适当之营养法，以致胃肠之消化能力减退，发生消化不良症，尤以因牛乳哺儿之调合不当而起者为最多，患症之乳儿面色憔悴，身体羸瘦，皮肤弛缓，食欲不良，有舌苔发生，并觉呕吐烦渴，频发下痢，大便稀薄，有黏性，内含带黄绿色小块，尿量减少。遂日陷于衰弱矣。故对乳儿之营养须按则施行，合其生理而增减之。至幼女亦每因饮食之不当而发生病故。

第二节　近代中医中药与护理

359

幼女之饮食物，亦须加以限制，勿使过食为要。"记录了小儿消化不良症状及其预防方法。

《小儿卫生总微论方》记载："儿初生，须当以时断脐……才断脐讫，须用烙脐饼子安脐带上，烧三壮，炷如麦大。若儿未啼，灸至五七壮……上用封脐散裹之。"认为小儿脐风与成人破伤风是同一种疾病，并发明"烙脐饼子"加以预防。所谓"烙脐饼子"，是指将药物制成大小如麦粒的药膏，置于脐带的创口上点火燃烧，以杀灭存留在伤口上的微生物。而封脐散则用以祛腐生肌、消毒收敛。由于脐带无神经末梢，因此直接用高温火烙的灭菌方法，既简便易行，又安全可靠。为新生儿脐部护理提供借鉴。

《格致余论》谈到"童子不衣裘帛"，尤其是裤子不宜选用丝织品和毛皮制品，因为丝毛制品比布温暖，而下半身主阴，得寒凉之气而阴精易于生长，得温暖之气则阴精反而易致暗耗。强调衣着冷热寒温适宜的重要性。

西医传入后在我国卫生领域广泛流传和渗透，与中医药文化出现了大碰撞，两者哲学思想、理论体系不同，导致诊疗与护理方法出现一定的差异。近代中医学理论的发展呈现出新旧并存的趋势，一是继承收集和整理前人的学术成果，二是出现了中西汇通和中医学理论科学化的思潮。这一时期，中国传统医药兼收并蓄，从中医知识体系、中医技术到中医药教育体系不断成熟完善。涌现出大量的中医学术著作和中医专门学校，为中医药学科及护理的发展作出了巨大贡献，至今仍具有一定的学术指导价值。

（徐桂华　张泽宇）

第三节 护理研究与创新

从现代护理学的诞生之日起，就有了护理研究的萌芽。南丁格尔在开创现代护理工作时就有超前的科研意识，她通过大量的护理札记及论文，用统计学的资料记录了护理效果，开创了护理学科研究的先河。我国早期护理研究的开展可追溯至 100 多年前，虽然最初只是对临床实用护理知识、技术及用具的研究、分析及讨论，但对护理实践演变与发展影响深远，不仅提升了护理工作效率，还极大推动了护理学科的发展。本节主要介绍早期护理研究与创新的内容及方法。

一、护理的内涵与职业定位

很多学者早期已关注到护理职业内涵的研究，明确了护理作为一个护理学者的职业，明确了护理的重要性与职业定位，为护理人才培养与护士发展提供了重要指引。

（一）护理的内涵

1. "护士" 一词的研定　护士一词，由我国早期著名护理学者钟茂芳在多次请教知名汉语学家的基础上，并根据《康熙字典》，于 1914 年在上海举行的第一届全国护士代表大会中提出，她将 "看护" 改名为 "护士" 一词来代表 "Nurse"，"护" 意味着关心、养育、保护和照顾，"士" 代表知识分子或学者，这个名字标志着护理作为一个护理学者的职业 [1][2]，且护士一词一直沿用至今，可以看作是对护士职业内涵的最初探讨。

---

① 中华护士会. 蓝钟茂芳夫人. 护士季报，1930，11（1）：1-2.
② 中华护理学会. 中华护理学会八十年会史. 1989：25.

2. "护生" "护士" 内涵的解读　莱伯恩（Leybourn）[1] 在 1916 年中华护士大会上作报告时也提到，字典告诉我们 "护" 的意思是 "保护、帮助、救助"；"生" 是学习艺术的，"士" 是学会了艺术的，应该教他人的。保护、援助、救助，对我们来说，有三层含义：第一病人，如果没有病人，就不需要护士，因此病人是最重要的；第二，帮助、保护和拯救我们自己，疲倦的护士如何帮助病人？所以要注意自身的健康；第三，保护我们的专业，这个职业对我们来说很重要，也希望它对你来说很重要。

（二）护士的重要性与职业定位的探索

护理的重要性很早已被意识到。医疗与护理专家早期从不同角度探讨与论证护理工作在病人疾病康复、预防中的重要地位，并明确护士的职业定位。

1. 用统计学数据记录护士在疾病治疗与预防中的作用

（1）三分治疗、七分护理：1915 年中华护士会全国代表大会上，来自天津的一位外科主任从医生的角度谈到了护理的重要性，他提及 "我认为在与人类疾病斗争中，有一个好的护士是赢得战斗的十分之七，护士是医生的助手，病人的朋友。在患有疾痛时，谁不希望有一位慈爱而温柔的朋友站在身边。有人说，护理职业在中国无法成长，但那一天已经过去了，护士已经证明了她在这片土地上的价值，并且来到这里，繁衍生息" [2]。

（2）疾病转归与护理密切相关：黄蔡氏 [3] 在 1920 年中华护士会全国代表大会上作《述护士职务之重要》报告时，用相关的疾病调查数据来说明护理的重要性。报告中提到，"今年调查病人病死的数量比

---

① Leybourn. Chinese Nurses and Evangelistic Work During Training. 中华护士会第三届全国代表大会记录，1916：11-20.

② Chuan. 中华护士会第二届全国代表大会记录，1915：20.

③ 黄蔡氏. 述护士职务之重要. 中华护士会第五届全国代表大会记录，1920：76.

例，未满周岁的小儿约占五分之一；未满五岁的小儿约占四分之一；病而不治者约53%；得传染病者67%。以上均因不懂做好护理所致。儿童软骨症、贫血、尿石症等与饮食不当有关；皮肤癣与不洁有关；水痘、天花、肺痨、性病来自传染。以上均可预防。医疗靠药物与手术奏效者仅占十分之三；通过护士的有效照护有效者占十分之七，包括饮食护理、病情观察等。"

2. **探讨护士与社会各方的关系**　湖北普爱医院护士刘干卿于1923年在《护士季报》发表《护士之紧要谈》[1]一文，该文从护士与社会各方的关系来论证护士的重要性。文中提及"①护士与医生间关系：病人的诊治离不开护士的协助，肺炎、痘症及妇女儿童疾病群体都依赖于护理，而非医疗所能治愈的。医生每天看病人几次，而护士能够始终密切观察与照护病人。经验丰富的护士对于医生疾病诊治是不可或缺的。②护士与病人间关系：护士必须对病人具备感同身受的同理心。③护士与国家间关系：一个国家的强大在于人民的健康。医生与护士的责任重大，因此无论东西方都开设护士学校，培养护士人才，保卫人民健康。在今日各国竞争的时代，更应发挥护士的作用。④护士与社会间关系：传染病是引起社会动荡的重要原因。护士在控制传染源、切断传播途径等方面发挥了重要作用。战争年代，护士于枪林弹雨中出生入死；和平年代，护士保卫人们远离疾病侵害。⑤护士对家庭的责任：护士可以教授家人保持卫生及预防疾病常识，造福家庭而成为民族强大的基础。⑥护士在中国的社会地位：护理应被视为一项专业，护士是专业人才；医生的工作是重要的而且通常也得到相应的报酬，而护士的工作同样重要，他们的报酬却不相当"。

3. **探讨护士的职业定位**　早期的护理专家们也探索了护理作为一门职业的工作内容及护士的培养。如来自英国伦敦医院，对中华护士

---

① 刘干卿. 护士之紧要谈. 护士季报，1923，4（3）：9-13.

会创办贡献卓著的贝孟雅，以中华护士会第二届会长的身份，在1915年中华护士会报告中强调护士需兼具理论与技能。她提到"再多的理论也不能造就有技能的护士。我们不需要仅有理论知识的护士，而是需要那些经过实践训练且经验丰富的护士，能为病人提供所需要的服务和照顾"[1]。信宝珠也强调"应以更科学的方法使中国护士获得护理知识，应将一些无须训练即可做之事，如清洁卫生等工作交由女佣去做，改变护士被视为仆人的观念，护士必须兼看男女病人"[2]。

史籍采摘

中国今日是否需要受高等教育之护士（节选）[3]

予等所实在希望者，非"受高等教育之护士"，而为"受完美教育之护士"……昔日所重者为积聚智识，今日较合理之教育观念，不仅当考虑个人之智力，且当考虑其愿望与兴趣……不仅其智力发达，其心性亦皆发达……能克己自制，有正当之思想，为不自私之服务……敏捷、灵巧、稳妥……曾受完美教育之护士，即能了解其国家与人民之卫生需要，而以全心全力，与其所得之全部智识，以谋改善其环境也。……护士所以能在世界各处受人尊敬者，即为此故，人民所以信任之，而予以更大之扶助机会者，亦为此故。

二、临床护理研究

我国早期护理研究与创新是伴随护理实践而发展的，虽然从严格的科学意义上说不属于正规的护理研究，但从护理用品、护理新技术、新方法等方面的探讨研究，到护理资源配置的研究，所形成的系列成果无不为护理学逐渐发展成为一门独立学科奠定了重要的学术基础。

（一）临床护理用品的研发与改革

临床护理的发展离不开护理技术的改革与创新。早期护理人员已

---

① Hope-Bell. 中华护士会第二届全国代表大会记录，1915: 28-37.
② Simpson. 中华护士会第一届全国代表大会记录，1914: 1-8.
③ 胡志敏. 中国今日是否需要受高等教育之护士. 中华护士报，1935，16（2）：230-233.

呈现护理研究思维的雏形，先后涌现出一批护理用品的研发，其中包括基础护理用品、临床护理用品、护理教学模型，多利用现成获得的材料，价廉物美，方便实用，改进了护理效果。

1. 基础护理用品的研制与用途

（1）基础护理操作常用物品的研制[1][2]：早期的护理学者们根据当时的条件研制了许多实用的基础护理用品，如：①预防压疮的橄榄皂，1920年《护士季报》报道了使用橄榄皂可有效预防压疮。②男性排尿器，采用没有垂直孔的火酒或油的马口铁，底部有孔可以放入2/3的锯屑，马口铁被安置于下口的边上作便道用，尿液滴入其中，锯屑可于其中时常搅拌，木屑每周更换一次。用者称这种方法去除了很多令人讨厌的气味。③医院护理必需品，图7-7、图7-8展示了医院护理的必需品，如坐褥器、浸手足器、白瓷的牙刷匣、浴凳、卫生手提桶、手足椅、火酒灯的小帷屏、浴盆、摇篮。④病房屏风，架子用木框制作最为适宜，或者竹片、铁制品也可以。布料用蓝布、紫花布、红斜纹、白布或白油布。可以用席草或编织幕布作木架，将布帐用铁丝挂

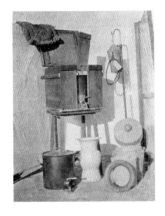

图7-7　医院护理必需品1

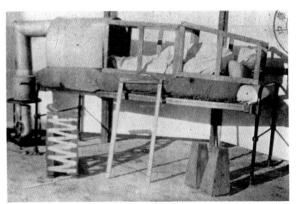

图7-8　医院护理必需品2

① N. H. Use of Castile Soap as Prevention of Bedsores. The Quarterly Journal for Chinese Nurses, 1920, 1(3): 17.

② Myra L. Sawyer. Nursing and Hospital Reguisites purchased, or improvised from Materials obtained on the Native Street. The Quarterly Journal for Chinese Nurses, 1922, 3(2): 42-46.

起来制成屏风。床与床之间的拉线式布帘给病人提供了隐私保护。

（2）**病人服、床单类用品** [1]：①代用橡皮布，在未漂白的棉纱布上面涂油，便可用来作为代用橡皮布。②天然棉，在碳酸钠或苏打水中反复煮沸，可使其具有一定的吸收性，其有许多用途，包括敷料垫、夹垫板、压力环等，也可作床垫和棉被等。

（3）**儿科用品研制与婴儿洗澡房的设计**

1）**儿科用品的研制**：当时的临床护士根据儿童皮肤比较嫩弱、容易损伤与发生皮疹的特点，研制了一批预防性的儿童护理用品。包括：①婴儿睡袋 [2]，用具为两条毛毯缝合，开口用拉链衔接，主要用于保暖和保护婴儿，效果良好。②小儿褓褙、皮肤保护剂的制作 [3]，中国妇女多用粗糙布料来制作小儿褓褙，显然不够柔软舒适。美国护士玛格丽特（Margaret）利用工厂棉布制作小儿衣服与褓褙，其具有柔软、吸水、坚固耐用的特点，颇受中国新生儿母亲的欢迎；褓褙安全别针昂贵且难购买，改用价廉物美的带子捆扎。在婴儿皮肤的防护上，玛格丽特等人经研究也发现国外普遍使用的滑石粉会堵塞毛孔，且价格昂贵，而便宜的菜油也能起到保护婴儿臀部及皮肉褶皱不受刺激的作用，她们将菜油在医院消毒后以成本价供应给母亲们，并将空瓶回收再用，以节约成本。③患湿疹婴儿所穿的衣服 [4]，当时采用维也纳大学儿童诊所研制的衣服以防止患儿搔抓损伤皮肤。具体方法：4~6个月的婴儿，只需用布料三四码。衣袖为两个深袋，患儿两手的动作受到限制，但无不舒适感，关节也不完全固定。衣服正面用系带和纽扣固定，下面开叉以免被大小便污染。衣服尺寸大致如下：两边长 14 英寸，前后长 12 英寸，袋深 11 英寸，宽 4 英寸，从颈到袖袋为 2.75 英寸，衣服宽 26 英寸。

① Myra L. Sawyer. Nursing and Hospital Reguisites purchased, or improvised from Materials obtained on the Native Street. The Quarterly Journal for Chinese Nurses, 1922, 3(2): 42-46.

② 祈格兰. 一个家庭自制的婴孩睡袋. 中华护士报, 1938, 19（2）: 90-91.

③ Margaret M. Bridgman. 四川涪州生产及婴孩幸福事业. 护士季报, 1924, 5（4）: 30-36.

④ 中华护士会. 患湿疹婴儿所穿之衣服. 中华护士报, 1938, 19（3）: 144.

2）婴儿洗澡房的设计[①]：根据当时各地的条件及环境，临床护士们也对婴儿清洁环境进行了实践性探究，如四川涪州当地的母亲们因室温太低而不能在家里给孩子洗澡，玛格丽特等人就设计了一间婴儿洗澡房。房间有8个浴盆，燃烧火炭使其温暖以提供热水，准备好肥皂、毛巾和母亲洗澡时穿的围裙，便可为婴儿洗澡。9个月以下的婴儿使用象牙香皂，9个月到4岁的孩子使用石碳酸皂。体温过高或患有皮肤病的小儿未经医生诊治不得洗澡。每次洗浴后换水并彻底消毒浴盆。浴室设计使用1年多，未发生1例小儿受寒或患皮肤病情况。

（4）实用便盆洗涤器[②]：1926年《护士季报》刊载了来自汉口仁济医院男护士周成治的获奖作品——最佳实用洗涤器。针对给病人使用便盆时遇到的问题，即肮脏和不卫生使得护士痛苦和厌恶，他设计了一种简单又便宜的方法：①拿便盆时，使用废纸并将其团起来；②将废纸放在便盆中心；③将便盆给病人时，注意观察便盆是否正对病人的肛门；④当倾倒便盆内容物时，用一把铁钳将纸挑出来，然后倒掉便盆内容物，用水冲洗干净便盆；⑤将便盆倒放避免其污渍之水聚在盆中从而产生气味；⑥如果不想使用纸，则可以用消毒液。千万不要给病人使用干燥的便盆，因为病人使用后会很难清洗。

2. 临床护理用品的研制与用途

（1）蒸汽灭菌器、烧毁有毒污物的火炉的研制：①阿诺德夹套（Arnold Jacketed）蒸汽灭菌器[③]：用于消毒铁、黄铜或铜制的脸盆、痰杯、盘子、便盆等。②烧毁有毒污物的火炉[④]。用法：打开火炉的盖子，将病人换下来的脏布、棉花以及切下来的各种污物丢进炉中，将盖子盖紧，切忌苍蝇蚊虫接触。把干草或者干树皮从下面的炉门放入，用手扒

① Margaret M. Bridgman. 四川涪州生产及婴孩幸福事业. 护士季报，1924，5（4）：30-36.
② 周成治. 四月季报奖励之报告. 护士季报，1926，7（2）：5-6.
③ Myra L. Sawyer. Nursing and Hospital Reguisites purchased, or improvised from Materials obtained on the Native Street. The Quarterly Journal for Chinese Nurses, 1922, 3(2): 42-46.
④ 中华护士会. 医院艺术学问事部. 护士季报，1926，7（4）：25.

平，最后生火将污物烧成灰。

（2）静脉输液用品的改革[①]：①墨菲氏滴管的替代品，因为墨菲氏滴管容易坏，且价格昂贵，不容易买到，湖南湘雅医院妇科护士长就试图寻找一种满意的替代品。她提出如下制法：取一个普通的滴眼管，取下上面的橡皮囊。然后把滴眼管放在一个普通的玻璃连接管里，再把这个管子和橡胶管连接起来，这样就很容易计算滴速了。图7-9展示所使用的物品，以及它们的外观。②墨菲氏滴水罐[②]，双层夹套，以

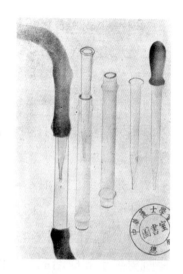

图7-9　改进的墨菲氏滴管

保持盐水的热量。两个出口管，一个来自内部滴水罐，另一个来自外部护套，用于在黄铜、镀锌铁或锡冷却时放水。后两种材料可采用白色搪瓷。

（3）**外科护理用品**[②③④]：①换药椅，由福建玛格丽特·伊莉莎·纳斯特医院就地取材研制而成。为腿伤病人换药时，病人坐在上层座位上，将脚放在稍抬高的平台上休息（用牛奶罐倒置并焊接在底部）。上肢换药时坐在下层座位上。冲洗器是用蓖麻油容器制成的（图7-10）。②敷料抽吸冲

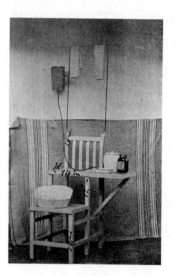

图7-10　换药椅

① Teng Han Tsao. A Substitute for a Murphy Drip Tube. The Quarterly Journal for Chinese Nurses, 1920, 1(2): 22.

② Myra L. Sawyer. Nursing and Hospital Reguisites purchased, or improvised from Materials obtained on the Native Street. The Quarterly Journal for Chinese Nurses, 1922, 3(2): 42-46.

③ Margaret Eliza Nast Hospital. Dressing Chair. The Quarterly Journal for Chinese Nurses, 1922, 3(2).

④ 王益锵. 中国护理发展史. 北京：中国医药科技出版社，1999.

洗器，由镀锌铁制成，漏斗形，有横杆和出孔。木质把手从木盖上伸出来，应紧紧地盖在光滑的玻璃浴缸上。在洗涤的敷料浴缸中，倒入热的洗涤苏打溶液，盖上盖子，洗涤器的把手像搅拌器一样使用。③外科用的蒸馏水、外用药膏、护理用具等的研制，如麦克奇尼在妇孺医院工作期间对各种护理用品的研制及悉心配制。④吸水纸（无釉）：可切割成方便的尺寸，折叠并消毒，可用作大面积化脓性伤口的吸水棉。

（4）**早期急救车**：早期的护士也根据当时中国的实际情况，设置、改装了实用的急救车或其他设施，如马车改造的救护车[①]（图7-11）；带棚摩托急救车[②]（图7-12）。

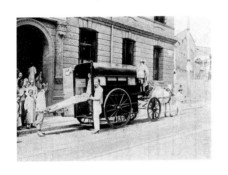

图7-11　马车改造的救护车

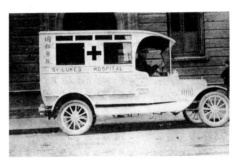

图7-12　带棚摩托急救车

（5）**避免感染的防护用物**：①护理瘟疫病人的防护服[③]，防护服由编织紧密的深色材料做成，像套装风格，包括脚和兜帽。为了方便穿脱，用暗扣（四合扣）进行固定，因为这样可以避免感染的手携带细菌穿过纽扣孔。带子将兜帽紧裹在脸上，并在腰部和脚踝处收紧。袖子要长些，这样橡胶手套就能很容易地套进去。先戴护目镜，再穿防护服、戴面罩和橡胶手套。可使用有眼缝的布质面罩，以代替纱布和

---

① 中华护士会. 马车改造的救护车. 护士季报, 1921, 2（1）.

② 中华护士会. 带棚摩托急救车. 护士季报, 1921, 2（1）.

③ Myra L. Sawyer. Bubonic and Pneumonic Plague. The Quarterly Journal for Chinese Nurses, 1922, 3(4): 19–24.

棉布的面罩。为方便活动，防护服要做得宽松一些（图7-13）。防护服用过后，打包成包裹，然后把这些包裹立即放入敷料消毒器，用15磅的压力连续压两次，持续1小时，然后打开消毒器，取出防护服并彻底晒干。如果要代替敷料消毒器，就必须要用强力消毒剂浸泡这些防护服，或者给它们煮沸消毒，最后用阳光晒干。口罩通常被焚烧，因为在灰尘和风中使用后，会变得很硬，即使消毒后还是很硬，令人无法接受。②疫苗接种防护罩[①]，由钻孔的锡或铁制成，形成适合手臂曲线的形状，起防护作用。

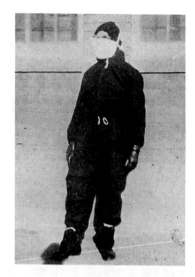

图7-13 护理瘟疫病人的防护服

（6）测量、检查器具[②]：①图表板，顶部带木制铰链做固定，三颗钉子从背面穿过把图表钉在上面，合上木条可盖住图表文件。书皮形式的镀锌铁板，背面有弹簧，图表插入活页笔记本中。②量筒，用于普通病房使用，如灌肠或灌洗，有足够精度的黄铜或铜制量筒。③压舌器、口塞，用竹子或软木制成。④器械，设计简单的器械，如探针、敷料钳、手钳、海绵夹、骨锤等，由当地银匠或铜匠来制作。

（7）其他：①自然可获得的药物[①]，将自然获得的药物用于病人治疗护理中，如生姜、甘草、橘皮、花生油、樟脑、大黄、明胶、硫黄、明矾、乙醇、洗涤苏打水、天然石膏。②用于放药物的铰链盒[①]，由乙醇罐制成，侧面翻转，铰链盖由上半部分制成。用搭扣固定药盘，

① 山东Tehchow卫氏博济医院. 看护与医院必须购买的物品或临时在本处应筹措的材料. 护士季报，1922，3（2）：77-81.

② Myra L. Sawyer. Nursing and Hospital Reguisites purchased, or improvised from Materials obtained on the Native Street. The Quarterly Journal for Chinese Nurses, 1922, 3(2): 42-46.

用漆木制成。沿着卡片侧面分割的锡条，上面写着病人的姓名或号码，每张卡片前面有一个凹陷的药杯。给药后，在中心放置病人卡片。

（二）临床护理创新技术、方法的研究

1. **保护注射针不生锈的方法**[①] ①用水清洗针头，清除针头上的所有污渍、血液和任何其他颗粒；②先用乙醇冲洗，再用乙醚冲洗；③针口内滴一滴石脑油，并插入金属丝；④将每根准备好的注射针放入底部有一小块棉花的小试管内，然后用纱布包裹的棉花塞住管口。该法可减少微生物生长，注射针很少生锈。如果因药物导致针生锈或堵塞了，又没有新的针头供应，常用的处理方法无效，可尝试将氨水灌入针口使其通顺。如果仍无效，则可用镊子夹住针，使针嘴对着火焰燃烧。此法颇为有效。

2. **肥皂水的消毒作用**[②] 肥皂水虽不能直接杀死细菌和病毒，但应用肥皂水进行手清洁能够有效除去手上的病原体，肥皂水在早期被视为重要的消毒剂。在第一次世界大战时期，肺炎、支气管炎与其他呼吸系统流行病，疑似通过污染的食用器具进行传播。实验表明，用平常的肥皂水（0.5%）清洗器具，可以减少流行性肺炎的传播；普通洗手用的肥皂液浓度约为1∶12。肥皂水洗手至今仍是减少感染传播、预防传染病的有效措施之一。

3. **溶液保温法** 对普通冲洗器或罐中的任何溶液进行保温的简单方法：先对普通电灯泡进行消毒，提升并固定储液罐；在靠近灯泡的连接线周围缠绕一层厚厚的无菌纱布；将任何重量足够的无菌仪器连接到该灯泡上，掩盖灯泡；打开电流，将释放足够的热量使溶液保持温暖。

（三）国外护理新技术与新方法的引进

早期临床护理实践中，已经很重视国外先进护理用品与技术的引进与借鉴，提升护理效率。据文献记载，主要包括以下内容：

---

① ＳＴＷ. 保护注射针之法. 护士季报，1926，7（3）：30.
② 巴黎红十字会联合会秘书处. 肥皂为一有力之消毒剂. 中华护士报，1934，15（1）：40-41.

1. **治疗盘的临床应用**　格特鲁德·P.卡特（Gertrude P. Carter）在 1920 年报道[①]，当时美国最好的医院广泛使用的治疗盘设备在中国医院尤其适用。这些治疗盘有几个优点：①每次治疗所需的所有物品都放在一个药盘上，且放在确定的地方，便于护士接到医嘱后能立即执行。②将特定治疗所需的物品放在一起，可以在护士脑海中形成一个画面，当她在医院外进行类似治疗时，她可以想象医院使用的托盘，并轻松记住所需的器械。③培养护士管理这些治疗盘的责任心。④这使护士知道所有的东西都要各就各位。⑤使护士工作更具有系统性。把所有的东西都放在一起有利于物品的保管。虽然治疗盘第一眼看上去笨重而麻烦，但用物准备确实可使护士的教学和工作节省时间和提高效率。

　　设计者建议，每个病房都应该配备温度计盘、皮下注射盘、检查盘和导尿盘，在小型医院一套治疗盘可能就足够了。在皮下注射盘上可以提供较少的药物。除了病房常见的治疗盘外，每个外科病房应该有一个换药盘，每个内科病房应该有一个胃盘，手术室应该有一个麻醉盘、皮下注射盘和血液检测盘；医务室里应有胃盘，耳、鼻、喉盘，眼科盘，皮下注射盘和急诊药盘（图 7-14，图 7-15）。通过在中华护士会刊物上发表相关图文，这些治疗盘在全国推广使用，一直沿用至今。

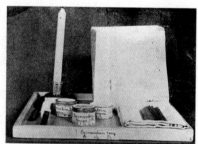
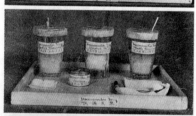
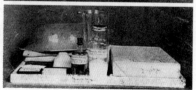

图7-14　检查盘、温度计盘、胃盘

---

① Gertrude P. Carter. Tray Equipment for Hospitals as a Help to Practical Nursing. The Quarterly Journal for Chinese Nurse, 1920，1（2）：10-11.

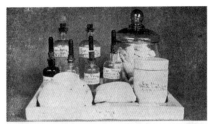

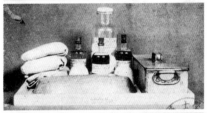

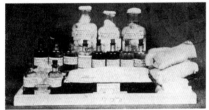

图7-15 眼科盘、导尿盘、换药盘

2. 体温计浸泡托盘的设计

1921 年，盖仪贞报道了对体温计浸泡托盘的设计[1]：既往用氯化物类消毒剂对体温计进行消毒时，经常因消毒溶液不足，或者浸泡时间不足，效果不尽如人意。而加利福尼亚大学流行病学系给出的所有细菌学结果都表明，如果先把体温计的唾液和黏液擦掉，所有的培养皿在 60% 的乙醇中浸泡 5 分钟后都是无菌的。我们发现这种消毒方法比我们迄今为止使用的任何方法都更容易、有效和经济。因此，为了使体温计得到更好的消毒，有护理工作者制作了一些木制托盘，外层涂上坚硬的白色油漆，内有 5 个 1 寸宽的小铁盘，用来装体温计。将小盘放置于大盘内，其中 3 个放口腔体温计，2 个放直肠体温计。

把体温计分为两部分，一半在第 1 盘，一半在第 2 盘，直肠体温计放在直肠体温计的盘中。每个盘内都装有浓度为 60% 的乙醇，护士从第 1 盘内取出体温计给病人测体温，并记录。使用过的体温计用湿棉花擦拭后，放在第 3 个装有 60% 乙醇的盘里，当所有的体温计都收集好后，护士就把第 2 盘的体温计给病人测体温，拿出来的时候不用擦拭，因为 60% 的乙醇是无害的。收集完后放在第 1 盘浸泡。当这些都收回来后，3 号盘的体温计已经用 60% 的乙醇完全浸泡消毒好了。所有的体温计收回到托盘以后，护士把体温计放到一杯清水里，将棉

---

① Nina. D.Gage. 新试热盘. 护士季报，1921，2（1）：11–13.

花放在底部，然后将托盘里的乙醇倒回特殊的乙醇瓶保存并用软木塞塞紧，防止其药性挥发（图7-16）。

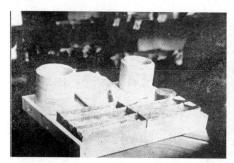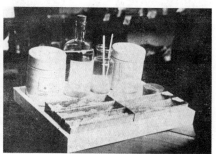

图7-16　新式体温计托盘

3. 橡胶手套消毒方法的改进[①]　护士珍妮·曼格特·洛根（Jennie Manget Logan）于1921年在《护士季报》报道了一种用于手术的橡胶手套消毒灭菌方法，该方法在他工作的常德医院已应用15年，效果令人满意。所有接触过癌症病人、链球菌或其他产脓微生物的手套都要在清水中煮沸15分钟，然后将它们取出；再连同清洁操作中使用过的手套一起，用肥皂和水清洗；然后将两种手套在1∶1000的二氯化物溶液中浸泡12小时；然后护士穿上腹部手术服，用大量的无菌毛巾、手套包装纸、滑石粉、床单等烘干手套，在手套内外部铺上无菌滑石粉，用无菌包装纸将每对配对好的手套包裹起来，将其与其他无菌用品一起存放于柜子中，以备使用。

报道还分析说以前手套用高压灭菌器包裹和消毒，不仅缩短了手套的使用期限，而且还使橡胶失去弹性，因此，外科医生更喜欢用湿的"消毒手套"，而不是在高压灭菌后失去弹性的手套。珍妮在文中也提及，他们从未遇到过用上述方法消毒手套而出现的任何问题，故推荐此消毒方法。

---

① Jennie Manght Logan. A Satisfactory Method of Sterilizing Rubber Gloves. The Quarterly Journal for Chinese Nurses, 1921，2（3）：10.

（四）临床护理经验与护理技术的总结与研究

早期临床护理实践中，我国护理人员十分重视临床护理经验与护理技术的探索与积累，在借鉴国外护理经验的基础上，自身也不断探索与总结，形成了临床各科疾病护理方法，以及系列的护理技能、技术，并在不同时期不断完善，大多数技术沿用至今，在病人的疾病治疗与康复中起重要作用。

三、公共卫生护理研究

早期护理研究的主要内容之一是公共卫生护理的研究，多用调查研究方法或用现有医疗数据进行流行病学分析，主要用于公共卫生护理人员、公共卫生服务、公共卫生问题的调查，并提出公共卫生服务的相应建议。

1. **公共卫生护理人员配置情况的调查** 江贵兰[①]1930 年撰写的《北平公共卫生模范区之护病事业》一文中，用统计学数据详细报道了人员配置情况：北平公共卫生模范区开展该公共卫生护理服务的人员组织架构包括：监督 1 人、副监督 2 人、在外监督 1 人、工业护士 1 人、专门学校卫生护士 1 人、小学校护士 3 人、产科与儿童卫生护士 1 人、办公室与门诊所护士 1 人、普通职员护士 9 人、护生 10 人以及书记 2 人，需要为北平 11 个区中的一半区域人口，即 43 000 人提供公共卫生护病服务，其中 2/3 为男性。60% 居民的经济状况为贫苦，30% 为中等，10% 为优裕。平均每个家庭有 5 口人。按照人口密度，将全区分为 10 个护病区域，平均每区每一护士管理 4 300 人，"而按照当时之医学于社会状况"，理想的情况应当为每一名护士服务 1 000 人。可见当时公共卫生护士人员的配置十分不足。

---

① 江贵兰. 北平公共卫生模范区之护病事业. 护士季报，1930，11（1）：2-21.

2. 公共卫生护理事业开展情况的研究 有些学者通过数据简单统计了当时公共卫生服务情况，特别是预防接种、家庭服务、门诊服务及学校卫生等方面。

（1）接种与体检：王慰会[1] 于 1926 年发表的《湖南长沙湘雅医院公共卫生事业报告》中提及，湘雅医院公共卫生部在 1922 年成立，与湖南卫生会合作，在各学校及医院门诊部接种牛痘。在 1925 年共有 2 442 人接种，帮助医生进行婴儿体格检查共计 62 名。

（2）家庭服务调查：包括测查体温、为病人洗浴、使病人安适、令居室清洁卫生并指导病人家属等。表 7-2 显示护士提供的家庭服务情况，每名护士每年访问次数为 1 800～2 000 次；表 7-3 显示，超过 60% 家庭服务的种类为病人家属指导[2]。

表 7-2　护士提供的家庭服务分析（1925—1928 年）

年份	病人 / 人	访问次数 / 次	平均护士人数 / 人	每人每日访问次数 / 次
1925—1926 年	250	9 349	5.1	8.2
1926—1927 年	4 277	26 374	13.0	8.0
1927—1928 年	3 978	25 660	13.5	6.4

表 7-3　家庭访问类型的分析

访问种类	1926—1927 年	1927—1928 年*
护病	38.2%	26.3%
指导	60.2%	60.9%
调查	1.6%	2.6%

注：1925 年因分类法不同故未列入；*原文可能存在数据缺失，百分比相加不等于100%。

（3）门诊所服务调查：1930 年，门诊所服务包括个人卫生习惯及饮食休息指导、预防接种、分娩后定期检查等。采取病人主动到门诊或护士到家庭访视的方式。表 7-4 显示自 1926—1928 年，门诊所的就

---

[1] 王慰会. 湖南长沙湘雅医院公共卫生事业报告. 护士季报，1926，7（3）：10-11.
[2] 江贵兰. 北平公共卫生模范区之护病事业. 护士季报，1930，11（1）：2-21.

诊次数、总数均逐年增多，说明区内的居民已逐渐知晓并接受门诊服务，也提示护士在我国公共卫生事业中起到的重要作用[1]。

表 7-4　门诊所就诊人数（1926—1928 年）

年份	就诊次数 / 次	就诊总数 / 人	由护士转诊人次
1926—1927 年	253	5 858	1 270
1927—1928 年	465	6 987	766

（4）**学校卫生护理调查**：马庄卿撰写的《学校卫生杂感》一文中，提出关注学校卫生的重要性。其在对 200 多名学生进行身体检查后发现，只有六七人是完全健康的。有疾病者中，沙眼占比最多，这是因为大家用同一条手巾、同一盆水洗脸，而且总是用手擦眼睛，导致沙眼传染的可能性很高[2]。

江贵兰报道了北平公共卫生模范区学校卫生护病的调查内容，其主要调查学校卫生护理开展情况以及存在的问题。表 7-5 展示 1927—1928 年学校卫生工作情况。这说明我国公共卫生事业已较早关注学校公共卫生状况，护士作为专业技术人员参与其中，对学生的生长发育、卫生习惯的养成及纠正产生了关键的作用[1]。

表 7-5　学校护病情况（1927—1928 年）（n=1 853）

检查项目	人次
预防接种与试验	1 054
护士个人卫生咨询次数	338
矫正缺点	287
家庭访问次数	124
传染病隔离	96
护士卫生谈话次数（团体）	59
循例的课室检查	43
循例的校舍检查	38
合计	2 039

说明：学生人数 1 853 人，检查体格人数 1 119 人，学校诊所就诊人次 23 966 次。

---

[1] 江贵兰. 北平公共卫生模范区之护病事业. 护士季报，1930，11（1）：2-21.
[2] 马庄卿. 学校卫生杂感. 中国护士季刊，1947，1（3）：21-23.

3．**营养实验研究**[1]　民国初期，因经济条件差、教育水平低等因素，国人的营养与健康状况普遍较差。这一问题的严重性受到协和医学院护士学校师生的高度关注，为此他们开展了相关研究探讨。选定私立贝满女子中学校作为营养试验处所，原因是女子毕业后步入家庭时，负责家庭中的一日三餐，饮食直接影响家人的身体健康。为使一个受过中等教育的女子与其家人的健康有保障，在她的高中课程中就非常有必要加入卫生常识及营养课，从而使其得到最基本的营养知识。此外，为使学生能够有深刻的印象，同时又能引起她们的兴趣，除去授课时抄写笔记以外，最有效的还是试验方法，普通营养试验让学生亲自饲养白鼠，看到不同的食物造成白鼠在生长上明显的差别。这是早期开展的最为规范的动物实验研究。

（1）**实验前的准备**：实验开始前，让学生到北平中央防疫处参观，了解白鼠的生活概况及生殖等功能。老鼠的体重以克计算。还要准备一张记录卡片，随时记录老鼠的生长情况。每天把老鼠的生长情况准确记录在卡片上。

高二年级全班约140多人，选出兴趣较为浓厚的学生24人，分为三组，每组8人。再将8人分成每2人一小组，每组管一个星期，然后再互相轮流，每小组学生对于他们饲养的小鼠都十分爱护。学生们非常仔细地称量给老鼠的食物，每个笼子外面都有老鼠的名字、出生日期、性别和膳食的种类，使学生不至于给错食物。

（2）**实验的经过**

1）**实验完全膳食与缺乏动物蛋白质之膳食之比**（图7-17，图7-18）：选好同胎出生后28天的小鼠4只，雌雄各2只，分成2对。第1对命名为A，饲以完全的膳食，体重变化如表7-6。第2对命名为B，给予缺乏动物蛋白的膳食，包括馒头、青菜、香油、盐。

---

[1] 李美利. 协和医学院护士学校公共卫生教学区之营养试验报告. 中国护士季刊，1947，1（4）：1-9.

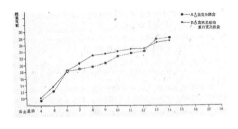
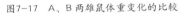

图7-17　A、B两雄鼠体重变化的比较

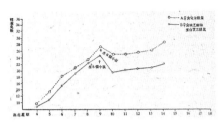

图7-18　A、B两雌鼠体重变化的比较

结论：实验结果显示，A鼠和B鼠的体重增长有明显的区别。因此研究者认为可以推广至人类，营养不仅直接影响个人本身的健康，并且能够影响后代子孙。若将我国普通膳食加以详细分析，则知道其中所含多为半完全蛋白质，这可能是我国民族体格之所以不如他国的原因。

2）完全膳食研究：贝满女子中学住宿学生膳食，缺乏甲、乙、丙、丁四种维生素之膳食与缺乏动物蛋白质之膳食之比较。

方法：同胎雌雄之白鼠四只，分饲以四种不同之膳食：C鼠饲以贝满学校住宿学生的膳食；D鼠饲以完全膳食，另加牛奶、鸡蛋；E鼠的膳食缺乏甲、乙、丙、丁四种维生素；F鼠缺乏动物蛋白质。观察其体重变化情况见表7-6和图7-19。

表7-6　各组老鼠的体重变化情况

体重　＼　H数	30天	37天	44天	51天	58天
C组	10.3g	17.3g	20.8g	21.1g	23.8g
D组	10.6g	16.8g	19.6g	22.6g	25.2g
E组	10.5g	13.9g	17.8g	18.2g	20.1g
F组	10.6g	15.2g	19.2g	19.4g	21.6g

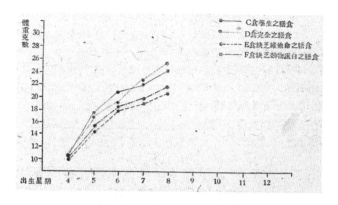

图7-19　四种不同膳食白鼠生长的比较

　　研究结果显示，甲种维生素对动物身体的上皮组织起到角质变性作用，可以阻止泪腺分泌、角膜变干而导致失明，但本实验还不能得出这种结果，仅以毛发的光泽看出缺乏甲种维生素。E鼠的后腿瘫软，是因为缺乏乙种维生素和丁种维生素，因此有脚气病和软骨病的症状。C、D两鼠大致没有差别，也可以知道学生的膳食并不会导致缺乏营养素。F鼠没有病状，只是体格稍小些，仅能表示动物蛋白质对体格生长的大小有关系。

　　作者在总结中提出：本班学生自开始试验以来，大部分学生对营养感兴趣，尤其是对个人膳食与体重的增长，有的希望多读有关营养的书籍。每组负责实验的学生，对于老鼠的体重增长，除了用卡片记录外，还要用

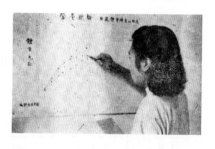

图7-20　学生在记录试验老鼠的生长情况

曲线图表表示每只老鼠的增长情况，也要在图表的右上角记录，使每个学生都能随时看到（图7-20）。

　　从本文可看出，当时护士的科研意识和科研能力已达一定水平，在科研条件十分有限的情况下，能达此水平实属不易。

　　4. 应用现有医疗数据进行流行病学分析　当时的护士已开始利

用现有的医疗数据信息分析病人的问题，提出疾病治疗与护理的建议。以湖南肺病疗养院为例，该院通过对两年间收治的 240 名肺结核病人的一般资料（年龄、性别、职业、籍贯）、疾病特征、病变部位、营养状态、治疗情况、并发症等进行统计分析，并用表格的形式列出了统计结果。由此提出疗养院具有"预防之价值""使带菌者得就安全之所"。护理人员可根据这些数据给予病人保持健康生活、战胜病魔等重要建议[①]。

（1）**病人治疗结果的统计**：表 7-7 总结了 240 例肺结核病人的治疗结果。结果显示，若想有效治愈，须长时间治疗。为此医院制定规章制度，凡住院者，至少要住满 3 个月。结果还显示，病人病情越轻，治愈率越大；病情越重，未愈率越大。提示护理人员应及时给予病人健康宣教，及时来院治疗，预防病情加重，提高治愈率。

表 7-7　240 例肺结核病人的治疗结果

结果	轻病	中等病	重病	未能分类	其他结核病	疑似结核	非结核病
治愈	31	16	2	—	—	7	34
静息	30	4	4	—	—	—	—
稍愈	5	37	15	5	—	—	—
未愈	—	11	38	—	1	—	—
死亡	—	—	—	—	—	—	—
总共	66	68	59	5	1	7	34

（2）**病人营养变化情况的统计**：表 7-8 分析了肺结核病人住院期间的体重改变情况（反映营养状况），体重增加者多数为已治愈的病人；而病势过于险恶者，体重必定减少；体重无变化者，多为留院时间较短的病人。故此护理人员应评估病人住院期间体重变化情况，用以评估疾病预后，也提示了增强营养支持可改善疾病预后。

① 谭世鑫. 湖南肺病疗养院概略. 中华护士报，1932，14（2）：48-55.

表 7-8　240 例肺结核病人的营养变化

	体重改变 / 磅*	人数
体重增加者	平均磅数为五磅半	123
体重减少者	平均磅数为三磅又四分之一	46
体重无变更者	无变化	61

注：*1 磅约为 0.45kg。

（3）病人疾病特点的统计：表 7-9 总结了肺结核病人的痰中带血和咯血情况，可帮助疗养院护士掌握肺结核的临床特点，为给病人提供更有效、更科学的护理提供依据。

表 7-9　193 例肺结核病人之流血历史

流血历史情况	人数
入院以前之痰带血者	42
住院以后之痰带血者	16
入院以前之咯血者	81
入院以后之咯血者	27
无流血历史者	70

5. 公共卫生问题的调查与干预　1932 年刊登的《定县公共卫生处第一届常年报告》[1] 提及，过去 1 年内人们的死亡率为 3%，平均寿命 35 岁；欧美国家的死亡率为 1.2%，平均寿命 55 岁。虽无确切统计，定县的死亡率会比全国更严重。死亡率过高的主要原因为天花、胃肠病及新生儿破伤风。为有效控制卫生问题，护理人员与公共卫生人员共同制订与实施卫生计划，设立若干试验场所，如模范家庭、模范学校及模范村等，并按期调查计划执行情况。制订制度，报告与登记生产、死亡及特种病。卫生计划从县城及邻近的少数村庄着手，如试验有成效，卫生人员足够时，则逐渐推广到其他地区。

---

[1] 公共卫生处姚主任. 定县公共卫生处第一届常年报告. 中华护士报，1932，13（1）：13–22.

6. **疫苗接种试验研究** 民国时期，由于传染病盛行，需通过有力的数据与试验研究告诉人们接种预防的重要性。时任中国卫生会义务总干事的胡宣明博士用数据告诉人们应尽量去接种疫苗（当时称为"种毒"）：1899 年印度接种过疫苗的人死于霍乱者 2.4‰，未接种者死亡 22.5‰；1902 年日本接种过疫苗的人死于霍乱者 0.2‰，未接种者死亡 2.0‰。最终，通过统计得知，不接种疫苗的危险性是接种者的 10 倍[1]。1931 年，在上海吴淞区公立中小学学生中进行了锡克氏白喉试验（疫苗购自北平中央防疫处），共有 954 名受验学生，有效者占 59%[2]。提示了疫苗接种可预防白喉病。以上提示护士做好传染病预防宣传工作，以及注意合理应用数据告诉公众疫苗接种的重要性。

四、护理教育与护理管理的研究

（一）护理教育研究

我国早期护理教育研究主要体现在护理教育标准的研究与制订、护校教学理念、教学方法探讨、教学经验总结等，使我国早期护理教育逐渐走向规范，护理人才培养质量不断提升，推动了我国护理教育事业的发展。

1. **护理教育标准的研究与制订** 我国最初的护理教育，并无统一的教育标准且教育水准极低，为此教育者们对护校学生的培养（护士学校办学条件、护士文凭办法、全国护士会考的合格分数、教学方法的探讨）、护士毕业后培养、研究生护士培养等均进行了研究，并制订相关标准（详见本书第四章）。

2. **护校教学理念探讨** 中华护士会第十一届副会长王雅芳女士[3]在其撰写的《实习护病之教授法》中，阐述了引起学生学习兴趣的教

---

① 胡宣明. 霍乱. 护士季报，1921，2（1）：17-26.
② 赖斗岩. 吴淞锡克氏白喉试验结果报告节录. 中华护士报，1931，12（1）：47-48.
③ 王雅芳. 实习护病之教授法. 护士季报，1930，11（2）：40-45.

学方法以及在实习教学中应遵循的原则。文章指出，教学不仅仅是将知识灌输到学生脑中，更是鼓励与指导学生求学的方法。对于如何引起学生学习的兴趣，有以下几点：一是"功课不可太艰深亦不可太容易"；二是"心中宜常存一问题"；三是"使学习之环境良好"，须有种种便利和设备"供学生实习"；四是"使所有之问题成为与个人有关系者"，凡是与个人有切身关系的问题，学生自然有更高的兴趣去研究；五是由学生观察自己的学习并对自己进行评价，教师再指导提出做得好与不好的地方；六是鼓励学生发表自己的意见；七是"以紧要关键之问题启发学生思想"，使其触类旁通、举一反三；八是不能以同样的基准来看待所有学生，每个人的背景、性情、学习能力各不一样，不可以对学生存任何偏见；九是"宜有同情心"；十是营造学生之间公平竞争的氛围；十一是"宜热心踊跃使教授成为表演化"，有时可获得极佳的成效。

3. 护校教学方法探讨

（1）**常用教学法**：1922 年，Anna D. Wolf[1] 在《教授护士之表演法》一文中提到，对护理教育者来说，教授法、演示法、实训法的结合是最令人满意的教学方法，同时应该教授学生一些学术性内容。1930年，祝淑慎[2] 在其撰写的《新教授法与指导》中，进一步详细讨论了各种教授法及其价值：①讲授法，是沿用最久、有利也有弊的教学方法。利在于"能引起学生对于该科之兴趣"，弊在于"使学生常处于被动地位，接受枯寡无趣之课程，也使学生不能感受主动学习之刺激"；②复述法，学生复述在课本上学过的知识；③演示法，对新生尤为有效。但教师须注意，需引导学生培养浓厚的学习兴趣并养成良好的学习习惯；学生必须对自己应该做什么以及应该如何做有正确的想法；学生训练重点集中在最难的部分。在学生观看演示后，在实验室完成

---

① Anna D. Wolf. 教授护士之表演法. 护士季报，1922，3（3）：12-17.
② 祝淑慎. 新教授法与指导. 护士季报，1930，11（3）：25-31.

了模拟训练后方可到病房实习。

（2）**教学经验探讨与总结**：孙景峰[1]就护士学校教师如何教授生物与物理等医学基础课，作了相关探讨。他认为教学要取得成效，必须谨记以下四点：①教师对于所教的科目，须有浓厚的兴趣；②理论与实践二者力求相互结合；③应有完善的设备和合理的教授时间；④指导学生用适当的学习方法。那应由谁来教授这些学科呢？对于物理、化学等，各学科专业的老师更适合；对于细菌学、解剖生理学等，医生则更为合适，护士可作为助教。文中还引用了"1933年美国护士学校的解剖生理学由谁任教"的统计数据，即由医生和护士共同任教的占29%，由医生任教的占24%，其他占6%。他认为关键在于由谁教，而不应局限于由哪一类人教。

4. 护理教学模型的研制与用途

（1）**病人模型**[2]：贝孟雅在1915年的中华护士会报告中介绍了病人模型的简单制作与应用效果。她提及，在开始工作时，对她帮助最大的是一个假病人。在加拿大可以买到真人大小的假人（即病人模型），需要时可以充气使用。但是有一种假人同样有效，且便宜得多，可以用白布制成，用沙子和锯末（很容易获得的材料）填充，即一份沙子和两份锯末的混合物，其重量大约等于一个中等身材的人的重量，可用于教学演示。对于某些课程，尤其是在教授病人的抬举和搬运时，应用较重的假人，比充满空气的较轻假人更好用；还可作演示灌洗、灌肠和导管插入术。

（2）**其他教学模具**：供教学演示用。①具体模型的制作：制作原料以石膏为主，以真人为模型，可用来展示特定手术中病人肢体应该如何摆放[3]。②婴儿模型的制作：用布缝成婴儿的形状，里面装入棉花，使其

① 孙景峰. 护士在护士学校内担任教授科学之商榷. 中华护士报, 1937, 18（2）: 316-319.
② Hope-Bell. 中华护士会第二届全国代表大会记录, 1915: 28-37.
③ 韩玉梅. 护士教育与实习模型之我见. 中华护士报, 1931, 12（1）: 16-19.

可以在腹腔内屈折活动，以便演示分娩过程中胎儿下降的机制。③抽象模型的制作：与具体模型使用的材料相同，但模型只制作到腹部，盆腔部分是空的，这样就可以在演示时将婴儿模型放进去。

（二）护理管理的调查研究

史籍采摘

中国研究生护士及其机遇[1]

1914 年，Withers 女士在首届中华护士会上作"中国研究生护士及其机遇"的报告，她提及"中国很大程度上不知道需要训练有素的护士，但那是今天而不是明天，研究生护士在中国的机会是无穷无尽的。他们必须接受培训，以担任主管和护士长"。

虽然当年各方面条件有限，但我国早期的护理管理者依然克服困难，做了大量调查性研究，包括护理资源配置的调查、医院床位与护士配置的调查、护理费用的调查[2]、男护士问题的调查等，这些调查结果呈现了当时的护理状况，也为提升管理效能提供了重要依据。

1. 医院护理资源配置的调查[3]　早期的护理管理者已关注到人力资源与医疗资源合理配置的重要性，并进行相关调查。

1920 年济南齐鲁大学药科主任 Dr. Harold Balme 在《护士季报》报道了全国各地教会医院病床、医护人员、医疗设施、医疗环境、后勤支持等的调查情况，研究结果显示：①人力资源配置，80% 的医院都报告过去一年仅有 1 名西医或受国外训练的医生，其中 34% 没有护士，52% 没有国外护士，62% 没有夜间看护常规，37% 由病人家属代任看护。②病床、医院空间，全国人口与医院病床之比高达 26 640 : 1，住院病人人均空间不足 800 立方尺者达 56%，65% 的医院没有隔离病房。③设备与屏障，超过 50% 的医院没有专门门诊及精密

---

① Withers. 中华护士会第一届全国代表大会记录，1914: 5.

② 林斯馨. 医院中之护病费用. 中华护士报，1935，16（4）：328-333.

③ Harold Balme. 在华教会医院之调查. 护士季报，1920，1（4）：23-25.

的医药设备，37% 没有防蚊虫的设备，67% 没有厨房屏障，71% 没有公厕屏障。④被服、用水供应，37% 的医院没有被褥或数量有限，仅供少数人使用，58% 不能提供清洁的病号服；院内有纯净水提供的仅占 8%，有活水的医院仅占 6%，50% 的医院没有沐浴条件。⑤洗涤、消毒设施，43% 的医院没有洗衣物、布巾的专门场所，34% 没有清洁消毒外科器械的条件。⑥诊疗设备、病人饮食等，87% 的医院没有 X 射线机，报告不能根据病理研究实施内外科诊治的医院达 72%；50% 对病人饮食没有限制和规定。以上数据提示 20 世纪 20 年代的中国医院护理资源有限，护理质量亟须提升。

2．护理人员配置的调查^① 中华护士会第十次全国代表大会上作报告提及，中国护士学校之程度颇不统一，较之美国，中国护士人数过少，中国现有护士 2 000 人，平均每 20 万人仅有护士 1 人，美国每 4 000 人中就有护士 1 人。

3．男护士培养与待遇之调查^② 为调查和解决全国各地男护士存在的问题，中华护士学会成立了男护士问题专门委员会，该委员会针对男护士问题做了大量调查研究，在 1936 年中华护士学会第十三届全国代表大会上作了第一次报告，报告了全国各地男护士的问题、状况和建议。调查结果显示，经中华护士会考试毕业的男护士，有 1 477 人，失业男护士为 16 人，全国共有 48 所学校正在培训男护士共 340 人，其中 26 所学校将来会继续培训男护士，48 所学校中有 38 所是乡镇医院，10 所是都市医院。全国男护士存在薪金不平均的问题，城市里男护士的月收入在 25～60 元，乡村男护士为 15～30 元。委员会还调查了各学校将来愿意或不愿意继续培训男护士的原因，并总结了各方对男护士培养的建议。

① 刘部长. 中华护士会第十次全国代表大会记录，1930：31-32.
② 中华护士会. 男护士问题专门委员会报告. 中华护士报，1937，18（1）：99-101.

五、推动护理学术研究及创新的管理机构、方法与制度

（一）中华护士会对护理研究的管理

中华护士会对中国护士教育及学术研究均起了重要的推动作用。其对学术研究的管理与推动作用主要体现为以下几个方面：

1. **创办《护士季报》，搭建学术交流平台**　虽然当时的季报上没有真正意义上的护理研究文章，但所刊载的护理研究与创新的相关内容十分广泛，主要包括护理理论、临床护理用品的研发与改革、临床护理创新技术与方法、国外护理新技术与新方法、公共卫生护理研究、护理教育与护理管理研究、会务信息等，繁荣了我国早期护理学术活动，推动了我国护理学科的发展。

2. **籍年会及节庆活动举行学术演讲，传播护理科学知识**　学会利用举办全国护士代表大会和护士节庆祝活动等各种机会，进行学术交流与研讨，促进我国护理事业的发展。每届代表大会均有大会报告与大会交流文章，如第一届全国代表大会，对中国护理现况最具有实际指导意义的当属钟茂芳撰写的《护士会如何能协助中国》；第四届全国护士代表大会上，大会要求代表们调查和研究所在地区人们的营养饮食习惯和烹调特点，以满足病人恢复健康的需要；第六届全国护士代表大会，交流的护理学术文章有"教授护士之表演法""中国自制之看护用品"等。

3. **通过加入国际护士会，获取与国际护理界交流的机会**　中华护士会加入国际护士会后，多次派出护士代表参会；此外积极推进护士外出进修，学习与借鉴国外先进的护理理念与创新护理技术，促进中国护理专业发展。

（二）编写护理研究相关的教材与参考书

教材与参考书可为护理研究的开展提供系统和科学的理论基础。值得一提的是，当时备受关注的 2 本教材《护病历史》《护士伦理》，

被认为可以不断提升护士的品德。《护病新论》（1920年）、《环游中国记》英文版（1927年）、《公共卫生与卫生学》（1928年）、《公共卫生护理学》（1932年）等教材，对培养护士的创新意识与能力起到重要作用。

（三）成立护士研究会与研究管理机构

通过成立护士研究会与公共卫生管理研究机构，为护理研究搭建了重要的学术平台。

1. 成立护士研究会[①]　1929年，在汉口成立华中护士研究会，从培训、交流等方面促进护理学术研究。若护士在毕业后即从事护士工作，则"仅有经验而却无学术之研究"，因此，中华护士会信宝珠总干事与施德芬校长发起华中研究班，借汉口协和医院开会，提及"使中华毕业护士得有研究学术之机会，亦开中国护士界新纪元"。1929年2月间，广州、成都也成立了护士研究会。中华护士会要求，"护士研究会为本会全国计划中之一部分，每年各大中心地点均须举行，本会之护士，须有此种扶助也。"研究会的演讲、研讨和提出的议案均以学术研究为导向，其中不乏学术价值。研究会的成立，说明学会在早期即认识到护理科学研究与学科建设的重要性。囿于当时护理专业发展水平的限制，很难有高水平的护理科研成果产出。

2. 成立公共卫生管理研究机构　民国时期，鼠疫蔓延，有学者建议设立卫生机关，研究和制订预防与控制之法。1925年成立的北平第一卫生区事务所，是我国最先创办也是中国近代第一个公共卫生机构，下设四科，其中之一是统计科，研究与分析公共卫生问题，为公共卫生护理的有效开展提供了许多重要研究和数据信息。

（四）制订推动护理研究的细则

中华护士学会办事细则[②]共十三章，其中，在第八章各地分会的细

---

① 中华护士会. 汉口华中护士研究会记. 护士季报，1929，14（2）：14-20.
② 中华护士会. 中华护士学会办事细则. 中华护士报，1937，18（1）：242-254.

则中，提出"各地分会应奖励会员著作论文，并报告与全会有特别关系之事"。通过各地分会鼓励当地护士开展护理研究并将研究结果撰写论文进行发表，促使不同地区的护士投身于护理研究和创新的浪潮中，进一步推动我国护理研究的发展。

我国临床护理实践与护理研究从无到有，通过不断探索与实践，初步形成了护理学科的知识体系，促使护理学能单独列为一个专业，为我们留下了一笔宝贵的财富，奠定了护理学科可持续发展的基石。我国护理学科要发展，就要不断学习和借鉴国外先进技术和方法、理论，不断探索，踏上具有中国特色的护理学科发展之路。

（张美芬）

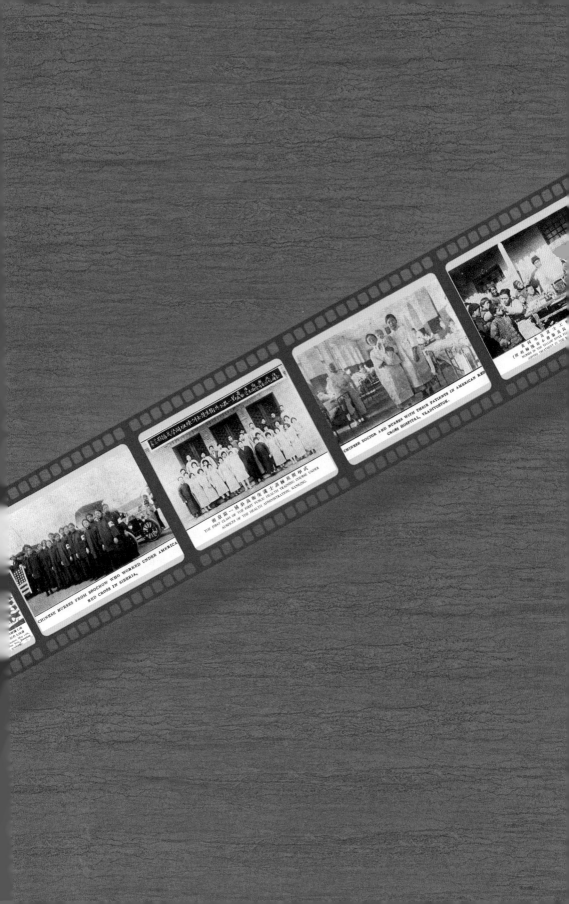

CHINESE NURSES FROM SOOCHOW WHO WORKED UNDER AMERICAN
RED CROSS IN SIBERIA.

THE FIRST CLASS OF THE FIRST PUBLIC HEALTH TRAINING COURSE UNDER
AUSPICES OF THE HEALTH ADMINISTRATION, NANKING.

CHINESE DOCTOR AND NURSES WITH THEIR PATIENTS IN AMERICAN RED
CROSS HOSPITAL, VLADIVOSTOK.

第八章
护理活动与社会

护理活动是围绕人而展开的。人具有生物性和社会性，护理活动不仅是针对个体健康的临床护理实践，还包括广义的社会活动，如组织管理、互动交流、公共卫生服务、特殊事件应对（灾难救护）等。

护理活动作为社会活动的一部分，在反映当时护理服务水平和护理学科发展的同时，还能够折射出当时的社会发展水平、社会健康意识以及医疗卫生水平。

本章主要介绍了在中国早期护理阶段中，专业学会主导下的社会活动，包括与政府、与其他医学团体、与其他护士团体之间的专业交流和互动关系；中华护士会主持参与的中国早期的公共卫生服务；战争和灾难中中国护士的救护活动。

通过对史料中早期护理活动的梳理，作为护理后人的我们能够从中感受到西方文明与传统的中国社会文明之间的融合与冲突；能够见证护理前辈们为了民众的健康福祉，努力构建中国的公共卫生体系；能够体会到护理前辈们为了争取护士的社会地位和合法权益而作出的不懈努力；更能够深切感受到在战火纷飞的动荡年代，中国护士为了国家和民族大义，不畏牺牲、救死扶伤的人道主义精神。

中国护理早期的社会活动是以中华护士会为主导的，包括其在发展中形成的社会关系、社会公共卫生服务，以及战争和灾难中的救护活动等。这些活动体现了护理服务博爱、仁道的精神本质，培育了民众的健康卫生意识，推动了中国早期公共卫生服务体系的建设，彰显了护士临危不惧的爱国主义情怀。正是通过这些护理活动，源自西方的护理学逐步在中国文化的土壤中生根发芽，开花结果，彰显了护理专业在整个健康服务体系中的重要作用及地位。

第一节 中华护士会的社会关系

在中华护士会成长发展的过程中，注重争取当时政府的支持，同时也注重与其他医学团体、国内外护士团体在专业建设、学术发展及人才培养等方面进行密切交流。

一、中华护士会与政府部门的关系

（一）助推政府出台相关政策，实现护士社会地位合法化

在中国护理事业发展的历程中，护士这一职业从无到有，从最早的民间自发到后来形成规范的组织体系，所取得的一切成就无不印证着护士社会地位的不断提升，使世人逐渐认识、了解、认可、接纳这一崇高职业。这一过程充满着艰辛坎坷，既有世风民俗的影响，也有政府在政策、制度上的推动，几方面相辅相成，共同实现护士社会地位的合法化。

一个从无到有的职业要取得合法的社会地位，离不开政府的承认和支持。在中华护士会的努力和推动下，当时的政府在提升护士专业地位方面，主要体现在对护士注册、护校立案制度的推行和实施。在

中华护士会的初创时期，就着手制定护士学校注册、护士文凭申请、助产士考试等管理办法。强调注册，是因为注册代表的是一种标准、一种法规，可以规范各学校的教学行为与质量，以此来保证本行业从业人员的同质和水平。

1912年中华护士会成立教育委员会，1914年首批4所护士学校在中华护士会注册，同年，成立了护士考试委员会。1915年，中华护士会就面向全国的护校提出了备案注册的要求："各处的护士学校每隔两年必须重新向本会登记一次"[①]。

1921年4月的《护士季报》刊登了《护士学校在中国护士会注册之规则》，阐明了无论教会、国立、私立校，只要是在护生德育、智育及医院制度方面与中华护士会所拟定的资格相符合者，中华护士会皆予以承认并给予注册，同时说明了注册细则。在1922年10月的《护士季报》上刊登了《护士学校向中国护士会注册章程》。

1930年开始，政府逐渐接手管理全国护校及护士的备案注册工作，实行政府统一管理。整体上看，当时的护士注册工作的合法化主要经历了三个阶段[②]：

第一阶段：中华护士会获得内政部登记证，即获得政府的合法承认。1929年冬，中华护士会总干事施锡恩由卫生署聘任为护士组主任。1930年1月，中华护士会在上海召开全国大会时时任卫生署署长曾发表演说，说明政府拟办理护士登记与护士学校立案。至1932年7月，在孙惠舫护士的努力之下，完成第一步登记工作——中华护士会获得内政部登记证，即有权购置财产、筹备大会，并进行各种护士事业，为国内登记团体之一。

第二阶段：护士学校向政府教育部立案。1933年3月，中华护士会理事长潘景芝由政府派遣出洋考察各国护士登记及护士学校立案情

① 佚名. 中华护士会第四次会议记录. 护士季报，1922，3（1）：21.
② 社论. 中华护士报，1935，16（4）：325.

形。在 1934 年 8 月召开的中华护士会汉口大会上，潘景芝作了考察报告；同年中央护士教育委员会成立并召开第一次会议。1935 年夏初，复请中华护士会通告注册学校，即将开始办理立案事宜，至 1936 年 7 月底截止。此为护士登记的第二步工作，即护士学校一律向教育部立案。自此时起，护校注册、管理等事宜正式转为直接由政府部门管辖。

第三阶段：办理护士个人登记工作。根据政府的计划，护校向政府立案注册后，政府将办理护士个人登记工作。卫生部长 1930 年曾在全国护士大会上说"护士规则公布后，卫生部必实行全国护士之总登记，各位护士自然必要照章注册"。当时卫生部主要担心的是私立学校"课程设置与立案不相符，除考试之外别无他法"，所以"以后的考试由政府或地方政府执行"①。这样就把护士考试与个人注册统管起来。

以上过程体现如下特点：一是从 20 世纪 30 年代开始，中国护理学术组织的活动得到了政府的关注；二是护理教育正式纳入国民教育体系之中；三是政府正式将护士作为职业进行统一的规范化管理。

（二）政府参与中华护士会工作

1. **政府代表参加护士会议**　当时的政府部门多次派代表出席参加护士会议。1922 年 1 月，在湖北汉口召开的中华护士会第六届全国代表大会得到了当地政府的关注和参与，多位政府官员出席并发表了演说，表达了对与会成员的欢迎以及对护士的尊重与支持："护士的工作，不但对于中国人民有很大的价值，就是对于世界人民也是这样。诸位现在正在打算未来的计划。我们虽然非常忙碌，但若有需要助力的地方，也都愿意尽力的。"②

1924 年 1 月 31 日，在广州公医医科大学召开中华护士会第七届全国护士代表大会，时任省长廖仲恺及其夫人何香凝、公医医科大学校

①　刘瑞恒. 中华护士会第十次大会卫生部刘瑞恒演说词. 护士季报，1930，11（1）：24-28.
②　佚名. 中华护士会第四次会议记录. 护士季报，1922，3（1）：15-16.

长李树籓等人出席了欢迎仪式①。

1936年9月30日至10月7日，在南京召开中华护士学会第十三届全国代表大会。在开幕典礼上，政府代表、教育部代表、中华医学会代表、金陵大学代表等分别致辞。湘雅医科大学颜福庆博士发表演讲。在此次大会上，大会主席潘景芝宣布，中华护士会更名为"中华护士学会"，因为本会不仅为一职业团体，且为一教育团体。

1946年10月1日至8日，在南京召开中国护士学会第二届全国代表大会。南京市政府、社会部、卫生署等部门代表发言；中国红十字会南京分会代表、中国红十字会总会代表、中央医院院长等人致辞。

1948年5月12日，美国驻华大使司徒雷登（Dr.J Leighton Stuart，1876—1962）在南京护士纪念南丁格尔护士诞辰会上发表演说②，他指出护士工作与人类有密切关系，需要应用科学，"科学可以改善思想，可以建筑思想，可以变化思想"；他还指出护士工作是伟大的，"最初大家认为有人服侍的人是伟大的，以后改变为能服侍的人才是一个伟大的人。无论何种职业都比不上护士职业有意义"；他还肯定了抗战期间中国护士的爱国精神，"护士最是实际爱国工作者。战时能使伤兵早日痊愈为国家效力，平时在各处军营中工作，都是很重要的"。

2. 参与中华护士会建设 当时中国刚从半殖民地半封建社会转型，经济困难，但在中华护士会的不懈努力下，得到了各级政府的多种形式的支持。1924年，广州市市政厅鉴于博济医院的医生和护士对社会的贡献，决定拨官地资助博济医院："以贵院有功于广州社会、院中医生护士以数百计，系贵院所办医学校及护士学校之毕业生均能尽力院务，为社会所尊重。……拨助博济医院之官地一百三十亩，该院乃世界第一教会医院也。"③

---

① 佚名. 广州大会的一瞥. 护士季报，1924，5（3）：8.

② 佚名. 司徒雷登大使演讲词. 中国护士季刊，1948，2（3）：2.

③ 佚名. 广州市政厅以官地拨助博济医院. 护士季报，1924，5（3）：21.

1929 年，中华护士会向政府申请资金支持，用作建筑汉口会所。但当时政府表示财政困难，无力支持。中华护士会几经周折，几次与北平市长、卫生局局长等交涉，申请给予办公房屋。最终在外交部档案保管处处长、卫生局局长等人的协助下，找到一合适场所，约有六、七亩地，地点甚好，并与中华医学会共同使用。于是，中华护士会由汉口迁至北平。其迁徙途中，亦得到平汉路警务处长的协助，减免了大半的运费，得以顺利将总会迁徙①。

1930 年，政府铁道部部长函复中华护士会总干事，允拨车一辆与中华护士会，以便将各种文件、记录、图书、器具等，由北平运至南京，只收半费②。

1946 年 10 月 1 日至 8 日，在南京召开中国护士学会第二届全国代表大会。教育部医学教育委员会秘书戴天右医师提出了"护士教育计划"；卫生署署长发表了题为《护士行政计划》的演讲。针对战后护士教育存在的诸多问题，戴天右医师表示医学教育委员会愿意给予帮助，包括尽量协助私立护校立案及使已停办的学校复员，充实设备；在不降低水准的前提下使立案手续简便；实习医院病床至少 50 张；学校有独立经费，或者医院保证护校有独立经费；增加培训班次；增设新护校。卫生署署长则阐述了战后卫生事业的现状及未来五年内的发展规划。发展规划涉及各级卫生行政机构的设立、各项医疗卫生服务的展开及医疗卫生人员的培养。在五年内，将培养和训练护士 5 850 名、助产士 5 000 名③。从中表现出政府对护理工作的认可与重视。

政府部门除了参加护士会议、参与中华护士会会所建设，有时还给予会员一点经济资助。如 1922 年，在湖北汉口召开的中华护士会第六届全国代表大会，共有十三个省 88 名代表参会，其中有 6 人是由广

① 佚名. 北平中华护士会总会之报告. 护士季报, 1929, 14（1）：4.
② 佚名. 中华护士会消息. 中华护士报. 1931, 12（1）：49.
③ 佚名. 中国护士学会第二届全国会员代表大会记录. 中国护士报, 1947, 1（1）：67.

东政府出资支持参会的 ①。由此可见，当时政府给予的支持十分有限。

（三）中华护士会与政府之间的合作

1. **合作开展护士教育**　国民政府设立了中央护士教育委员会，并邀请中华护士会与之合作，共同商定推进办法。在 1934 年中华护士会第十二届全国大会上，中华护士会选出五名代表——施锡恩、刘干卿、胡惇五、朱碧辉、潘景芝，同时，各省指定一名代表，共同组成中央护士教育委员会课程委员会并提出议案：生理疗法与音乐，应作为选修课，仍旧保留"国文""公民"课程；期限三年半，包括公共卫生训练在内；课程应具有伸缩性，以适应各护士学校之需要。该提案经中央护士教育委员会最后通过后，送交中华护士会各注册学校 ②。

1933 年 11 月，政府教育部普通教育司委托中华护士会拟定职业学校护士科课程大纲。在参考中华护士会与中央护士学校课程标准的基础上，还纳入了卫生署、中央医院、南京市卫生事务所等相关人员的意见，经过多次修改，以富有伸缩性、适应个别地方状况为原则，于1934 年春完成课程大纲并送呈教育部 ③。

1946 年，政府教育部聘请朱碧辉护士莅任医学教育委员会主持护士教育，如其不能按时莅任，则提名林斯馨、薛艺、胡惇五三位护士，由教育部聘请 ④。

2. **合作开展灾害救护工作**　1933 年秋，中华护士会理事长潘景芝自欧洲返回中国，被派往政府卫生署工作，她这样描述："最初数月，适值华北黄河水灾急待救济之时，由本署与中央卫生实验处组织黄河水灾卫生组，前往灾区工作。工作范围，除医疗而外，多注重防疫事务，结果，灾区无任何恶性之传染病发现，深为庆幸。" ③ 由此可以看

---

① 佚名. 中国昔日的看护会. 护士季报, 1922, 3（4）: 15.
② 佚名. 中华护士会第十二届全国大会记录. 中华护士报, 1935, 16（1）: 7-11.
③ 佚名. 内政部卫生署护士工作状况. 中华护士报, 1935, 16（1）: 205.
④ 佚名. 中国护士学会护士复员工作讨论会. 护士通讯, 1946,（1）: 9.

出，在医生、护士、公共卫生人员的通力合作之下，有效地控制了灾区疫情的发生（详见本章第三节）。

二、中华护士会与兄弟医学团体的关系

中华护士会成立后，与多个医学社团建立并保持了良好的合作关系，护士会活动得到了兄弟医学团体的支持。

（一）与兄弟医学团体之间的交流

1. **医学团体热心参与中华护士会会议**　在多届中华护士会全国大会上，除了有各级政府代表外，还不乏其他医学社会团体的参与。

1924 年在广州召开的中华护士会第七届全国代表大会上，多位医学界中外人士发表了贺词或演说。中华博医会会长郭守道医生与书记马雅各医士参加，二人均发表了演说。郭守道医生发表了题为《我们共同的责任》的演说，其中提道："我们有一共同的目的并担着共同的责任，就是救人的生命、医人的疾病、减人的痛苦，与传布卫生原理、个人健康和社会健康。欲达到这种目的，我们医生与护士，实在互相依赖。医生没有护士，护士没有医生，皆不能成事，因为我们是互相辅助的。" [1] 书记马雅各医士代表博医会祝贺中华护士会全国大会的召开，并发表了《护病之服役精神》的演讲。公医医科大学校长李树籓也发表了题为《护病为一种职业》的演说，他提到："护病之事，并不附属于医药业，这是一个独立的团体，所以为一必要的职业。……鄙人深信将来必有一日，使护士业别开一新纪元，变学生的训练而为学理的研究，并给学位于毕业之护士。" [2] 此外，中华卫生教育会代表爱博敦医生发表了演讲，介绍了"健生社"，以推动中国的公共卫生事业发展。

---

① 佚名. 中华护士会第七届全国代表大会记录，1924：45.
② 佚名. 中华护士会第七届全国代表大会记录，1924：42.

1926 年在南京召开的中华护士会第八届全国代表大会上，中华医药学会有两位代表参加①。1928 年在上海召开的中华护士会第九届全国代表大会开幕式上，中华医学会总干事陆医士致欢迎辞。1930 年在上海召开的中华护士会第十届全国代表大会开幕式上，博医会代表劳医士、洛克菲勒基金会代表格林、中国第一所产科学校校长杨崇瑞医师、红十字会总医院颜福庆医师等人发表演说。1948 年，中山医院院长沈克非先生受邀参加中国护士学会上海分会会议，发表题为《抗战期中护士服务之精神》的讲演。

2．中华护士会拜访其他医学团体　中华护士会除了邀请其他医学相关团体参与护士会的会议工作外，也拜访参观其他医疗团体。1933年，中华护士会参观中央防疫处，受到了热情接待，在公共卫生、妇幼保健等方面达成了合作共识。"此次中华护士会，结队来平，惠临本处参观，济济师师，颇极一时之盛，本处曷胜荣幸。……本处与贵会在公共卫生建设时期中，同居重要之地位，而育婴助产事业，尤为卫生之始基，惟冀随时携手，企图进展，以谋国人健康幸福，是则本处与贵会所应交相勖勉者耳。"②

（二）中华护士会与医学团体之间的合作

1．公共卫生宣传与教育　在 1923 年元旦召开的博医会上，博医会对中华护士会所做的事业颇为称赞，并邀请中华护士会加入博医会下的数个重要委员会参与讨论，这表示"中国医药及卫生问题之护士医生，从此将提携共事，为以前所未有也"③。此外，中华护士会亦接到公众卫生会的请求，"协力进行其重要事业"，并编制《家庭护病学》一书，由公众卫生会发行。这次会议后，中华护士会加入中华卫生教育会，主要的职责是教导人民卫生及家庭护病法，并在 1923 年 7 月出

① 佚名. 总干事之报告. 护士季报，1926，7（3）：9.
② 陈宗贤. 欢迎中华护士会参观中央防疫处演词. 中华护士报，1933，14（3）：255-259.
③ 佚名. 社说. 护士季报，1923，4（1）：1.

版的《护士季报》上，开始刊登《家庭卫生及护讲题暂拟纲要》①。

中华卫生教育会是由中华基督教青年会全国协会、博医会、中华医学会、中华基督教女青年会全国协会、中国基督教教育会、中华护士会六大团体组成的机构，旨在"保持中国国民之健康与促进卫生事业"。1924年1月出版的《护士季报》上刊登了《卫生教育会大纲及细则》，明确了该组织的宗旨与工作细则②。

1929年2月6日至13日，博医会医士大会在上海召开，中华护士会会长伍哲英与总干事施锡恩代表出席。此次大会主题为"公共卫生"。上海西门妇孺医院公共卫生护病主任戴惠恩护士发表演讲；卫生部代表刘博士介绍卫生部所定中国卫生事业计划大纲与各种公共卫生事业发展情况，并指出："欲加以实行，需有不少之公共卫生护士。此项卫生计划，将努力推行。"③

2. 合作开展人才培养　中华护士会与国内外医学团体组织合作，培养护理人才，中国护士开始走出国门接受教育，拓展了学术视野。

（1）**与博医会合作培养产科护士**：1926年，中华护士会与博医会联合委员会所提训练产科士的新计划，在中华护士会南京大会上通过。1929年2月，中华护士会会长伍哲英与总干事施锡恩代表出席在上海召开的博医会医士大会，此次会议通过了博医会与中华护士会合作成立委员会的报告，以训练和培养产科护士④。

（2）**选派护士国外进修学习**：抗战胜利后，联合国善后救济总署（简称"联总"）主办护士师资进修班，由华盛顿联总直接经管，包括欧洲四国与中国。中国人选先是由全国各卫生机关举荐，然后经卫生署、实验院、护理组等共同选定20人。其中有从事公共卫生者，有从

---

① 佚名. 家庭卫生及护讲题暂拟纲要. 护士季报，1923，4（3）：39.
② 佚名. 卫生教育会大纲及细则. 护士季报，1924，5（1）：22.
③ 佚名. 博医会医士大会报告. 护士季报，1929，14（1）：44.
④ 佚名. 博医会医士大会报告. 护士季报，1929，14（1）：43.

事护士教育以及护理行政者，进修时期定为 4 个月。

20 人分两组出发，第一组于 1946 年 8 月中旬到达，第二组于 9 月初到达。进修课程计划由华盛顿联总预先规定，第一个月是肺痨病护理，第二个月是传染病护理，第三个月是内科护理，第四个月则依个人兴趣分别到各处观察。前三个月课程包括理论讲授、护理操作和临床实习。

学员之一杨友凤详细描述了几个月的学习经历，特别是她总结了自己在美国学习的心得体会。她感受到了美国的交通便利、病人健康教育知识丰富、护士教授多为专门人才、都市医院众多治疗方便、护士学校相对独立、护士行政管理较国内合理以及美国民众的热情好客[①]。

另一位进修学员翟枕流也详细记录了在美国学习考察的经历，重点对美国先进的护理教育制度（学校数量、层次、学习人数、学制）与教学方法（电化教育、研讨式教学）进行了考察。翟枕流尤其注意到，美国的护理理念已经由消极被动的护理转变为积极预防的护理，护士成为民众的健康导师，这得益于公共卫生护士对病人及家属的卫生教育与疾病预防的指导；而且美国的护理工作范围已经从重视病人个体过渡到了其所处的整个环境，包括家庭、经济、职业、心理问题等[②]。

通过走出国门，中国护士不仅在专业知识上得以丰富，护理水平上得以提升，视野也更加开阔，为中国护理事业的发展提供了极大的启示和借鉴。

3. 共同维护护士权益　1925 年，博医会在北京开大会时，中华护士会与博医会联合委员会提出男护士住宿问题及无医士不派护士做配药工作的议案，均经通过，并由两会总干事将此项议案分送各差遣会。

1927 年初，有若干医院被"不知护士职务与地位"的人所扰，护士会执行委员会即会同全国医学会与中华医学会，呈请政府保护各医院

① 杨友凤. 联总护士师资赴美进修班报告. 中国护士报，1947，1（1）：7.
② 翟枕流. 护士事业的观感中国护士季刊. 中国护士季刊，1948，2（3）：12-16.

及院中办事人员。但因政局变动不定，致谈判突然终止。中华护士会向全国护生发出呼吁："一般护生，请在中华护士会内得有确定之地位，以资保证，而免外界之人不知护病系一种专门职业者，加以干涉。"①

（三）其他医学社团对护士会的资助

中华护士会在建设过程中，除了受到政府的支持外，还得到了国内外医学团体的资助。正是在各方的共同扶持下，护士会才能不断发展壮大。

中华护士会在湖北汉口办公期间，每年开会时只能在礼堂或课室或他处，1929 年，山西太谷仁术医院捐款帮助改善该条件②。

抗战期间各地护士学校缺乏护理教科书籍，经中华医学会教会医事委员会的发动，募得加拿大红十字会捐款 200 万元，先后译印教育部及中国护士学会护理教材共十二种，分赠各护士学校③。

自 1943 年 4 月份起，美国医药助华会按月汇款给中国护士学会资金，再转拨给由中国护士学会设立的三所护校及由其补助的五所私立护士学校，用以支持护士教育；自 1944 年 10 月份起，美国医药助华会的捐款全部捐助在军队服务多年、成绩优良的护士③；至 1946 年，该笔奖励人员又增加了"在边疆服务二年成绩优良者"④。

国际救济委员会桥锡天博士，兼任援助护士学校委员会秘书，给予中国护士学会极大援助，在 1946 年第二次会员代表大会开幕前，支持修理房屋，又为出席大会代表补助旅费⑤。

（四）中华护士会与护士公会的关系

针对护士在社会上的声望不高、护士职业被社会人士轻视的情况，曾经两度赴美学习的中国护士翟枕流在 1948 年《中国护士季刊》上发

---

① 佚名. 中华护士会第九届全国代表大会记录，1928: 11.
② 佚名. 山西太谷仁术医院护士学校同人为护士会捐款之经过. 护士季报，1929，10（3）: 15.
③ 佚名. 会务报告. 护士通讯，1945，(1): 2.
④ 佚名. 中国护士学会护士复员工作讨论会. 护士通讯，1946，(1): 14.
⑤ 田粹励. 总干事报告. 中国护士报，1947，1（1）: 37.

表了一篇题为《为什么要组织护士公会》的文章 ①，详细地阐述了组织建立护士公会的原因、必要性和重要意义，呼吁加强扩大中国的护士公会（旧时称同行业人员联合组成的行会组织为"公会"，类似今天的"工会""协会"）。

护士学会与护士公会的工作内容和功能不同，护士学会偏重学术研究，而护士公会则侧重于保障护士的合法权益、提升护士的社会地位。

■ 史籍采摘

为什么要组织护士公会？（节选）①

医师有医师法，助产士有助产法的颁布与保障，为什么我们有悠久历史的护士，而立法院并不给予我们立法的保障呢？政府对我们是'存而不论'，这样证实了我们的职业失去了保障，证实了社会人士对我们职业的轻视，同样也证明了我们与政府间的距离很远。为什么会距离这样的远？并不是因护士教育水准低，也不是因护士职业与社会脱了节，而最大的原因就是我们没有良好的组织与团结力量表现。

最好的途径，莫过于从速加强扩大组织我们的集团——护士公会。要将现在七零八落的护士组织在团结统一的号召下，合并一个全国性的护士公会，这样的组织才能发挥力量。

第一，护士公会并非对护士学会的工作有所不利，因为在行宪时，学会并不能发挥作用，只有公会会员在竞选上才有合法的地位与保障，因此公会在行宪期间是有其价值的。第二，改善护士辛苦工作状态的方法，就是要能用共存自立的方式去消灭自生自灭的现实，要实现这个理想，就必须依赖团结，而护士公会就是代表护士团结的具体力量。第三，护士公会不是一个统治机构，而是协助政府实施宪政的一个自由、民主的职业团体。第四，应从速促成各省市成立公会，然后再成立全国护士总公会，以领导全国护士奋斗图存。第五，希望每位同道注意政府法令，不仅是为了自己的职业保障，而且还是作为公民的应有常识……

① 瞿枕流. 为什么要组织护士公会？中国护士季刊，1948，2（1）：15-18.

倡议加强建设护士公会，反映出当时虽然中国的护理事业得到了各级政府的一定支持，但总体力度不够，社会对待护士职业的态度与看法有一定的局限，也反映出护理界，特别是当时护理组织领导者努力突破困境的智慧与胆识。由此可见，当时护理界已意识到自身职业发展存在的问题，试图通过创设护士公会以求达到"以精诚团结互助，推进护理事业，并保障护士合法权益"的美好愿景，以及最终提高护士的社会地位与社会声望的最终目的。

三、中华护士会与国外护士团体的关系

（一）拓展国际关系

1. **国际同人对华交流** 在中华护士会组织的诸多活动中，不乏国际同人的声音和身影。

1923 年，美国加利福尼亚州护士注册局长安娜·杰姆（Anna C Jamme）来华，参观了天津、北京、上海、广州各医院，在上海时受到了中华护士会的热情欢迎。她对中华护士会所做的工作给予了高度赞扬，并表达了建设公共卫生护理事业的重要性，指出经验丰富的美国护士已经在长沙开始进行公共卫生护理工作，这将得到中美双方的持续关注——"予颇惊于贵会事业之伟大，于各地护士中均见有成功之佐证，而尤可喜者，则为在此间所见南丁格尔女士之服务精神，各护士之治事，皆极现愉快之状。中国亟须公众卫生护士之事业，正与他国同，美国波士顿麦萨区赛医院之毕业生茂德·巴柔女士（Miss Maud Barou）已在长沙湘雅医院着手进行此项重要之护病事业，女士于此，大足胜任，因其在国内时，于公众卫生及工业卫生上均富有经验也，今乃于中华护士会之历史中开一新途径，故我人于女士之事业，

均将注意观之也。" ①

在多次召开的中国护士会全国大会上，都有国外护士团体发来贺电或派代表出席会议。1924年在广州召开的中华护士会第七届全国代表大会开幕式上，很多国家的护士会等团体发来贺词，如美国护士会、英国护士会、加拿大护士会、新西兰护士会、印度护士会、菲律宾护士会、伦敦护士专门学校、美国全国公共卫生护病会、护病教育联合会及英国护士联合会等。

1926年在南京召开的中华护士会第八届全国代表大会上，韩国护士会派代表参加；同时，中华护士会亦派代表参加于四月间在韩国召开的护士大会②。1928年在上海召开的中华护士会第九届全国代表大会开幕式上，瑞士日内瓦护士裴爱迪代表万国护士会致贺词，特罗甫代表妇女国际和平自由联合会致贺词③。1930年在上海召开的中华护士会第十届全国代表大会开幕式上，美国耶鲁大学护士学校教务长顾护士发表演说，并赴各地护士学校参观④。1930年4月，美国纽约哥伦比亚大学护士教育与卫生教授司徒华来华访问。

1936年9月30日至10月7日，在南京召开中华护士学会第十三届全国代表大会。当时马来西亚的爪哇华人医院护士学校主任报告了爪哇护士事业概况："爪哇医院林立，病人就诊者不少，其设备亦颇完全，惟护士教育甚幼稚，训练亦不整齐，洗抹清洁等各项事工，全由护生担任。护生入学之程度为小学毕业，年龄在十三四岁之间，毕业期限三年，与中国护士比较颇有参差。"⑤

① 通讯. 护士季报，1923，4（1）：36-37.
② 佚名. 中华护士会第八届全国代表大会记录，1926：54.
③ 佚名. 中华护士会第九届全国代表大会记录，1928：2.
④ 佚名. 美国耶鲁大学顾护士演说辞. 护士季报，1930，11（1）：4.
⑤ 佚名. 中华护士学会第十三届全国代表大会记录. 中华护士报，1937，18（1）：7.

■ 史籍采摘

美国耶鲁大学护士学校教务长演说辞①

1930 年在上海召开的中华护士会第十届全国代表大会开幕式上，美国耶鲁大学护士学校教务长顾护士发表了演说，表达了对护理职业和护士教育的观点。

1. 肯定女性从事护理职业的适宜性。"予等敢言世界上任何职业，能表现妇女之各种能力如护病者，实属寥寥无几。""更研究护病业之发展，则知其实为联络古今妇女之一连环。"

2. 强调护理职业要借助科学之力发展。"今日之护士，必须能说两种言语，一为科学的言语，一为普通人民之言语。凡为护士者，须知十九世纪科学之使命，为科学的智识、有权改变世界。"

3. 呼吁护士教育的重要性。"而 20 世纪东方与西方之目的，则为改革与行动，但其改革与行动，均须为有识的，而有识之改革与行动，非有最优美之思想不可。故护士教育，与一般人才荟萃、以研究人民健康问题之各机关，其关系乃至为重要。"

"美国护士教育现有一重要之发展，惟尚在萌芽中者，则为各种预备科目（耶鲁大学称为临诊前之科目）之集中。据鄙人之意，为一定地点之学校，规定此等科目，即为护士教育集中之第一步。此法在各地，现有种种不同之计划，其最好之办法，系规定数校合作，虽各为一完整之护士学校，而因合作之故，即可得较好之学科，由合格之教师指导。"

2. **中国护士参加国际会议**　中华护士会以积极参与国际会议的形式，努力拓展国际交流，主要参加国际护士大会，并在大会中展示中国护理事业发展，得到了国际社会的广泛肯定，有效地提升了中国护理的国际影响力。

（1）**参加国际护士会主办的各类会议**：中华护士会加入国际护士会（时称"万国护士会"）后，共派代表参加了 5 次国际护士大会及数次理事会议或特别会议。

1925 年，中华护士会派伍哲英、信宝珠、盖仪贞、温道德②4 名正式代表参加在芬兰赫尔辛基召开的第五届万国护士会。

---

① 佚名. 美国耶鲁大学顾护士演说辞. 护士季报，1930，11（1）：4-16.
② 佚名. 中华护士会第七届全国代表大会记录，1924：12.

1927 年 7 月，万国护士会董事部在瑞士日内瓦召开理事会会议，施德芬代表中华护士会出席会议[①]。

1929 年 7 月 1 日至 13 日，中国护士代表团参加了在加拿大蒙特利尔举办的第六届万国护士会，参会正式代表有：会长伍哲英、副会长盈路得、陈雪影、戴惠恩、施锡恩[②]。

1933 年 7 月 4 日至 15 日，中国护士代表团参加了在法国巴黎举办的第七届万国护士会。领导层最高会议于 7 月 7、8 两日在巴黎召开，正式大会于 7 月 9~12 日在巴黎召开，13~15 日在布鲁塞尔。中华护士会正式出席代表包括潘景芝、包爱敬、孙金凤、施德芬、信宝珠。除 5 名正式代表外，中华护士会还有 10 名会员参加会议[③]。

1937 年 7 月 18 日至 24 日，中国护士代表团参加了在英国伦敦召开的第八届万国护士会。中华护士学会林斯馨、田粹励、王乐乐、普仁德、葛莱德五人为正式代表，其他会员出席人数 20 余人。林斯馨理事长在大会中做了《护士立法与护士登记》的演讲；田粹励干事发表了题为《护士与护生之比例》的论文[④]。

1944 年 10 月 6 日，余琼英和包艾靖代表中国护士学会出席在美国纽约的国际护士会特别会议；1946 年 9 月 3 日至 5 日，中国护士学会施德芬代表出席在英国伦敦皇家护士学院举行的战争胜利后第一次正式理事会议，并赠送中国护士学会 1937 年至 1945 年的工作报告[⑤]。

1947 年 5 月，在美国华盛顿及大西洋城召开第九届国际护士大会。中国有聂毓禅、田粹励、朱碧辉、张祖华、王雅芳五名正式代表参加。五位代表的旅费，其中三名由美国护士提供，一名获得罗氏基金奖学金支持，另一名由美国医药助华会资助。在大会议程中，我国代表一名致谢

---

① 佚名. 中华护士会第九届全国代表大会记录，1928：9.
② 施锡恩. 万国护士会报告. 护士季报，1930，11（1）：17.
③ 信宝珠. 万国护士大会之回声. 中华护士报，1933，14（4）：349.
④ 葛莱德. 参加国际护士大会感言. 中华护士报，1938，19（1）：35.
⑤ 田粹励. 国际护士会中国护士学会. 中华护士报，1947，1（1）：80.

词、一名为主席、一名参加领导讨论。我国代表看到美国的护士教育后，深有感触："我国护士情形，以中国护士学会立场言，在国际中颇有相当地位，今后希更能团结一致，互相砥砺切磋，加强学会力量，巩固学会机构，俾得有所成就，在国际地位不落人后，则我全国护士均幸甚矣！"[1]

（2）**参加其他国际会议**：中华护士会曾参与其他国际组织或国家的护理会议。1926 年 4 月顾仪华参加朝鲜的护士会；1926 年 11 月伍哲英会长与总干事施锡恩同赴日本东京参加第二次东方红十字会大会，伍哲英是万国护士会护病委员会会长，日本、泰国两国护士与二人进行了广泛深入的交流，尤其是询问万国护士会事宜。两位代表的经验颇得委员会其他委员的赞许[2]。

中华护士会理事长潘景芝出席于 1933 年 6 月在比利时举行的国际医院公会，并被推举为护病股国际委员会委员。

3. **中国护士对外参观考察**　最初是中华护士会的外籍护士有机会走出国门实地走访考察，后来中国本土护士渐渐有机会出国参观考察各国医疗卫生发展状况。

1924 年，盖仪贞参观越南西贡巴司徒医院。该院创建于 1890 年，为巴黎巴司徒医院的分院。盖仪贞从整体上参观了医院的环境，包括部门设置、人员分工等，尤其重点了解了该院自制的抗疫血清药物，用于抵抗天花、丹毒等传染性较强的疾病，以及在治疗脚气病上亦有创新方法[3]。

1926 年春，信宝珠干事与施德芬会长一起，经欧洲至美国，途经耶路撒冷、巴勒斯坦、埃及、意大利等国。信宝珠与施德芬在途中参观各地医院、访问护士、参与各地护士会议，并发表演说。3 月间，施德芬一行人乘船抵达越南西贡，参观了西贡由法国人创办的官立医院、母

---

① 罗王雅芳. 国际护士大会开会经过. 中国护士季刊，1947，1（3）：9.
② 佚名. 中华护士会第九届全国代表大会记录，1928：9.
③ 盖仪贞. 参观西贡巴司徒医院. 护士季报，1924，5（4）：19-22.

第一节　中华护士会的社会关系

409

亲医院及其护士学校。官立医院因为多数病人为男性，故其护士学校只培训男护士，学生的课程与考试皆用法语；母亲医院为一妇产医院，院内有护生三十四人，学期为两年，每月有津贴 5 元，膳食及制服由医院供给，同样是法语教学①。5 月，信宝珠干事与施德芬会长一行人抵达英国伦敦，访问英国护士会，对方于 5 月 4 日开会欢迎中华护士会代表。施德芬会长以中华护士会名义向英国护士会赠送了带有中华护士会标记的红色花毯；英国护士会会长亦询问了中华护士会的工作。此外，信宝珠与施德芬一行人还参观了伦敦大医院、英国护士大学等处②。

1926—1928 年，信宝珠干事回到美国，出席了在大西洋城召开的万国教士大会，作了题为《我人之护病事业》的报告，并赴白宫觐见时任美国总统约翰·柯立芝（John Calvin Coolidge）。1928 年回到中国前，时值美国卫生大会在大西洋城召开，信宝珠作为中华护士会正式代表出席了会议③。

1933 年，施德芬在赴巴黎万国护士会的途中，参观了印度麻风病医院。描述了该院的院址、发展历程、现有规模及目前使用的治疗与护理方法。"印度中南部狄区巴里之麻风病医院，为世界著名麻风病院之一，占地 250 余英亩，风景优美，院中麻风病病人约 400 名④。"

1933 年，信宝珠在赴巴黎万国护士大会的途中，参观了多个国家及地区的风土人情和医疗卫生情况，包括马尼拉、新加坡、马来西亚等。在新加坡还参观了麻风病病人居留地，其设备完善、清洁整齐。途经甘堤时，看到了设在风景美丽、气候阴凉之山中的"新鲜空气学校"，里面的儿童均健康快乐，使得信宝珠女士不禁感慨，希望在中国南方也有这样造福儿童的学校⑤。

---

① 施德芬. 安南参观两护士学校记. 护士季报，1926，7（3）：2-3.
② 佚名. 欢迎中华护士代表. 护士季报，1926，7（3）：9.
③ 总干事信宝珠报告. 中华护士会第九届全国代表大会记录，1928：33-34.
④ 施德芬，印度麻风院参观记. 中华护士报，1933，14（3）：306.
⑤ 佚名. 总会消息. 中华护士报，1933，14（4）：386-387.

1933 年，在国际联盟卫生股的资助下，中华护士会理事长潘景芝作为中国护士的代表对欧洲多国公共卫生护理运动及护士教育进行了参观考察。在公共卫生护理方面，她关注到欧洲多国公共卫生护士工作的种类、受到的教育等问题，并注意到各国之间虽有差距，但欧洲的公共卫生护理已确立基础，并逐步得到发展。潘景芝认为，"公共卫生护病为一强有力之青年运动"[①]，欧洲的护士教育与社会需要是紧密联系的，非常值得我国借鉴。在护理教育方面，潘景芝在《欧洲护病状况报告》中介绍了波兰、南斯拉夫、法国、比利时、英国等国家的护士教育情况，包括学校数量、学习期限、入学资格、教学设备、教学方法、教学师资、毕业标准等。在此基础上，潘景芝提出了教育对于护理发展的重要性，及需要借鉴他人经验，不可盲目而为，"夫发展护病事业，有一最重要之条件，即为刺激公众之注意，不仅注意于护病之职业，并须注意于护士教育，学校课程，及入学程度等。毕业生之教育诚极重要，然而预科之重要尤甚。我人以彼此之经验，当继续努力进行，然必须小心翼翼，而于事实之真相亦须更为明了。我人切不可以自身之困难，而耗费应用于维持公众健康之时间也"[②]。

1945 年，英国助华会主任委员克利波斯，在征得政府同意后，英国助华会驻华委员会选派出四名代表——陈纪彝（代表全国儿童保育总会）、黄翠峰（代表全国妇女慰劳总会）、高仁瑛（代表全女青年会）、周美玉（代表中国护士学会），作为中国战时工作妇女代表，前往英国考察战时妇女工作，为期三个月[③]。

（二）与国际护士团体合作培养护士

1920 年时，美国护士联会曾在《护士季报》中发表文章[④]，表达了

---

① 言潘景芝. 欧洲护病状况报告. 中华护士报，1934，15（1）：9.
② 言潘景芝. 欧洲护病状况报告. 中华护士报，1934，15（1）：11.
③ 佚名. 会务报告. 护士通讯，1945，（1）：2.
④ 佚名. 美国护士联会对于中国护士之注意. 护士季报，1920，1（4）：28-29.

对中国女护生训练的关注。美国护士联会拟发起募捐，发动一千余人，每人每年至少捐款一元，以资助适宜的中国女子接受护士教育。

美国红十字会每年以奖学金给予美国籍及非美国籍护士各一名，入伦敦南丁格尔国际基金会所办护士科深造。美国籍护士由美国红十字会、美国护士会及南丁格尔基金委员会共同选择；非美国籍护士，则由红十字会联合会与国际护士会保送。第一届给予非美国籍护士的奖学金，由我国陈秀云女士获得，其于 1938 年 8 月赴英，在伦敦南丁格尔基金学校进行研究学习[1]。

新西兰南丁格尔基金奖学金设奖学金五百英镑，赠予中国护士学会，可选择护士一名到新西兰深造。1935 年时，正值战后国家复原，故当年未能选派。1936 年，中国护士学会开会议决了选拔流程——需经过考试且符合考试资格者。考试科目包括笔试（国文、英文、史地）、口试（英文）、体格检查；考试资格包括需是本会会员、未出过国、服务五年以上[2]。1948 年，陈梯云护士被保送至新西兰进修学习。在信中她描述了在新西兰学习生活的情况："护病事业甚为发达，护士教育及技术均划一，尤以 Plunket 制度下母婴工作更为优良。居民之健康及疾病均有免费照顾，每人享有社会安全制度的利益。进修于三月三日开课，全班 61 人中，除澳大利亚及本人二名外，余均为本地人。课程分为三组：公共卫生、医院及护校行政、助产。多数课目在维多利亚大学上课，并参观各处，总之此行不虚。"[3]

史料中关于与其他护士团体合作培养护士的记载不多。从有限的资料中，可以看出当时中国护士走出国门的机会很有限，但正是这些星星之火，成为中国护理事业向更高水平发展的火种。

① 佚名. 国际护士奖学金. 中华护士报, 1938, 19（4）: 188-189.
② 佚名. 中国护士学会护士复员工作讨论会. 护士通讯, 1946,（1）: 14.
③ 佚名. 来函择录. 中国护士季刊, 1948, 2（4）: 24.

第二节　促进公共卫生事业的发展

20 世纪初，中国医学与护理学教育的发展加之西方卫生健康、卫生防疫理念的传播，催生了中国公共卫生事业的诞生和发展。本节将从中国护士学术组织及护士在参与、促进公共卫生事业发展中发挥的作用，以及对城市公共卫生的改善、乡村卫生护理体系的构建和护理科普与护士健康教育三部分内容，呈现一个客观、真实的历史脉络。

一、参与城市公共卫生的改善

20 世纪初，随着西方卫生理念的传播和我国卫生事业的建设和发展，公共卫生护士在中国本土萌生并逐渐推广至全国。公共卫生护理实践的积极开展，推动了我国公共卫生护理体系的建立，同时在我国公共卫生事业开创初期发挥了重要作用[1]。为满足社会对于公共卫生护士日益增长的需求，各大高校和医院也开启了对公共卫生护理人才培养制度和培养体系的探索[2]。

（一）开创城市公共卫生护理事业

公共卫生护理是整个公共卫生事业的一个重要组成部分，由护理、公共卫生和一些其他社会组织共同组成，其宗旨是改善社会环境和物理环

> **史籍采摘**
>
> **中国何以需要公共卫生劝导员[3]**
>
> 中国何以急需公共卫生护士？因已承认公共卫生之需要且有方法以应付此需要故也。中国多需资格完美之公共卫生护士，尤其具有公共卫生精神之护士，以灵敏应付各方面巨大之要求，是知清除道路，填平孔穴，移去横木，相助者自有其人也。

---

① 胡宣明. 公共卫生护士在今日之中国. 中华护士报. 1931, 12（4）：5-7.
② 陈朱碧辉. 公共卫生委员会报告. 中华护士报. 1933, 14（1）：87-88.
③ 陈朱碧辉. 中国何以需要公共卫生劝导员. 中华护士报, 1933, 14（3）：276-279.

境，预防疾病、促进康复和减少残障发生。在工作角色分工演变过程中，临床护士多密切关注疾病护理，而公共卫生护士则承担着公共卫生知识的传播者及社会卫生服务的提供者等专业角色，并更加关注家庭整体健康、无法就医的病人及其家庭、特殊人群及影响整个社区的健康问题。

1. 公共卫生事业的兴起　20世纪初，公共卫生工作已经在多个国家发展起来。随着中西方交流的增多，西方的公共卫生理念逐渐传入中国，国人对于公共卫生的重视程度逐渐提高。最初是在全国各地相继开展小规模妇婴保健工作[1][2]。1922年，湖南长沙湘雅医院公共卫生部成立，并与湖南卫生会合作开展学校卫生工作、婴孩查体、灾害后的防疫及出院后病人的随访工作[3]。不久，北京、上海等城市也相继成立公共卫生部，同时增设儿童家访和产前门诊[4]。

2. 公共卫生护士的出现　1925年9月，在北京协和医学院院长麦克林（Franklin C. McLean, 1888—1968年）和京师警察厅的支持下，成立了中国第一个地方政府级的卫生事务所，即"京师警察厅试办公共卫生事务所"。同时，北京协和医学院高级护士学校与卫生区事务所合作，首次开设公共卫生护士人才培养训练班，标志着中国公共卫生护士的出现[5]。"京师警察厅试办公共卫生事务所"是当时公共卫生护士的主要实习基地，为开展公共卫生护理教育、培训公共卫生护理人才、普及宣传公共卫生知识及推广公共卫生护士作出了重要历史贡献[6]。

1928年，"京师警察厅试办公共卫生事务所"改名为"北平市卫生局第一卫生区事务所"，卫生事务所的所长及医护教师均由医学院及护

① 佚名. 四川涪州生产及婴孩幸福事业. 护士季报，1924，5（4）：30-36.
② Laura Wells. 上海广仁医院组织医院服务社. 护士季报，1920，1（2）：31.
③ 王慰曾. 湖南长沙湘雅医院公共卫生事业报告. 护士季报，1926，7（3）：10-11.
④ V. B. Appleton. HealthCetres. 中华护士会第六届全国代表大会记录，1922：102-107.
⑤ 陈朱碧辉. 中国何以需要公共卫生劝导员. 中华护士报，1933，14（3）：276-279.
⑥ 佚名. 北京京师警察厅公共卫生护士事务略报. 护士季报，1928，9（4）：5-6.

校聘任。所内设有行政管理、生命统计、传染病管理、卫生保健（包括环境卫生、工厂卫生、学校卫生、妇幼卫生）及公共卫生护士等部门，并设有内、外、妇幼、口腔、结核病防治等门诊。其中，公共卫生护士的工作内容包括：卫生宣教、家庭访视以及配合其他部门开展卫生工作[①]。

3. **公共卫生护理实践的探索** 公共卫生护理实践探索具体表现为以下五点：

（1）**公共卫生护士教育团体的成立**：1924年，由中华基督教青年会、全国协会博医会、中华医学会、中华基督教女青年会、全国协会中国基督教教育会以及中华护士会六大团体共同联合成立"卫生教育会"，旨在让各个团体协同合作，共同保持和促进中国卫生事业的发展[②③]。1925年，卫生教育会办事处给公众分发健康简报，主题包含口腔护理、个人卫生、中国城市卫生、婴儿卫生、幼童卫生、预防感冒、消灭蚊蝇等，主要形式包括中英文文本图解、健康讲座、图表、海报和单张插图等，并建议每所医院均设购买健康简报地点，以惠及更多人群[④]。

（2）**编撰公共卫生护理书籍**：1916—1926年，中华护士会共出版护理书籍19种，其中也包括翻译和编著的公共卫生护理书籍，促进了公共卫生知识的传播和公共卫生护理实践的开展。中华护士会胡宣明博士为医生、护士和家庭照顾者出版了书名为《病症》的家庭护理书籍，内容包括疾病的症状、病室的护理、被服的护理、沐浴、病室用品护理、饮食、给药和治疗、发炎与抗刺激物、传染病病人护理、常见病和急救、儿童和老人的护理等，内容丰富、科学实用[⑤]。

（3）**战争时期的实践**：1931—1933年，因国内战事纷乱，中国各

---

① 佚名. 北平第一卫生区事务所. 中华护士报，1933，14（1）280-285.
② 佚名. 卫生教育会大纲及细则. 中华护士会第七届全国代表大会记录，1924：370-376.
③ 佚名. 卫生教育会大纲及细则. 中华护士季报，1924，5（1）：22-27.
④ 佚名. 中华卫生教育会. 护士季报，1925，6（3）：16-17.
⑤ 佚名. 又有一本新卫生书出版了《看护病人要诀》. 护士季报，1925，6（3）：17.

地公共卫生事业发展不平衡，公共卫生护理工作部分地区遭遇困难甚至停滞，如上海市卫生局公共卫生护士事业以及高桥、吴淞等地卫生事业遭遇破坏，被迫停顿。但有些地方也开始尝试拓展公共卫生服务领域，如广州公共卫生事业随着北平市卫生局第一卫生区事务所培训劝导员的加入，逐步开展了妇婴卫生和学校卫生服务，并逐步建立了农村卫生模范区。湘雅医院基本确定了公共卫生护士的工作内容，为长沙居民提供普通的公共卫生服务和学校卫生服务。国内其他地区的公共卫生事业也逐渐由单纯的学校卫生或妇婴保健向外扩展。以北平市卫生局第一卫生区事务所为代表的公共卫生模范区工作，逐步在河北清河县等地开展小规模农村卫生模范区的探索[①]。

（4）预防灾害疫病的实践：1910—1911年，在经历鼠疫及参加万国防疫会议之后，中国随之成立北满防疫会。该组织全部由政府定期拨款资助，主要职责为预警和控制鼠疫局部暴发。会中成员多为医生和护士，人员主要分布在鼠疫流行地区的医院，在常规医院工作之余负责调查民间瘟疫暴发情况。该组织流动性很强，随时准备在疫区集中力量，并且在必要时会增加额外的工人参与[②]。

（5）学校卫生的实践：北平市卫生局第一卫生区事务所建立后，选择了四所学校作为健康教育试验点，标志着我国实验性学校卫生工作系统性发展的开端。随后，经过在全国各地三年的推广，各地纷纷探索。例如，上海市在医疗、预防和保健工作取得良好效果后，也开始在学校开展卫生工作；1929年夏，教育部和卫生部联合开办了学校卫生暑期讲习班；1930年，南京也开始开展学校卫生工作的实践探索[③]。

1933年，国民政府将健康教育工作分为两个组织机构。①全国经济委员会卫生实验处：在卫生教育体系内设立学校卫生室，主管全国学

① 陈朱碧辉. 公共卫生委员会报告. 中华护士报，1933，14（1）：87-88.
② 上海卫生教育会 W. W. Peter. 北满防疫论. 护士季报，1921，2（2）：13-16.
③ 佚名. 卫生教育列入学校课程之发展. 中华护士报，1934，15（1）：55-57.

校卫生的设计和实验及推广工作；②健康教育委员会：实现卫生和教育合作的具体组织，并实践学校卫生的方案。1936 年 4 月，健康教育工作方案在全国学校卫生行政技术会议上通过并在全国推行[1]。

（二）构建国家公共卫生护理体系

1. **中国公共卫生事业发展面临的问题及发展背景**　1928 年，公共卫生委员会发布了《中国公共卫生方略》，阐述了当时中国公共卫生事业发展面临的挑战及问题，例如公共卫生学校开设少、公共卫生人才教育程度低、公共卫生师资缺乏、乡村人口多于城市人口、中国经济状况低下，阻碍公共卫生事业发展的问题，同时强调应当立足于社会对于公共卫生人才的需要开展人才培养[2]。

2. **国家公共卫生护理体系中的服务机构**　1935 年在中华护士会第十二届全国大会上，总干事朱碧辉汇报了卫生署与国家卫生实验处在全国各地逐渐开展城市与乡村卫生事业的情况[3]，具体包括：①设立公路卫生服务，在中国各省设立公共卫生局，覆盖长江下游五省。在公路沿线设立 2～3 个诊所，用于治疗和预防疾病。②建立省卫生事务所，此项措施是当时中国大卫生运动的创新事例。③建立县医院，县医院是基层防治疾病最重要的卫生机构，所有卫生工作均可在一处完成，县医院的建立是解决当时中国卫生问题的良好策略。④设立水灾救济组，水灾救济组以备在黄河发生水灾时防止灾区居民发生传染病。⑤开展公共卫生训练班，由卫生署开办 6 个月的公共卫生护士训练班，毕业班结束后毕业生分派至全国各个卫生机构。⑥扩充卫生委员会工作内容：每周开展公共卫生工作，满足公众对育儿方法和家庭卫生相关知识的需求[4]。

3. **国家公共卫生护理体系服务内容及范围**　1924 年，中华护士

---

① 邵成德. 陕西省健康教育实施概况. 中华护士报，1937, 18（1）：288-295.
② 佚名. 中华护士会之公共卫生程序. 护士季报，1928, 9（2）：16-18.
③ 陈朱碧辉. 公共卫生护士委员会报告. 中华护士报，1935, 16（1）：66-68.
④ 吴节华. 广州市卫生事业概况. 护士季报，1930, 11（4）：17-24.

第二节　促进公共卫生事业的发展

417

会为进一步推进公共卫生护理工作的进行，建议中华护士会地方分会根据其地方情形，于两年内实行并采纳《中华护士会之公共卫生程序》的全部或一部分。鼓励护士与地区官员、中西医医生及关注公共卫生事业者合作，共同促进公共卫生护士工作的开展，《中华护士会之公共卫生程序》具体工作如下[①]：

（1）**儿童卫生**：协助提倡儿童卫生诊所，进行各种健康运动，并需要护士进入家庭以促进家庭卫生；通过实习工作训练护士，并在公共卫生实践中拓展护士工作的范畴。

（2）**学校卫生**：学校卫生工作主要包括学生查体和一般治疗，如沙眼的检查和轻度创伤的治疗；健康知识宣教，讲解学校教室和居住房屋的环境卫生知识，同时宣传卫生教育会及其他卫生相关的知识，开展卫生演讲、表演和游戏等内容，帮助学生养成良好的卫生行为习惯，矫正不良生活习惯和坐姿等；定期监督学生的个人卫生状况和娱乐游戏的安全，督促学生卫生情况的改善。

（3）**社会卫生**：教导家庭护理疾病的方法和病人护理；受伤者的急救方法；教授家长儿童卫生知识；协助规划或实行教堂及学校的卫生运动计划，其时间、地点及计划的内容各地区根据自己的具体情况确定。

4. **开设公共卫生模范区**　1925 年，北平市第一卫生区事务在其所管辖区域内开设了公共卫生模范区，模范区范围占北平市十一个区域的一半，共涉及 43 000 位居民，每个区域的负责护士主要对所属区域的家庭、学校、工厂、市场和社会机关等机构和人员进行卫生教育、卫生监督、预防注射和治疗疾病，工作内容包括：①妇幼保健工作；②全年龄阶段的健康监测；③学校健康服务；④工厂卫生；⑤传染病管理；⑥大学卫生；⑦结核病服务；⑧俱乐部工作；⑨农村卫生；⑩诊所工作[②]。

---

① 卫生教育会. 公共卫生计划. 护士季报，1924，5（2）：46-48.
② 陈朱碧辉. 中国何以需要公共卫生劝导员. 中华护士报，1933，14（3）：276-279.

1925—1929 年，公共卫生护理工作在北平市卫生局第一卫生区事务所选定的模范卫生区经历了普通服务期、普通服务与专门服务合并期以及注重专门服务期三个阶段。普通服务期兼防病和治病两类。专门服务期仅限服务不同年龄阶段和性别的部分人群[①]。

史籍采摘

北平公共卫生模范区之护病事业（节选）[①]

北平第一卫生区事务所妇婴卫生工作（卫生课主任麦克博）：1925 年 9 月，由协和医学校的卫生系与京师警察厅合办，当时尚不知有所谓公共卫生护理与妇婴卫生等工作，其选定的模范卫生区，约有居民 25 000 人，大多数是守旧之家和赤贫之家，愚昧而多疑。开幕以后，由 2 位中国护士身着蓝色制服，白领白袖，臂悬黑色袋子，赴各家调查，期间遭遇重重困难，但二人未有灰心之气，其后卫生队伍逐渐壮大，工作得到了模范区人民的认同。工作内容包括：劝导员协助医生到家中接生；产妇接受完善的护理，指导家长为婴孩每日沐浴，减少啼哭的时间，并于一年内，每月由卫生劝导员前往看视婴孩，察其生长如何；指导家长携适龄婴孩至卫生事务所种痘、称体重/身长、检查营养是否充足；产妇则询问其日常习惯邀请其至卫生所进行指导。

（三）奠基公卫护理人才培养体系

1. **公共卫生护理需求日益增加**　随着国内对公共卫生护士的需求逐渐增加，全国各地积极开展公共卫生护士工作计划和创办培养公共卫生护士学校。1919 年，虽然当时无明确的实施计划，但先以具体方案在北京市四五所学校作为试点，试行公众卫生教育，希望短期内实现在全国各大高校推行。课程包括疾病相关讲座、个人卫生、传染病与个人预防法、公众卫生、社会服务等。1930 年，公共卫生委员会在中华护士会第十届全国代表大会报告上提出全国各地的护士学校应该加强环境卫生和个人卫生课程，并在可能的情况下，开设公共卫生原

---

① 江贵兰. 北平公共卫生模范区之护病事业. 护士季报，1930，11（1）：2-16.

则课程和学校护士培训的短期课程 ①。

2. **开创公共卫生护理培训基地**　从 1926 年起，北京协和医学院规定所有护生都要到北平第一卫生区事务所进行 4 周公共卫生实习，实习时间与内科、妇产科和外科相同 ②。协和护士成为当时公共卫生护士的主要来源，主要分为两类：一类是由北京协和医学院培养，一类是联合医院共同培养。北京协和医学院护士学校的学生在第一卫生区事务所被分成 7 组，各组分别负责工厂卫生、社区访视、护士服务、妇幼卫生、精神卫生、学校卫生以及营养卫生。每个小组不超过 6 人，进行个人指导和实践训练 ③。

1930 年政府卫生部将北平市第一卫生区事务所正式作为当时唯一培养公共卫生人才的场所。在护理人才的培养上，联合中华护士会制订人才培养的三大目标，包括：①最低要求应当取得国际认证资格并被国际护士会所承认；②符合中国乡村经济的发展；③不能照搬国外的公共卫生工作，应当根据中国本土的需要进行人才培养 ④。

3. **公共卫生护理人才培养类型**　为满足中国本土公共卫生护理人才的需要，1931 年《中国公共卫生劝导事业方略》提出建立培养公共卫生护士的三种类型：类型一，公共卫生领域的领导者和组织者，必须拥有学士学位和公共卫生访问资格；类型二，从被认可医院抽调的辅助人才，包括在具备培训资质的卫生事务所培训 6 个月和在助产学校培训 6 个月并获得国家认证证书的人员，将会提供城市公共卫生工作，并作为类型一和类型三的过渡阶段；类型三，辅助人员，经过短时间训练后的技术人员或助手，该类人员大多数毕业于农村或次等护士学校，经过至少一年的医院培训以及 6 个月卫生事务所培训和 6 个月助产学校的

---

① 佚名. 北京公众卫生教育之方针. 护士季报. 1920, 1（3）: 6-11.
② 江贵兰. 北平公共卫生模范区之护病事业. 护士季报, 1930, 11（1）: 2-16.
③ 陈朱碧辉. 中国何以需要公共卫生劝导员. 中华护士报, 1933, 14（3）: 276-279.
④ 麦克贝, 朱碧辉. 中国公共卫生劝导事业方略. 中华护士报, 1931, 12（4）: 2-8.

培训，该类人员不必达到中华护士会的最低要求，每月核验证书，可以在前两种类型人员监督下完成工作。每种类型的人员均可以通过学习和考核后进行升级①。公共卫生研究科课程表见图 8-1。

研究科之課程如下：

科目	授課時間	實驗時間	合計
一，公共衛生護病之原理與實習	二七	一二六	一五三
二，滋養與家庭經濟	一五	〇	一五
三，社會學原理	二一	〇	二一
四，公共衛生護病之演進	六	〇	六
五，心理學原理	一五	〇	一五
六，衛生教授法	二八	二四	五二
七，衛生	一二	二四	三六
八，生死統計	一二	〇	一二
九，精神衛生	一二	〇	一二
十，口腔衛生	八	〇	八
十一，疾病之早期診斷與治療	五一	二九二	三四三
十二，三民主義	一八	〇	一八
十三，公共衛生行政	六	〇	六
十四，職業與社會問題	一五	〇	一五
十五，公共衛生護病之組織與行政	一二	七六	八八
十六，農村衛生	一二	一三二	一四四
十七，優生學	三	〇	三
十八，參觀旅行	一五	〇	一五
十九，病案討論	一五	一五	三〇
二十，實習(特別範圍)	〇	四六〇	四六〇
共計	三一八	一一六四	一四八二

图8-1　研究科课程表

4．加强公共卫生护士的培训　1925—1929 年，中华护士会为加快公共卫生护理的人才建设，积极开展了护理人员社会需求调查，继而按照各地实际需求进行护士人员分配；以高等学校毕业为最低要求，扩充护士学校的招生数量。在学校课程设置方面，以“每名护士皆为一个公共卫生护士”为目标，在课程中加入公共卫生内容；积极翻译国外护士培训教科书籍，如治疗与预防在内的卫生教育书籍等；与知名大学共同设立护士研究机构，科学化改良公共卫生护理工作；将教育公众疾病护理知识的工作质量和能力作为选拔行政领导岗位的重要评定指标②。

5．公共卫生护理师资队伍要求　公共卫生护士培训教师的培养教育中心一般要求设置在国家教育中心地区，如广州、上海和北京等地，注重培训公共卫生护士的教师。中华护士会于 1926 年制订培养护生教学原则并与协和医学院及美会妇婴医院的护士学校联合开办为期 2 个月的公共卫生护士引导课程，授课均以中文讲授。1929 年 3 月起，改为 6 个月学习，并与天津美会妇婴医院建立合作关系。凡是职员护士必须受过以上训练并取得中华护士会的文凭③。

① 麦克贝，朱碧辉．中国公共卫生劝导事业方略．中华护士报，1931，12（4）：2-8.

② 江贵兰．北平公共卫生模范区之护病事业．护士季报，1930，11（1）：2-16.

③ 佚名．北平第一卫生区事务所．中华护士报，1933，14（1）：280-285.

6. **完善公共卫生护理课程体系** 1935年，中华护士会制订的护士学校学制及课程暂定标准草案中将公共卫生相关课程和实习安排在第三学期中，包括公共卫生概要、学校与工厂卫生、公共卫生实习等，并

史籍采摘

训练护士人才[3]

本会拟联合广州市内外之会在中华护士会注册之护士学校开设公共卫生护士短期培训学校，又拟以三个月为试期，于此时间内拟授以公共卫生护士之原则及家庭访视法，卫生门诊管理法，学校卫生管理法等，试期后则为实习时期，时间拟定为九个月。如学生中成绩优良者，则由本会设法选派往北平公共卫生模范区实习一年，以期广收专门人才，及有更完善的组织，以获优良人才之效果。

要求在公共卫生机关实习6个月[1]。1937年，国家卫生署发布了公共卫生护士训练班课程和实习要求，具体要求包括理论课程要求和实习要求[2]（详见本书第四章）。

二、构建乡村卫生护理体系

20世纪初，中国约有85%的人口居住于乡村，90%以上的乡民不识字，超半数的乡民贫苦愚昧且迷信鬼神，居住的环境尤为恶劣，房屋内常年煤烟熏蒸，"四害"横行[4]。生活条件稍好的家庭也会将家畜圈养在住所内，人畜合住。恶劣的卫生环境，加之人们薄弱的卫生意识，极大地威胁了民众健康。"贫、愚、私、弱"是当时中国乡村的四大障碍。而探索乡村公共卫生资源建设与服务、开创乡村公共卫生的护理实践及推动乡村公卫护理人才的培养，继而提升农民的健康意识，减

① 言潘景芝. 内政部卫生署护士工作概况. 中华护士报，1935，16（1）：205-215.
② 胡惇五. 卫生署公共卫生护士训练班概况. 中华护士报，1937，18（1）：82-87.
③ 吴节华. 广州市卫生事业概况. 护士季报，1930，11（4）：17-25.
④ 公共卫生处姚主任. 定县公共卫生处第一届常年报告. 中华护士报，1932，13（1）：13-21.

少由有病不治带来的"弱"是当时推进乡村公共卫生工作的首要目的。随着城市公共卫生建设的不断深入，先进的公共卫生理念逐渐向乡村地区传播，推动了我国乡村公共卫生事业的建设与发展。

（一）乡村卫生资源建设与服务的探索

1．护士参与构建乡村公共卫生模式

（1）参与乡村公共卫生建设：1928—1929年，乡村公共卫生建设工作在全国各地陆续开展，上海吴淞区卫生事务所、高桥乡村卫生模范区、河北定县乡村卫生实验室建立，南京晓庄和汤山、河北清河镇相继举办有组织的乡村卫生实施工作，江苏江宁县、山东邹平县及浙江、湖南、江西、甘肃、陕西等设县立医院或县立卫生院开展卫生工作[1]。例如，在乡村公共卫生建设工作伊始，便有几名刚毕业的护士响应平民教育家晏阳初教授号召，积极投身公共卫生模式的建设工作，随后章斐成、周美玉、陈琦等护士也纷纷加入"定县模式"试点的建设当中[2]。

（2）乡村公共卫生制度的初建：公共卫生护士作为三级医疗服务网络的重要一员，日常承担当地卫生教育、辅助诊疗、预防接种、卫生督导等工作，还需要培养护生和护士，训练当地的保健员、助理员、卫生员等协助其开展工作，以扩大乡村公共卫生建设在乡民中的影响力[3]。

（3）转变民众卫生观念：受农村环境与条件设备限制及乡民教育水平低下的影响，在开展乡村公共卫生建设之初，公共卫生护士面临重重困难，但她们并未气馁，而是因地制宜，灵活处理。例如，若不能借用村中庙宇学校，即选择街隅路角，先张贴图画传单，待人们驻足观看时，向群众开始演说。1935年，林月兰护士发表《乡村卫生工作之门径》一文中描述了种痘运动初期的困境，公共卫生护士尝试去设有教会小学的

---

[1] 金宝善. 我国乡村卫生实施现况及其将来之展望. 公共卫生月刊, 1935, 1（1）：1-5.
[2] 周美玉. 定县乡村公共卫生护士实施办法 // 张朋园, 罗久荣. 周美玉先生访问纪录. 台北：中央研究院近代史研究所, 1993：106.
[3] 周美玉. 乡村护士事业. 中华护士报, 1933, 14（3）：299-302.

乡村，招集学生家长，讲授种痘的益处，但家长的反响平平。在医护人员的不懈努力下，乡民逐渐了解和认识到公共卫生建设带来的益处，因此有了"去岁乡民皆畏种痘，今年则人人皆欲予等种矣"的景象^①。

2. 地区聘请公卫护士参与服务 伴随着城市公共卫生取得初步成效，乡村公共卫生建设范围也在逐步扩大。一些地区如浙江兰溪县、吴兴县、江苏萧县和江宁县等地为推动本地区卫生工作的开展，开始聘请公共卫生护士为其服务，并由公共卫生护士组织对民众进行卫生宣传与教育活动。在实施乡村公共卫生教育工作的过程中，公共卫生护士不仅较好地完成日常诊所工作，而且开展如组织学校卫生俱乐部及卫生教育运动等活动，还不断细化与拓展乡村公共卫生护理工作的职责。除此以外，乡村公共卫生护士工作内容还包括演讲、儿童体格检查及种痘等，以预防疾病的发生，并在需要时协助防疫及急救工作等^②。

3. 与高校合作建设乡村卫生模范区 为加快乡村公共卫生建设，加强乡村公共卫生管理，确保乡村公共卫生建设项目落实，社会对乡村公共卫生护士提出了更高的要求。自 1929 年起，便有经过北平公共卫生处训练的护士回乡协助公共卫生服务工作^③。其后，定县平民运动会与协和医院合作，北平第一卫生事务所的学生，可以前往乡村地区进行乡村卫生实习^④。

1932 年秋，北平卫生事务所与燕京大学的社会科合作，在河北清河设有小规模的乡村卫生模范区，可由护生实行简单的公共卫生劝导工作。模范区运用高校人才优势，统筹乡村公卫护理人力资源配置，优化乡村公卫护士人力资源结构，改善乡村公共卫生护士人力资源不足问题；高校运用模范区充沛实践资源，探索公共卫生护士培养路径，

---

① 林月兰. 乡村卫生工作之门径. 中华护士报，1935，16（4）：356-358.
② 沈元晖. 江宁县乡村卫生护士工作概况. 公共卫生月刊，1935，1（6）：34-36.
③ 佚名. 上海妇孺医院. 公共卫生. 护士季报，1929，10（1）：46-47.
④ 陈朱碧辉. 公共卫生委员会报告. 中华护士报，1933，14（1）：100-101.

助力乡村公共卫生服务体系建设[①]。

4. **著书立说分享实践经验** 随着公共卫生事业不断深化发展，诸如《贵州省护士事业之概况》[②]《乡村卫生工作之门径》[③]《广东乡村卫生之概况》[④]《男护士可否在农村任医疗卫生工作》[⑤]及《陕西护士事业之概况》[⑥]等乡村公卫护理探索经验与成果相继涌现，极大地丰富和完善了乡村公共卫生护理学科知识，推动公共卫生护理事业发展。

（二）开创乡村公共卫生的护理实践

1. **卫生教育工作**

（1）**组织教育 开展运动**：组织卫生教育是最常见，也是最直接的教育形式，其影响力也较大。公共卫生护士开展卫生教育形式多样，如图示演讲、展览影片、卫生演讲、表演种痘与诊疗过程、编演戏剧等，护士还会结合乡村风俗特点，融入健康教育活动。例如，1935 年《江宁县乡村卫生护士工作概况》中记载，江宁县公共卫生护士会多选择在节日或者庙会期间开展健康教育活动，为民众普及卫生知识。组织活动中，护士常以卫生剧表演、化妆游行表演以及巡回治疗等活动形式开展健康教育工作。该类型活动带有一定趣味性，容易引起乡民的兴趣，因此可以减少组织活动的难度[⑦]。而在广东地区，乡村公共卫生护士会则通过在各中心区举行卫生演讲，并设立诊所，配以图示和解说对乡民进行指导[④]。

（2）**开班教学 普及教育**：护士定期在乡村开办卫生教育班以普及卫生知识。1935 年刊登在公共卫生月刊的《兰溪实验县公共卫生护士工作筹备概要》中记载了兰溪实验县开办了民众夜校，专门用于公

---

① 陈朱碧辉. 公共卫生委员会报告. 中华护士报，1933，14（1）：87-88.
② 伍云瑚. 贵州省护士事业之概况. 中华护士报，1935，16（1）：243-246.
③ 林月兰. 乡村卫生工作之门径. 中华护士报，1935，16（4）：356-358.
④ 罗品纯. 广东乡村卫生之概况. 中华护士报，1935，16（1）：237-239.
⑤ 笛荷达. 男护士可担任乡村卫生工作乎. 中华护士报，1935，16（3）：287-288.
⑥ 梅卓然. 陕西护士事业之概况. 中华护士报，1935，16（1）：348-351.
⑦ 沈元晖. 江宁县乡村卫生护士工作概况. 公共卫生月刊，1935，1（6）：34-36.

共卫生护士开展卫生教育工作[①]。使用的教材较为简单，其内容主要涉及卫生常识、生活卫生、疾病与预防以及急救训练等。对于没有受过教育的学员，该班还会为其安排家事学、育儿常识、缝纫以及家庭卫生常识等内容的学习。同年，萧县县立医院同样也开办塾师训练班、乡村事务员训练班等进行卫生教育工作[②]。

（3）**改善环境　促进健康**：伴随着城市公共卫生服务工作的深化与推进，医护人员逐渐把公共卫生建设工作的焦点从城市向农村转移，并着手开展实践探索以改善乡民生活环境，增强乡民的健康意识。据《护士报告西路卫生之状况》中提到，1927年，郝毓懋护士与一名医生从山西汾州去往陕西榆林府的途中，观察到沿途村落中村民多务农，居室简单且饮食粗陋，若按城市居民公共卫生方法进行管理十分不易，因此他们积极倡导当地乡民保持居室内空气流通，饮食预先灭菌，指导乡民养成良好的生活习惯，改善卫生环境[③]。1935年萧县县立医院为促进本县民众家庭卫生环境的改善，计划在每年6月至9月举办家庭清洁检查活动，对于不合格的家庭，机构对其采取相应的惩罚措施[③]。此外，为推进民众饮食卫生的改善，公共卫生护士在当地卫生专警的协同下对本地的饮食店进行检查和指导，定期举行捕蝇运动。此外，公共卫生护士通过出版刊物引起同行、公众对乡村饮水洁净问题的重视，改良饮水井，预防胃肠病。

2．儿童卫生工作

（1）**学校卫生**：乡村学校与城市学校卫生教育不同之处主要有三个方面。①环境：乡村学校不是由寺庙就是由祠堂改造，缺乏环境卫生设备；②经济：由于乡村经济困难，学生常根据农务工作量的大小而上学，学生常一曝十寒，因此缺乏普遍常识；③办学者：办学者为

---

① 黎忠杰. 兰溪实验县公共卫生护士工作筹备概要. 公共卫生月刊, 1935, 1（6）：45-46.
② 王干. 萧县县立医院公共卫生护士工作概况. 公共卫生月刊, 1935, 1（6）：40.
③ 郝毓懋. 护士报告西路卫生之状况. 护士季报, 1928, 9（1）：5-6.

节约成本，往往会将二、三、四年级合并上课。以上因素均阻碍着乡村学校卫生教育工作的推行[①]。但在一批一批公共卫生人员的不懈探索中，乡村学校卫生教育工作不断发展，渐成体系。

1）**公开演讲　教授知识**：公共卫生护士常常在校内进行演讲，培训教员们学会日常的考察、协助实行卫生计划，并帮助学生养成良好的卫生习惯。1935年，林月兰在《乡村卫生工作之门径》中记录了乡村学校卫生教育的情况，除了在校内粘贴图画传单或向公众分发传单外，各学校每年举行讲习会，以讲授卫生知识；并培训卫生宣传骨干，主要教授个人卫生、家庭卫生、急救法与种痘，在妇女班主要教授家庭护理方法[②]。乡村公共卫生护士每年赴各个学校在检查学生体格时，指导教员治疗学生的眼病与皮肤病，并教授急救的方法。她们还会在各校举行母亲会议，实行卫生谈话，以加深儿童及其家庭对卫生教育的认识。

2）**体格检查　预防疾病**：公共卫生护士还要为学生检查体格与治疗疾病，以预防并及早发现疾病。1938年，王淑英在《中华护士报》中对当时学校卫生教育实践进行了描述，通过每周教员授课一小时、护士与学生进行卫生谈话半小时和定期称重帮助儿童养成良好卫生习惯，对于学生体格情况常规进行检验[③]。每星期有公共护士去演讲并进行健康检查（图8-2）。对于不符合卫生

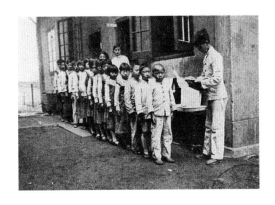

图8-2　小学生预备受公共卫生护士检查之情形

① 黎忠杰. 兰溪实验县公共卫生护士工作筹备概要. 公共卫生月刊, 1935, 1（6）：45-46.
② 林月兰. 乡村卫生工作之门径. 中华护士报, 1935, 16（1）：453-455.
③ 王淑英. 京沪沪杭甬铁路医院之概况. 中华护士报, 1938, 19（1）：24-26.

情形者，皆立即给予矫正，同时给予治疗，对于所查出的缺点，按要求"每三月再复查一次"。

3）**环境卫生　学校入手**：乡村开展环境卫生工作需要重视与当地乡民、教员及家长接触和联络。据《江西全省卫生处公共卫生护士工作概况》记载，江西全省卫生处为改善本地学校环境卫生，特别开办了厨师校工卫生习惯训练班 [1]。此外，公共卫生护士通过学校儿童与其家长接触。护士以医院为中心，分赴各村服务，先从学校入手，再由学校儿童接近其家属，或由儿童陪同家长来校，或邀护士至其家中指导。

4）**开办训练班　组织卫生队**：由于农村卫生服务人员缺乏，短期培训人员不仅能为急症病人提供简单急救处理，还能通过表率作用和亲属关系开展工作。因此社会各界通过开办训练班、组建卫生队等方式培训乡村训练员，协助推进乡村公共卫生服务。1929年秋至1932年，定县医护团队开办了各类训练班等向不同阶层民众实施卫生教育，并在各乡村三十个平民学校讲授卫生功课，授课内容包括预防接种法，尤其注重于预防天花、伤寒及白喉。其中，公共卫生护士协助组建民众教育训练学校以改善学校卫生工作，其训练内容有检查体格、种痘及注射伤寒预防针等；其宿舍厨房均按期检查，且开班讲授公共卫生原理、预防接种、急救及治疗沙眼的方法 [2]，并督导教育训练学校成员实施卫生实习训练和种痘工作。在组织卫生队方面，自1929年起，即有明文规定定县卫生队组织实行每日清晨的清洁检查及校内清洁、扫除的工作，并于每周召开卫生例会一次，纠正同学间不卫生的习惯，表扬、鼓励讲卫生有进步的同学。

（2）**卫生教育**：由于乡村交通不便，乡村公共卫生护士常常需要针对具体情况开展个性化卫生教育。如，吴兴县乡村公共卫生护士会

---

① 王实鼎. 江西全省卫生处公共卫生护士工作概况. 公共卫生月刊, 1935, 1（6）: 51.
② 公共卫生处姚主任. 定县公共卫生处第一届常年报告（续）. 中华护士报, 1932, 13（1）: 30-37.

定期举办儿童会，通过简单的卫生图片、卫生故事，向儿童教授卫生习惯，并使用玩具、糖果等吸引乡村儿童参与活动[①]。而在江宁县，护士多选择在村庄或学校内开展学龄前期儿童会及母亲会，活动题材多以能引起兴趣且以浅显内容为主[②]。

3. 疾病管理工作

（1）**疫苗接种**：1930 年 3 月，陕西省卫生组、萧县县立医院等地相继开展种痘运动。然而，与城市相比，乡村地区在开展疫苗接种工作时因更容易受落后风俗的影响，效果与城市比较尚不理想。但经过广大乡村公共卫生医护人员的不懈努力，部分地区也取得了一定成效。例如广东家庭卫生促进会为扩大种痘运动的影响范围，与岭南大学青年会乡村服务组合作，由公共卫生护士在每年的秋冬之际开展乡村种痘运动，以帮助乡民预防霍乱、伤寒、白喉以及猩红热等传染性疾病，到 1934 年该乡村接种疫苗的人数达 3 000 人[③]。此外，为尽力推广疫苗接种，由卫生处人员，邀请民众教育训练学校，平民学校及男女师范学校的学生合作，先教授种痘的原理与方法，并一一为之种痘，进而为其他学校学生种痘，以此学习种痘技术。预防天花的工作由保健员负责，并由护士指导其接种疫苗。

（2）**未病先防**：在疾病管理工作方面，乡村公共卫生护士还需要以各种形式普及卫生健康知识，以预防疾病的发生。1935 年，《陕西护士事业之概况》一文中记录了在陕西省华县、三原县工作的公共卫生护士在开展医疗卫生工作的过程中，利用卫生展览、个人谈话等形式向民众普及卫生知识，促进民众疾病防治观念转变。而在学校中，设置卫生劝导员，由卫生劝导员实施学校卫生教育工作[④]。

---

① 黄伯涵. 吴兴县乡村公共卫生护士工作概要. 公共卫生月刊, 1935, 1 (6)：47-48.
② 沈元晖. 江宁县乡村卫生护士工作概况. 公共卫生月刊, 1935, 1 (6)：34-36.
③ 郭凤律. 广东家庭卫生促进会公共卫生护士工作概况. 公共卫生月刊, 1935 (6)：71.
④ 梅卓然. 陕西护士事业之概况. 中华护士报, 1935, 16 (4)：348-351.

（3）疾病治疗

1）一般疾病：1935 年，《公共卫生月刊》记录了萧县县立医院为方便民众就诊，在实验区内设有普通门诊和卫生门诊[①]。其中，公共卫生护士承担了重要的责任。

2）传染病：山西汾阳医院张庆善护士在《临兴两县防疫报告》中记录了 1928 年山西省临、兴两县肺鼠疫暴发后，追踪传染病源头，结合当时临、兴两地卫生情况与鼠疫流行现状，制订防护、救护策略，并通过预防、断绝交通、隔离、掩埋、消毒、大小便处置、病人家中及疫村逃走人员管理的方法，最终有效地控制了疫情传播，减少人员伤亡[②]。

（4）家庭访视：家庭访视是城市公共卫生服务建设的基本内容，访视护士"工作甚繁，时赴各家访视，以联友谊"[③]，并为孕产妇提供产前、产后护理，指导病人康复。然而该项目在乡村试验阶段遭遇了"滑铁卢"，部分地区由于受当地经济条件较差与农村民众教育程度过低所限，乡村家庭访视工作于 1932 年 7 月便被迫停止，以待经济环境好转，农村民众受教育程度得到提高后再行推进。

（三）推动乡村公卫护理人才的培养

1. 乡村公共卫生护理状况

（1）乡村公卫护士数量不足：乡村公共卫生护理开展之初，乡村公共卫生护士缺乏，人力资源分布不均。以清河卫生试验区、萧县县立医院乡村卫生建设机构为例，至 1935 年两区域各有公共卫生护士 1 人。另外，如北平西山、山东龙山以及浙江武康等地乡村卫生实验区护士各不足 1 人，且不一定接受过公共卫生护士训练[④]。此外，由于当时的护士多为女性，且乡村地处偏僻，路途遥远，护士出行往来还需

---

① 王干. 萧县县立医院公共卫生护士工作概况. 公共卫生月刊，1935（6）：40.
② 张庆善. 临兴两县防疫报告. 护士季报，1929，10（3）：28-37.
③ 罗品纯. 广东乡村卫生之概况. 中华护士报，1935，16（1）：237-239.
④ 李廷安. 中国乡村卫生调查报告. 中华医学杂志，1934，20（9）：1113-1201.

要雇佣车辆或者有人陪伴①，无疑也削减了护士投身乡村卫生护理服务的热情。

（2）**乡村公卫护士分布不均**：据卫生署统计数据显示，直至1937年全国公共卫生训练班毕业护士达209人，主要分布在南京（46人）、江苏（30人）、福建（28人）、浙江（14人）、江西（13人）、湖南（12人），其余省份均为个位数，而贵州省仍无受训护士②。且公共卫生护士多集中在城市，从事乡村卫生工作的护士甚少。此外，由于全国各地培养公共卫生护士的机构屈指可数，不同训练班之间的培养资质也差异较大，如陕西省卫生防疫处开办的公共卫生护士训练班，小学毕业即可参加培训③。

（3）**乡村习俗的影响**：当时的乡村由于地处偏僻且民智未开，对女性承担社会职业工作仍未广泛认同，落后愚昧的风俗习惯从某种意义上阻碍着公共卫生护理工作的推广。例如，女护士的出访虽然能引起乡民们的好奇心，但由于过度的围观，秩序难控也会影响公共卫生宣传效果④。

2. 乡村公卫护理人才培养

（1）**派遣实习制订要求**：自1928年起，便有学校派遣护生至河北清河县、北京通县及江宁县等地的农村卫生保健基地开展实地学习，以提高护生对乡村卫生保健重要性的认识。结合当时乡村卫生护士的培训经验，周美玉护士在1933年的《中华护士报》中建议：①不可降低护士会的标准；②应充分训练护士，不但要让护生充分学习理论知识，也要注重临床护理，提供公共卫生护士职务的练习机会，使护生能适应环境；③除规定之实习外，护生还需要参加各项特殊工作，如

---

① 笛荷达. 男护士可担任乡村卫生工作乎. 中华护士报, 1935, 16（1）: 356-357.
② 杨铭鼎. 环境卫生与环境卫生人才之训练. 公共卫生月刊, 1937, 3（11）: 853.
③ 褚鸣皋. 陕西省公共卫生护士工作概况. 公共卫生月刊, 1935, 1（6）: 62.
④ 笛荷达. 男护士可担任乡村卫生工作乎. 中华护士报, 1935, 16（3）: 287-288.

种痘运动、卫生表演、儿童健康比赛会、卫生展览会及婴儿出生/死亡调查、防空演习救护工作、军事护理训练等[①]。以江宁县为例，乡村卫生实习地点为江宁县卫生院及其附属卫生所及卫生分所，乡村工作为普遍性，包括家庭、诊所、学校等场所以及妇婴卫生、传染病预防等工作等，由该院护士指导员领导。除规定工作外，乡村公共卫生护士的培养尤其注重于卫生宣传，如表演、演讲及巡回治疗工作，学生必须参加此项卫生活动。而罗品纯护士在《广东乡村卫生之概况》提出通过教导护生公共卫生知识以吸引其参与乡村公共卫生事业建设，并加强现有的公共卫生护生训练，希望能借乡村公共卫生护理实践的特殊机会，吸引更多的护生参与乡村公共卫生护理工作[②]。

（2）**强化训练返乡建设**：1929年中华护士会就公共卫生护理建设问题指出公共卫生护理事业是当时护士的重点建设之一。因此，中华护士会先在各地方招募公共卫生护士，由北平公共卫生处训练护士，再派其回乡负责公共卫生护理工作。1934年春，卫生署联合全国经济委员会卫生实验处举办公共卫生护士训练班，教授护士学校毕业的学生公共卫生知识与技能，以期该护士在最短时间内从事乡村卫生工作。

（3）**分工合作发挥优势**：当时女性公共卫生护士到乡村时多有不便，为了适应当时的民风民俗，笛荷达在1935年《男护士可担任乡村卫生工作乎》一文中建议针对内地乡村区域公共卫生护理问题，要充分发挥男护士独特的优势，加强男护士公共卫生护理能力的培养也是公共卫生人才队伍建设的重要工作[③]。此外，为充分利用人力资源，上海吴淞卫生事务所通过轮班制的方式，细化公共卫生护士的工作安排。

---

① 周美玉. 乡村护士事业. 中华护士报，1933，14（3）：299-302.
② 罗品纯. 广东乡村卫生之概况. 中华护士报，1935，16（1）：237-239.
③ 笛荷达. 男护士可担任乡村卫生工作乎. 中华护士报，1935，16（3）：287-288.

三、护理科普与护士的健康教育

护理科普与健康教育在整个公共卫生事业的发展、实现人人享有卫生保健及全民健康生活等方面发挥着举足轻重的作用。护理学科发展早期，科普与健康教育主要是由公共卫生护士主导，其工作范畴主要包括普及妇儿护理知识、公众卫生教育、疾病护理知识传播等内容。通过科普与健康教育，影响人们的知识、信念和行动；自觉采取健康的生活方式；改善生活环境、增进身心健康，争取幸福长寿。

（一）普及妇儿保健知识与技术

妇儿保健健康教育是卫生教育的重要内容之一，其卫生教育主要是以孕产妇及学龄前儿童为主要服务对象。早期的妇儿保健知识宣传与技术传播主要通过家庭访视、开办母婴卫生俱乐部、卫生讲演、个人卫生谈话等形式开展，主要工作内容是指导育儿喂养方法、保健预防、卫生教育等。例如：1925 年创办的北平妇婴卫生事务所，主要包括家庭访视与卫生监察，指导母乳喂养、育儿方法、产妇与儿童卫生、预防接种等工作内容。

1. **家庭访视　卫生指导**　早期妇儿卫生保健工作在摸索中不断前进，公共卫生护士是该项工作的承担者。当时妇儿卫生保健知识与技术主要通过卫生门诊或家庭访视时给予卫生指导进行传播。早在 1917年，玛格丽特·泰勒（Margaret Taylor）医生在广东创办小儿卫生门诊，旨在推动妇儿卫生保健工作的落实。凡到门诊就医的婴幼儿，公共卫生护士定期进行家庭访视，询问婴幼儿的疾病状况、对产妇进行卫生指导等。1925 年 9 月，北平妇婴卫生事务所创办，初期主要由两名中国护士入户开展家庭访视工作。婴幼儿 1 岁内，每月访视一次，主要教授产妇母乳喂养方法、指导新生儿沐浴、测量新生儿体重、营养状况的评估、完成预防接种工作等。另外，公共卫生护士在家庭访视时向儿童教授卫生知识，对女学生进行儿童卫生教育；普及儿童急救知识，如破伤风的伤口处理等。在北平妇婴事务所开办 4 年后，家庭访视作为开展妇儿保健工作的重要环节，因成果显著，作为一项专门的服务推广至全国各地[①]。

2. **普及知识　形式多样**　妇儿保健卫生运动早期，通过开展形式多样的活动，旨在提高母婴、儿童群体的卫生保健知识水平。如：开展母亲俱乐部，公共卫生护士向其传授婴儿照护方法、婴幼儿时期的卫生及疾病预防知识等。《北平公共卫生模范区卫生区之护理工作的报告》中指出："定期组织母亲俱乐部，使得产妇接受卫生教育的机会增加"[②]。1926—1928 年，组织母亲俱乐部 70 余次，到会人数多达 400人。另外，组织卫生讲演、个人谈话、卫生知识宣传等活动，每周举行一次，普及新生儿破伤风发生的原因及护理要点。1927 年在广州开展的婴孩健康演讲，主要为产妇卫生、婴幼儿沐浴、食物选择、预防接种等卫生知识宣传。武汉举办婴儿健康比赛也是妇儿卫生教育中的一项活动内容，通过医学检查和比赛的方式评定婴幼儿的健康程度，使妇女认识婴幼儿的健康状况并传授育儿知识；另外，积极组织直观的展览，如：卫生展览、育儿图表、健康报纸等，公共卫生护士向妇女、儿童普及卫生知识和良好的卫生习惯，进行卫生讲演，俱乐部兴趣浓厚，儿童能按期参加，可较易推广到其他各区，使妇女掌握儿童卫生知识和育儿知识；其次，翻译书籍指导儿童保健工作，如：1932年，时任职教育委员长的施锡恩翻译《儿童卫生习惯》一书，为学龄前期儿童的健康卫生习惯的培养提供科学指导。本书主要以周岁为阶段，阐述了儿童 1 周岁、2 周岁、3 周岁等生长发育过程中需关注的重点及培养的卫生习惯；而且，举办儿童俱乐部及健康卫生社等，1921年秋，爱博敦（Dr. Appleton）医生在长沙首办儿童卫生健康社，要求10 岁以内的儿童免费加入儿童社，并两星期进行体格检查一次。当时，

---

① 麦克伯. 北平第一卫生事务所妇婴卫生工作. 中华护士报，1931，12（4）：11-14.
② 江贵兰. 北平公共卫生模范区之护病事业. 护士季报，1930，11（1）：2-16.

广东省举办儿童卫生班，主要召集畔塘附近村落的儿童，教授其卫生诗歌、游戏或故事等，使儿童乐于践行良好的卫生习惯。

3. 预防接种 疾病护理 儿童保健重点任务为体格检查、预防接种、疾病护理等。1920—1924 年，杭州、广州、长沙等陆续设立儿童健康诊所，旨在为儿童提供体格检查、护士宣传卫生教育和提供疾病预防的知识等。1924 年，广州柔济医院的儿童卫生诊所由罗丝（Dr. Ross）医师主持工作，护士负责定期为儿童进行体格检查、向儿童父母说明用药注意事项、科普生活卫生习惯知识等。预防接种作为预防疾病的一种有效手段，早期预防接种工作主要由教会医院负责，积极推广预防天花的种痘技术。白喉病作为儿童好发疾病，患病后常数日内窒息而死，当时研究表明注射微量白喉毒素后，80% 儿童获得免疫性，红十字会便采取文字、演讲、影片等方式，宣传抗白喉接种的方法与益处，并积极推广普通诊所、儿童医院等地进行预防接种工作。麻疹作为一种传染性极强的呼吸道疾病，好发于儿童。在早期护理发展史中，我国非常重视儿童麻疹疾病的护理，1932 年，《中华护士报》上刊登《儿童麻疹之特别注意点》，提出应保持环境清洁、光线合适、并指出保持空气流通是患病儿童家庭首要注意事项；另外，对于麻疹患儿，家长及患儿要掌握眼睛护理措施，注意卫生清洁，学会清洗眼睛及用软药膏灌洗的方法等。临床护士归纳总结婴幼儿常见疾病如：脓眼、破伤风、惊厥、遗尿、流行性感冒、百日咳等护理要点，指出公共卫生护士不仅要掌握疾病的病症和护理措施，还要注意观察儿童的状态及行为，掌握疾病的发展进程，早期的护理工作为儿科护理学科的发展奠定了基础[1]。

4. 注重营养 科学喂养 营养关系到儿童的生长发育、体质和智力发展，掌握儿童营养的供给至关重要。产妇掌握蛋白质、无机盐及

---

[1] 佚名. 儿科疾病之护理. 中华护士报，1932，13（4）：3-4.

维生素等功用及食物营养物质的含量，摄入足够的营养，才能保证婴幼儿从母乳中获取充足的营养。科学营养膳食应含有充分的热量和优质蛋白，矿物质和丰富的维生素。早期护理发展史中，人们认识到母乳喂养是婴幼儿喂养首选方式，如母乳不足，可使用合格的牛乳替代，但因牛乳中蛋白质含量丰富，婴幼儿消化系统尚不完善，使用时需减低牛乳中的蛋白质成分。1932 年，吴严彩韵撰写《婴儿的营养》一文，制订周岁以内婴儿的膳食食谱、喂养时间及次数等（图 8–3），指出根据喂养膳食食谱及时添加辅食，做到精细喂养，保证婴幼儿正常的生长发育[①]。

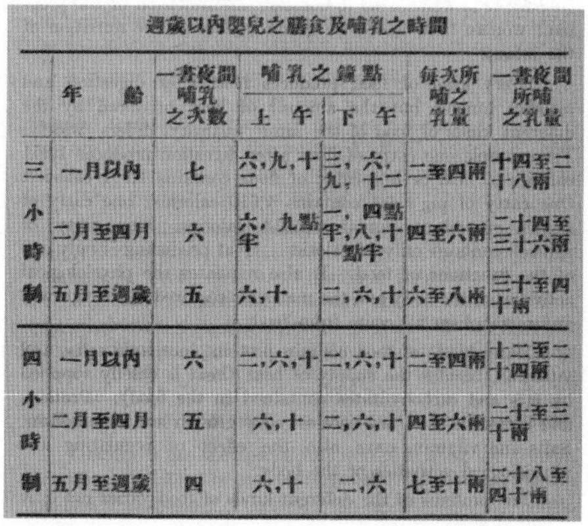

週歲以內嬰兒之膳食及哺乳之時間

	年齡	一晝夜間哺乳之次數	哺乳之鐘點 上午	哺乳之鐘點 下午	每次所哺之乳量	一晝夜間所哺之乳量
三小時制	一月以內	七	六，九，十二	三，六，九，十二	二至四兩	十四至二十八兩
	二月至四月	六	六，九點半	一，四點半，八，十一點半	四至六兩	二十四至三十六兩
	五月至週歲	五	六，十	二，六，十	六至八兩	三十至四十兩
四小時制	一月以內	六	二，六，十	二，六，十	二至四兩	十二至二十四兩
	二月至四月	五	六，十	二，六，十	四至六兩	二十至三十兩
	五月至週歲	四	六，十	二，六	七至十兩	二十八至四十兩

图8–3　周岁以内婴儿之膳食及哺乳之时间

（二）倡导公众良好的卫生习惯

中华护士会早期极其重视卫生教育知识的宣传，主旨是倡导公众保持良好的卫生习惯和健康意识，并提出“教导一人卫生，胜于医治病人十名”的号召。早期的公共卫生事业，公共卫生劝导员主要在家庭、学校或者工厂等地宣传卫生教育知识，促进公众保持健康。如陕西省健康教育委员会主要工作内容为：包括健康检查、缺点矫正、缺点复查；晨间检查、

> **史籍采摘**
>
> 周岁以内婴儿之膳食及哺乳之时间[①]
>
> 三个月时可加清鱼肝油两茶匙
> 四个月时可加橘子汁两汤匙
> 六个月时可加粥浆数汤匙
> 八九月时可加嫩蛋黄一个
> 九个月时可加菠菜泥数茶匙
> 并干面包一小片

① 吴彩严韵. 婴儿的营养. 中华护士报，1932，14（3）：3–10.

传染病管理、免疫测验、预防接种及注射；急救、常见疾病；卫生教育，家庭访视等。

1. 学校卫生教育

（1）卫生教育　内容丰富：1923 年尤济菲医生在北平灯市口创立学校诊所，首办学校卫生，再有李延安医生接续开办。作为中国学校卫生的先驱者李延安，在 1929 年担任北平第一卫生事务所所长期间，率先办理"卫生示范区"内 4 所学校的卫生事宜，并认为以学校为中心开展卫生运动更易取得成效。1928 年 3 月，开始采取专门的学校卫生教育工作，当时有 3 名护士管理 7 所小学，约 1 800 人[1]。护士主要工作内容是为学生检查体格、预防传染病、治疗疾病并矫正其缺点、旷课儿童随访、有系统的教授卫生习惯、监督校舍的环境卫生、训练教员学会日常考察、协助实行卫生计划。早期护理发展历程中，公共卫生护士主要通过卫生展览、演讲和卫生读物等形式，在学校开展卫生教育，引起学生对于卫生的兴趣。学校公共卫生护士也会通过讲授卫生课程、积极组织编写卫生宣传稿、卫生连环图、邻里卫生示范表演等方式培养学生的卫生习惯。

（2）卫生保健　目标明确：1930 年商务印书馆出版了李廷安的《学校卫生概要》，他在该书的序言中指出："近世文明各国，无不注重学校卫生"[2]。学校卫生直接能受益于青年，间接影响于社会发展，这是世界任何先进国家所公认的内容。中国公共卫生开拓者之一李延安撰写《学校学生健康检查法则》，提出学校健康检查为每年一次，可邀请学生家长莅临学校参观儿童健康检查；并规范检查方式与缺点记录标准，制订视力测验、体重及身高测验法、听力测验等具体方法，为儿童保健的发展奠定基础。学校卫生是公共卫生事业中最重要部分之一，其目的及工作的范围包括：使青年身心健壮，勇敢耐劳；养成卫

---

① 江贵兰. 北平公共卫生模范区的护病事业报告. 护士季报. 1930, 11（1）：3-17.
② 李廷安. 学校卫生概要. 上海：商务印书馆. 1930.

生习惯，树立生活标准，增进学生家庭及社会的安乐；用青年学生之力以影响父母的卫生习惯；改良种族，使世代健康。另外，北平公共卫生模范区的护病事业报告中指出"学校职工也是卫生服务的对象，自1926年3月开始由经过训练一年公共卫生护士每年为职工诊治沙眼，平均每月治约350人，每两星期一次，进行团体的卫生谈话，当每日例行工作，减少卫生教育的时间"①。

（3）**环境清洁　加强防疫**：学校是实施教育的场所，对于学生卫生习惯的培养、身心的健康发展是极具有影响力的。学校的环境卫生重点工作为保持厨房、厕所、校舍等清洁卫生和控制蚊蝇。1924年12月，中华基督教教育会、博医会和卫生教育会制订了学校卫生计划，包括卫生教育、疾病检查、环境卫生、饮食等并明确了校长、护士等人员的责任。当时，定县公共卫生护士在学校卫生方面，要定期检查与监督学校的厕所、教室、厨房等卫生情况，检查学校其他建筑，检查学生的生活用品的卫生情况等，保障学生在干净卫生的学校中学习。护士在聋哑学校的主要工作是保持宿舍卫生，注意空气通风，预防沙眼、结核疾病的传播，保健与治疗各种挫伤、割伤及各种常见皮屑病。另外，开展学校卫生教育课程，提倡学生在此期间注意卫生事项，如刷牙、洗澡等，提高学生卫生水平意识；配备医生和公共卫生护士，监督检查学校环境卫生；讲演卫生常识，发起卫生运动周，讲述苍蝇、蚊子的危害，提倡注重个人卫生、团体卫生等，组织捕捉苍蝇的活动②。

2. 家庭卫生教育

（1）**注重健康　保持卫生**：家庭卫生教育主要关乎于家庭环境卫生教育、个人卫生教育及家中有病人的卫生教育。家庭环境卫生与健康息息相关，不能经常保持门窗关闭，要适当通风；要定期清扫消毒，

---

① 江贵兰. 北平公共卫生模范区的护病事业报告. 护士季报. 1930, 11（1）：3-17.
② Sally Lucan Jean. 护士在中国之学校卫生. 中华护士报, 1931, 12（3）：2-6.

保持环境整洁卫生；要定期灭蚊虫、清苍蝇，防止疾病的传播等。当时，为了提高人们对家庭卫生环境的重视，通过卫生宣传、家庭卫生知识展览、组织团体清扫环境等方式来保持环境清洁。如：1920 年 5 月 15 日，上海青年会童子部组织百余人，组成卫生表演队，宣传 "除去苍蝇、灭绝蚊蝇、清理家宅" 等标语[①]，主要为改善公众卫生习惯，预防夏季霍乱病证等。另外，陈爱月编写防疫歌，使人们牢记卫生防疫知识，注重家庭环境卫生。

（2）**提升意识　养成习惯**：随着公共卫生事业的发展，1926 年北平公共模范区成立卫生教育俱乐部，使市民与卫生处更为亲近，增加卫生健康教育的机会。另外，公共卫生护士在街道、乡村宣传个人卫生保健知识，公众逐渐意识到个人卫生与健康密切相关。随着个人卫生知识的传播，公众逐渐提高了卫生观念，注重自我卫生。引导人们认识口臭的原因：胃肠紊乱导致便秘，会导致口臭；食物残渣碎屑遗留在口腔中发酵，会产生口臭；食用葱蒜、韭菜类食物也会导致口腔异味等。并提出人们注意口腔清洁，养成定期刷牙的习惯，使用牙膏与抗毒漱口剂清理口腔，不仅能使牙齿保持清洁卫生，还能有效帮助清新口腔气味；另外，患有牙齿疾病要及时就医等，以防产生更严重的口腔疾病。另外，巴黎红十字会联合会秘书处发布《肥皂为一有力之消毒剂》一文，指出肥皂的众多功效。使用肥皂洗手，能显著减少手部细菌，帮助个人保持卫生；使用肥皂消毒日常器具与水桶，能减少肺炎、支气管炎与其他呼吸道疾病的传播以及减少消化道疾病的传播等；另外，肥皂水对于梅毒、淋病、白喉等病菌具有一定的效果。通过知识讲解，让人们重视手部卫生清洁，养成使用肥皂勤洗手的习惯，从而减少疾病传播。

（3）**居家照护　注重教育**：病人出院后的居家照护是康复护理的

---

① 佚名. 童子部卫生表演队. 护士季报，1920，1（3）：18-19.

重要内容。为了保证病人出院后保持健康，胡宣明翻译并出版的《家庭护理》书中也指出针对病患居家时的护理要点：疾病的症状、睡眠护理、生活护理、饮食护理、药物护理等，并且要重视预防感染与卫生保健。另外，当时麻风问题在中国南方盛行，麻风具有传染性，且小儿较成人更具易传染。麻风的预防主要在于"教育公众可以使用简单的卫生方法预防，早期应采取隔离措施；设立皮屑病诊所，可辨认初期麻风病并给予治疗；设立麻风治疗所，使病人及时得到救治；设立麻风病院，收治病情较重的病人"[①]。

当时，北平公共卫生模范区（1925—1929年）在家庭服务方面也制订了以下内容[②]：在病人家庭中以护理健康教育为主。主要包括定时测查温度，帮助病人洗浴保持舒适和皮肤的清洁卫生等。但早期公众文化水平不高，识字人不多，所以由诊所中的医生和公共卫生护士对家庭成员进行教育。主要提高家庭人员的健康意识，教育培养良好的日常卫生习惯，通过示范科学的护理法，使家庭成员能了解常见病的护理方法；此外，还大力宣传个人卫生、环境卫生及疾病预防等普通常识，研究疾病发生的原因及其预防；公共卫生护士与其他社会机关或人员积极地联系和合作，共同做好上述工作。

第三节　灾难与战场救护工作

近代中国内忧外患，各种自然灾害、纷繁复杂的国际形势与动荡的国内时局裹挟着贫弱的中国在风雨中飘摇。中国护士不仅承担着为民众健康服务的基本职责，当灾难与战争发生时还会奋不顾身地参与到挽救人民生命的救护工作中。

---

① 马雅各. 中国之麻风病. 中华护士报, 1931, 12（4）: 21-24.
② 江贵兰. 北平公共卫生模范区之护病事业. 护士季报, 1930, 11（1）: 2-16.

一、协助政府开展灾害救护

（一）成立救护委员会

早在 1920 年，美国红十字会欲招募在华所有美国护士，成立一个组织团体，旨在中国遇有灾祸时能够及时提供救助。"夫欲于急难之时协助华人，则若能组织一有实力之团体，而出其所得经验与最良之方法以助之，岂不甚佳。故美国护士应即加入美国红十字会护士团。"[①]后经事实证明，在风云变幻、时局动荡又物资缺乏的近代中国，为应对各种灾难，成立规范的救援组织来协调管理各种救济工作是非常必要的。

1936 年春，中国红十字会总会会长王正廷博士，请中华护士学会协助组织训练班，以训练救护人员，为应付非常时期之准备。中国红十字会总会请中华护士学会推派代表二人，与其他十五个团体的代表，及中国红十字会总会正副会长和秘书长，共同组织一个执行委员会，名为"中国红十字会总会救护委员会"。经商议，中华护士学会推定上海西门妇孺医院张祖华与上海红十字会总医院潘景芝为代表[②]。

1936 年 9 月 30 日至 10 月 7 日，在南京召开的中华护士学会第十三届全国代表大会上，决议组织中华护士学会救护委员会，与中国红十字会共同合作办理；其会务进行、组织程序等一切权限，全归中华护士学会救护委员会负责，并由大会推定中华护士学会救护委员会委员；提出一系列议案，包括要求各护士学校于最短期内教授各班学生急救、防空、防毒等技术，各校将护士护生名单人数等交予总会再分至各区以便调遣等[③]。救护委员会下设三个分委员会——训练委员会、人事委员会、供应委员会。中华护士学会需供应护士教员以训练高中

---

① 通讯栏. 护士季报, 1920, 1（4）: 25-26.
② 言潘景芝. 中华护士学会与中国红十字会总会联合工作报告. 中华护士报, 1937, 18（1）: 115.
③ 佚名. 中华护士学会第十三届全国代表大会大会记录. 中华护士报, 1937, 18（1）: 8.

及大学生，准备于非常时期充当红十字会救护人员。中华护士学会还需供应护士于非常时期充任护士、护士长及护士行政人员。自愿承担训练任务的医院包括上海红十字会总医院、上海西门妇孺医院、上海仁济医院、上海同仁医院、上海广仁医院、上海私立骨科医院等[①]。

（二）水灾救护

史料中记载了在我国南方汛期发生水灾时，护士们协助政府开展救护工作的情形。

20世纪30年代的中国，自然灾害频发，尤其是水灾，年年肆虐中华大地。史料中，对于1931年的水灾记载尤多："今岁我国水灾，为近百年所未有，灾区之广，遍十余省；灾民达万万之多。仅就武汉一隅而言，大可令人酸心悚骨。"[②] 面对汹涌的洪灾，政府、社会各界为灾区灾民施以援助，"一般慈善商铺住户，首起义举，每日至各灾区分送馒头，以救燃眉之急，各慈善团体设立灾民收容所，每日供给稀饭馒头，使之果腹。各团体机关联合组织湖北水灾急赈会，扩大赈灾规模，划各大学校、善堂、教堂、寺、观、庙、宇等，为临时灾民收容所，尽量收容"[③]。上海万国赈灾会送来医船一艘，组建水上灾民医院，用小火轮运送病人。

在赈灾中，中华护士会贡献了巨大力量。"中国有十六省发生水灾，灾情轻重不一。本会护士，大多艰苦备尝，从事于救灾工作，并在医院内服务，其困难情形，殆非我人所能想见"[④] "其灾区之广漠，与被难人民之众多，为百年以来所仅见。各省医士护士，纷至沓来，共襄义举，从事救护，以防范疫病之蔓延"[⑤]。图8-4为黄河水灾护士的工作状况。

---

① 言潘景芝. 中华护士学会与中国红十字会总会联合工作报告. 中华护士报, 1937, 18（1）: 116.
② 刘干卿. 武汉水灾情形及救济工作. 中华护士报, 1932, 13（1）: 3.
③ 刘干卿. 武汉水灾情形及救济工作. 中华护士报, 1932, 13（1）: 4.
④ 佚名. 中华护士会消息. 中华护士报, 1931, 12（4）: 50.
⑤ Pao Ai Ching. 武汉水灾中护士在武昌之救护工作. 中华护士报, 1932, 14（1）: 6-8.

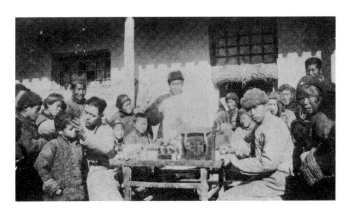

图8-4 黄河水灾护士工作状况（开州医队在小营盘灾民收容所诊视）

关于武汉灾区护士救护的记录，史料中有详细记载。当时武昌城内，共有五家临时医院——旧抚台衙门第一临时医院、无线电台第二临时医院、第三临时医院洪山灾民医院、梅家山第四临时医院、汉阳城伦敦会第五临时医院。武汉灾民医院病床总计六百余张。

其时武昌城内共有护士 49 人，其中包括公共卫生护士 5 人，来自国内十四个医院及护士学校。在这 49 名护士中，17 人为男护士，其余为女护士，共分五批来至武昌。第一批 11 人，于 1931 年 9 月 12 日由北平来到武昌，当时城中水尚未退，他们当即请命襄助，为武昌灾民注射防疫剂，后又调至各临时医院服务。第二批 16 人，包括北平美会妇婴医院护生 4 人、北平天津男护士 4 人、女护士 8 人，于 1931 年 10 月 9 日抵达武昌。第三批由北平协和医院派出护士 3 人、护生 6 人，于 1931 年 11 月 5 日到达武昌，在洪山第三临时医院、梅家山第四临时医院服务。第四批由北平卫生处派出公共卫生护士 5 人，至灾民收容所服务。第五批 11 人，于 1931 年九十月间在无线电台第二临时医院服务 ①。

在赈灾紧急期内，武昌城中除了上述的五家临时医院，还有各种

① Pao Ai Ching. 武汉水灾中护士在武昌之救护工作. 中华护士报，1932，14（1）：6-8.

固定与流动的收容所（图
8-5）。当时各临时医院、
灾民收容所中，患病垂死
者众多，每一位护士均担
任不少工作，其中有在医
院服务者，有在施诊所服
务者，也有在收容所内服

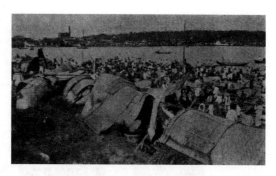

图8-5　水灾灾民收容所

务者。虽有种种不安与不便，且有传染危险疾病的隐患，但护士们皆
以大无畏的精神，为灾民服务，任劳任怨①。

　　由医士1人、护士1人、工役1人组成的医疗队主动到各收容所
诊治病人。因灾民多无知识，不知注意卫生，且多不愿意主动就医，
非常固执，护士需要极大的耐心来劝说病人入医院治疗。

　　在防疫方面，护士们也是尽心竭力。9月上旬，武昌灾民至少
8 000人注射了伤寒霍乱混合菌液；武汉灾区内注射的灾民，总计达
3.6万余人。10~11月间，天花流行，护士们在武昌为灾民施种牛痘。
护士们每日至各收容所为病人诊察，选出传染病病人，病重者则送入
医院治疗。护士们穿梭于灾民拥挤、空气不通、疾病丛生的环境中，
坚毅勇敢，毫无怨言。

　　截至1931年12月初，灾民医院与收容所中情形已稍好转，紧急
时期已经过去。时值隆冬，用席棚搭盖的抚台衙门第一临时医院、第
三临时医院洪山灾民医院、梅家山第四医院等三处医院已不再适合收
容病人及职员住宿，因此先后闭门，将病人移至无线电台第二临时医
院。因以上各医院合并，一部分由北平等地前来襄助的护士便相继回
去，至12月下旬，已有半数护士离开武昌。

　　此次水灾所有护理服务工作，由中华护士会五六十位护士，及汉

---

① 施德芬. 中华护士会对于武汉水灾之救济工作. 中华护士报，1932，13（1）：7.

口协和护士学校全体护生以及北平妇婴医院护生共同担任。此次赈灾工作，为中国护士积累了不少救护经验。中国护士不仅要有扎实的护理知识，更应让世人看到护士职业的重要与崇高——"但吾人对于救灾时之工作，应具有广大之知识，充分之同情，借此机会，使人明了人类之天性，并使其能尊重吾护士事业之重要，最低限度，亦应使其知卫生方法于人生命有莫大之关系也。"①

▌史籍采摘

武汉水灾中的护士（节选）②

史料中对于1931年的中国水灾救护工作有详细的记录，其中一段文字描述了护士们处在水灾困境中艰难求生的细节，如今看到这些文字，宛如身临其境，无不为之勇敢精神动容。摘录如下：

"……在夜半以前，水将拥至，乃决计先迁病人至楼上，并恃有围墙可以挡水，遂将大门堵塞。此时男女护生、医士、院役，一律加入工作，以麻袋实土，堵断大门。因水尚未来，故相率安睡，作数小时之休息，及至晨餐之时，庭中业已积水且有继长增高之势，乃将住在楼下之病人及办公室器具等，一律迁至楼上。杰姆斯亦来襄助，即将予之写字台搬迁上楼，惟所有书籍，则均置于厨架顶上，以为屋内之水，至多当不过数英尺，决不至漫及厨顶。予甫将书籍堆至毕后，即急急令院役等迁移。不意水势汹涌而来，高涨甚速。转瞬已有数小时过去，我人到处工作不辍，初用木筏，后用舢板迁居，虽病人有惊慌失措者，惟职员皆极勇敢镇定，临事不乱。我人虽劝病人回家，但大半均不愿去，故一一将其迁至上面。……"

（三）其他赈灾救助

除了知名的1931年中国水灾救护工作外，中华大地经历的灾难时有发生，但医护人员总是能够尽一己之力，救死扶伤，照护民众。史料中，记载着一则20世纪20年代一位外国护士在直隶（今河北省）

① 施德芬. 中华护士会对于武汉水灾之救济工作. 中华护士报，1932，13（1）：8.
② 佚名. 中华护士会消息. 中华护士报，1931，12（4）：50-51.

安平县开展救助工作的记录："一方面，赈济喂养孩子的妇女；另一方面，开设药房和探访病人。妇女生产之后，可以在一月之内请求资助，资助的津贴为每月一元半。我则需察看求助者家中的情况，经过斟酌，判断请求者是否有资格得到这笔资助。

我在每日午后开设一个小药房，没有医生，只得用简单的一些治疗方法帮助妇女孩童治病。我还想教给百姓一些浅显的清洁卫生、保护眼睛、预防传染病的方法。我还把一、二名病人送到了北京普仁保定长老会二医院中住院治疗。我还经常去病人家中探访，教给家属如何照顾病人、如何预防传染病，病人及其家属不胜感激。

我虽然刚到中国不久，但已深知中国肺疾、眼症、消化不良、贫血以及诸般杂病多因灾荒而传播蔓延，因此看护者应当全力以赴去减少或消灭这些疾病。" ①

另外，史料中还记载了护士对弱势群体的帮扶。1929 年，中华护士会派一名护士管理南京孤儿院；应杭州市政当局之请，中华护士会派 3 名护士管理当地孤儿院。

二、协助政府实施战争救护

战争给国家建设、人民生活带来了巨大的伤害与摧残，作为社会一员的护士，在战争中亦未能幸免于难；但作为身肩救护使命的白衣天使，护士们在战争中表现出了不屈不挠、可歌可泣的爱国精神。

（一）随时待命，战场救护

近代的中国，战争频仍，给手无寸铁的普通民众带来巨大的灾难与伤害，而中国护士则在此时不畏牺牲，只为救助每一个鲜活而无辜的生命。

---

① 佚名. 予在直隶安平县协助赈灾之工作. 护士季报，1921，2（4）：6-7.

史籍采摘

论救护事业之重要（节选）①

近来护士学校日渐发达，一般青年女子，联袂投考，研究救护之学术，养成服务之精神，仁爱为怀、扶助社会，此救护事业所以为重要也。今年九月间，江浙战事发生以来，兵士于枪林弹雨之中，存万死一生之望，受枪击而不亡，遭炮轰而不死者，率多救护之功也，实非笔墨所能形容。兵士受伤之处，无一不与生命有关着，此其救护之责任之重要，亦可想而知也。出发战域之救护队，即本院之医生及护士也。医院之基础，惟护士是赖，护士具有忍耐、温和、恭谦之特性，并有高尚之知识，方能胜任而愉快，不然偶一不慎，非惟伤兵之生命攸关，而救护之荣誉，亦将荡然无存矣……

在 1926 年《护士季报》上，刊载着这样一段记录。在中华护士会考试完毕的前一夜，"前线忽有电召，其时为晚上十点半钟，电话铃声不绝，乃京师警察总监请慈善会转告同人，要立需护士应用以救助五十英里外之伤兵，且同诸君能于两小时内立备一队护士"②。北京美会妇产婴医院护士学校 5 名护士和北京道济医院 5 名护士参与救助，并预备扛床、绷带、衣服、吗啡、热水瓶和暖衣服等，于指定时间乘坐警厅汽车出发，抵达前线后，救护伤兵于枪林弹雨中。两星期后仅休息了一天，这些护士又来到南京南部的营地继续服务，该处营地伤员众多，物资奇缺，在南京义勇队协助的基础上，得以继续开展救护工作，此举彰显了护士们的人道主义精神。

1928 年 6 月战事期间，保定思罗院接收伤兵数百人。医院将礼拜堂作为临时诊室，医生护士给予分检、包扎等处理，"男护士则照护泌尿生殖器病人，并助医士料理其他内外科诸病"③。病人送至礼拜堂，由男教师及学生逐一登记、编号，亟需实施外科处理者，则被立即送至手术室，"工作至夜不倦"。救助人手不足，遂成立护士委员会。由

① 佚名. 论救护事业之重要. 护士季报, 1925, 5（2）: 14-15.
② 佚名. 北中国之红十字会工作. 护士季报, 1926, 7（1）: 23.
③ 任美瑞. 保定照护伤兵记. 护士季报, 1929, 13（1）: 22.

于战争导致交通运输中断，不能招募护士，故让护校学生若干人进入医院病室，在监督之下照料病人，在缓解人手不足的同时还积累了临床经验。随着病员增多，伤情病情也越来越复杂，战伤、骨折、肺炎、痢疾、伤寒等等均出现，救护工作异常辛苦。外国传教士、布道员、教师等人纷纷尽其所能提供帮助。

1929年3月28日，中华护士会收到政府卫生部急电，令总干事施锡恩赶至南京协助料理医院伤兵之事。同行的还有协和医院男护士马锡候和朱启镛。到达南京后，又奉命前往上海预备1 500个战场急救包，于是三人赶至上海，住在上海红十字会医院内。该院中的护士护生一起帮忙准备急救包①。

抗战结束后，政府善后救济总署组织若干先锋队，各队有医生、工程师及其他技术与事务人员，分赴各收复区办理救济复原事宜。中国护士学会向卫生署申请每队增加2名护士。后先锋队改为分署，全国共成立15处，每署设有卫生组，组主任由医师担任，另选拔医护人才协助各分署管理各区的医疗卫生工作②。

（二）顾全大局，无畏牺牲

1940年5月1日，贵阳中央医院遭到10余架日军敌机的轰炸袭击。史料中记载了这一悲剧，令人悲痛万分——"于民国二十九年五月一日近午，敌机十余架袭筑，空袭警报发出，院内人员全体出动，忙于疏散病人。护士长王庆华女士、助理护士长莘安贞女士、中央护校三年级护生祝翼贞女士和殷松秀女士四人，适于执行任务之际，甫步出病房，敌机三架，已临医院上空，施行扫射，一时躲避不及，恐暴露目标，急入院内餐厅暂避，谁知轰然一声，炸弹数枚，即落是处爆炸，尘烟翳空，屋宇倒塌，四女士遂同时罹难。事后抢救，已香消玉殒，血肉模糊，惨不忍睹，见者无不酸鼻！……乃葬于贵阳北郊之

---

① 佚名. 国民政府特请施护士帮忙之经过. 护士季报, 1929, 10（3）: 65-67.
② 佚名. 我国善后救济总署各分署需要护士. 护士通讯, 1945,（1）: 7.

烟墩坡，立墓碑志之。碑高可及人，尚屹立于苍烟落照中。"①

战争对中国护理的摧残远不止此一桩事件。多少家医院毁于炮火、多少名护士受伤或失去生命，这些已无从计算。但就是在这样的民族危难之际，护士前辈们没有退缩，在前方和后方执行着护士的救护使命，继续服务着广大人民，为保家卫国尽着一份绵薄之力。

（三）前线后方，救死扶伤

在国难当头之际，前线后方均有护士不畏生命危险，救死扶伤的身影。同时，还有众多的社会民众投入到战时救护的队伍中，为力量薄弱的护士队伍添砖加瓦，贡献一己之力。在史料中②，详细记载了在"一·二八"战事中护士、病人、民众齐心协力、共克时艰的事迹。

1932年1月28日淞沪抗战爆发后，伤兵渐多。伤兵病院如雨后春笋般设立，据报纸报道的有四十余处。所需费用，由商家善士及各社会团体募集，亦有私人医院暂容伤兵。

成立的救护队有十几个，或拯救难民于灾区，或救伤兵出战场，赴汤蹈火，不辞辛劳。服务前线者，出入枪林弹雨之间，几乎忘记了自己身处危险境遇。"虽日机盘旋头上，炸弹密如飞雹，救护工作，不曾稍懈。炸弹触地爆烈者，声若巨雷，屋顶动摇，玻璃尽碎，历此险境，视若无睹。"③

第一伤兵医院在上海法租界海格路，即中国红十字会总医院。该院设备完善，是上海首屈一指的中国医院。自战事发生后，院内原有病人一律迁出，轻者遣回家，重者转送他院。全院自头等至三等病室，皆容伤兵。因病床不够，伤轻者只能住在地上。该院院长应时局之急需，在院中空地的左角处开病房一所，可容五十人。因战事愈烈，伤兵更众，虽添此病房，仍不够住。又由广东同乡救济会建赠新病房一

---

① 廖月琴. 贵阳中央医院二十九年被炸追记. 护士通讯, 1946, (1): 17.
② 寿世昌. 国难声中救护概况. 中华护士报, 1932, 14 (3): 32-35.
③ 寿世昌. 国难声中救护概况. 中华护士报, 1932, 14 (3): 32.

所，可容六十人，数日内迅速建成。总计全院有四百余张病床，缓解了床位不足的燃眉之急。

每次来院的伤兵，由救护车接入。急诊室中，应接不暇。重伤的兵士，呻吟不断，先予治疗；较轻兵士，因血战辛苦，则住院内略事休养；最轻者敷药后仍投前线杀敌，誓以矢心救国为职志。也有住院伤兵，经治愈后，回守原防。

院内医师夜以继日、废寝忘食地工作。各病房中，自晨至午，从未停歇。手术室经常工作到深夜。医师护士每日睡眠不足，可第二天依旧会精神饱满地投入到救护工作中。

红十字会总医院内设护士学校一所，学生 60 余人，毕业护士 20 人，由该院护士长殷粹和、巫云英、汤兢群、喻益寿等人管理。此次战事发生后，沪埠护士数量告急，诸女士将本届毕业生，派送他处分院服务。

来院服务者，以女生为多。"有复旦大学邵女士，大夏大学金女士，交通大学某女士，圣约翰大学张君，中西女学王女士、夏女士，民立中学徐女士，南洋中学部教员沈女士、赵女士等二十余人。沈、赵二女士，因交通不便，每次来院，须三易电车，所费时间恒三五倍于平时而有奇。二女士天资颖慧，寡言耐劳，未受正式护病之训练，在院十数日，已颇得护病之要领。勤以操作，每使病者于舒适；一口苏音，更慰病者于安心。当每晨敷药时，彼等恒为预备器械敷料，无一遗漏。三月下旬，战事稍静，复因开学在即，二女士联袂返校，芳名未详，引为遗憾。" [1]

1932 年二三月间女生们来院为伤兵寄信。各女生手执铅笔及纸簿，询问伤兵信息及地址，记录于簿。晚间回到宿舍，用墨笔抄于信笺上，转天再来，向该伤兵一一解释。待该伤兵认可后，该女生将原函携回，加粘邮票，代为付邮。

---

[1] 寿世昌. 国难声中救护概况. 中华护士报，1932，14（3）：34.

每日都有慰劳队、犒赏队及参观者。慰劳队用语言加以抚慰和激励。犒赏队赠送水果、点心、银币及日用品。参观者由医院内执引导，按室观访，见重伤兵士，深表同情并深叹战士作战之英勇。院内伤兵，治疗痊愈者，即送前方。每次出院，或三五人，或十余人。三月，国联会调查团莅沪，战事略告停顿；又因各学校先后开学，服务女生们纷纷离院。对于举国上下万众一心共御外侵的情形，沪大校长刘湛恩博士之言曰，"读书不忘救国，救国不忘读书" [1]。

（四）坚守阵地，临危不惧

抗日战争期间，为保护中国护士学会的物资财产，中国护士学会总干事田粹励面对日本侵略者的觊觎，表现出了临危不惧、勇于担当的精神品质。田粹励亲自描述了这一经历 [2]——

"总会新屋于中日战争爆发前两星期甫经落成，房屋轮焕，设备完美，致受敌人觊觎。日方于一年之中，直接间接来此询问，至再至三。尤以一九四三年二月间一次，日军司令部派兵士一人来传粹励。当时未告一人，单身前往，以免引起他人惊恐。迨抵司令部时，心惊胆怯，难免无惧，后乃自慰曰 '予果曾犯何罪，竟至于死，亦为主义死耳。'遂得坦然无惧。至门，出名片授之，先被领至敌产管理处，后入一广大之办公室，内有日本军官约四十人。一人自台上下来，向予诘问：'此屋为何人所有？经费自何而来？尔之薪水若干？'等。予当时答以'中华护士学会会所为中国全体护士所共有。建筑经费系于过去十年内由中国各护士学校捐助而来。予之薪水系由护士费项下略支津贴。'经此答复后，日军官即命予在两星期内交出房屋。予为此事曾赴司令部两次，每次前往，日军官辄谓彼可以武力接收房屋。予应之曰，'然，此事予固知之。本会既未向伪政府登记，当然一无保障。'予每次遇到困难之时，辄愿牺牲一己，不愿令沦陷区内之全体护士遭受损害。"

① 寿世昌. 国难声中救护概况. 中华护士报，1932，14（3）：35.
② 田粹励. 总干事报告. 中国护士报，1947，1（1）：33-34.

"粹励对于总会房屋，监督照料，尽力爱护，因此几未损失一物，在大会开幕以前，只需修理一部分水管，并装配若干块玻璃而已。深望此后全体会员皆有享受使用此屋之机会。本会房屋契据，当战事初起时，系存放在南京上海商业储蓄银行保管箱中。及至本年（1946 年）四月，该行迁回南京，即往查询，则契据已不翼而飞。粹励乃于七月间奔走数日，依合法手续补行登记，今已一切就绪，只待补领新契。"

　　以上这段文字真实地记录了田粹励面对日本侵略者的勇敢与担当。日本人觊觎学会的房产，田粹励只身前往日军司令部与之对峙。虽然她略有紧张，但自知无愧于心，便坦然无惧了。面对日本人的无理盘问，田粹励应答有理有据，宁愿牺牲自己，也不愿让学会利益、护士安全受到侵害。田粹励尽心竭力保护学会财产，彰显了中国护士的责任担当和民族气节。

　　（五）培育人才，增添力量

　　1. **战争时期的军护教育**　抗战初期，南京设首都医院，苏州设苏州医院及上海各伤兵医院，均负责伤兵医护事宜。当时民众甚为热心，对于物资供给、人员聘请均不成问题。战线延长且广，导致种种问题相继发生。

　　1938 年，中国红十字会救护总队部在汉口成立，组织数十队，每队有医护等人员 15 人，派往各伤兵医院工作或服务难民。当时人员不足，良莠不齐，医院卫生环境不良，致使护士在工作时颇感不便，时有怨言；且医护技术欠佳，常诊断不准确，更增加了护理之困难。

　　针对抗战初期人员数量不足、救护水平不高、护理工作难以推进等问题，医护界积极采取多项措施应对[①]：

　　（1）**培训人员**：军医署署长在 1938 年任中国红十字会救护总队部总队长时，开班训练中学生，每班约四五百名，训完发给助理员证书，并派

① 周美玉. 军护教育之进展. 中国护士报，1947，1（1）：71–73.

往陆军医院兵站医院及部队工作，此为训练军队医护人员奠定了基础。

（2）**成立军护学校**：1943年，依托陆军卫生勤务训练所和贵阳陆军医院，在贵阳正式成立军护学校，训练军队护士，参考教育部护士课程标准，招收学生，增受军训，入学前三个月为入伍期。特别注重外科及公共卫生学科的理论与实习。但学生来源较少，一时不能产生多数军队护士，为应对战时需要征调毕业护士于军队服务。军护学校亦从贵阳迁至上海，以便解决师资缺乏问题。

（3）**派员进修**：军医署署长特派已服务军事机关的技术人员100余名于1946年8月赴美进修受训。这些技术人员分为若干团，每团12人，其中有两名护士。抵美后先受军训约六星期，后在各陆军医院内实习工作。每团每周举行谈话会，交流经验。一年后回国，进入国内陆军医院服务，同时选派其他职员赴美受训。

（4）**保障军护权益**：军护在教育部注册，使军护悉知战争时期须服务于国家，平时可作为民间护士为民众服务。自1942年起，全国陆军医院改制，设护理部，与医务组有相等职权。护理部主任为中校，新毕业护士为中尉。各级升级办法与其他军官相同。护士最高阶为上校。军医署设护理科。总之，14年抗战，经多数护士之牺牲而换得护士的地位。

2. 对普通民众开展救护培训　1932年后，西门妇孺医院附设护校高级护生，曾召集会议，讨论为国效力的途径。他们认为护士界此时正应该与其他各团体通力合作，一得通告，立刻出发，为国效劳，或从事于战地救护，或从事于水灾救济。经过详细考虑后，决定最善之方法，莫若协助他人，对于各女校女生同样想为国效力者，应予以援助。于是有两名该校毕业的护士，应附近某体育学校之请，担任教授急救法。每星期四晚下班之后，两名护士前往该校，教授敷料法、制绷带法、绷扎法、铺床法、在传染病盛行时的个人之预防法，及注射防病血清与菌液之法等。各高级护生也于晚间下班后，教授附近某校学生制敷料制绷带之法，由各学生自行集款购料，每晚卷制绷带，以备万一之需 ①。

1937 年，重庆市轰炸频仍，市民对于空袭常识不足，救护工作困难重重，重庆市护士学会特组织救护队，以备救死扶伤，并组织渝市中小学教员救护常识训练班，以增进服务力量。受训者约百名，课程计八十小时，由会长王雅芳自行担任教授。当时时局愈趋紧张，重庆市护士学会的活动对社会意义重大，故颇受赞许 ②。

综上，当战事发动之时，中国护士有冒险赴前方作救护工作者，有在后方医院护理伤病者，有预备军用急救包者，有训练大学生及中学男女学生关于急救护理法者，有捐薪补助经费者。各尽所能，诚善举也。"对于护士两字之真意义，现已有一新见解，对于服务两字，亦已有切合实用之新解释，而欲于此紧急之时，遂其为国尽力之热忱云" ①。护理人员的家园情怀跃然纸上。

三、参与国际救援

中国护士不仅在中华大地上救死扶伤，必要时还走出国门参与国际救援。史料中记载了中国护士奔赴俄罗斯、日本参与救护的事迹。

1918 年 10 月，美国红十字会选派中国男护士 2 人、女护士 13 人前往西伯利亚救援俄国军人 ③。这 15 名中国护士在俄罗斯岛（Russian Island）医院进行援助工作时与他国护士同心协力进行服务。虽然当时住宿条件并不理想，但他们没有任何抱怨或提出任何要求。其中湖州的王护士和苏州宋护士在内科疾病护理方面提供了很大帮助，她们的工作成效令当时该院的护理主任表示钦佩。

---

① 佚名. 护士界之爱国运动. 中华护士报，1932，13（1）：11.
② 罗王雅芳. 中国护士学会重庆分会之回顾与前瞻. 中国护士报，1947，1（1）：16-17.
③ 劳根. 中国护士在西伯利亚之成绩. 护士季报，1920，1（3）：11.

1923 年 9 月 1 日，日本东京发生大地震，"地震之凶烈，实为空前"。当时中国红十字会即刻组织了一支 30 余人的赴日救护队，包括男女医生、护士、调查员、队役、会计等，携带药品器具 90 余件，于 9 月 8 日乘坐亚细亚皇后号邮轮前往日本展开救护和治疗工作（图8-6）。几经周转 12 日救援队到达东京开展救援工作，这支队伍也是当时到达日本的第一支国际救援队。我国医生护士奔走于东京市内，寻找我国的留日灾民，在一所码头处发现了我国劳工百余人，"患病艰苦"，于是派遣一队医生护士每天到此处施诊；还有的医生护士被日本红十字会社病院请去相助，此院有男女病人千余名，语言不通，使用笔画、手势交流，医生护士每天上午八点工作到下午五点，达两周之久。我国的医生护士在救助过程中，与日本民众、医护人员结下了深厚的友谊，同时也对日本护士在救援工作时表现的高素质表示赞扬 ①。

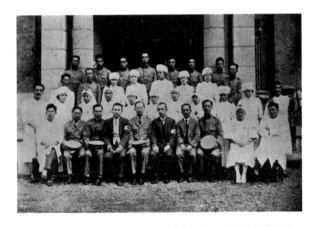

图8-6　中国上海红十字队向大地震后的日本提供医疗救护

　　本章以早期中国护士会主导下的护理活动及参与社会活动为重点内容，基于史料记载的历史事件和历史人物，呈现了中国护士会通过与时任政府的沟通与接洽、与兄弟医学团体的互访与联合、与其他护士团体之间的交流与协作，积极而坚韧地拓展了护理工作的职业范畴与社会声望。同时，本章节以史料再现的形式还原了中国早期的公共卫生体系建设，以及战争和灾难中中国护士的救护活动，时光穿越般

① 曾德光. 上海中国红十字会拯灾东渡记. 护士季报，1924，5（1）：4-7.

地勾勒出历史场景和人物画面。这些由真切的历史记载所再现的社会活动，充分揭示了护理工作不仅是社会生活的重要组成部分，更是推动人民健康和护理事业自身进步发展的前提条件。回望中国护理事业一步步成长发展，护士专业队伍一点点壮大成熟，我们展望中国护理事业的未来，充满了历史的责任和时代的梦想。

（陈京立　胡　燕）

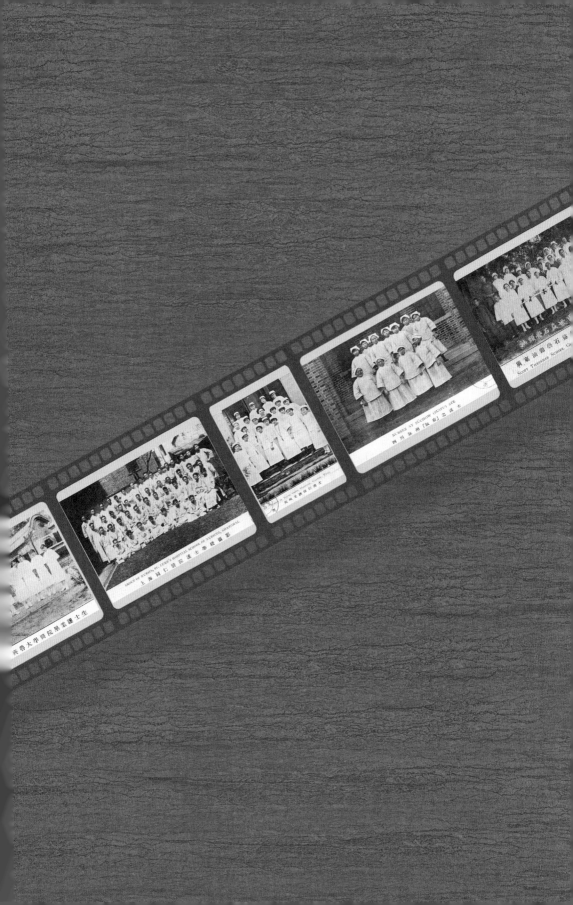

第九章
护理文化与演进

■ 本章概览

护理文化是在一定的社会文化基础上形成的具有护理专业特征的一种群体文化，是护理人员职业形象、职业行为、职业规范、职业道德、职业精神及价值观的集中表现。护理精神文化是护理文化的核心。

文以载道，文以化人。文化一经产生，便有"向外扩散"和"向下传递"的张力。护理文化为护理先贤所造就，为护理后人所传承，实乃护理发展之魂、前行之基。

本章介绍了在中国早期护理阶段，以南丁格尔精神为基石的护理文化概况，包括南丁格尔精神的诠释与传承、护理伦理道德规范建设、中西方文化对护理的影响，以及护士文化生活等内容。

让我们用思辨的眼光研读中国早期护理文化，甄别取舍，择善而从，兼容并蓄，推陈出新，有鉴别地对待，有扬弃地继承，"以古人之规矩，开自己之生面"，实现新时期护理文化的创新性发展。

文化是一个国家、一个民族的灵魂，也是一个行业的灵魂。近年来，有学者提出"文化自觉"的观点，即"首先要认识自己的文化"，对自己的文化要有"自知之明"，而这种"自知之明"能加强文化转型与进步的自主能力。

文化自觉往往建立在对"根"的找寻与继承基础之上。护理工作者如想从"根"上了解孕育自己的护理文化土壤，应从两个维度来进行。一是"横向"的维度，即从"中与外""中西比较"的角度来理解；二是"纵向"的维度，即从"古与今"的角度来理解，在这个维度中，每一代护理工作者都在传承中扬弃已有的文化，又在不断创造新的护理文化。自19世纪中叶以来，中国的启蒙者多以西方文化作参照系来思考中国传统文化，护理专业亦然。

不论是纵览还是横观，护理文化都是复杂多样的，动态前行的。多元多彩的护理文化承载着护理先贤的理想、信念、价值观，厚重深邃，烛照百年，潜移默化影响着一代代护理人接续奋进，秉烛前行。

第一节　护理伦理与职业精神

为了在素无护理职业的近代中国形塑护理的职业精神，中华护士会（后更名为中华护理学会）成立后，在宣扬与践行南丁格尔精神以及护士的伦理教育方面一直不遗余力。在学会早期主办的护理刊物上，多次刊载南丁格尔事迹、追述文章以及护理伦理学的文章。

一、南丁格尔精神与护理文化构筑

有了人类，就有了文化；有了护理职业，便有了与之相生相伴的护理文化，护理文化是护理行业的魂之所系，业之所依。护理事业创始人弗洛伦斯·南丁格尔（图9-1），也是护理文化及护理教育奠基人，她提倡的"奉献、正直、诚实、爱心、耐心、细心、责任心"等护理职业精神，奠定了护理文化的基石。

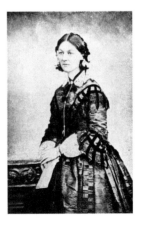

图9-1　弗洛伦斯·南丁格尔

历史光中的护病精神（节选）
（Isabel M. Stewart原著，田润生译述）①

论到护病精神，我们以为是什么意思呢？诸位绝不以艺术的精巧和护士工作的技能，类似这些事情，即算是护士的实地服务事业。所说精神二字，乃是限于有生命的和有灵魂的事业。护病精神，使护士所做的事，有生气，有范围，当我们的情绪发动，即能引导扶持护士，尽他们应尽的天职。这种精神，或者是能使有变更的力量，或者能使事业有生气，或与盛一件工事，或腐败一种职业，各样之事里，都能有这精神，只看我们能自知与不知为定衡耳……

护病精神，是自然的、正确的，不是缺乏的，这是人所共识的。护病精神，绝不是强迫的，或是因为受约束而作的，虽然你有很好的品行，如若不能专意你所作的，未必准能发生护士精神……

（一）南丁格尔精神与护理文化奠基

南丁格尔以其精彩的一生，开创了科学的护理事业，南丁格尔精神亦成为护理的职业精神，成为护理职业的文化基因。在中国近代护理史料中，诸多医学和护理学前辈在不同场合或讲话、或撰文，对南丁格尔精神进行了诠释解读。

1. **追求新知，崇尚科学** 《护士季报》史料记载，南丁格尔认为，护理是一门学问，要实现理想，必须学习医学知识。她不断学习，以事实、数据和观察为依据，总结了护理工作的原则、经验、规则和方法等，为护理学走向科学作出了重要贡献。南丁格尔使社会民众知道护理工作是一门"技术"，并把它提高到"专门职业"的地位，随之如对护士优秀品德的要求，社会地位的提高，工资薪酬的增加等，都成为理所当然的结果。这种不懈探索的科学精神正是护理不断发展走向专业化的重要基石。

2. **不忮不求，率真务本** 南丁格尔平凡朴实，不嫉妒，不贪求，

---

① 田润生. 历史光中的护病精神. 护士季报，1929，13（1）：37-47.

不计名利，本诸实际。在战地医院，南丁格尔以个人薪酬为医院添置药物和医疗设备，改善伤员的生活环境和营养条件，只能收容 1 700 名伤员的战地医院经她安排竟收治到 3 000～4 000 名伤员[①]。1934 年，时任中华护士会理事长的潘景芝在护士节纪念大会上这样评价南丁格尔："工作时，有万夫不当之勇，功成自退，不贪利，不求名。[②]" 这种品质和胸怀，成为护理文化中的宝贵精神财富。

3. **视野宽广，胸怀社稷**　从众多护理文献中看出，近代中国护士不仅照料护理医院中的病人，还参与了大量公共卫生预防医学的社会活动（详见本书第八章），这与南丁格尔宽广的视野密切相关。南丁格尔 "不仅为护士事业之创始者，且与今日人类生活具有重大关系之预防医学之全部学术，亦为国际间先进领袖之一。[③]" 这些西方人士的演说，虽翻译后表达较为生涩拗口，但足可看出，护理专业自南丁格尔创立之时，便扛鼎着维护公共卫生的社会使命。

4. **志向远大，信念坚定**　在 19 世纪中叶，医院多是一些没有受过训练的社会底层人员在照看病人。可以想象，出身名门望族的南丁格尔去从事护理工作会遇到多大的阻力，全家人甚至联手对南丁格尔进行 "制裁"。为此，"南丁格尔常感痛苦与忧闷，深恐此大好青年时代虚耗，正应该从事准备做那切实工作为社会服务。[②]" 从这些记述中，我们读出了南丁格尔的理想与志向，也正是内心坚定的信念，让南丁格尔不管遇到多大阻力，都能矢志不渝地做自己认准了的有价值的事，心中有光，素履以往。

5. **仁爱慈厚，济世为怀**　南丁格尔以救助照护病人为己任，在她眼里，病人不分富贵、贫贱、种族、国籍。虽然南丁格尔家庭富有，过着养尊处优令人称羡的生活，但她不愿享受逸乐，宁回家乡，服务病苦之人。"每次看到人民的忧伤疾苦，如重大石头压在她的心头，她

---

① 韩贾美丽. 佛罗伦斯南丁格尔. 护士季报，1920，1（1）：13.
② 言潘景芝. 纪念护士事业的先进南丁格尔女士. 中华护士报，1934，15（3）：112.
③ 牛门爵士. 南丁格尔女士之一生. 中华护士报，1938，19（1）：60.

时刻想到低级生活的可惨与可怜"①，1854 年 8 月，伦敦郊区贫民窟发生霍乱，南丁格尔不顾个人安危，志愿参加紧急救护工作，到医院照料垂死的病人，终日奔忙。这种恫瘝在抱、善于共情的慈爱情怀，是成为优秀护士的本底。

6. **不畏艰难，牺牲奉献** 南丁格尔不畏艰辛，尽己之所能服务他人，任劳任怨。南丁格尔到达前线时，正值伤兵数量最多之时，"女士管理伤兵日在万人以上，其勤劳可想见矣"②。"当时军营狭小，设备不全，清扫不洁，数千人聚于一处，颇不合卫生之道。③"南丁格尔首先着手换洗肮脏的衣服，改善伤兵的饮食，清理污秽的环境；她还亲自擦洗地板，给伤员清洗伤口。南丁格尔的积极精神，终于化解了军医们的敌视心理，更赢得了伤患的敬爱与信任。

■ 史籍采摘

英国医生谈我们所不知道的南丁格尔④

关于南丁格尔的性格，史料中描述她喜欢"独来独往""性格倔强而执拗"，有时甚至"矛盾、犹移、顽固、专制、狭窄、偏执、刚愎、唯我独尊⑤"。英国医生马士敦博士用她的成长环境和背景对此性格的形成做了分析。

"诸君恐还有不尽知的。当时英国村庄里有两种极有权势的人，就是绅士同牧师，他们的权威和当时的皇帝一样，他们以为统治人民的权是上帝给他们的，所以他们相信他们的职务对于一切的人都有管辖统治的权力。凡有不服从他们的，就是叛逆，必须打倒。诸君要知道，南丁格尔女士生在这样的环境中，受了这样阶级制度的熏陶，就可以明了她所有原动力的来历了。而同时也可以解释她一生最重要的短处，就是不能了解同容纳对方的意见，别人若不依从她的命令做事，她那种急躁性格就来了。"

大醇小疵，瑕不掩瑜，这就是真实鲜活的南丁格尔。

---

① 言潘景芝. 纪念护士事业和先进南丁格尔女士. 中华护士报，1934，15（3）：112.
② 方石珊. 奈丁格尔佛罗伦斯女士传. 护士季报，1928，12（4）：40-43.
③ 韩贾美丽. 佛罗伦斯南丁格尔. 护士季报，1920，1（2）：13.
④ 方颐积译. 南丁格尔纪念会马士敦博士演说. 护士季报，1930，11（1）：23.
⑤ 牛门爵士. 南丁格尔女士之一生. 中华护士报，1938，19（1）：60.

在战地医院，南丁格尔建立了各项规章制度，包括护士巡视制度。每当夜幕降临，她总是提着一盏小小的油灯（亦有另一说法"谓女士在病室内所携之光亮，并非一灯，乃是一烛[1]"），在 4 英里之遥的营区，逐床查看伤病员，于是有了"提灯女神"的美誉盛名；有了"壁影之吻"的动人故事；有了一代代护理后辈入职时手捧燃烛的授帽仪式；有了"燃烧自己，照亮别人"的护理文化。

（二）南丁格尔纪念活动与护理职业精神传承

1. 民国时期"5·12"纪念日相关活动　1912 年国际护士会倡议将南丁格尔诞辰日（5 月 12 日）确定为国际护士节，1923 年，中华护士会拟提议每年"5·12"为本会各护士学校之"医院日"，以纪念南丁格尔女士[2]。1926 年中华护士会第八届全国会员代表大会通过了这一提议，正式宣布每年"5·12"为"医院纪念日"。

（1）护士节举办多种纪念活动：中华护士会成立后，多次举办护士节纪念活动并刊文纪念南丁格尔。关于护士节活动，中华护士会给予的提醒是："筹备这个纪念日的时候，有三件事必须留在心上。第一，这是护生举行毕业的日子；第二，这是请人参观医院的日子；第三，要在这一日，把护病、医疗、卫生的工作，用演讲、游艺、演剧等方法宣布，使公众都能知道。[3]"此后，许多医院均据此开展活动，如湖南湘雅医院纪念日，通过短剧表演向公众展示医院护理理念（图9-2）；四川成都医院的医院纪念日，组织来宾参观福音女医院、牙症医院和福音男医院[4]；此外，男宾到礼拜堂进行特别礼拜，女

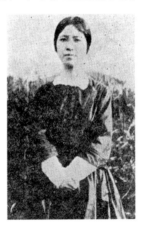

图9-2　表演中一名中国护士装扮成南丁格尔

① 佚名. 南丁格尔纪念典礼. 中华护士报, 1938, 19（4）: 184-185.

② 佚名. 社说. 护士季报, 1923, 4（1）: 2.

③ 佚名. 万国医院日. 护士季报, 1928, 9（1）: 16.

④ 佚名. 四川成都医院纪念日. 护士季报, 1924, 5（4）: 23.

宾由女护士开俱乐会、演新剧、做演讲。由此可见，中国早期南丁格尔纪念日举行的活动并不限于护理范围，其中很重要的内容是向不熟悉西方医院的中国民众进行医院宣传，从把"5·12"定名为"医院纪念日"便可看出。

1924年第2期《护士季报》上连续刊发了3篇纪念南丁格尔的文章，《南丁格尔纪念日》[①]一文介绍了仅用匆匆4天筹备，便有六七百人参加的南丁格尔纪念活动；湖北安陆普爱医院的方东周在《南丁格尔纪念日记》[②]中介绍了医院纪念活动的流程和盛况，"十旗飘扬，内坐绅士五十余人，外丛（聚集）于窗观者，立于门看者，不可胜计，诚开院以来未有之胜举也"；安庆的宋瑞卿医生在《南丁格尔之诞日》[③]一文中介绍了学校"蒸蒸日上、一日千里"的发展态势，纪念活动中护生用七幕表演话剧的形式歌颂了南丁格尔光辉灿烂的一生，演毕，则引导来宾参观医院及医校。

■ 史籍采摘

"5·12"纪念日的医院参观活动[④]

1924年的《护士季报》详细记录了四川成都医院纪念日的参观活动。星期六下午两点一刻，福音男医院大门开启，欢迎来宾。……参观者最喜欢参观的是：动刀房、实验房、电火房、造药房。参观造药房时，同时看怎样预备牙膏，药房主任赠送来宾每人牙膏一盒，大家都很欢喜。都喜欢来参观医院，是因为罕见西式房屋之内容，只是在外面听说，感觉不太实在。一来参观便可解释疑惑，就更明白了然了。还有两位老太婆，一个发白如霜，一个双目失明，两人久坐不起，她们说一辈子都没有见过如此大的医院，舍不得走。参观者走的时候，医院又派送一张宣传单，内容是说鸦片之害和瘰症之害，以及身体之卫生法。多数人还问，每年什么时候医院还能再让人参观？办事人说，这是今年才开始的，以后年年都要请人来，参观三处医院的来宾共有3000多人。

① 佚名. 南丁格尔纪念日. 护士季报，1924，5（1）：13.
② 方东周. 南丁格尔纪念日记. 护士季报，1924，5（1）：14.
③ 宋瑞卿. 南汀格兰之诞日. 护士季报，1924，5（1）：16.
④ 佚名. 四川成都医院纪念日. 护士季报，1924，5（4）：25.

随着医院被中国民众所了解，借助纪念南丁格尔诞辰来宣传、介绍医院这一目的逐渐淡化，如1928年菲律宾马尼拉同仁医院的医院日[①]，明确表示"可不必再为医院做广告"了，因为各医院已经人满为患了。

1932年中华护士会成立了南丁格尔纪念委员会，由朱碧辉负责相关工作[②]。在当时，各地、各院校对护士节的纪念活动已具相当规格，参加活动的人员不仅有护理人员，还有政府要员。如1934年护士节，教育部长、医学教育司司长出席了南京护士会的纪念活动（图9-3）；1938年在汉口举办的南丁格尔纪念典礼（图9-4），时任卫生署长等多位要员亲临发表演说，称护士为"南丁格尔女士之后裔"。翌日，武汉各报皆有详尽报道记载[③]。

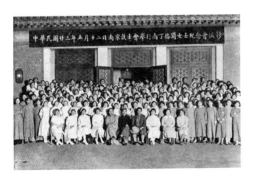

图9-3　1934年参加南京中华护士会举行的南丁格尔护士诞辰纪念庆祝典礼的众多护士

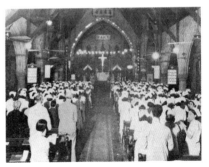

图9-4　中华护士学会武汉分会南丁格尔纪念典礼

（2）**护士节纪念活动的仪式设计**：仪式是人类强化记忆的一种行为。民国时期各地区的护士节纪念活动虽然纷繁不同，但再现南丁格尔精神是典礼举办的重点，所以活动仪式中一般包括以下几个要素：场景布置方面，必有南丁格尔巨幅像和燃烛，表示要将南丁格尔无私奉献

① 巴思德. 马尼拉同仁医院之医院纪念日. 护士季报，1929，13（1）：30-31.
② 佚名. 中华护士会职员与各委员名单. 中华护士报，1933，14（1）：1-3.
③ 佚名. 南丁格尔纪念典礼. 中华护士报，1938，19（4）：184-185.

第一节　护理伦理与职业精神

"燃烧自己照亮别人"的蜡烛精神代代相传；仪式流程方面，有祈祷、传烛、唱中华护士会歌、宣读南丁格尔誓言等。南丁格尔誓言具有震撼心灵的功能，言简意赅，易于朗读、记忆，

对着南丁格尔像宣誓，具有很强的仪式感，可通过多个感官来强化人的记忆，是仪式中最为核心的仪节。显然，这一仪式语言对于强化南丁格尔精神的学习具有重要作用。

1937年《福州协和医院高级护士职业学校新生戴帽礼》[②]一文介绍了当时护士授帽礼的仪式程序："典礼开始时，唱歌，祈祷；朗读后，由高级护生一人讲'护士寓言'（是一个把护士比喻为美丽淑慧的公主，把护士帽演绎为神仙所赐冠冕的神话故事[③]），由护士校长致简洁欢迎词；然后由高级护生排列厅前，一人呼唤新生之名，新生即向前鞠躬下跪，由一高级护生为之戴帽，然后起去另立一旁。俟（等待）个人戴帽完毕，乃背诵弗洛伦斯·南丁格尔誓约，唱中华护士学会会歌。此项典礼印象至深，凡参加者与观礼者皆将历久不忘也。"从梁素滢记录的1948年广州的护士节纪念活动可看出，护士节当天，护校会停课一天，放假半天[④]。

---

① 佚名. 弗罗伦斯南丁格尔誓约. 中华护士报, 1934, 15（3）：120.

② 蔚宝仁. 福州协和医院高级护士职业学校新生戴帽礼. 中华护士报, 1937, 18（4）：461.

③ 佚名. 护士寓言. 中华护士报, 1937, 18（4）：467-469.

④ 梁素滢. 参加护士节经过及后感. 中国护士季刊, 1948, 2（4）：18-19.

近代中国护士的授帽仪式①

"夫看护之冠者，非常人所能有也；亦非千金之资所能买也；实乃据仁义之心，抱克己之意，广博爱之怀。方能负看护二字。"

在举行授帽仪式时，全体学生齐聚一堂，分甲乙丙丁四个班。校长（教士）肃然起立，对学生说"今日非往日，更冠之日也。凡每一年终，平均分数足70分者，则可更之以冠。"不过"冠"的种类不一。乙班、丙班和丁班均为蓝边白顶，区别是丙班的蓝边在正中，加一白色圈，乙班的蓝边中有一白圈，内加一三角形；甲班则边顶均为白色。授帽之时，校长亲自为护生一一更之，至更毕，众学生向校长行鞠躬礼致谢。

2. **成立南丁格尔国际纪念基金会**　万国护士会（后更名国际护士会）成立后，多次讨论有关南丁格尔纪念事宜，委员会建议"设基金委员会，总会设在伦敦，其性质应为国际性的；为一有生命的纪念，而非仅为一博物院。纪念之形式，当捐助一笔基金，供护士研究学识之用"。② 信宝珠在中华护士会第11次会员大会报告说，对南丁格尔的纪念，"应为一种活的贡献，而非死的纪念，即设奖学金"③。"1932年6月9日，英国护士界同仁为纪念南丁格尔女士，特组织一南丁格尔国际基金委员会，开会于南丁格尔学校内，此为初次成立大会。④" 1934年7月5日，南丁格尔女士国际纪念基金会在伦敦正式成立⑤，伦敦圣多玛医院南丁格尔护士学校校长兼国际护士会会长史蒂尔女士被选举为基金会会长，总会所设于南丁格尔国际纪念室（位于伦敦孟哲斯德街区15号）。《中华护士报》多次刊发文章对南丁格尔基金会的成立历史、宗旨、活动予以推介，从中可得知南丁格尔国际基金委员会委

① 潘景芝. 更冠记. 护士季报，1920，1（1）：2.

② 红十字会联合会. 组织纪念南丁格尔女士国际基金委员会之经过. 中华护士报，1934，15（3）：101.

③ 佚名. 中华护士会第十一次全国大会记录. 中华护士报，1933，14（1）：4-14.

④ 言潘景芝. 纪念南丁格尔女士国际纪念基金会. 中华护士报，1934，15（3）：97.

⑤ 佚名. 南丁格尔女士国际纪念基金会. 中华护士报，1935，16（1）：258.

员名单①及相关组织事宜。"南丁格尔国际纪念基金会之组织，由最高会议管理，除万国护士会代表及红十字会联合会代表之外，各国护士会会长当然参加。……各国基金会之工作，为尽力筹款捐助基金之稳固。②" 预期基金会每年资助 20 名护士研究学识，每年每一护士 250 英镑。用基金会"作为'第一个护士'之'活的纪念'，各地护士皆可齐集于此，以研究护士教育。在此'国际住宅'中，中国亦有一室，本年为王乐乐女士所居"③。1945 年，该基金会资助中华护士会 500 英镑，送一名护士去纽西兰深造，但因正值"我国抗战胜利，复员脐国（匡复中国）在即，国家需要护士，一时不能选派"，由在重庆的理监事会议决，致函谢并请保留奖学金名额一年④。国际护士会通过在南丁格尔纪念日举行活动和以南丁格尔的名义组织基金会等方式，大大强化了社会对护理职业以及南丁格尔精神的认识。

3. 纪念活动与中国护理文化初建　近代中国护理界的有识之士，正是通过南丁格尔纪念日等活动，宣传和形塑南丁格尔精神，在护理职业于中国起步之时，给护士树立传承效仿的榜样，培养护理人员的职业精神，构建起中国的护理文化；同时也让中国社会认识护理、接受护理、扶持护理，为护理专业在中国的持续发展孵化出适宜的土壤。

1949 年之前的中国"农村破产，教育落后，民族的精神不振，国民道德衰落，种种不良现象，层现叠出，危机已达到极深刻程度。欲谋补救，其道固有多端，而以愚见所及，职业教育，尤为急要"，1934 年，中华护士会理事长潘景芝说，"因此，教育问题，妇女职业问题，至今亦增加其重要性。英国南丁格尔女士为护士事业的先进，妇女职业的提倡，护士事业的改进，曾有莫大贡献。今逢女士诞辰，特书数语，为社

---

① 佚名. 南丁格尔国际基金临时委员会委员名单. 中华护士报，1934，15（3）：104.
② 言潘景芝. 纪念南丁格尔女士国际基金会. 中华护士报，1934，15（3）：98.
③ 佚名. 国际医院纪念日·护士皇后南丁格尔女士之诞辰，中华护士报，1938，19（1）：63-64.
④ 佚名. 纽西兰南丁格尔基金奖学金. 护士通讯，1945，1（1）：10.

会人士介绍其生平事迹。^①""希望纪念南丁格尔的日子，不要尊重礼节和口号，让我们大家细细研究，南丁格尔女士为什么到现在虽死犹存，以求能够步她的后尘。^②""在今天南丁格尔女士纪念日的追思中……第一，应效法南丁格尔百折不回的服务精神来提高护士的人格，发展我们的事业；第二，每位护士应负起自己的责任来准备我们的一切，等候国家的命令，真似南丁格尔女士'这是我做国民的天职'，这样才不愧我们今天纪念的一点意义。^③"从中可见，近代中国护理界的先贤们，已站在国家和社会的层面思考护理，而不仅仅是籍护士节纪念南丁格尔。

1947 年原任中国护士学会会长徐蔼诸在纪念南丁格尔的大会上向全国护士进言^④："要利用这个机会来检讨自己，再接再厉，继续努力为事业争光，为国家效劳。"王琇瑛在《护士节感言》中称"国家不可一日无兵，亦不可一日无护士！"希望"从事护士工作的人们，在这具有深刻意义的五月，应如何反省自勉，向着距离遥远的目标前进！……更希望我们中国也有几位与南丁格尔女士有同等能力及表现，在若干年后接受着敬仰与歌颂"！^⑤王琇瑛如是说，亦如是做，言必行，行必果，若干年后，她成为中国第一位国际南丁格尔奖获得者，接受着护理后来人的敬仰与赞颂。

二、护理职业道德与伦理规范建设

（一）近代中国护理伦理道德建设特点

1. **对护士伦理道德的教育高度重视** 中华护士会成立后，非常重视"护士伦理"的学习，因此，早期护理刊物中有较多"护士伦理"

---

① 言潘景芝. 纪念护士事业的先进南丁格尔女士. 中华护士报, 1934, 15（3）: 111.
② 胡惇五. 南丁格尔女士纪念日的感想. 中华护士报, 1934, 15（3）: 115-116.
③ 瞿枕流. 纪念南丁格尔女士生日的一点意义. 中华护士报, 1934, 15（3）: 117-118.
④ 徐蔼诸. 纪念南丁格尔女士向护士同志进言. 中国护士季刊, 1947, 1（2）: 35.
⑤ 王琇瑛. 五一二护士节感言. 中国护士报, 1947, 1（1）: 33.

方面的文章刊载。管理者认为"有技能而无高尚品格，尚不得谓之完全护士也[①]""护士训练中最重要之一点，则为伦理教授。护士非一机器乃一人也，人之价值，不在力与美，亦不在其身体与知识之所成就，而在高尚之理想，坚强诚笃之目的，与其主义之总和。[②]"护士们的切身体会是："为护士者，与病人朝夕相处，日夜与之周旋，司其生死，医其白骨，较医士尤占重要之位置，如存仁爱之心，为人护理，减除痛苦，慰其身心，体贴入微，则病者受福非浅矣[③]。"护理管理者希望通过伦理学习，使护士潜移默化地接受职业道德教育并不断完善自己，勉励自己，体现护理职业乐于助人的高尚与奉献。

2. 对护士伦理道德的要求全面详细 由于南丁格尔的楷模引领，护理职业从诞生起，就对其成员的道德水准有着较为全面且近乎完美的要求。近代中国凡谈及护士伦理品格教育的文章，几乎都提出"高"而"全"的标准，要求护士可靠、忠心、诚实、自恃、克己、公平、善断、机警、庄严，具有优美之姿态与创始之才能[④]；要有爱、谦虚、温柔、良心、忍耐、合作、勤勉等[⑤]。从护士行授帽礼时的训话可看出对护士要求之高："我认为护理事业居百业之最高尚者，惟须具清醒之头脑、纯洁之良心、健全之体格，有以辅助之，否则必不能成一完美之护士。[⑥]"要求护士对待护生，要像家中慈母对待儿女一样尽心、耐心[⑦]；对待病人，要像儿女对待父母一样有爱心："服务之种类有三：[⑧]①奴仆的服务；②雇工的服务；③儿女的服务。我人当如儿女之服事父母，此乃由爱心而起，若无爱心不能为真服务。"护士事业之所以名

① 佚名. 护士伦理学. 护士季报, 1921, 2（1）：8.
② 比尔女士. 教育之原理与理想及其应用于护士教育. 中华护士报, 1934, 15（3）：121-127.
③ 佚名. 服务之乐. 中华护士报, 1939, 20（1）：3.
④ 卡雷尔. 品格教育于学习护病之价值, 中华护士报, 1935, 16（3）：296-300.
⑤ 李乔邻. 护士的真精神. 护士季报, 1924, 5（4）：9-12.
⑥ 达师母. 护士行戴冠礼之训话. 护士季报, 1928, 12（4）：10-11.
⑦ 黄美贞. 护士的责任. 护士季报, 1926, 7（1）：18-23.
⑧ 佚名. 看护服务之关系, 护士季报, 1921, 2（4）：17.

重一时，无分邦域，举世欢迎，因为护士"志在服务，虽牺牲一己，亦所不惜，救病护伤，尽心致力，善事指导，用保健康，凡关于卫生事业科学进程，无不竭诚研究，以应时需"①。

3. 对护士伦理道德的教育根植传统文化 以儒家文化为主体的中国传统伦理，是确定、调整并维系人与人之间的行为规范，对于培养和强化中华民族的伦理观念起了重要而深刻的作用。从中华护士会主办的护理期刊中可看出，早期对护士进行伦理道德教育时蕴含了中华民族的优秀传统文化，如"孔子曰，己所不欲，勿施于人。吾辈识之。②""孔子的道理是说老吾老以及人之老，幼吾幼以及人之幼，我们护士岂不更超过他们吗？③"1928 年《护士贵乎仁爱》一文中说，"为护士者，与病人朝夕相处，日夜与之周旋，司其生死，如存仁爱之心为人护理，灭除痛苦，慰其身心，体贴入微，则病者受福非浅也。孟子云，君子以仁存心；又曰，仁者爱人，愿我医界同人，贵乎仁爱之心，使亿万生民同履康庄，得登寿域。④"中华护士会要求"护士需深谙世情，沉默寡言，而不入于骄傲……和颜悦色，人见而喜，诚恳忠实，人乐于交；言顾行，行顾言；处事接物，事上敬，御下谦，带同事者恭。⑤"通过对"仁爱""修身"等传统文化思想的学习和理解，起到内化护士职业情感，外化护士职业行为的目的。

（二）近代中国护理伦理道德建设的内容

中国传统文化是一种伦理文化，十分重视人与人之间的伦理道德，护理职业的伦理道德建设也不例外。

1. 仁爱助人的职业情怀 中国素有仁爱之传统文化，"医乃仁术"被普遍信奉；护理本为健康帮助专业，抱仁爱之心帮助护理对象当属

---

① 刘法成译. 护士道德律之商榷. 护士季报，1926，7（4）：1-6.
② 佚名. 护士之伦理. 护士季报，1921，2（1）：10.
③ 李赐英. "役"这个字就是每一个护士的目的. 护士季报，1928，9（1）：3-5.
④ 刘约翰. 护士贵乎仁爱. 护士季报，1928，11（3）：26-27.
⑤ 胡惇五. 我之护士谈，护士季报，1929，14（1）：32-37.

首要职业责任。"盖服务之真精神，全在一爱字，且不在外表，而在内心。因爱字包括一切诫命。凡有爱心者绝不能害人。所谓爱，即是仁爱、温柔和牺牲自己以服事他人。[①]"盖仪贞提出："护士宜作病人及其戚友之教师，授以卫生家事，及职业的治疗等种种之普通常识，俾足以促进其健康，而间接有益于社会"[②]。1926年《护士道德之商榷》一文提出，凡是护士"当竭尽其所能，如知识技艺热忱，以贯注于服役病人之职务，而尽看护之天责。于职务而外，又当体谅病人"，对病人的家庭和社会关系，要施以仁爱友谊之心；对医院卫生，除勤加注意之外，还应具有爱护公物的责任心[③]。仁爱、服务是一种温润的护理文化，传递给护士慈爱关怀、热忱助人的品格。

■ **史海钩沉**

"天使"是如何成为护士代名词的

天使（英语 Angel，中文音译安琪儿），本义指来自天上的使者，其角色是受上天的差遣保护信众不被恶魔侵扰的保护者，代表圣洁、良善，正直。

南丁格尔在给汉娜伯母的信中说"只有善于利用生命的价值和意义的人，才配与天使同列。天使的定义是什么？如果天使只是散播美丽鲜花的人，那么无知、顽皮的小孩子也可以称为天使了。护士就像医院的女佣，她们必须清除脏乱和污秽，为病人洗身体，做人们厌恶、卑视，而不是受到感激尊重的工作，但是我却认为这种有益于人类，使人类健康的工作者，才是真正的天使。"

2. 一视同仁的职业素养 孙思邈说："若有疾厄来求救者，不得问其贵贱贫富，长幼妍媸，华夷愚智，普同一等，皆如至亲之想"；《弟子规》中曰"泛爱众，而亲仁"，这些平等关爱的思想，深深根植于中国传统文化中。在近代中国护理期刊中，我们看到这样的要求："不可

① 佚名. 看护服务之关系. 护士季报，1921，2（4）：17.

② 盖仪贞. 护士教育. 护士季报，1923，4（3）：16.

③ 刘法成译. 护士道德律之商榷. 护士季报，1926，7（4）：4.

用严厉之语对待病人，亦不可有嫌贫爱富之心，当一律看待。[①]" "对于贫富贵贱，尤应一视同仁。苟分阶级，既失平等之旨。[②]" "病人如果来自乡间，切莫轻视。如果伸出援助之手帮助他，他的感激申谢之心比他人尤为真挚"。这些文献均强调了对待病人应一律平等相待，不论贫富贵贱、老幼美丑，都要一视同仁。

3. **克己宽容的职业胸怀** "克己"是儒家人格完善理论的重要内容，它包含"克我"，处理好人我关系；"克欲"，处理好义利关系等。在早期护理期刊中，可看到许多对护士提出"克己"的伦理要求："克己、自制及自尊三者与养成强固之人格有密切关系，故宜时常实行。克己者，即为自身或他人较高之利益有所舍弃是也，……唯节制自己，乃得避免冲突。[③]" "人若充当护士，总要以服侍病人为目的，不怕克己[④]。" 1921 年《护士季报》上曾举了这样一个例子来说明护士的"克己"：护士正护理一病人，而旁侧床上的病人想喝水或令护士做其他不重要的事，该护士回答"你没看见我仅有两只手，都不得闲吗？……此种小事，几乎日日有之，足以试验护士之克己功夫，而显其是否适宜此项职业也。[⑤]"

护士对自己要严于律己，对病人则应多予以包容。当病人在护理过程中不予配合时，护士要给予充分理解，需明白"其人乃有病者，故与平常人不同。且须知病人之亲友，亦与平常不同"，应以"一个温婉之词或一句安慰之语"代替"一种简括之词句，与不耐烦之表示"，这样"可以大有功效"[⑥] "护士切不可与病人辩难或争论，因为"人当病时，每有稚气。护士应知以和气待人[⑤]。"

---

① 赵玉梅. 何为完善之护士. 护士季报，1920，1（4）：6.

② 俞凤宾. 上海协和护士学校第一次毕业礼勉励词. 护士季报，1924，5（1）：28-32.

③ 佚名. 护士伦理学续前. 护士季报，1924，5（1）：33.

④ 佚名. 两等的护士. 护士季报，1926，7（3）：38.

⑤ Deaconess Phelps, American Church Mission. 护士之人格. 护士季报，1921，2（4）：13.

⑥ 佚名. 服务之乐. 中华护士报，1939，20（1）：3.

4. 友善忍耐的职业性情　在近代中国关于护理伦理的文章中，十分强调护士应具有善于忍耐的性情，"性情，护士所宜立学之事其最困难之一，乃节制性情是也。护士对于病人、其他护士或仆人，即在烦闷之时，亦不可稍发脾气。""凡欲成为一好护士，当有忍耐之心，举止行为当端庄，对于病人当温柔，定当恒久忍耐，当有和颜悦色之容[①]""忍耐为又一应有之德性。医院中有许多使人烦闷不快之事，若使其悻悻然，现于辞色，殊非所宜。[②]""护士之需要忍耐，较医生为尤甚。因医生仅偶一看见病人，而护士则常与病人同在。且人当生病时，每极躁妄，吹毛求疵，哓哓不已。护士若非养成真正之同情心与亲切之感，则不能节制自己，常保持镇静的态度。[③]"对护士为人处世的具体要求在早期护理杂志中高频出现，可见中华护士会对护士这方面培养的重视。

5. 诚实负责的职业态度　中华护士会把医疗物品使用和差错报告等都纳入诚信的范畴："服务之时应当诚实，各项用品系属于医院，供看护病人之用，我决不可浪费之。对于用药之错误，应立即记载报告，以免发生重大之错误。[④]"对夜班护士，强调在监督较少的情况下

■ 史籍采摘

细微之事

1920年《护士季报》记载了这样一件事："我看见有三年级的护生，准他一年级护生随便倒便盆痰盂，不先把给他看，这是万万不对的。因新来的一年级护生他定不知病人的粪内、痰内有紧要之物，若听其随便倒去，不加察验，以致医生有时不能查出病人病原如何。[⑤]"

从这段文字中我们可读出多条信息：①对护士细微行为非常关注，以小见大，培养护士良好的护理行为；②十分重视病情观察对医生诊断的辅助作用；③倾倒便盆痰盂为护士的职责而非其他工役人员；④因护生学习地点均在临床，故三年级护生已有带教资格和责任。

---

① 俞凤宾. 上海协和护士学校第一次毕业礼勉励词. 护士季报，1924，5（1）：28-32.
② Deaconess Phelps, American Church Mission. 护士之人格. 护士季报，1921，2（4）：13.
③ 护士伦理学续前. 护士季报，1924，5（1）：34.
④ 护士伦理学续前. 护士季报，1924，5（1）：35.
⑤ 乐本柯. 注重细微之事论. 护士季报，1920，1（1）：14.

抵挡饵诱，严格履职，如因恐惧夜班，工作失当即为不道德；夜班不能打盹；不能以病人酣睡为由，不按时治疗或到邻近科室与其他护士闲谈①。

6. **整洁优雅的职业形象** 近代中国对护士的伦理培训，不仅有内在的职业道德要求，也有外在的形象要求。中华护士会总干事孙王蕙舫把护士工作时是否穿制服提到伦理的高度："有一最重要之事，为护士所应知者，即于服务之时，若不全身穿着制服并戴制帽，即不合于伦理。制服乃护士之徽章符号，且为其服务权力之标记。②"她认为，不穿护士服，似以为护士服"可耻"，这其实是一种没有认识到护士职业荣誉及尊严的问题。中华护士会对护士着制服的要求甚至严格到"如果该学校女学生不穿着护士全套制服即衣帽二物，即将该校除名。③"

中国麻风病救济会的开拓者、美国医生海深德1923—1924年在《护士季报》上连载《护士伦理学》④，文中要求护士逐日沐浴，时常洗发，保持洁净；不要用手指揉眼，手背较安全；要保持口鼻清洁，防止病从口入，祸从口出；耳环及发饰不可太过，已婚或订婚的护士可戴一"平淡无花之婚戒"，手镯和其他指环则不宜戴，香水香粉宜少用；行走时举步宜优雅、坚定而无声音。

关于护士的外貌形象，国际护士会的要求是"不可使病人或与护士们接触之人感到厌恶""我们虽不能强迫护士穿长可及踝的制服和禁止烫发，但护士的外貌必须整洁。⑤"因为"不整洁之服饰实足令病人生烦恼，因病人见服饰不整洁之护士，以为彼即不能整洁其服饰，则其所与之食物药饵亦即不能整洁。所以整洁乃使病人信任之也。⑥"

综上可见，护理职业的伦理道德中饱含中国优秀传统文化的人文精

---

① 欧兰侣. 夜班护士应有之道德. 中华护士报，1931，12（4）：39-41.

② 孙蕙舫. 护士伦理学. 中华护士报，1933，14（1）：202-204.

③ 佚名. 总干事报告会务. 护士季报，1925，6（4）：10-14.

④ Dr. Lee S. Huizenga 护士伦理学. 护士季报，1923，4（4）：13-20.

⑤ 佚名. 护士伦理-国际护士会论文节译. 中国护士季刊，1948，2（1）：11-12.

⑥ 佚名. 论看护. 护士季报，1924，5（3）：15-19.

神，中华民族就是在这种大爱大德精神中发展繁荣、生生不息，护理从业者也在这种文化土壤中成长、壮大、走向成功。这一点正是当下护理行业加强护理人文建设的历史依据，也是护理人文精神的传承与发扬。

（三）护理伦理道德的培养方法

1. **用知行合一的教育进行内化** 中华民族修身之道重视道德内化，切实躬行，践履不辍，不尚空谈，这一文化传统至今仍有重要的现实意义。"是非之心，人皆有之"，中华护士会认为，什么事该做，什么事不该做，护士自己应该明白。但护理工作十分繁杂，护士哪些可为，哪些不可为，光凭记忆内容太多了，除非养成习惯，否则几乎是不可能的。"然若每次做事不经意或有错误，即将养成不良之习惯。而此种习惯易成而难改。故即最小之错误，亦宜小心避免阻遏，勿令后蹈。[①]"所以，强调"学行教合一之精神……学而不行，则学无所益于世；行而不学，则其人如机器；不教则所学退步，不能达到'教学相长'之目的"[②]"护士所为之事，与人生命攸关，故宜时常谨慎。里创敷药、料量分剂，均需专心致志，误任外界有所缠扰。……护士之言语最宜谨慎，疾病之可愈否，不可妄下断语。[③]"注重临床工作中护理伦理的践行和良好习惯的养成。

2. **用善恶因果的学说进行教化** 不论东西方文化都会通过特定的因果论告诫人们，如："善有善报，恶有恶报"等，以此规劝人要多做好事善事。早期的教育者、管理者强调，"我等虽做此微小之事，将来必得莫大之赏。于何知之？比如电灯厂内之发电机开关，虽云细小，而一开，则阖城大放光明。为人服务亦是如此，虽人不知，而上天知之。谁能服事人者，彼已预备极大致赏赐矣"[④]。这种道德说教方法对

---

① Deaconess Phelps, American Church Mission. 护士之人格. 护士季报，1921，2（4）：14.
② 潘泰阶. 完全护士之要素. 中华护士报，1931，12（3）：33-35.
③ 俞凤宾. 上海协和护士学校第一次毕业礼勉励词. 护士季报，1924，5（1）：28-32.
④ 佚名. 看护服务之关系. 护士季报，1921，2（4）：17.

包括护士在内的各类人员具有较强的约束力。

3. 用严格统一的管理进行强化 部分早期护校学生自治会成立"德育股"[1]，负责演讲人格问题及名人传记等，并在公共所在地悬挂一箱，如有人违反章程或日常工作中有不道德行为者，会员皆可报告。有些学校要求学生一律住宿，进行统一严格的教化管理，学生在校期间的学习、工作、休息、业余活动都有规定时间，饮食亦有规律，这些均有助于培养学生严谨自律的工作作风和生活习惯，同时也方便考察每名学生的性格、人品、修养。

三、近代中国护理人际关系的发展与变迁

从历史的角度去追踪护理人际关系的形成、发展与变迁，可把对此领域的思考与研究带进入一个更为广阔，也更为深邃的空间。

（一）近代中国的医（护）患关系

1. 近代中国医（护）患关系的转型变迁 医（护）患关系的变迁不可能脱离自身发展所依托的社会环境、文化习俗、民族信仰而独立存在，社会主流医学文化的形成与改变，就是数以万计的个人以无意识的形式所汇聚形成的。在漫长的历史中，医患关系模式也必然会呈现出不同的发展与变化。

（1）**由病家主导的传统医患关系面临挑战**：在西医大规模地输入近代中国之前，中国主要有三种行医模式。

1）医生以个体为单位独立而分散执业，或坐堂开诊，或应邀上门施诊；病人自由择医而求治，对医生召之即来，挥之即去，对病人负最终责任的不是医生，而是病人本人，医生只是被动地提供医疗服务。

2）医生多为游方郎中，悬壶行医，走巷串户，治百家病，吃百家

---

① 陈树汉. 护士学校中之课外活动. 中华护士报，1938，19（4）：166-168.

饭，无固定诊所。"家庭"是原始的医疗单位和护理空间，病人家属能够参与诊疗过程，而且握有最终决定权，整个诊治过程几乎都在病人或亲属的目光监控下完成。

3）政府没有最起码的行医资质认定，任何人都可以不受限制地公开行医；加上没有严格统一的医学教育，只要识字，人人都可读医书，因此很多人（当然也包括病家）都对中医理论有所了解。在这种情况下，治病的过程有时就成了"同道切磋"的过程，诊疗过程由病家主导，有的病患会利用自己一知半解的中医药理论对医生施加影响。

医学不可能脱离其生存的社会文化环境而独立存在。在医生的酬劳没有国家政策来保障的中国传统社会，病人是医生的"衣食父母"，迁就病人就成了一种顺理成章的行为。在这种医疗文化环境中，医生缺乏专业权威，病家总是在"挑选医生"，凭借自身的主观好恶来"择医而治"，当病人服用两三副药剂之后仍不见起色时，就会毫不犹豫"抛弃"这个开方剂的医生，然后去请另一位医生，病家很难让一个医生负责诊疗的全过程。于是西方医生发现，他们面临着普及西医理论以及在中国人心中树立医护人员权威的双重任务，而后者涉及了医患关系模式的调整，远比前两者困难。

（2）**西医权威的建立与医患关系转型**：随着科学技术的发展，西医传统迅速改弦更张，医疗行为须暂时脱离无法提供技术支持的家庭或社区，到一个对病人和家庭来说十分陌生的"公共空间"（医院）中进行，其治疗与护理脱离了病人亲友的视线。它将病人带出了封闭狭小的私人医疗空间，进入了"集团制"的现代化医疗格局，这无疑有利于病人的治疗护理和康复。与此同时，传统的病人角色逐渐消失，一个全新的、被动的现代"病患"角色诞生了，这个角色对自己的诊断无能为力，对医学术语陌生茫然，对治疗方案不知所措，能做的只是被动接受。

转型前，在一个不需行医执照，任何人都可以行医，由病人做主择医的国家中，谁对病人负责不言而喻；转型后的医患关系"医权为重"，与以往那种病人主导医疗过程的医患关系模式存在本质不同，体现了医患之间必须相互遵守的"责任与权力、信任与信仰"的原则和内涵。医患关系的转型也对医护人员的行为规范提出了新的道德要求。医护人员的责任心，不仅在于对病人的责任心，也包括对受聘医院的责任感、对社会的责任感，以及医护之间、同行之间的合作等。

（3）**医疗空间转换与护患关系转型**：传统的护理空间以家庭为单位，由家人或仆人提供照护，护理方法科学性不足。从"居家治疗"转为住院治疗，病人交由护士照料，意味着在中国"托管制"的出现，而中国传统文化及医疗体系中没有"托管"的概念，以家庭为空间的病患护理是世代沿袭的惯例。在那个时代，很难让一个从来没听说过职业护理的人把生病的亲人留给陌生人照顾，而且是用陌生的方法来护理，因为对于当时的中国民众来说，把亲人交给陌生人照顾，是一种不可想象的绝情方式。因此，许多人在教会医院住院时还有亲友陪侍。在这种文化背景下，中国早期的西医院，住院病人多为求医无门、走投无路的社会底层人士。当时的教会医院为了吸引中国的病人，不但免费施治，有的还为重病患者提供食宿，对于近代中国的穷苦病家来说，这绝对是一个巨大的诱惑。

医疗护理行为由私人空间移入公共空间，不但可以从根本上改变中国传统的医患、护患关系格局，同时也体现出了现代医院的"集约化"优势，一个医生一天可接诊数十甚至上百病人，一个护士可同时照顾许多病人；病人在医院中不但可以得到治疗护理，还可以同时接受到健康相关知识，当民众认识到医院和护士的好处后，逐渐接受把病人送到医院由专职护士实施护理。不仅住院病人要护士护理，一些在家中养病的人也请教会医院派护士帮助照护。最先来华之护士中的一人，中华护士会两名名誉会员之一德夫人在1924年讲述了她于1891年来华后30年的经历，"那时候的特色就是我们时常到人家去，尤其是到官吏人家去。若看女病人，我就和德医生同去，我们每星期必到巡抚衙门里去。^①"可见当年有钱的官宦人家，多把医生护士请到家中。接受护士护理病人逐渐成为一种新的习惯，护患关系得以构建。

2. 近代医院中的护患关系　在中国早期的医院中，医生护士注重在治疗护理过程中体现医学人文关怀，通过奉献和仁爱塑造一种新型的医患关系。

（1）**用良好的护理奠基和谐的护患关系**：在中华护士会会长盖仪贞看来，护士在护患关系中应该是多元化的角色，护士的职责不仅局限于料理病人的饮食、起居、光热、空气、被褥等日常事项，还要在病症治疗、病状改变、心神安慰等方面发挥作用。"医院为病人而设，故其中最重要之人即为病人，虽有贱如乞丐者，亦不可轻视之也[2]。"医院请富有经验的护士进行疾病护理，护士"观其病情，相其病势，药必亲调，食必亲视，有时谈讲故事，开拓病者之心胸。而闻之者辄忘其身之困于疾病也[3]。"1926 年《护士季报》刊载的《卡拉阿萨》一文介绍了保定思罗医院黑热病病人住院的情况[4]。黑热病以儿童居多，多数患儿入院时已经得病一两年，其父母照顾惯了，所以不愿交由他人照顾。入院后护士随时随地安慰患儿，使他与医院各位医生护士相认识，或者与其他病儿一起玩耍，凡事让患儿随心。住院几个月，疾病痊愈让患儿回家，患儿则哭着不愿出院，说家里不如医院快乐……从这些文献中可以看到，护士对病人良好的服务以及护患关系的和谐，构成了现代医院的发展基础。

（2）**注重护患关系的拓展延伸**：在西医进入中国的早期，为了扩大医院影响力，管理者非常注意医院留给病人的第一印象，不论是门卫还是挂号人员都会给就医者宾客般的接待。有的医院还配有专门的

① 德夫人. 三十年前. 护士季报，1924，5（1）：21-23.
② 佚名. 护士之伦理. 护士季报，1921，2（1）：9.
③ 佚名. 中西女塾看护妇之职务. 护士季报，1921，2（4）：10.
④ 张尚科. 卡拉阿萨. 护士季报，1926，7（1）：9-12.

人员，倾听病人的心事和疾苦诉说，慢慢消除病人的陌生感和恐惧感。出于多方面的原因，医护人员不仅重视与病人的关系，也十分重视与病人亲友的关系。"病人朋友来探望的时候，为布道员做功夫的好机会。先同寂寞的病人谈话，使他们快乐，再与来探望的亲戚朋友接近，可以从他们那里知道病人的情况如何。用和蔼的语言对待他们，可以化除仇视的心理[①]。"医生护士也会深入病人家中，倾听病人诉说因病痛带来的苦恼和忧郁，用同情的语言抚慰、鼓舞病人，让病人觉得医生护士是朋友，是可以信任、倾诉的，从而获得慰藉。

（二）近代中国的医护关系

在中国传统医学里，一医多能，诊断、配药、治疗几乎都由医生一人负责。随着护理专业的问世，出现了医护分工的专业化倾向，护士作为一种社会分工和职业被社会所承认，这才有了传统医学所不存在的医护关系。

1. 医护的协作与从属关系

（1）**医护并重的合作关系**：医护关系形成于近代社会，必然受到社会文化和生物医学模式的影响和制约。中华护士会教育委员长祝淑慎1933 年在"护士职业之价值"一文中以左右手比喻医护关系："护士之于医师，尤左手之于右手。医师司诊断，护士司看护，各有专责，不容或缺。且病人安适、病愈速缓，端赖守护得法。故护士之重要，不亚于医师，护士之职业，在医病上具有不可毁灭之价值。[②]" "行医与看护，二者有共同之旨趣。医术与护术，其艺固不同，然则二者舍其一，则不易奏圆满之效果，此互助之所以重也"，而且"医士借助于护士，珍视若同工，以致协作效力于卫生事业之前途"[③]。从文献中可看出，护理工作的重要性已被广泛认可，护理工作与医疗工作并重，只是任务职责不同而已。

① 佚名. 医院里的传道功夫. 护士季报，1922，3（1）：62.
② 石祝淑慎. 护士职业之价值. 中华护士报，1933，14（3）：268-269.
③ 刘法成译. 护士道德律之商榷. 护士季报，1926，7（4）：1-6.

（2）**主导从属的等级关系**：护理职业从问世起，就处于医生的从属地位，这与护士历史上曾经的奴仆形象有关，与强调服从的文化基因有关，与护士职业自诞生起社会角色便定位于归医生领导有关，也与护理理论尚不完善，护士的主要工作是执行医嘱有关。因此在医护关系构建的早期，非常强调护士要敬重、配合、服从医生，要严格执行医嘱。1924年美国医生海深德撰文要求"护士应忠于医生，助之维持病人对于医生之信任。……欲为良好之护士，则服从命令系所必要。[①]" 中华护士会副理事长刘干卿等人眼中的医护关系是："医生所望于护士者，仅欲'唯命是从'是也[②]"；护士"当如何勤慎，竭其智，运其技，以热忱服务于医生之侧[③]"，这样护理技术才可以提高。《护士的责任》一文中提出：护士应持之态度有二："一对于病者调制汤药，奉进饮食，扶摩身体，务求和医生之命令；二对于病者之环境，务令其舒畅安适，而仍不能违背医生之命令"[④]。为了协调医护关系，《护士之伦理》要求护士换位思考："当思倘尔为医士，尔将如何自觉尔之地位，并欲护士如何待尔"[⑤]，希望护士能站在医生的角度考虑问题。

随着时代的进步，传统的医护主从关系已不能适应当今医学发展的需求，这也是护士职业化道路上需解决的重要问题。

2. **医护的矛盾纠纷与协调**

（1）**医护矛盾的发生**：虽然从理论上大家均认可医护同等重要、应相互尊重，但实际上在中国早期的一些医院里时有医护人员不合作的情况发生，护士"有时在职务上偶然提醒了青年医师的忽略与错误，轻则遭受白眼，重则被恶言诋辱，医生恼羞成怒，先发制人，登报纸控诉，并闹怠工风潮……使得在岗位上的护士既不忍看病人缺少医师

① 佚名. 护士伦理学续前. 护士季报，1924，5（1）：34.
② 刘干卿. 护士教育之我见. 中华护士报，1934，15（1）：88-89.
③ 刘法成译. 护士道德律之商榷. 护士季报，1926，7（4）：4.
④ 佚名. 护士之责任. 护士季报，1923，4（1）：6.
⑤ 佚名. 护士之伦理. 护士季报，1921，2（1）：10.

予以诊断和治疗，又不能代行医师的职权"；而"很多护士也受不了医师的气，爽性不在医院中工作，因此医院中感到护士少了[1]"，结果势必导致院务的停滞和病人病情的加重或死亡。"照常评论医护之合作应该不成问题，但事实上的例外确实不少。占上风的往往是医生，受气的护士常免不了流泪一场。许多护士都因此抱怨，这辈子命苦学了护士或者改行。误会发生之最大原因，为医生们乱发脾气"[2]。从文献的记录中可看出，在近代中国，医护关系不和谐的人和事时有发生，有时甚至发生较为激烈的冲突。

医生们对护理工作的认识不足，是医护关系不够和谐的重要原因。在近代中国，护士学校的临床课程，限于设备和经费，一般都是请医生们任教。"医生们对这高贵的使命往往是敷衍塞责，草率了事。据传闻，有位知名的医生上课时开场便说，你们护士只要晓得护理技术便够了，这门课我随意讲讲，你们随意听听[2]。"由此可见，这种对护理专业认识不足的语言由来已久，这种观念对医护关系的影响可想而知。

（2）**医护关系的协调**：中华护士学会常务理事管葆真女士把医师对护士的看法分为四个时期："①初入学的医学生都是天真烂漫，对护士毫无成见，若是医护学生在同一医学院受教更是情同手足；②医学生穿上了白衣，到门诊及病房工作，就开始看护士不顺眼，慢慢发展到不可一世，这时期虽然很短，可是医护人员在医院里接触最多，也最容易起冲突；③从经验中学习，青年医师们知道必须改进，尊重护士们对病人的观察与报告，与护士们商讨病人病情及治疗，帮助护士解决她们职务上的困难，因为病人脑中仍是医师至上，言语如圣旨；④等到医师升到主治医师时，已经认识很清楚，护士对新医生有如何的重要，并且态度公正，也就能分工合作相安无事了。[1]"

管葆真建议："在对医学生的训练中，增加一课，医师在业务上不

---

[1] 管葆真. 庆祝中华医学会年会声中给医师们的一封公开信. 中国护士季刊，1947，1（2）：1-6.
[2] 陈仁亨. 为护士说话. 中国护士季刊，1948，2（1）：2-4.

能用怠工或罢工的手段，以致影响病人福利；在医学生伦理课中加一课，如何与护士合作，应当请护士讲她们的本职；实习医师开始工作前，当各科介绍工作时，亦应请护士主任报告实习医师与护士在工作上应注意的事项，一举之劳，可减免日后种种无谓之纠纷；实习医师应学习护病技术一课，使其了解护理工作，并知其效果，以配合其医疗法。[①]"管葆真还建议："护士如有错误，医师不宜给予教训，尤忌在病人之前，因为种种情形医生已占优势，护士或有其理由，也不敢申辩，故医生最好与护士主管人理论，或向护士团体申诉。"另外，要求护士"勿评论医生或护士于病人之前，如评论医士、护士，则病人不敢信任彼等，而其复元之希望恐即因此而失去矣"[①]。重庆中央医院外科副主任陈仁亨在《为护士说话》[②]文章中建议，要增进社会人士对护士职业的认识；要促进医护之间的合作；要提高护士的待遇；要帮助护士进修学习，辅助对护士的教育。这些建议和规范要求，到今天看来，仍不过时，具有较强的指导性和实用性。

■ 史海钩沉

差点儿被冤枉的手术室护士长

在1947年第2期《中国护士季刊》中，刊载了这样一件事："某医院接连发现手术后病人感染，外科主任不查原因，断为手术室护士长之技术过失，要求给予撤职处分。但签呈转至护理主任处时，已在数星期后无法调查当时真相，可是护士主任调查出消毒锅漏气。将手术室敷料送往培养，发现消毒不良；并且医师喜欢手术室温暖清洁，常穿便服入内做私事等原因。真相大白，护士长得免撤职，外科主任居然亲自修理消毒锅。[③]"这个事例可折射出当时的医护关系，因此，管葆真女士向医生呼吁：用冷静头脑按科学家的态度进行调查研究而不是武断地归罪于护士。

① 佚名. 护士之伦理. 护士季报，1921，2（1）：11.

② 陈仁亨. 为护士说话. 中国护士季刊，1948，2（1）：2-4.

③ 管葆真. 庆祝中华医学会年会声中给医师们的一封公开信. 中国护士季刊，1947，1（2）：1-6.

第二节　中国近代护理文化的变迁

西方护理随西方近代医学的进展而产生，因西医的传播而普及，因南丁格尔的贡献而巨变，因适应本国需求而发展。中国近代护理随着西医的传入而发轫，在效仿、沿袭、移植西法中前行，在顺应时代社会需要中变革发展，其中护理文化的变革演进令人瞩目。

一、医学及护理观念的嬗变

西医的进入对中国医学、护理学的发展产生了多方面的影响，与当时的社会历史文化背景亦有着密不可分的关联。

（一）民国时期民众医学观的渐变

20世纪初，中国一些先进知识分子发起了"新文化运动""五四运动"等反帝、反封建的思想解放运动及爱国运动，这些运动有力地打击了长期以来封建思想的统治地位，使中国民众尤其是广大知识青年受到一次民主和科学思想的洗礼，促进了中国社会思想文化方面的变革。在这种时代背景下，中国传统的医学观念和文化也在随着时代变迁而变迁。许多封建糟粕文化随着科学的发展和眼界的开阔，逐渐被民众摈弃。

1. **民众医药观念的变革**　西医作为舶来品初来中国之时，对于普通民众来说无异于天外来客。"身体发肤，受之父母，不敢毁伤"的教诲，令百姓对西医的外科手术难以接受；"完肤厚葬、入土为安"民俗信仰让百姓对西医的尸体解剖十分惊诧恐惧。1920年的《护士季报》上，描述了湖北安陆普爱男医院1886年建院时的艰难，因不被当地人民所了解，谣言四起，"讥以挖眼者有之，谤以剁腿者有之，诽以挖心者有之，诮以割心者有之" [1]，医院早期有 60 张床位，但因住院病人多属内外科危重症，所以"虽愈者不少，然死者居其大半"。西医在近代中国早期一度成为邪恶的象征。

最早尝试接触西医的社会群体，主要是三部分人，一是社会底层无力求医问药的穷苦人，二是危重症病人，三是经中医久治不愈者，在无奈之下选择西医院。西医院的举办使一些中国人接触到了较多的西方文化，与外国医生护士的接触也使他们看到外国人并非都是"蛮夷"。尤其是护士对病人悉心的照顾，加上有"看护之良法"，西医院逐渐赢得了民众的信任。到 20 世纪 20—30 年代，越来越多的中国人开始接受西医，甚至一些上流社会也到西医院投医问药，一些豪门贵族还将子弟送到医院自费学习西医。在西医的冲击之下，中医一统的局面被打破，形成了近代中国人医药观的多元化格局，这对中国医学的发展产生了长远的影响。另外，西方医学在禁大烟、戒缠足等方面也起到了推动作用。

2. **民众卫生观念的变革**　近代中国，灾难深重，民生凋敝达到极点，当老百姓衣不蔽体、食不果腹时，公共卫生观念淡漠实不足怪。早期公共卫生护士开展入户卫生宣传等工作时，所到之处，或"饷以闭门羹"，或"呼为洋鬼子，斥之使去。" [2] 公共卫生护士以南丁格尔精神激励自己，同时意识到"中国之社会及卫生状况与外国绝对不同，人民之心理亦然。故西人所教之方法，不能直接施行于中国。" [3] 护士们采用"百姓有病施予援手"，以及"循序渐进赢得信任"等方法，让民众逐渐接受了公共卫生护士以及她们所做的卫生宣传。

① 刘干卿. 普爱男医院之今昔观. 护士季报，1920，1（1）：16.
② 麦克伯. 北平第一卫生事务所妇婴卫生事业. 中华护士报，1931，12（4）：11-12.
③ 胡宣明. 公共卫生护士在今日之中国. 中华护士报，1931，12（4）：5-7.

从用鸡毛香灰敷伤口到相信医院

安庆针黹协济会的孔慰侬在《安庆针黹协济会报告书》[1]中讲述了这么一个案例：她们为解决针黹女工的后顾之忧，办了一个幼儿园。办幼儿园的第二个月，有一天看到一个小孩面色苍白、精神颓丧，而且右脸比左脸大。孔慰侬觉得很奇怪，把小孩的帽子取下来就看到他右侧额头敷有一大块鸡毛和香灰，这些东西跟血凝合在一起非常坚硬，而且四周都已经嵌入肿胀的肌肉内，不易脱落。于是慰侬就向孩子的母亲询问，得知小孩晚间在家吃饭的时候不小心摔倒，额角被碗刺破，大约两英寸长，当时流血很多，家长就给他敷了鸡毛和烟灰止血。慰侬"观状及闻言惧甚"，然后对孩子母亲陈述了利害关系，得到家人允许，慰侬对孩子进行了敷洗。至于住院，他母亲虽死不从。不得已，只好替他洗去了香灰和鸡毛后每数小时热敷一次，交代他的母亲每天要带来，而且不允许再敷各种不洁之物，幸好一礼拜后孩子逐渐痊愈。有鉴于这个小孩的事情，而后其他家庭逐渐减少了对慰侬的恐惧以及对医院的怀疑。其他孩子也逐渐和慰侬亲近，来的次数也越来越多。

3. 民众疾病偏见的变革 医学中内含的科学精神对传统文化中的"病耻感"形成了冲击，对转变中国社会关于特殊疾病的偏见产生了影响。由于认识上的局限，中国民众对一些病症怀有偏见，在中国近代突出表现在对麻风病、精神病的态度上。中国人往往认为这些病是上天的惩罚，是不治之症，因此遭到社会歧视，许多人不敢与他们接触，更谈不上有效医治。如对麻风病"皆极恐怖，故见有麻风病人，无不避之若浼，将其驱逐出家，为社会所共弃。[2]"精神病最常见的表现是"疯癫"，所以"公众每轻侮之、嗤笑之，甚有装腔作势以取笑之"；[3] 对狂暴不能约束的精神病人，"则因于黑暗之地牢内，链锁之，鞭打之，冻饿之"[4]。针对这种情况，外籍医生在中国设立麻风病院、疯人院，并积极进行治疗。这种努力不仅对改变中国人针对特殊疾病的态度有

---

① 孔慰侬. 安庆针黹协济会报告书. 护士季报, 1924, 5（1）:10.
② 马雅各. 中国之麻风病. 中华护士报, 1931, 12（4）:21-24.
③ 潘景芝. 神经病护学. 护士季报, 1928, 12（4）:3-5.
④ 高玉华. 中国精神病医院护士之需要. 护士季报, 1929, 10（3）:8-12.

积极意义，对改变社会风俗也有促进作用。

（二）护理服务理念的演进

护理活动作为历史文化的存在，其发展有其客观自在的规律。在进行护理文化研究时，必须看到护理文化所具有的民族性和时代性。

1. **在封建社会，从事服务"低人一等"** 中国漫长的封建社会以等级制度为特点，而等级常常以职业来划分。孟子说："劳心者治人，劳力者治于人"；《周礼》中曰"国有六职"：谓治、教、礼、政、刑、事六种职事。这种以职业来划分等级的文化，造成"服务等于伺候，伺候等于低人一等"的陈腐观念，也直接影响了人们对职业的选择。只有社会底层人员才会从事为人服务的行业。

2. **打破陈旧理念，接受护理职业** 服务低人一等的陈旧理念对吸引优秀国人加入护理队伍显然十分不利。"吾国旧习，视护士如仆隶，惟少数曾受教育之青年妇女，始敢冒不韪而任此艰苦之工作。[①]" 对于护士这种健康服务专业，很多国人一开始很难接受，报考护士学校的往往是因家贫无力在普通学校继续求学者。如钟祥普爱妇婴医院"初开医院时，本地无一人肯来学看护者"。[②]1933 年，中华护士会教育委员长祝淑慎说："我国人士历来鄙视服务，无论其属于私人性质、团体性质或社会性质，凡是服务于人，皆认为可耻。一般人既误解护士之地位，则鄙视护士职业，乃自然心理。此种心理，实因国民缺乏社会观念所致。在我国，历来不讲求为社会服务，素来不重视为团体牺牲，故凡一切服务于人之社会事业皆难发展。此种错误心理在昔日'闭门念佛''老死不相往来'之时代固可，然在交通发达，社会复杂之今日则急宜打破。夫疾病者，非仅病人之恶魔，实亦社会之公敌。[③]" 这种鄙视服务的观念，与疾病一样，是社会的公敌。

① 佚名. 论看护. 护士季报，1924，5（3）：15-19.

② 李明贞. 钟祥县大东门外普爱妇婴医院之情景. 护士季报，1920，1（1）：9.

③ 石祝淑慎. 护士职业之价值. 中华护士报，1933，14（3）：267-268.

在护理职业未被社会广泛认可的情况下，中华护士会 1921 年刊文培养护士的职业认同感："当护士的，最容易受人评论。有人认为护士是神圣高尚的人，也有人认为是下贱的人。这两种主张，各持极端，作为护士需有明白之表示。对于持第一种主张者，应使他们知道护士这种事业未尝不近人情，救护病苦之人即为最大宗旨；对于持第二主张的人，要用行为说明护士这种事业虽近人情，但并非下贱。[①]"在封建专制制度和封建思想文化受到猛烈扫荡的时代背景下，在中华护士会的不懈努力下，这种情况逐渐改观。

3. 重视培养护理服务理念　中华护士会高度重视培养护士的服务意识和能力，"护士一职，首在以服务为最高之理想，而非以金钱之报酬为标准也"[②]。潘景芝理事长 1933 年在第 11 届全国护士大会开幕辞中说："今日我们之急要问题，可以一言概括之曰——服务——为人类而服务。如何发展服务能力，提倡服务精神，应时加研究探讨。本会将来之发展尤赖有能力之人不断的协助，不仅为少数会员服务，且当为全国同胞而服务。[③]"西方护理文化对中国近代护理服务理念的建立亦产生了一定影响，在南丁格尔精神辉映下，当护理行为与"仁爱""奉献"等精神紧密联系在一起时，护理不只是单纯的照顾活动，还成为信仰和爱的表达方式。于是，此前被看作是奴仆从事的护理工作，由卑微低贱跃迁为神圣高尚的职业。

4. 积极构建护理服务文化　在中华护士会 1924 年研制的徽章中央，有一个醒目的大字：役（图 9-5），中华护士会之父——高士兰大夫及其名词委员会费了许多时间考究此字，又请教许多中华名士之后，确定将此字作为中华护士的徽章[④]。此字本义指役使、使唤，用此字作为

---

① 佚名. 护士伦理学. 护士季报，1921，2（1）：10.

② 刘法成译. 护士道德律之商榷. 护士季报，1926，7（4）：1-6.

③ 言潘景芝. 中华护士会开会辞. 中华护士报，1933，14（1）：29-33.

④ 佚名. 中华护士会之针. 护士季报，1925，6（4）：35-36.

徽章的核心字，就是希望护士牢记"服务"
的义务。树立心甘情愿服务于人的理念实属
不易，"我放眼看到世人，谁不想做个元首领
袖，哪肯以奴仆自居。将那役字徽章挂在胸
前，表明是为人服务的。……役字徽章啊，
愿世人都把你当作良友，形影不离。你是有

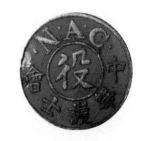

图9-5 1924年中华护士会徽章

形的奴仆，无形的主人。[①]"从《"役"字徽章》《"役"这个字就是每一
个护士的目的[②]》等早期护士的文章中可看出，要求护士把"役"字别在
胸前，就是希望护士牢固树立以为人服务为荣的理念。徽章上的英文字
母，"照英文的字头，是 N.A.C.，为'中华护士会'的简笔，意即'济济
多士，耿耿忠诚'"[③]。

　　因"役"字在中国文化中还会被引申为
"被役使的人"，如仆役、差夫、奴役、役
夫、杂役等，因此，在1928年全国护士大
会上，决议把徽章上的"役"字改为"护"
字（图9-6）。

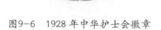

图9-6 1928年中华护士会徽章

（三）文化对护士专业自主性的影响

　　1. 中国近代护理强调护士的服从性　能否很好地服从上级和医生，
是近代中国护士是否优秀的重要指标："初入院之护生，不必先知之而后
行之，惟须以服从信赖为第一要务，他日学识与经验渐增，自能理解一
切也。[④]"管理者希望护士只认真工作，不要对上级或医生提意见："护士
宜忠于医院，勿任意以批评其管理或吹毛求疵。[⑤]""知识固好，服从则
尤佳。盖其责任，自有发命令之医生负责。而医生之与病情自较护士为

① 孙海霞. "役"字徽章. 护士季报，1925，6（1）：33-35.
② 李赐英. "役"这个字就是每一个护士的目的. 护士季报，1928，9（1）：3-5.
③ 孔护士. 南京护士大会的精神. 护士季报，1926，7（1）：24-26.
④ 佚名. 护士之伦理. 护士季报，1921，2（1）：9.
⑤ 佚名. 护士伦理学续前. 护士季报，1924，5（1）：34.

明白也。^①"也就是说，护士只须严格执行医嘱，对医生负责，由医生对病人负责。这种护理文化必然导致护理队伍服从性和执行力较好，而思考的主动性、专业的自主性较弱。"某卫生长官曾说过，在战时与战地护士仍能维持最高纪律，可惜护士们既多不善说话，更不肯写作，故不能表达意见，……没有反抗，只是服从命令，完全是无名英雄为病人谋福利。^②"从这里，我们可看到护理团队较强执行力以及护士机械执行医嘱的历史文化根源。

2. 护理专业自主性不足的社会文化分析 在西医院，医生多由中上层社会的男性担任，而早期护士学校的学生多来自低收入家庭的女儿；担任护士助理的多是没有经过正规训练，来自社会底层的妇女，最初选拔她们的条件就是能够听从命令。中国"男尊女卑"的封建思想，以及医生护士的社会地位差异，使得以女性为主的护士群体习惯于执行医生的命令，从属于以男性为主的医生。

虽然南丁格尔创建了护理学的理论框架，发展了护理教育，使护理学作为一种社会分工和职业，被社会所承认，但是在早期，护理只限于医学知识的延伸，仍局限于实际操作，远未形成系统完整的理论体系，作为一门独立的学科还很不完善，所以护士只能作为医生的助手和附属开展工作。

3. 致力于提升护理人员专业自主性 中国的护理先贤们在早期已经意识到护士主观能动性的重要，认为如果机械执行医嘱，"慈善之心加上技能之手，仍有可能增加病人之损害。……在中国目前之需要，乃需要良好之科学护士，绝非需要机械式助手，毋受度量狭小之医务人员所牵制。^③"为提高护理专业水平，先贤们呼吁护理教育与时代同行："百年前之训练护士之方针，应随之而变更。在此科学潮流澎湃之时，更当

① 佚名. 护士伦理学续前. 护士季报，1924，5（1）：34.
② 管葆真. 庆祝中华医学会年会声中给医师们的一封公开信. 中国护士季刊，1947，1（2）：1-6.
③ 梅江兰. 护士欤抑助手欤. 中华护士报，1931，12（4）：1-2.

努力研求今日之科学智识。更需联合中华护士会 2 000 余之会员，共同明了团体思想之要素。"令人敬佩的是，早在 1931 年，护理先贤就提出，"护士之在护理事业上应为专门技士，与医师之于医务平等焉"。

二、中国传统礼教与早期护理

护理活动作为历史文化的存在，遵循存在决定意识的逻辑。虽然护理理念发端于欧洲，但作为一种观念文化，其发展有客观自在的规律。由西方移植来的护理专业，落地在中国这块土地上，必然有个"本土化"的过程。以儒家文化为核心的中国传统习俗，与以"提倡新道德，反对旧道德"为主要任务之一的近代新文化运动，碰撞出属于中国的近代护理现象和思想。

（一）中国传统礼俗与护士性别

20 世纪初发起的"新文化运动"提倡新道德，反对旧道德，使得近代中国旧的社会风俗和传统观念快速更新，护理行业也面临诸多挑战，其中很有代表性的一个表现就是"男护士问题"。受中国传统文化的影响，中国护理队伍经历了一个以男性为主到女性为主的发展过程。中华护士会的刊物中刊登了多篇探讨男护士的文章。

1. 中国传统文化与近代中国之男护士　中国传统文化从《周易》开始，就形成了男尊女卑的性别文化，加之儒、道、佛文化的延承，这一套观念长久地扎根在中国人的文化心理中。

（1）中国传统文化中的性别观：《周易》以阴阳学说作为理论框架，乾（天）坤（地）即阴阳，在易经八卦中，是最基本的两卦。《易·说卦》中曰："乾，天也，故称乎父；坤，地也，故称乎母""天尊地卑，乾坤定矣，卑高以陈，贵贱位矣"。可见，乾坤亦即男女，天尊地卑意即男尊女卑。当《周易》把自然赋予人化特征的时候，把男女两性的生物学属性引申到社会价值领域的时候，便从根本上否定了男女两性的平等地位，从而形成了中国传统文化中"男尊女卑"性别歧视的理论根源，而且这种不平等是先天注定了的[①]。在此理论土壤上，衍生出"男主外、女主内"，女性不外出工作的传统观念。

据文献记录，近代中国男医院雇佣女护士有两个担忧："一是没有留学外国的女护士是否能为男医院之护士，恐大半女护士不愿为此。如果当下强逼女护生守护男病人，则有志入护士学校之青年女子必有因此而受阻者。二是据女子之体力与态度言之，恐女子体力薄弱，不能扶起男病人，且其态度又不甚庄严，颇难管理病房。[②]"有人认为，如果任用已嫁之妇女或年少之寡妇来干护士则可以，但此法未必尽善。因为要找到程度资格适宜，而且能与中学毕业生同级学习之妇女不是一件容易的事情，而且在一个学校中设两个班级也颇为不便。所以任用已嫁妇女或寡妇并非上策。由此可见传统习俗阻碍之强大。

（2）**应运而生的近代中国男护士**：当护理事业在近代中国落地生根之后，因为当时许多中国女子仍被深闺所困，不能出去工作，各医院招收女看护颇为困难，看护一职多为男性，所以男护士迅速发展起来。早期协和医学堂附属医院是男医院，医学堂和护校只招男生[③]。"女看护之说，传来中国久矣，但是中国女子素为习

■ **史籍采摘**

男护士之新地位（节选）[④]

因医学校之毕业医生日有比较的减少，且彼等又不屑就贫寒之家，而医药之费用亦日增，于是社会上乃有养成男护士以应社会需求之必要。最要者为将来发展公共卫生事业及防疫委员，指导工伤、矿伤工人，教养衔役之青年人，使彼辈有医药学识。花柳病、青年道德病均需有人负责指导。打破从前持偏见之男护士当速筑将来前进之道路，人人均欲见有教养之男护士，人人欲见男毕业生之名遍贴各处，如女护士毕业生一样……

① 张允熠. 中国传统文化中的性别歧视. 社会学研究, 1988, 3 (1): 107-111.
② 佚名. 女护士是否适宜于今日男医院. 护士季报, 1920, 1 (4): 10-13.
③ 刘燕萍. 中国护理史上的男护士. 当代护士, 2004, 29 (3): 13-16.
④ 佚名. 男护士之新地位. 护士季报, 1926, 7 (1): 22-23.

俗所囿，风化所移，被视为不能胜任。①" 在此阶段，男性担任医护工作较易被民众所接受。如苏州博习医院1913年开始培训男护士，后来才有女护士的培训②。男性天然的体能优势使得他们能够更好地适应艰苦的工作环境，尤其是在落后的乡村公共卫生领域。在历史上，优秀的男护士不乏其人。

█ 史籍采摘

男护士可担任乡村卫生工作乎（节选）

来华布道施医的英国女医务传教士笛荷莲1935年在《男护士可担任乡村卫生工作乎》一文中这样描述："山西交通不便，旅行困难……假使公共卫生护士为女子，则往来期内，必须雇用车辆，以致超出预算，而青年未嫁女子，必须有人伴送，当觅之年长之妇女同行。住在村中时，因第一次往访女护士，不免引起人民好奇心，其功效将因此大减。……幸有训练完美之男护士，足以胜任此工作。"于是，笛荷莲得出结论："内地乡村区域之公共卫生护病问题，除用男护士外，殆无法可以解决。③"

（3）近代中国男护士的从业优势与劣势：男性担任护理工作的优点，在近代中国的护理报刊中有较全面的论述："男较女业看护之优者之数端，即男子从幼贯通世俗，较女子日坐闺内不知事物者优之；男子互故天足，较女子弯弓金莲半路改放难行极速者优之；男子体力强盛，较女子娇弱肢体者亦优之；男子自古遗留活泼脑力攻书之天性，较女子近代学习未有教育者优之；男子遇有出外护病助诊不分远近，较女子需妥入送迎者优之"④。到偏僻的乡村，如派男护士前往，颇为容易，只需携带简单铺盖，演讲所用传单，药品箱即可起身前往；若令女护士前往，则有诸多麻烦。在医院的精神病科、花柳科、泌尿外

---

① 佚名. 中西女塾看护妇之职务. 护士季报, 1921, 2（4）: 10.
② 佚名. 苏州博习医院. 护士季报, 1923, 4（3）: 30.
③ 笛荷莲. 男护士可担任乡村卫生工作乎. 中华护士报, 1935, 16（3）: 287.
④ 施德芬. 男护士之价值. 护士季报, 1922, 3（1）: 69.

科等特殊病室里，男性护士也表现出明显的从业优势。1922 年在中华护士会第四次会议上，会员们讨论是否需要继续培养男护士的问题时，都认为："男子护士在将来若干年间仍可适用于护伺男性病人，而在乡僻地方，更有存在的必要"①。

考上护士文凭的那年，他50岁

1937 年 3 月 1 日下午，南京鼓楼医院全院人员为 65 岁的退休男护士秦松林开欢送会②（图9-7）。老秦家境贫寒，从未读过书。很年轻的时候就在鼓楼医院打勤杂工。因他吃苦耐劳、一丝不苟，深得医院信任，在医院值夜班长达 10 年之久。老秦 46 岁时，鼓楼医院开始办护士学校，他非常渴望获得全国统一护士文凭，成为一名真正的护士。

有一天，老秦鼓起勇气，去找王烈尔校长，问"能不能赐给我一张全国护士文凭？"王烈尔校长当然知道老秦没有资格，但她实在不忍心伤害老秦，安慰道："这样吧，我们医院自己制作一张精美的证书颁发给你，表彰你多年的辛勤工作。"老秦坚定地告诉校长："我要的是真正的中华护士会文凭。其他的证书，我宁可不要。"

接下来的日子，老秦还是日复一日辛勤工作，只是一有闲暇，就捧起书本。几年之后，本是文盲的老秦，通过了护士统考。那年，他50岁！颁发护士文凭的毕业典礼，在学校大礼堂进行，年轻的护校毕业生们看到老秦走进礼堂的时候，都很惊讶，全场一片寂静。史料记载，在知道老秦获得护士文凭的事迹之后，全场"掌声欢呼，声震屋瓦"！

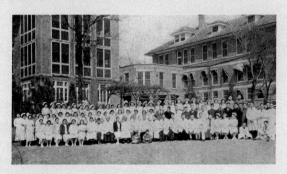

图9-7 南京鼓楼医院全体送别秦松林纪念摄影

---

① 佚名. 中华护士会第四次会议记录. 护士季报，1922，3（1）：5.
② 佚名. 一个高级男护士之荣誉. 中华护士报，1937，18（3）：399-400.

由于护理职业更合女子之天性，女护士相对容易管理，加之新文化运动和妇女解放运动的开展，到 20 世纪 30 年代，"护病事业，据一般人之观念，皆视为妇女之专门事业。……遂将中国男护士在护病事业上所建立之美好成绩，破坏无余，以致一般男护士鉴于前途之暗淡，陷于彷徨"①。男子学护士变得"不合潮流"，如苏州博习医院 1913 年起开办男护士学校，至 1920 年最后一班男生毕业后，停止招男生。

1922 年后，越来越多的医院不论男女病房，一律使用女护士②，男护士就业问题逐渐显现，其失业情况的恶化逐渐成为较严重的社会问题，"为了生活，他们有的率性改行，大多数去充任军医或开设诊所，在社会上不知留下了多少罪恶，这是非常痛心的事。这种一知半解的假医生，遭受了多数人士的轻视，也是医学界上一个大污点。同时政府方面也有着具体取缔办法。相信每一位男护士在入校前都抱着无限的热忱和希望，他们再也梦想不到自己会如此堕落、潦倒！③"从会员李完白的文章中可以看出，在近代中国，男护士的不正当从业问题曾严重到政府欲予取缔的地步。

（4）**中华护士会对男护士问题的关注**：中华护士会高度重视男护士问题，多次在重要会议上讨论男护士问题，《护士季报》上也多次就男护士问题刊文。"因总会常有各地男护士种种问题之询问，总会为解决此项问题起见，特组织成立男护士问题专门委员会。④"该委员会成立后，调查了男护士的各种问题，包括调查男护士就业情况、生活现状、薪金待遇等，分析社会对男护士的需求，讨论男护士出路等。在1936 年中华护士学会第十三届大会上，由该委员会委员长刘干卿向大会做了男护士问题的专题报告。从同一会议上理事长潘景芝的报告中

---

① 刘干卿. 中国男护士的前途观. 中华护士报，1933，14（3）：309.
② 佚名. 苏州博习医院. 护士季报，1923，4（3）：30.
③ 李完白. 男护士出路问题之建议. 中国护士报，1947，1（1）：19.
④ 刘干卿. 男护士问题专门委员会报告. 中华护士报，1937，18（1）：99.

可知，当时男护士人数约占护士总数的 29.3%。①

在男护士逐渐失去就业优势的背景下，男护士专门问题委员会提出多项建议，其中包括"由护士大会呈请教育部通令各护士学校于可能范围内少训练男护士②"；"致函各医院当局于可能范围内尽量聘用男护士；致函北平精神病疗养院，不收精神病护士助手，将此机会给予男护士；致函各用男护士之机关，要随求各地之情形给予现有男护士以较优之薪金③"等。刘干卿在《中国男护士的前途观》一文中给男护士指出了几个较为适宜的工作领域：一是男医院或普通医院中的男病房、手术室、性病科等科室；二是精神病院；三是进入军队当医官；四是公共卫生领域；五是私家护理。刘干卿认为，"在此万难之情形下，仍要为男护士打通一条出路，使现有的男护士，不为潮流之摧残而灰心，不为遭人之白眼而丧志④"。潘景芝理事长在中华护士会第十二届大会上说："太平之日，护士事业为扶助社会人民的健康；紧急意外的事发生时，例如水灾、旱灾、瘟疫流行之时，以及那恐怖的战争等，均需男护士。⑤"

抗日战争爆发后，男护士在前方后方均发挥了重要作用。1937 年 8 月 13 日，上海抗战开始，"本会会员凡留沪者无不自愿请求本会派遣至租界中各医院及后方医院，或服务逃难病困同胞，或服务受伤勇士"⑥。抗战胜利后，男护士问题突出，"战前各护士学校均招收男生，但战后仅限于女性。"中国护士学会继续关注男护士问题，提出"应该将男护士来一个大规模的集体训练……以后充任公共卫生人员、乡村卫生人员"⑦。

---

① 言潘景芝. 我国护士事业应努力的动向. 中华护士报，1937，18（1）：29.
② 佚名. 中华护士学会第十三届全国代表大会记录. 中华护士报，1937，18（1）：17.
③ 刘干卿. 男护士问题专门委员会报告. 中华护士报，1937，18（1）：100.
④ 刘干卿. 中国男护士的前途观. 中华护士报，1933，14（3）：310.
⑤ 言潘景芝. 中华护士会第十二届大会演说辞. 中华护士报，1935，1（1）：25.
⑥ 张祖华. 中国护士学会上海分会概况. 中华护士报，1947，1（1）：85.
⑦ 李宪白. 男护士出路问题之建议. 中国护士报，1947，1（1）：19.

2．中国传统文化与近代中国之女护士　在西方国家，由于南丁格尔在克里米亚战争中的出色表现，护士职业被贴上了女性的标签。虽然男性也加入了护理行业，但护士中女性数量在医院里占绝对优势。

（1）**传统文化中女性的地位**：在农耕文化为主的中国，"男"字，从田从力，意思是男性用力于田也；而"妇"为会意字，繁体作"婦"，从女持帚，洒扫也。《说文解字》中的解释是："妇，服也。"叠韵为训，"服"意即服侍人者也；"妇"字亦从"伏"，"伏于人也"意即妇女有"三从之道"：幼从父兄，出嫁从夫，夫死从子。"三从四德""天尊地卑""贵阳贱阴"的传统社会文化，从宿命论的角度把妇女压到了社会最低层，造成了中国女性自轻自贱自卑的心理态势，这在世界各国的文化传统中是鲜见的。

（2）**传统文化对女性就业的限制**：在"女子无才便是德"传统文化影响下，社会对女性从业、从政，普遍持否定态度，因此，阻止女性从业，防范女性干政成了中国社会生活中的一种习惯。受"三纲五常"传统文化的影响，中国女性很少有接受教育的机会，很难像男性一样自由从事医疗护理等活动，也很难拥有受人尊崇的社会职业，"有一种城镇，其风俗遗训只许寡妇学习护士，不许青年女子学习护士[①]"，女性走出家庭学习护理阻力之大可想而知。如 1905 年开业的湖南岳州普济男医院，因"斯地风气未开，故就诊者无几，甚至无一人来学护士，故只得两三粗鲁者来习此业。[②]"在那个年代，中国年轻女性受过教育的人数甚少，且不允许在公众场所抛头露面，更不可能去护理素不相识的病人。

（3）**女性从事护理工作之优势**：由于传统文化原因，在近代中国医院，护士性别问题令管理者纠结不已。1920 年，有护士撰文："女护士与男医院之问题颇为重要。今日西方医院，在求有善德有知识有体力之女护士办理护病事业，将来中国亦必如此。此固无待拟议。但

---

① 佚名. 各中华护士会小医院之地位. 护士季报，1925，6（4）：26-31.
② 魏庆丰. 湖南岳州普济男医院今昔之状态. 护士季报，1921，2（1）：7.

据鄙人所知，凡教练中国护士者，都深觉男护士无论如何善良、灵敏，愿意担任护士事业，终不能成为理想的护士。"虽然许多男护士也是热心帮助病人、忠心执行医嘱的，"但有一大缺点所不能免，即护士之'真性（Nursing instinct）'，此性颇难解释，唯于其日常声音态度中能显之。"作者举了一个例子说明这个问题。在医院里有两个西方国家的病人，一个是外科病，一个是内科病，都由中国男护士照顾。这两个病人对于中国护士颇为满意，赞许男护士办事之得法。一个星期后，为了方便，改派一名西方女护士，病人知道后，颇为不赞成。但护士换掉后，种种改变可想而知，西方女护士才护理半个小时，病人便感觉到不同。病人虽知中国男护士已尽心尽力，但其中一个病人明着说"男护士缺少护士之真性。[①]"说到这里，作者解释道，请诸位不要误会，并不是说男护士因是男性而缺少此性，或女护士因是女性便具有此性。西方人认为女性比男性更加细致、温柔，更适合护理病人，因而将护理看作是女性的工作。

（4）护士成为近代中国女性较早从事的职业：鉴于女性从事护理工作有着天然的优势，加上中国存在着特殊的性别文化，中国近代西方各教会相继派遣了不少女性医生护士来华。在她们的影响下，教会学校的女生和中国教徒的子女首先选择了医生、护士职业。随后，更多的中国女性进入了医疗护理界。"关于护理业在中国之发展，今有一良好现象，则为受教育之青年妇女所表示之态度与倾向。青年妇女因受教育而知其对于社会之责任，遂抱一种愿望，以其助人得到较优美较满意之生活[②]""预谋女子之经济独立，则不能不先使女子自谋生活，学习职业。但女子身体细弱不宜粗重工作，自不能不择其适宜者为之。女子天性仔细，谨慎耐烦，故护士职业最为相宜；即可免男子竞争之危险，又不感操作吃力之痛苦，且护士职业系专门性质，地位稳定，

---

① 佚名. 女护士是否适宜于今日男医院. 护士季报，1920，1（4）：10-13.
② 佚名. 护病为妇女之职业. 护士季报，1928，9（1）：2-3.

工作有时，远非其他职业可及。诚女子自谋独立之最上出路也。[①]" 在多种因素影响下，医生、护士这两种职业成为近代中国女性较早从事、并赢得社会认同的职业。

但以传统文化为土壤的风俗改变不是一蹴而就的。中国社会历经清末新政、辛亥革命、五四运动等变革，社会风气及习俗发生较大改变，对妇女走出家门参加工作产生了很大影响，报考护士学校的女性明显增多，逐渐转变为女性为主。因女性天性细腻且相对谨慎，适宜护士职业，加之护士职业和收入稳定，促使女性成为护理事业的主体。

从少数中国女子从事护士职业，到医院普遍使用女护士，经历了一个较长的时间。这种变化不仅是近代中国性别文化的改变，也是近代中国风俗变迁的一个侧面。女性从事护士职业在一定程度上提高了中国妇女的社会地位，促进了近代中国妇女的解放。

（二）传统礼教对异性护理的影响

在古代中国这个礼仪之邦，"男女之大防"为重要的传统习俗，对护士照护异性病人构成了障碍。

1. **中国传统文化中的关于异性交往的礼俗**　上古时代男女交际自由，进入宗法社会后，中国传统文化非常强调"礼"，而且礼之大用在于使"异者有别，纷者有序"，有别有序则为治，无别无序则为乱。其中"男女有别"，在传统文化中占有非常重要的地位。这里的"男女有别"，并不单指男女之间的"生理差别"，更多的是指社会属性上的区别，从封建礼制上对男女相处进行伦理道德的制约。《孟子·离娄上》记载：淳于髡曰"男女授受不亲，礼与？"孟子曰"礼也。"如男女不分，则一切行为方式都将失去依据，即"阴阳不分世理乱"。《礼记·曲礼》中有"男女不杂坐，不同施枷，不同巾栉，不亲授"的要求，规定男女之间不能直接接触、言谈或授受物件，有所谓"食不连

① 石祝淑慎. 护士职业之价值. 中华护士报, 1933, 14（3）: 269-270.

器、坐不连席"之说。

2. **"男女大防"等传统礼俗对护理异性病人的影响** 在中国人的传统观念里，"男女授受不亲"的戒律根深蒂固，与陌生异性的身体触碰都会被看作是伤风败俗而受到社会谴责；另外，受传统观念的影响，"男病人有时对于女护士或不免意存顾虑，而不说出有价值之报告，若对于男护士即可直言无隐也。[1]" 在讲求"男女大防"的近代中国，在传教士最初开办的医院里，中国的病人只接受同性护士的照护，医院全面使用女性当护士相当困难。作为护理管理者，还担心"若女子任男院之看护，则色心浪子必多病就诊，……若女子任护男事，将来少有道德女子肆看护之职。[2]"

3. **从"入乡随俗"到冲破流俗** 西方医疗事业为适应中国的现实，在中国站住脚，不得不"入乡随俗"，暂时服从中国的特殊社会风俗。受"男女大防"的习俗影响，教会医院在很长时间里不能全面使用女护士，而是培养男、女护士以分别照看男女病人；医学教育在长时间内不能男女同校；一些妇婴医院则专门培养女护士，上海仁济医院、武汉普爱医院则分设男女医院。英籍护士施德芬会长 1922 年在《男护士之价值》[2] 一文提出："近来女护士任男院之风声忽起，对于滨海重镇可行，然则中国地面广大，多系城区小邑，风俗未开……先必行改造中国社会，使男子先有洁净尊贵之知识看待女子，即可成女护男事之美观……" 如不能打破旧风俗的禁锢，必然不利于中国护理事业的发展。

1907 年，颁布了《女子小学堂章程》和《女子师范学堂章程》两个法规，标志近代中国女子教育开始取得学制上的合法地位。中华护士会成立以后，积极规划护士教育，越来越多的受过教育的女子开始接受护士教育。在 1914 年召开的中华护士会第一届全国护士会员代表大会上，信宝珠发表了《训练中国护士之法》演说，指出"中国必

---

[1] Trained Nurses and Hospital Review. 论男护士. 护士季报，1923，4（3）：22.
[2] 施德芬. 男护士之价值. 护士季报，1922，3（1）：67.

须变更风俗，护士必须兼看护男女病人，方为一完全之护士"①。中华护士会建议，先由外籍女护士陪同中国女护士共同工作，并要求中国女护士在男病房工作时举止端庄，以逐渐改变中国男病人对女护士的看法②。同时，一些教会医院率先打破旧俗全面聘用女护士，女护士温柔的性格及轻声细语的服务，使得她们很快在护理工作中表现出优势，人们逐渐接受了女性的护理。当时护士教育一般都附属于教会医院，在教会医院全面使用女护士的情况下，一些护士学校不再招收男生。从此，医院里的女护士不断增多，聘用女护士照看男病人逐渐为中国社会所接受，成为一种普遍社会现象。

（三）中国传统文化与护士婚姻涉及的就业问题

1. **中国传统礼教对已婚女性的禁锢** 中国传统文化中，女性一旦成婚，便沦为男人的私产，而且自订婚时便如此了。《礼记·曲礼》："女子许嫁，缨。非有大故，不入其门。姑姊妹女子已嫁而返，兄弟弗与同席而坐，弗与同器而食。"缨，一种彩带，古代女子许婚后要系上，表示已有所归属了，如同今天戴订婚戒指。"非有大故，不入其门"是规定闲杂人等（主要指男性）如果没有大事，就不能前去打扰，也不能找她出去玩。姑姑、姐妹、女子已经出嫁而又回到家里来的，兄弟们不能与她同席而坐，也不与她们共用餐具。也就是说，女子一旦订婚，其地位、人格便是男方的了，为男性利益，就该把她"保护"起来，免受"玷污"。东汉·班昭在《女诫》中曰："妇不事夫，则义理堕阙。……殊不知夫主之不可不事，礼义之不可不存也。"意思是：妻子事奉不了丈夫，就失去了道义。……殊不知丈夫是主人，怎么能不侍奉，礼和义不可以不存在啊。

2. **传统文化下已婚女性从事护理工作的障碍** 在已婚妇女必须在家事奉丈夫这一传统文化的限制下，近代中国护理教育一般只招收未

---

① 佚名. 中华护士会第一次全国大会记事. 护士季报，1925，6（1）：13-21.
② 王益锵. 中国护理发展史. 北京：中国医药科技出版社，2000.

婚者，且女护士结婚后多会主动辞职或被医院要求辞职。从中国早期的护理文献中可以看出。北京协和医院护校明文规定"凡欲入本校者，须系未嫁之女子，年龄在 18 岁以上者，且须经本校查验身体，妥觅保证人。[①]"在九江但福德医院，布道妇女几乎全是寡妇，没有任何已婚妇女做护士工作。在河南教会医院，明令"女护士婚后不再录用。[②]"

苏格兰教会在沈阳兴建的东北第一家西医院——盛京施医院高级护士职业学校统计了 1921—1946 年毕业生的情况[③]，共毕业 20 班 244人，因"结婚离职"占比最高，达 35%，留校继续工作的仅占 10%，到其他地方工作的占 26%，改行占 9%，失去联络占 20%。王琇瑛1947 年在《五一二护士节感言》一文中提及"现在全国仅有不及两万合格的护士，而且许多护士因婚、因病、因老不能工作。[④]"由上可知，结婚是护士离职的重要原因。

从文献中可看出，已婚护士薪金与未婚者相同，但因家有幼孩，不能值病房班，工作场所多离开临床一线，在病房督导、护校教学、门诊、洗衣房、敷料房、饮食部、社会服务科等场所工作。中华护士学会第一届理监事会常务理事刘效会分析已婚护士继续工作的原因是：①为负担家庭经济而工作；②为继续学习，以求追随时代之进步；③为能学以致用而工作；④为不愿与社会脱节，埋没于家庭而工作；⑤为感觉已被训练为护士，应服务于社会而为其天职而工作[⑤]。因为护士主管人员多为独身，因此对已婚护士有三种态度：①敬谢不敏，不予任用；②可怜她们，勉强任用；③因才录用，派以合适工作。

中华护士会鼓励已婚护士继续工作，"或已婚或未婚，本会一律欢

① 佚名. 北京协和医院护士学校简章. 护士季报，1920，1（3）：12.
② 周阳. 近代河南教会医院本土化探究（1884—1954）. 郑州大学，2019.
③ 孙鑑冰. 沈阳盛京施医院高级护士职业学校. 中国护士季刊，1948，2（3）：22.
④ 王琇瑛. 五一二护士感言. 中国护士季刊，1947，1（2）：33.
⑤ 刘效会. 检讨综合. 中国护士季刊，1948，2（4）：10-11.

迎之。本会已婚会员虽已不少，然尤望其全体加入"①。"中华护士会对于中国护士结婚之时，极愿意留之在会，……而护士会亦甚乐意给予实际的援助和同情的注意。若已婚的外国护士都能入会，则可为已婚之中国护士做先导。……已婚护士诸君乎，请各来入会也"②。希望已婚护士"要有自尊心，不需别人投以怜恤眼光，尽力克服自己的困难，不要与人赘述家务及孩子事。已婚护士有仍愿工作和对事业的雄心，或为经济需要，其志可嘉，实在可贵，尤其目前缺乏中坚分子时，应当以平等对待，不可对之七折八扣"③。

从以上中华民族文化对护理影响的阐述中可以看出，在旧文化土壤上繁衍生长的护理文化，瑕瑜互见，利弊错陈。可以认为，源远流长的中国传统护理思想，在吸取西方文化之精华后，时至今日，亦能以其厚重之根基适应现代护理理念的发展潮流。只有在发扬中华民族传统美德的基础上，兴利剔弊，才能建立起符合中国国情的护理文化。

三、护理形象文化与护士文化生活

（一）护理职业形象文化的构建

1. **打造护理形象文化**　一个新兴的职业，社会对其需要有认知和认同的过程。在职业形塑过程中，形象文化是构成护理职业总体形象的重要元素。

形象文化是社会组织文化最为表层的部分，能表达该职业的基本理念与哲理。在现代组织中，形象文化也用来表示组织的共同信念、价值与理想。护士通过向社会宣传自己的职业文化，可提高护理专业

---

① 信宝珠. 敬告护士诸君. 护士季报，1923，4（3）：6.
② Gladys E. Stephenson. 已婚护士与中华护士会. 护士季报，1923，4（3）：8.
③ 刘效会. 检讨综合. 中国护士季刊，1948，2（4）：10-11.

的知名度，并通过护理文化被社会认可，使新兴的护理职业得以确立，对护士形象的塑造起到事半功倍的效果。

优秀的形象文化在塑造职业形象方面发挥巨大作用。中华护士会设计了具有护理特色的徽章、会徽、口号、标识（详见本书第二章），组织活动时，护士佩戴徽章；会场布满护理元素。"船到香港，有贝小姐迎接，将中华护士会徽章挂在各代表身上，徽章上面为绿竹，即中华护士会之标识及金红色"①。"护士节前，早已将礼拜堂布置美观了。讲台后预备着新鲜的竹子，也就是中华护士会的标记；陈列着红黄各花，以志护士会之颜色；并用红黄配合的纸两大幅，一写'中华护士会'，另一写'医院纪念日'在礼拜堂的两边，用红黄绫缠在椅子上②。"

当人们开始用"白衣天使"来称喻护士时，《中国护士季刊》专职总编辑管葆真发文："我们不希望社会人士称护士为白衣天使，也不愿被轻视为医生助手，只望用护士会的会色与标记，以象征护士的精神而为社会人士所需要的。会色为'红'，象征快乐；'金黄'象征日光而寓健康之意；用竹子为标记，取其常青、适用、普通及美丽之意。"③在后期的护理刊物上，多用竹子做扉页的图像；护士开会，会场必有竹子。中华护士会用"竹"作为自身的标记是有寓意的。在1925年第一期《护士季报》上，用近6页的篇幅讲述了"竹的故事"④，讴歌了竹子的奉献精神，为了能把生命之水引给人们，宁可忍受疼痛被砍掉美丽的枝叶，宁可忍受寂寞离开自己的故乡。

2. **护理职业的对外宣传** 为让社会更好地了解护理这一新兴职业，护理先贤们扛起了宣传的责任："要别人知道，我们应当张开嘴巴

① 佚名. 广州大会的一瞥. 护士季报，1924，5（1）：7.
② 佚名. 四川成都医院纪念日. 护士季报，1924，5（4）：26.
③ 管葆真. 我为自己说话. 中国护士季刊，1948，2（3）：21-22.
④ 佚名. 竹的故事. 护士季报，1925，6（1）：8-13.

说自己的事；伸出手来写自己的事。我们对自己的事若是失去信心和兴趣，甚至于不明了，谁又有功夫管你的闲事。说出或写下你自己的故事吧！在任何场所与聚会，只要有机会，应当三句话不离本行，无形中可使谣言消灭，真理显露。①" 中华护士会第一副理事长王雅芳要求 "应注重于宣传工作，使各中学校知我人所办之护士学校其内容如何，或分别寄给印刷品或亲自前往说明" ②。而广为推介护理的方法很多，可通过举办护士毕业典礼、召开护士会议、举办妇女护理班，以及使用无线电播送护士演说等方法进行宣传③。

经中华护士会努力，中国的报纸开始刊发护士会文章，"结果尚称嘉善"，因为护理职业文章 "在报纸发表，极为鲜见。普通社会人士皆以为护士职业为极平凡之事业，无须科学者。此次宣传之结果社会方面受一极大鼓动" ④。

（二）护士的假期及业余生活

1. **护士的休假**　从近代中国的护理文献中可得知护士的休息时间和假期，如京沪沪杭甬铁路医院⑤：护士工作的时间每日平均八小时，日班护士上午七点到下午七点，其中轮流更换休息四小时；夜班两人，七点到十一点，十一点到次日上午七点；每月有一天整日的休息，一星期中有两个半天的休息；每年有事假两星期。有的医院 "护士假期分为三类⑥：①年假；②月假；③星期假。年假又分两类：①每年工作应有一月休假；②每五年工作在一个医院内，五年后应有六个月休假（授薪与否，视医院之经济状况及个人成绩如何而定）。"

2. **护士的业余文化生活**　护理先贤们认为，护士最可宝贵的时间

① 管葆真. 我为自己说话. 中国护士季刊，1948，2（3）：21-22.

② 罗王雅芳. 养成中国护士之领袖人才. 中华护士报，1933，14（1）：214-216.

③ 苏夫泰斯加. 如何引起公众对于护士教育之注意. 中华护士报，1934，15（4）：203-206.

④ 陈朱碧辉. 中华护士会第11届大会宣传股工作报告. 中华护士报，1934，15（1）：20-21.

⑤ 王淑英. 京沪沪杭甬铁路医院之概况. 中华护士报，1938，19（1）：24-26.

⑥ 凤梅真. 护士宜如何利用假期时间. 中华护士报，1937，18（3）：352-353.

即在假期，因为"终日在这机械式工作制度下，当护士的不得不借着休假时间去研究、去竞争、去改良着重要的艺术的职业。"建议"护士可以在此长假期内进研究班，以增道德而广智识。故当护士可宝贵之光阴，利用在假期内切实研究护理要素，方可应付这种刻苦耐劳的护理工作。并宜借着这机会修养身心，增加护理精神，且可在假期当中多听名流演讲，参加有益的聚会，提高人生之观念及道德。"除建议利用假期学习提升外，也建议利用假期"改换空气"或"正当娱乐，休养身心"。

（1）**读书学习**：读书是护士业余时间的主要文化生活。在1928年第4期《护士季报》上刊载了"孔子劝学"。子路曰："南山有竹，斩而射之，通于犀革，何学之有？"孔子曰："括而羽之，镞而砥砺之，其入不亦深乎？"施德芬会长在《读书之方法》中教给护士24种有效读书的方法[1]。"护士切勿懈怠阅书报，每日至少半小时阅书报等件，近代护士书报足为诸君参阅。并非全阅医护界或卫生界之书籍，有时看名人传历史，及终身所经过之艰难，亦有益不浅。须知人人皆有身体灵魂，疲倦之护士失去常人之思想，护士当操练体格，如打网球溜冰等。护士不如他人，可迟睡或吸烟，用药物取乐，须知此种习惯于病者有损无益。[2]"在《我的生活片段》[3]一文中，公共卫生护士马庄卿的第一句话就是"每当下班的时候，我总是拿起一本喜阅的书，躺在床上看。"

（2）**弹歌唱诗**：音乐是近代中国护士重要的业余文化生活，有的医院成立唱诗班，每周定时练习，"欲使护士之生命愈丰富、愈满足，则愈须培养使我人不虚此生之源流，音乐当然为其源流之一，使我人之所取愈丰，则其供给愈丰。……音乐能使冷淡者兴奋，忧愁者得安

---

[1] 施德芬. 读书的方法. 护士季报, 1928, 12（4）: 29.

[2] 马医师. 对毕业护士演说辞. 中华护士报, 1933, 14（4）: 362-363.

[3] 马庄卿. 我的生活片段. 中国护士季刊, 1947, 1（4）: 39-40.

慰，而愉快者同齐欢乐。[1]"音乐不仅能帮助祛愁添欢，唱诗班还有一重要功能，就是协助礼拜及其他会议活动[2]。

（3）**体育活动**：在许多近代护理文献中我们看到了对护士体质的重视。信宝珠等外国护士来到中国后，发现"中国妇女之体质不及外国妇女，因数百年来深藏内闺，且足小伶仃，步履无力。[3]"刚刚走出家门的中国女性甚至"不知道体育游戏为何物。数年前有某女子中学学生每当四点钟后即在操场比赛织物。有体育教员来该校一年后，教学生打球及跳舞等，后来学生渐渐高兴该校之体育。[4]"因为要提升护士的身体素质，医院会在业余时间组织一些体育活动。护校学生自治会成立"体育股"负责主持每日早餐前之晨操；医院成立体育委员会，负责组织篮球、台球等运动，每年春季举办网球锦标赛[2]。许多医院成立了自己的足球队，如湖北安陆男子医院（图9-8）和湖南岳州普济男医院等。"医护二士组成一足球队，定于每礼拜六为与他校赛球之期。[5]""院中于六时鸣铃起身，耳闻目见各方面渐成活动之象，至六时三刻，其活动渐有组织，日班护士均赴球场做15分钟之排球练习，大半皆踊跃参加，乐此不疲。七时既戒，乃进医院。……晚餐之后，拟应邀作排球之戏。[6]"

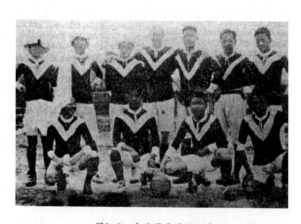

图9-8　安陆男子医院足球队

---

① 佚名. 论音乐为护士生活所必需. 中华护士报，1934，15（1）：2-3.
② 陈树汉. 护士学校中之课外活动. 中华护士报，1938，19（4）：166-168.
③ 佚名. 中华护士会第一次全国大会纪事. 护士季报，1925，6（1）：13-21.
④ 佚名. 娱乐. 护士季报，1925，6（3）：12-13.
⑤ 魏庆丰. 湖南岳州普济男医院今昔之状态. 护士季报，1921，2（1）：8.
⑥ 罗品纯. 广东乡村卫生之概况. 中华护士报，1935，16（1）：237-239.

（4）参观游览：受历史条件的限制，旅游参观在近代中国属于较为"高档"的活动，偶尔出游会让护士们格外快乐。《游高桥记》[1] 一文介绍了作者一行护士利用去参观上海公共卫生模范区——高桥镇的机会，顺便游览高桥街道和海滨的情景，欢快之情跃然纸上："我们得意洋洋，只管东瞧西望，一切烦恼都忘记矣。……我们像山上小羊，遍地奔跑……无边涯之海！我居然能站在你旁！"中华护士学会在介绍护士大会地点时有时也会顺便介绍附近的旅游地，如在介绍第十四届全国护士代表大会办会地点成都时，同时介绍距成都30里路的古蜀国都邑"新都"风景区，以及距成都90里路的"灌县"（都江堰）[2]。1923年，时任中华护士会会长顾仪华和总干事信宝珠也曾游览北京颐和园并合影留念（图9-9）。

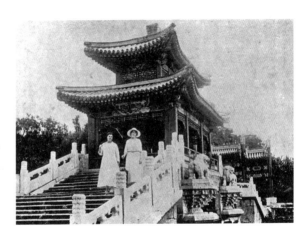

图9-9 中华护士会会长和总干事在颐和园

（5）写作演出：近代中国的护士中有不少受过良好的教育，有着较高的文化素养，工作之余，有的编写剧本用于演出，有的撰文写诗直抒胸臆。许多作品能反映出护士的职业情怀与职业精神。

在毕业典礼等护理组织的活动中，多有护士们自己创作并演出的作品。这些作品多围绕医院护理工作或公共卫生工作进行演绎，适合当时社会民众的审美观及鉴赏水平，得到受众的好评及欢迎。

---

① 王桂珊. 游高桥记. 中华护士报，1934，15（1）：83-85.
② 佚名. 总会消息. 中华护士报，1938，19（1）：49-51.

一只细细的烛光①

那是我四岁那年，一个秋天的夜里，哥哥忽然把我叫醒，抱我到父亲屋子里去。一支细细的烛光站立在病床前，母亲、四婶和姐姐都在屋檐。……母亲，姐姐们仿佛和我隔得很远很远，唯有父亲睡着那么近，那么安详。却是他的静，他的安详和四周混乱形成不安的对比，教了我一个超出我年龄所学到的感觉。这感觉－病死－碰在我小小的灵魂上，如同一个铁秤锤，又硬又沉又冷。忽然好像是父亲轻声告诉我，叫我注意那只烛光。那只细细的烛光虽是微小，虽是脆弱，然而他站在那里，坚定地闪着光芒，坚定地用它所有的一点温暖陪伴着我们。从此，我愿意学习它的精神。今天，当我们纪念南丁格尔女士辉煌的光芒时，我记忆中的那只小小烛光也闪烁得更加明亮。

护士们的聪明才智还体现在方方面面，如芜湖医院二年级学生吴连荆和王恩荣在芜湖青年会主办的高中英语演讲竞赛中获得冠军和亚军（图9-10）；福州城内圣教妇幼医院图书书籍陈列室，桌上有卫生图书、装订的护士报等，还有一些损坏的医疗器具供人"参观"，护士在上面系有小诗，分别说明这些器具曾经"受人虐待"的情况，很有趣味。比如，"一个热水瓶曰：有人用过热的水灌入我身体，我价值大洋三元，现在已患病无用；一把眼用的小刀云：护士让

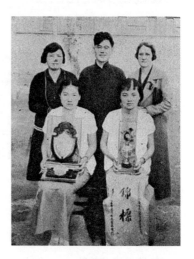

图9-10　芜湖医院二年级学生吴连荆、王恩荣在芜湖青年会主办的高中英语演讲竞赛中获得冠军亚军

我跌落地上，现已不能再割取内障也；注射器云：医生把我放在桌上，任我跌落，以致损坏等等"②。寥寥数语给人警醒，生动语言可见护士真功。

---

① 黄伍琼. 一只细细的烛光. 中国护士报, 1947, 1（1）：43.

② 佚名. 福州基督教护士学校联合会. 中华护士报, 1934, 15（4）：218-219.

文化兴则国运兴，文化兴则行业兴；文脉与国脉相连，业脉用文脉相承。饱经沧桑的护理专业，历经艰难生生不息，薪火相传发展壮大，离不开优秀护理文化的支撑。20世纪前半叶兼收并蓄的中西护理文化，为我们展现了立体真实、内涵深邃的中国早期护理：学习南丁格尔等国外护理大师的经典，包容接纳西方优秀护理文化，是"吸收外来"；传承中国护理先贤的智慧，吸吮中华民族奋斗积累的文化营养，是"不忘本来"；在传承的基础上创造新时代的中国护理文化是"面向未来"。植根于护理文化中的理念、信仰、智慧、神韵，赋予华夏护理人不懈追求与坚忍不拔的基因。追本溯源，方能明晰初心；承古振今，才能继往开来。百余年后的当代护士，用翰墨丹青续写中国护士故事和中华护理文化，定将开创一代又一代护理的新篇章。

（史瑞芬）

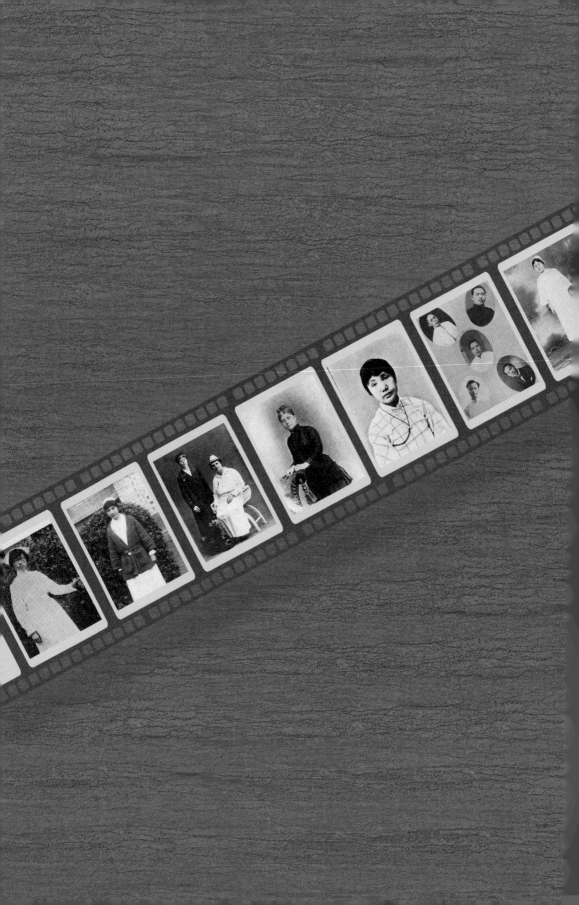

第十章
护理英才与贡献

本章概览

    昨日开拓者的贡献是今天成就的根基，过去先行者的智慧就是现世创造的源泉。回眸中国护理的世纪发展史，历代中外护理先辈为中国近代护理史写下了辉煌灿烂的篇章，留给我们一笔弥足珍贵的财富。

    研究中国护理史上的中外英才及其贡献，了解历史留给后人的这笔宝贵财富，会从中得到启迪和教益。以史为鉴，明理明得；追忆前人，不负当下。以护理先辈为楷模，能激发护理后来人的职业使命感和历史荣誉感，做新时代合格护理人。

    本章介绍了在中国早期护理发展阶段，为中国护理作出杰出贡献的部分外籍护士及中国护理专家。希望通过回顾国内外护理英才的经历以及对中国近代护理的贡献，能够更好地学习他们敬佑生命、救死扶伤、甘于奉献、大爱无疆的崇高精神，用前人那浓缩于厚重历史中的精神财富和专业智慧，照亮护理后来人前进的路，砥砺前行，光大护理。

    中国近代护理的历史长河中，无数中外护理英贤为中国护理事业的发展规划蓝图，运筹决策，作出了杰出的贡献。其艰难的创业历程与光辉的职业成就，引领我们从发展的角度审视昨天，把握今天，走向明天。今天，我们踏上护理前辈奠基铺就之路，牢记"终身纯洁，忠贞职守，务谋病者之福利^①"的护理职责和使命，承担起新时代护理事业发展的重任，全心全意为人民健康服务，为健康中国战略添砖加瓦。

第一节　中国护理史上的外籍护士

西方护理学传入我国已经近一个多世纪，但护理界对早期西医护理的创建、传入并在我国落地发展的历史研究甚少。本节记述了几位为中国护理作出突出贡献的外籍护士在中国的所历所为、所做所成。

一、中国早期护理的先驱

（一）伊丽莎白·麦克奇尼

1. 个人简历　伊丽莎白·麦克奇尼（Elizabeth Mckechnie，1845—1939 年），美籍护士，1845 年生于苏格兰的格拉斯哥，在费城宾夕法尼亚女子医学院学习护理（图 10-1）。

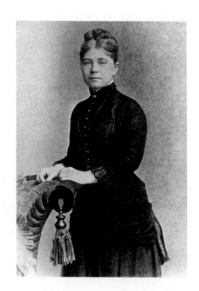

2. 来华经历　1883 年，麦克奇尼就职于美国一家妇女医院。她温和而真诚的性格很适合护士一职。在一次与医院同事的就餐交谈中，她得知毕业不久的伊丽莎白·赖夫斯奈德（Elizabeth Reifenycler），也称罗医生，受教会派

图10-1　麦克奇尼

① 佚名. 弗罗伦斯南丁格尔誓约. 中华护士报，1934，15（3）：120.

遣，将赴中国教会医院任职，并希望能有一名年轻女护士作为助手一同前往。随后，罗医生邀请了麦克奇尼，但面对要远涉重洋，前往当时正处于半殖民地半封建社会的远东国家——中国，她有些犹豫不决。最终，在罗医生赴华一年后，1884年3月，麦克奇尼受邀来到上海，与罗医生一起在基督教会创办的上海妇孺医院工作，成为"历史上美国第一位来华护士"。

当时的上海妇孺医院尚在兴建，麦克奇尼与罗医生便在院址附近租赁的房屋内艰苦地开展工作。面对当时简陋的医疗设备，以及贫困、迷信和对西方医学与护理持怀疑态度的国人，他们坚持不懈、专心致志地努力工作，不久便远近闻名，深得当地居民的信赖。

1885年上海妇孺医院落成后，医疗及护理条件得到了极大改善，她一直在该院亲自护理手术病人及急危重症病人，承担临床护理、护理管理及护士培训等工作，为了能与中国同事及病人交流，她努力学习汉语，只要有机会就参加各种华人集会，以练习自己的汉语，终于达到了能流畅交流的水平。

1896年，麦克奇尼在华工作12年后回美国结婚，后一直在医院做护理指导工作。虽在大洋彼岸，但她一直关心中国护理事业的发展，并保持着与中国护士会的密切联系。1921年5月，76岁高龄的麦克奇尼再度来华，故地重游，在目睹中国护理事业的发展与变化后深感欣慰。

3．对中国护理事业的贡献　作为中国近代护理史上美国第一位来华工作的护士，麦克奇尼在中国的护士培训、护理用具及技术的传播与开发等方面作出了卓越的贡献。

（1）"**中国之第一护士**"[①]：1922年《护士季报》第四期以"中国护士之先进者密女士"为题，详尽叙述了麦克奇尼在华开创南丁格尔式护理的艰难经历，成为今天我们了解中国近代护理产生和发展的重要

---

① 佚名. 中华护士会之起源与发展. 护士季报，1923，4（3）：28.

史料，文中称麦克奇尼为"医学界放一异彩之第一人[①]"。在中国《护理发展简史》[②]与《中华护理学会八十年会史》[③]和《护理学新论》[④]等专著中，麦克奇尼被公认为"中国近代护理的先驱。"

（2）**率先开办护士训练班**：随着求医病人的不断增加，麦克奇尼开始筹备培训中国护士，并于1887年率先开办了中国历史上第一个正规的护士训练班，既解决了当时的医院护士人力资源短缺问题，也为我国护理教育事业奠定了坚实基础，被认为是中国近代护理教育的开端。

（3）**开发传播护理技术，备置护理用具**：刚到中国，面对简陋的医疗护理条件，作为医生助手和护士的麦克奇尼想方设法，悉心备置各种医疗、护理用具，比如，她用火炉将水煮沸，用棉花过滤，如此反复多次后，将自制的蒸馏水贮于瓶内，供腹部手术之用；她还亲手配制各种外用药膏[①]。

（二）信宝珠

1. **个人简介**　信宝珠（Cora E Simpson，1880—1960年），美国护士和护理教育家，1880年出生于美国堪萨斯州的一个医生家庭（图10-2）。在其父亲的影响下，信宝珠从小学习医学知识，1900年就读于奥马哈内拉斯加州卫理公会医学院并学成毕业，后获得波士顿西蒙斯学院公共卫生护理证书。

2. **来华经历**　信宝珠1907年由美国基督教卫理公会妇女部派遣，作为充满爱心与热情

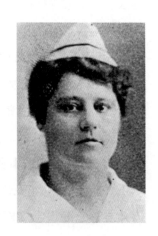

图10-2　信宝珠

① 汤夫人. 中国护士之先进者密女士. 护士季报，1922，3（4）：4-7.
② 王琇瑛. 护理发展简史. 上海：上海科学技术出版社，1987.
③ 余翔. 中华护理学会八十年会史. 中华护理学会，1989.
④ 杜治政. 护理学新论. 北京：中国科学技术出版社，1991.

的首位资格完备的美国护士来华工作。抵达福州后，就任福州马高爱医院护士长。从上任之日起，她不辞辛苦走访了中国的很多城市，并对各医院逐一巡视。当时国内医院大都设立在破旧的土屋中，手术间在走廊的一角，用木板隔开，上面涂着泥土。病人穿着自己的衣服，身上经常有虱子，也不愿意洗澡。当地病人很多，护理工作几乎全部由穷苦的人来做，没有正规的中国护士，更没有正规的护理工作标准。就任护士长后，信宝珠不仅自己亲自投身护理工作，而且从管理上积极倡导护理同仁学习欧美国家先进理念，按英美医院护理工作规范建立护理工作标准，提高护理服务水平。

在中国期间，信宝珠热爱在中国的护理事业，努力学习中文，以达到能流利与中国同仁交流的目的。她带领护理同仁建立规范化的护理工作秩序，她曾在自序中写道："因爱中国及中国人民，故远涉重洋而来，学习中国语言，以中国为家，照护病人一如其家人，并开办护士学校，造成中华护士会之事业，且常念念不忘。一旦由各校毕业之中国护士，能照护其本国之病人……见毕业之中国护士源源而来，则无不为之欣喜逾恒。"①

信宝珠 1922 年受聘担任中华护士会总干事②，后又兼管司库（财务），任务十分繁重。"1933 年曾离华一年，参加国际护士会，并调查各国护士事业③"，回国时，"全国护士无不热烈欢迎，而以在京同仁尤为甚"，中华护士会专门发社论"欢迎信宝珠护士"④，可见信宝珠在中国护理界的地位与威望。

1937 年抗日战争全面爆发，信宝珠在硝烟炮声中，依旧不忍放下手中工作，"信宝珠女士是最后离开南京诸人中的一个"⑤。她冒着危

---

① 信宝珠. 环游中国记. 上海：上海广学书籍，1929.
② 佚名. 中国护士会之新总董记. 护士季报，1922，3（4）：2-3.
③ 佚名. 总干事之报告. 中华护士报，1933，14（1）：39.
④ 社论. 欢迎信宝珠护士. 中华护士报，1934，15（2）：53.
⑤ 王懿. 信宝珠女士略传. 中国护士季刊，1947，1（4）：41-43.

险，辗转汉口、广州、香港，最后转到上海尽力料理学会会务。1944年12月，因时局动荡，美国政府劝令年老外侨一律回国，64岁的信宝珠不得不辞别中国。离开中国后，信宝珠依然保持着与中国护士的密切沟通，在给中国护士学会的来函中表示"珠常以接读中国来信为幸福之日"[①]；当出行三个星期返回时，信宝珠说"虽然有100封以上的信待复，但是我总喜欢先拆阅并答复中国的来信，因为中国护士们在我的生活中占据第一位"[②]；在给中国护士学会全国会员代表大会的贺电中，她"祝全体代表为将来护理工作而努力"，落款是"亲爱的妈妈"[③]。字里行间流露出对中国护士的深厚感情。信宝珠"虽身在美国而随时挂念中国同仁，并希望学会全体监理事全部为中国护士[④]"，1946年召开的中国护士会第二届会员代表大会实现了信宝珠的愿望，选出的理监事及各委员会委员全部为中国护士[⑤]。

3. **对中国护理事业的贡献**　信宝珠在护士学校的成立，护理教育的规范，以及中国的护理组织建立等方面作出了杰出的贡献。作为中国第一所护校的创办人和中华护士会组织的发起第一人，由于其对中国护理事业发展所产生的重要影响和贡献，信宝珠被誉为"中华护士会之母"[⑥]。

（1）成立中国护士学术组织的发起者：信宝珠在工作过程中发现，当时中国的护理工作及护理教育没有任何的规范或条例规定，各医院及附设护士学校均按照自己的实际情况自定规则，各地护士因交通不便及经费不足等原因很少交流。她倡导中国护理界应该像欧美国家一样成立护士自己的学术组织。通过了解，她注意到当时中国的医学界

---

① 信宝珠女士来函. 中国护士季刊, 1947, 1（2）: 50-51.
② 佚名. 来函择录. 中国护士季刊, 1948, 2（4）: 24.
③ 佚名. 中国护士学会第二届全国会员代表大会记录. 中国护士报, 1947, 1（1）: 27.
④ 伍哲英校长报告中国护士学会早期历史之要点. 中国护士报, 1947, 1（1）: 78.
⑤ 佚名. 中国护士学会第二届会员代表大会选定理监会及各委员会委员名单. 中国护士报, 1947, 1（1）: 2-3.
⑥ 陈美者. 创我护史，归尔士光——记"中华护士会之母"信宝珠. 闽都文化, 2016, （2）: 79-81.

已经成立了自己的专业组织"中国博医会",经常组织学术活动,且出版了医学学术刊物。信宝珠写信给博医会秘书长高士兰医生请求帮助与支持,信中关于护士会的内容这样写到:"中国已有护士公会呼,若有则予愿为一会员,予如此系一新事业。有许多华人,视护士之事为只宜于苦力,然我人必须改易其意见,而教导此辈,使知此新法则为主所施于受苦之人类之唯一方法……予拯敝与以成立者相接触,盖知团结则有力也。"①

在信宝珠的不懈努力下,1909年8月31日,创建"中国看护组织联合会",其目的是统一规范全国护理教育标准,提高护理服务质量。1914年6月30日—7月2日,在信宝珠等人筹划下,中国看护组织联合会第一届全国护士代表大会在上海召开。信宝珠极力向国际护士会介绍,并宣传中国护理事业发展状况和中华护士会工作,1922年5月中华护士会正式被接纳为国际护士会第11个成员国。

信宝珠从1922年起受聘担任中华护士会总干事,直到1944年离职返美。鉴于信宝珠对中国护理事业的重大贡献,1946年,第十五届中华护士会全国会员代表大会决定授予信宝珠"中国护士学会荣誉总干事"称号,并把信宝珠的照片悬挂于学会会所②。

（2）**中国注册护士学校的创办者**：信宝珠来华后考察了很多医院,深感迫切需要尽快培养大量合格的护士,以满足中国护理事业的需要。起初她在医院从事临床护理与护理管理工作的同时,开展短期的护理培训。后来随着医院条件的逐步改善,她写信给中华博医会秘书高士兰医生,信中这样写道:"予为敝教会中之第一毕业护士……我人在中国此处,常训练医学生,从未训练护士,但予以为目下时机业已成熟,医学生可入医校受训练,而于医院训练护士,如在国内相同,于预知关于训练护士其已进行者如何,我人已有教科书及课程规定乎?……

---

① 佚名. 中华护士会. 中华护士会之起源及发展. 护士季报, 1923, 4（2）: 29-30.
② 佚名. 中国护士学会第二届全国会员代表大会记录. 中国护士报, 1947, 1（1）: 23.

予信于本年即可开班教授护病……"在高医生的支持下，她筹办了以医院为基地的附设南丁格尔看护学校——"福州马高爱医院附设南丁格尔看护学校[①]"，亲自担任校长。建校初期，该校每年学生仅 2～5 人，1909 年该校颁发出第一份毕业文凭。在信宝珠的不懈努力下，中国注册护士学校以及培养的护士人数逐年增加，她所领导的福州协和护校成为"适应护士会所规定资格之护士学校，而于注册学校中位居第一[②]"。

（3）规范中国护理教育的推动者：信宝珠在规范中国护理教育方面也发挥了重要的作用。到中国后，她牵头成立了护士教育委员会，倡导在学习美国护理教育经验和模式的基础上，采用现代护理教育理念，统一护士学校课程、教科书，制定全国护士统一考试规则和护士学校注册章程，规定护士学校学生须经全国护士统一考试合格后才予颁发毕业证书。并将中国护士文凭向国际护士会备案，使当时的中国护士文凭不仅在国内通用，在国外亦被认可。在她组织领导下，1915 年举行了首次全国毕业护士会考。这一系列工作对规范我国护理教育，提高护理教育水平产生了重大而深远的影响。

（4）护理学术组织机关刊物的创办者：中国第一本综合性护理专业刊物——《护士季报》的问世，信宝珠功不可没。"当有乐闻护士报之起源者，其最初记录为 1909 年信宝珠护士致中华医学报编辑高士兰医士一函[③]"。1920 年 1 月《护士季报》在上海创刊发行，季刊记录了我国早期护理工作的各项内容，对推动我国护理事业的发展发挥了至关重要的作用，同时也为研究中国护理发展史提供了宝贵史料。

为解决当时护士学校护理教科书短缺的问题，她努力筹划中华护士会版权书局，采取多种方式争取出版商赞助，出版了大量急需的护理及医药书籍，对提高护理教育质量起到了很大的推动作用。

---

① 佚名. 中华护士会. 中华护士会之起源及发展. 护士季报，1923，4（2）：28.

② 佚名. 中国护士会之新总董记. 护士季报，1922，3（4）：2-3.

③ 梅江兰. 护士报编辑报告. 中华护士报，1935，16（1）：54-55.

（三）高士兰

1. **个人简历** 高士兰（Phillip B. Cousland[1]，1860—1930 年），英国医生，1860 年出生于苏格兰的格拉斯哥市（图10-3）。父亲是建筑工程师，12 岁时父亲因病去世后随母迁居爱丁堡，在乔治·沃森（George Watson）学院学习。由于父亲染病早逝，高士兰立志学医，希望通过自己的努力去拯救那些遭受病痛折磨的人。于是转入爱丁堡大学医学院学习。于 1882 年以优异的成绩毕业，获得医学学士学位。

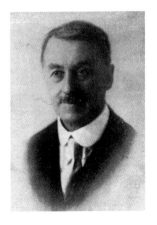

图10-3 高士兰

2. **来华经历** 1883 年在英国长老会派遣资助下，高士兰被派往广东省潮州教会医院。高士兰在医治病人，培养医学生，特别是在翻译编辑医学书刊方面做了大量工作。19 世纪以后，随着西方国家殖民活动的扩大，热带病和营养缺乏性疾病成为医学界关注的主要问题，在亚非各国的许多传教士医生都十分热心搜集这方面的病例。1887 年高士兰在新创刊的《博医会报》上首次详细报道了在广东汕头地区中学生中流行的一种疾病。这种疾病病人下肢皮肤发麻，发麻部位肌肉发硬，并伴有疼痛，继而在数日内出现肌肉无力，严重者难以站立及行走，有的学校因发病人数多而无法开课。高士兰认为此病即"干性脚气病（beri-beri）"，推断该病的流行可能与拥挤和食物有关，并提出了预防措施。虽然当时尚未发现维生素，不知道"干性脚气病"与维生素 B_1 缺乏之间的关系，但高士兰已注意到"干性脚气病"的发生与特殊人群以及特殊食物存在着某种联系[2]。

在施医诊病的过程中，高士兰感到患病求治者多，而医生人数远

---

[1] Cora E. Simpson. A joy ride through China for the N. A. C.. Shanghai: Kwang Hsueh Publishing House, 1922.

[2] 张大庆. 高似兰：医学名词翻译标准化的推动者. 中国科技史料，2001，04: 324-330.

不能满足其需要，因此认识到西医教育的重要性。1888 年他开始招收中国学生教授西医知识。第一批学生共 7 人，其中，三位是在医院工作的助手，三位普通学生，一位编外人员，所有费用由他们的家庭负担。在教学生西医的过程中，他感到中国人学医用本国语言的课本更易领会，而当时中文西医书籍为数很少，且内容简陋，不适合于西医教育，于是他着手编译医学书籍，开始了翻译医学书籍的生涯，后经教会允许专门致力于医学书籍的翻译事业，成为中国博医会（China Missionary Medical Association）编译部创始人之一。

高士兰也是最早在中国呼吁重视医学统计学工作的学者之一，1896 年他在《博医会报》介绍了《中国海关医报》上搜集的疾病信息，提出每个医院都应当公布疾病表，并建议最好设立专门委员会，定期连续出版。在他的呼吁下，《博医会报》开设了"医院报道"专栏，为了解各地的疾病情况提供了参考。

1925 年，在香港举行的中国博医会大会上，香港大学授予高士兰名誉博士学位。1927 年，高士兰因中国政局动荡而前往加拿大维多利亚，但仍潜心从事医学翻译工作。1930 年 7 月 7 日因病去世，享年 70 岁。

3. **对中国护理事业的贡献** 高士兰医生在中国工作期间，一直十分关注中国护理事业的发展，给予了多方面的支持。

（1）**创建中华护士会的支持者**：1907 年，高士兰将信宝珠倡议成立中华护士会的来信及他积极支持这一倡议的复函登于 1908 年 11 月《博医会报》，并寄发各地医院广泛宣传，得到了全国各地护士的热烈反响。1909 年暑期，高士兰和来自全国各地的护士借在牯岭休假之机召开会议，决定成立"中国看护组织联合会"[1]，即中华护理学会前身。从此，中国护士有了自己的学术组织，中国护理走上了有组织的发展道路，故高士兰大夫也被称为"中国护士会之父"[2]。护士会成立后，

---

[1] 佚名. 中国昔日的看护会. 护士季报，1922，3（4）：10-12.
[2] 佚名. 中华护士会之起源及发展. 护士季报，1923，4（2）：29-30.

高士兰医生一直十分关注。因为"护士会产生后，体质孱弱。为给予新生命，盖仪贞女士和高士兰大夫主张于 1912 年召集护士会议"进行分析研究，他们认为必须加强护士队伍的建设，护士会方能发展。会上，盖仪贞、信宝珠、贝孟雅、Murdoch Lowe、Harris 等外籍护士参考外国护理经验，规划统一了课程设置、教材来源、学校注册、全国考试、文凭颁发等，"自此会之后，护士会始获健全长大。[①]"

（2）**中国护理事业发展的帮助者**：高士兰在主编的中国博医会的学术刊物《博医会报》上，每期都免费为护士提供 1～2 个版面，刊登了许多护士通讯或学术观点，以加强全国护士之间的交流。除此之外，他还协助编写护士教材，帮助中国护士考试等工作。

■ **史籍采摘**

高士兰大夫复函大意[②]

"中国教会护士逐渐增多，而我人之事，又日益重要，则护士自行集合以组织一公会之时机已至乎，现因并无何种组织，故予为一居间之人，而代收注意此问题者之来函，但宜推定一女士暂为筹备书记，其人须有经验而所居之地点适中者，望诸君勿吝赐教为幸，又承编辑者之命言，彼甚乐于杂志中开一护士栏云。"

"尊函提及一大问题，我辈医生者，今已颇有组织，且刊行一良好之杂志，唯护士界人数尚属寥寥且四散相处，予以为君等集合组织，以资互助之时机已近，通信之方法，系属必要。初时或于杂志中刊载一二页已足，后可自办一小报，我人当有护士学校，唯现尚无护士会，国内亦无红十字分会，倘蒙续行赐函，至欢欣慰，并望君进行此事，得获成功也。"

（3）**医学名词翻译标准化的推动者**：除了教学及刊物的编辑工作，高士兰重点进行了医学教科书的中文翻译和中文医学名词的统一工作。他编撰的英汉双语《高氏医学辞汇》（*Cousland's English-Chinese Medical Lexicon*）是中国近代西医学最主要的医学工具书；在他的参与

① 佚名. 中华护士会之起源及发展. 护士季报，1923，4（2）：28-35.
② 李秀华，郭燕红. 中华护理学会百年史话. 北京：人民卫生出版社，2009.

和推动下，成立了医学名词审查会，为医学名词汉译的标准化奠定了基础，为我国西医的引入和传播作出了重要贡献，这些名词的规范及应用也为之后的护理教育奠定了良好的基础。

（四）盖仪贞

1. 个人简介　盖仪贞（Nina Diadamia Gage，1883—1946 年），美国传教士委员会委员，美国护士（图 10-4）。1883 年出生于美国纽约州布鲁克林区。1905 年获得美国威莱士理工大学文学学士学位，1908 年获纽约大学理学学士学位后，入职成为纽约罗斯福医院护理学校一名合格的注册护士。1925 年获哥伦比亚联合大学文学硕士学位。

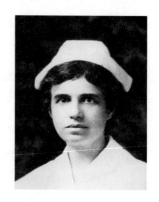

图10-4　盖仪贞

2. 来华经历　1909 年，盖仪贞由美国雅礼会派遣来华，在湖南长沙雅礼医院从事护理工作。1911 年在长沙创办湖南省境内首家护士学校——雅礼护病学校，担任该校校长多年[①]。

1925 年，盖仪贞当选万国护士会会长[①]，成为中华护理学会会员在国际护理组织担任会长的第一人。1925—1929 年，盖仪贞在担任国际护士会会长期间，一直致力于中国护理事业的进步与发展。1925 年，在芬兰首都赫尔辛基召开的第五届国际护士大会上，盖仪贞作为中国护士代表远赴千湖之国，当之无愧接任第五届国际护士会会长之职。1929 年，她身处大洋彼岸仍致函中华护士会"希望中华护士会重视并改进存在的问题，诸如公共卫生事业，护士教育以及私有护士的工作……"[②] 她认为"护士宜作病人及其戚友之教师，授以卫生家事，及职业的治疗等种种之普通常识，俾足以促进其健康，而间接有益于社会"。盖仪贞对中国护理事业发展拳拳在念，直到 1946 年病逝前，还

① 佚名. 盖仪贞女士逝世消息. 中国护士季刊，1947，1（2）：52.
② 中华护士会. 万国护士会会长来函. 护士季报，1929，10（1）：2.

写遗嘱赠书给中华护士学会图书馆。[①]

3．**对中国护理事业的贡献**　作为中国现代护理史上首位在湘创办中国护士教育的外籍护士，盖仪贞在创办雅礼男女护病学校、筹划护士学校的注册及中国护士统一考试、制订中国护士教育和培养规范、创建中华护士会和举办全国毕业护士会考等方面作出了卓越的贡献。

（1）**倡导成立中华护士会并担任会长，带领中国护士走向世界**：盖仪贞是中华护士会的发起人之一，1909 年，她与郝特、信宝珠等外籍护士倡导并成立中国看护组织联合会。1912 年盖仪贞担任中国护士会会长[②]。1914 年在上海召开中华护士会第一届全国代表大会，盖仪贞为大会主席[③]。在带领学会规范护理工作及护理教育的同时，盖仪贞曾多次代表中国护士出席国际护士会议，并向大会介绍了中国护理事业的发展情况。1922 年 5 月中华护士会成功加入国际护士会，成为国际护士会的第十一个成员国，1925 年盖仪贞作为中国护士的代表被推选为国际护士会会长。伍哲英在参加完 1929 年国际护士大会回国后的报告中，特别提到"万国护士会长盖仪贞护士，于大会期内，遇有机会时，辄为中国发言，在彼之思想与言语中，盖常以中国居第一位也"[④]。从中足见盖仪贞把推进中国护理事业发展视为己任的情怀，以及在中国护理国际化方面的贡献。

（2）**发展护理教育，推进护理专业化**：中国护理教育的历史由来华医学传教士开启。"最初是由西洋来华传教士本着慈善的胸怀，来开设医院救治病人，后来，就产生了护士徒弟制度。"后来学校护理教育替代护士徒弟制度。1911 年，盖仪贞在胡美博士、颜福庆博士的帮助下，创办雅礼男女护病学校（即隶属于湘雅医院的护士学校）。她用言

---

① 佚名. 信宝珠女士来函. 中国护士季刊，1947，1（2）：50.

② 佚名. 中华护士会之起源及发展. 护士季报，1923，4（2）：32.

③ 佚名. 中国昔日的看护会. 护士季报，1922，3（4）：14.

④ 伍哲英. 万国护士会报告（二）. 护士季报，1930，11（2）：22.

传身教的方式培养了首批湘籍护士，开拓了湖南护理教育的先河，也是现代医学教育在湘开办的起始。盖仪贞还亲手翻译了大量护理教材，"生平著作丰富，英美护士课本经女士译成中文者不少。[①]"

（3）**谋划护理教育管理，成立护士教育委员会**：在学会工作中，盖仪贞对中国的护士会考、护士学校的注册、课程计划等做了大量的规范性工作[②]。为集中管理护理教育事宜，1912—1913年，盖仪贞与其他外籍护士于牯岭多次集会，商讨并制订中国护士学校注册及中国护士统一考试事宜，并带领中华护士会成立护士教育专门委员会，中华护理学会1922年在汉口召开年会时提出"与其另外设以机关，不如组织一个固定的'看护教育股'"[③]。大会选定盖仪贞为看护教育股股长，以管理中华护士会所有关于看护教育、学校、书籍、教科书等等事务为责任，以"提高护士程度，管理中华护士会关于护士教育、护士学校、护病书籍及教科书等之一切事务"[④]为宗旨与职务。从此以后，系统的西方近代护理教育体系开始在中国大地上生根发芽。

（五）施德芬

1. **个人简介**　施德芬（Gladys E. Stephenson，1889—1976年），生于英国伦敦，学生时代在伦敦东医院学习护理（图10-5）。在其护士训练期间，她大量阅读有关中国的书籍，憧憬着帮助中国护士教育的愿望，以优等生毕业后又进修了产科和眼科。

2. **来华经历**　施德芬1915年9月

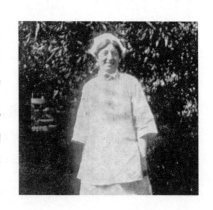

图10-5　施德芬

① 佚名. 盖仪贞女士逝世消息. 中国护士季刊，1947，1（2）：52.
② 佚名. 中华护士会第八届全国代表大会记录，1926：26-35.
③ 佚名. 中华护士会第四次会议记录. 护士季报，1922，3（2）：1.
④ 佚名. 中华护士会第四次会议记录. 护士季报，1922，3（2）：2-3.

离英赴华，被派往中国武汉，"头一年在汉口普爱医院学习汉语，并帮助工作；后任湖北钟祥普爱医院护士主任"[①]。1922年中华护士会汉口大会时，施德芬被推选为中华护士会第六届副会长，同时担任总干事，协助信宝珠工作；1924年担任中华护士会第七届会长。1926年经信宝珠干事协助，获美国凯斯西储大学赞助奖学金，施德芬得以赴美进修，回中国后任汉口协和医院护士主任，创建普仁高级护士学校并兼任校长多年[①]。1927年任汉口新协和医院护理学院院长。1928年担任汉口协和医院（今武汉协和医院）首任护理部主任。

■ **史海钩沉**

块块砖石，筑起了长城万千

1936年，位于英国的南丁格尔住宅因修马路被拆除。施德芬向英国护士学会申请获得了一块南丁格尔住宅所拆卸下来的砖头。1937年6月，这块大砖远渡重洋来到汉口普仁护士学校。

1942年，施德芬根本还没怎么来得及好好地端详自己请来的"南丁格尔砖"，就被日本人抓走了。但是，中国的"南丁格尔砖"，并没有就此消失，而是一块接一块地不断锤炼烧制出来。

其实，早在1937年抗战爆发之初，整个中国就进入到"护士总动员"的状态：护士们踊跃冲上前线参加救护；各地加大护士培训；在妇女界尤其掀起了争当护士支援抗战的热潮。护士与士兵一起，像一块块砖石筑起了保卫祖国的长城。在那个时期，护士与士兵一样，成为这个国家广泛宣传和敬重的楷模。

1931年夏，中国中部各省发生水灾，"其灾区广漠，与难民之众多，为百年来所仅见"，武汉一带灾民"居于极不合卫生环境之中"[②]，不仅有水患，还有天花蔓延。为了救济灾民，中华护士会所属医院和护士会员积极参与救护工作，施德芬被政府聘为"总护士主任，昼夜奔忙"，对武汉各个临时灾民医院的护理工作进行监督。抗战期间，汉

---

① 佚名. 施德芬传记. 中国护士季刊，1948，2（3）：20-21.

② 陈宗贤. 防疫处之任务及前今之概略. 中华护士报，1931，12（2）：2.

口沦陷，"施德芬及其同工被拘于上海拘禁营三年。日本投降，和平来到，施德芬从上海回到汉口，恢复汉口协和医院工作"①。

1946 年施德芬再度赴美进修，于 1947 年回汉口，并在普爱医院内开办护士师资及行政进修班。施德芬 1951 年离开汉口普爱医院返回英国。

3. 对中国护理的贡献　施德芬作为中国近代来华工作 30 余年的外籍护士，在创办护校、严谨治学，倡导学术研究，成立汉口华中护士研究会，以及参与战地灾害救护方面作出了巨大贡献；作为中华护士会副会长及第七届会长，她为我国护理学后继事业的发展奠定了坚实的基础。

（1）**创办护校，严谨治学**：1928 年，施德芬担任湖北汉口普爱医院负责人②。在此期间，施德芬治学严谨，护理教学一丝不苟，除了对护生进行严格的理论考核，她还多次深入临床一线，考察护生临床实习情况。作为当时中国规模最大的护士学校校长，施德芬为全国培养及输送了大批护理人才。除了严谨办学，她还与中华护士会副理事长、留学英美的刘干卿合作翻译编写了《护病历史大纲》《简明手术器械图解》《医护界开道伟人名传》③，如当时万国护士会（国际护士会）会长芬威克的生平事迹就由施德芬著述，刘干卿翻译，被全国护士学校作为"护理史"教材通用。中国护士学会在季刊上发文称赞施德芬"学不厌，教不倦，其热忱及毅力，为多人所不及"④。

（2）**倡导学术研究，成立护士研究会**：1929 年中国护理事业在中华护士会的领导下迅速发展，尤其是护理教育与欧美国家有并驾齐驱之势，但是大部分护士"毕业后即从事服务，对于艺术上仅有经验而无学术之研究"⑤，面对此问题，信宝珠和施德芬未雨绸缪，在汉口协和

---

① 佚名. 施德芬传记. 中国护士季刊, 1948, 2（3）: 20-21.

② 佚名. 中国护士学校名目单. 中国护士会第九届全国代表大会记录, 1928.

③ 佚名. 总书记通告. 护士季报, 1924, 5（3）: 192.

④ 佚名. 施德芬传记. 中国护士季刊, 1948, 2（3）: 20-21.

⑤ 佚名. 汉口华中护士研究会记. 护士季报, 1929, 14（2）: 14.

医院内发起成立华中研究班，即汉口华中护士研究会，并担任会长。该会由学会骨干发起，以学术研究为导向，目的是使华中毕业的护士有学术研究的机会，说明学会开始认识到护理科学学术研究的重要性，开启了中国护理研究的新纪元。

（3）规范临床护理管理，严管临床护理：施德芬 1928 年出任汉口普爱医院首任护理部主任。在普爱医院工作期间，她制订了各种规章制度，对护理临床工作管理严格要求。她还经常深入病房检查重症病人的护理工作。施德芬在武汉工作的 30 余年，为普仁护校的建设和发展，为普爱医院的临床护理工作，贡献了自己的智慧和力量。

（六）其他为中国早期护理作出重要贡献的外籍护士

除上述杰出贡献者之外，还有众多外籍护士也为中国护理发展作出重要贡献。因史料有限，仅对部分重要人物简要介绍如下：

1. **郝特夫人**（Caroline Maddock Hart） 毕业于美国芝加哥省立医院护士学校，于 1904 年秋来华后即在安徽芜湖的芜湖医院工作（图 10-6）。郝特夫人参与了早期中国护士学术组织成立的酝酿磋商，是中国护士学术组织的发起人之一，在 1909 年牯岭会议上，被推选为中国看护组织联合会第一任会长。1912 年郝特夫人携子女归美读书，回国后的郝特夫人仍然心系中华护士会的发展[1]。1929 年 4 月在写给中华护

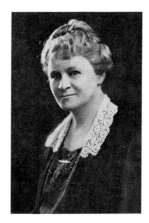

图10-6　郝特夫人

士会的信中说道 "不满二十年之间，经护士会注册之学校已有百余处之多，亦有数百青年已正式毕业""南丁格尔昔日常持一灯之先导，故望诸位护士各高举一灯，以增其业，如斯而有用之事业者，不难光明高照于世也"[2]，她充分肯定中华护士会近 20 年取得的成绩，鼓励护士积极进

① 佚名. 中华护士会第一任会长. 护士季报，1929，16（4）：1.
② 佚名. 中华护士会第一任会长的一封信. 护士季报，1929，14（2）：1.

取，学习南丁格尔精神，在各自的岗位上作出应有的贡献。1948年她在给芜湖医院的信中讲述她从《美国护病杂志》上得知中国护士学会的情形，使她回忆起"与盖仪贞等商议成立本会之事"，说她自己是"本会的永久会员，希望能得到本会徽章"①。由此可见，郝特夫人在中国工作时间虽然不长，但对自己参与组建的中国护理学术组织充满感情。

2. 贝孟雅（Esther. Hope. Bell） 英籍护士，毕业于伦敦医院护士学校（图10-7）。曾在英国黑斯台米亚沙力医院就职，经验丰富。1911年来华后一直担任汉口伦敦会男医院的护士长及校长②。她参加了1912年成立中国护士会的牯岭会议，为"著名董事之一；1914年至1915年为本会会长"，并担任中华护士会执行部部长③，信宝珠称赞其"经验宏富，思想高超，深得中华护士会成员的称赞和爱戴"④。1915年在北京举行的中华护士大会上，贝孟雅作为大会主席出席，并在此次会议上选出看护翻译员一人，首次实行会务报告单印以中英文字⑤。贝孟雅对中华护士会的历史十分熟悉，多次在全国会员代表大会上做有关护士会历史的报告⑥。在1922年中国护士公会大会上，贝孟雅演讲了"中国护士公会之历史"⑦，并提出"当举行实际考试

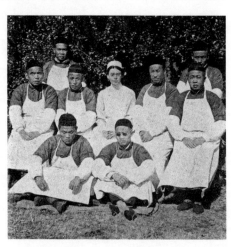

图10-7 贝孟雅（第二排中间）

① 佚名. 来函择录. 中国护士季刊，1948，2（2）：20.
② 通讯录. 护士季报，1921，3（1）：24-26.
③ 通讯. 护士季报，1921，2（4）：18-19.
④ 信宝珠. 我们之新干事. 护士季报，1926，7（1）：36-37.
⑤ 中国昔日看护会. 护士季报，1922，3（4）：10-16.
⑥ 贝孟雅. 中国昔日的看护会. 护士季报，1922，4（4）：10-16.
⑦ 佚名. 中国护士公会大会之顺序名单. 护士季报，1922，3（1）：1-4.

时，应选择一个居中的地方，以便各部的人汇集便利"①。1926 年贝孟雅辞去汉口男医院护士长职务，担任中华护士会总干事，于时局动荡之年全面负责会务工作②。在 1928 年中华护士大会上，护理教育委员会的报告中说到"感谢伦敦教会令贝孟雅小姐为本会办事，于两年以来，忠诚服务，不厌不倦。③"

3. 鲍德温（Margaret Ellen Baldwin） 英籍护士（图 10-8）。1900 年由英国圣公会派遣来华，在福州柴井基督医院（现福州市第一医院）工作，当地人亲切地称她为宝琳师姑。1910 年极力筹募兴建男、女病室各一座，鲍德温管理女病室，主理护理工作。1915 年在北京举办的第二次全国护士会员代表大会上鲍德温发表了《重视培养护士素质和对护士的要求》④ 的演讲。1916 年鲍德温担任中国护士会副会长⑤，1918—1920 年担任中国护士会会长⑥⑦。1929 年，鲍德温被聘任为医院护士长。鲍德温在医院时期，亲自护理病人，在清洁、护理、换药的同时，开始训练中国护士，把培训中国护士视为人生快乐之事。对每个护理细节都耐心细致督导，使所培训的护士成为本地护理事业的创始人。

中华护士会第六届会长爱丽丝·鲍

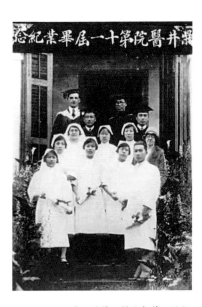

图10-8　鲍德温（第二排右起第一位）

---

① 佚名. 中华护士会第四次会议记录. 护士季报，1922，3（2）：1-46.
② 佚名. 中华护士会第八届全国代表大会记录，1926：8.
③ 佚名. 中国护士会第九届全国代表大会记录，1928：1.
④ 佚名. 中华护士会第二届全国代表大会记录，1915：7.
⑤ 佚名. 中华护士会第三届全国代表大会记录，1916：首页.
⑥ 佚名. 中华护士会第四届全国代表大会记录，1918：1.
⑦ 佚名. 中华护士会第二届全国代表大会记录，1920：1.

威尔 ①、第九、十届会长顾仪华 ②、第十二届会长达师母 ③ 等外籍护士同样为中国早期护理事业的发展作出了杰出贡献，因史料有限，此处不作详述。

二、外籍护士对中国近代护理的作用与影响

在中国近代护理史上，大批外籍护士作为中国护理的先驱和奠基人来华工作，如上所述的麦克奇尼、信宝珠、盖仪贞和施德芬等。出于人道主义和信仰，这些外籍医护人员在当时开始推行南丁格尔式护理、训练中国护士，并将西方的医院管理、护理教育引入我国，为我国护理事业的初创与发展奠定了坚实的基础。

（一）引进专业化护理，开启中国护理职业化发展征程

我国的传统医学一直处于医药护不分的状态，至 19 世纪末依然如此。国人眼中的"照顾病人"，是一种卑贱的工作，而且仅仅是家庭的责任，并不知晓西方国家已出现了"护士"。随着麦克奇尼、信宝珠、盖仪贞、施德芬等一批外籍护士来华工作，将西方医院的临床护理、护理管理、护士教育引入我国，护士这一职业在中国落地生根，从无到有，从少到多，从弱到强。从早期的护理文献中，我们看到了当时护理创业的艰难，这些外籍医护人员在中国医院建南丁格尔病房、推行南丁格尔式护理，开展公共卫生工作，培训中国护士，使中国护理事业走上了职业化发展的道路。可以说，最早进入中国的外籍护士，是中国近代护理的引进者、拓荒者，初步培植了护理学在中国得以发展的土壤。

① 佚名. 中华护士会第七届全国代表大会记录，1924.
② 佚名. Minutes of the Nursing Association of China. 护士季报，1922，3（2）：1.
③ 佚名. 总干事之报告. 护士季报，1926，7（3）：8.

（二）创建中国护理学术组织，引领全国护理学科发展

随着护士人数的增加，组建护理学术组织成为护理事业发展的必然选择。在信宝珠的积极倡导下，在高士兰医生及其医博会的大力支持下，在郝特、盖仪贞、亨特森、克拉克等外籍护士的积极参与下，1909 年 "中国看护组织联合会" 得以成立（后多次易名，现为 "中华护理学会"，以下简称 "学会"），这是中国护理学发展史上的里程碑，中国从此有了统领全国护理专业发展的学术性组织。

从学会成立之初至 1927 年，会长均由外籍护士担任，学会工作主要由外籍护士讨论决策。在历届外籍会长的统领下，学会初步完成了体制化构建，包括领导层级、办事机构、会员制度、学会章程等，为中国护士搭建了一个交流的平台，为后期发展打下了基础。在中外护士的共同努力下，中国本土的护理队伍逐渐壮大，1928 年后学会会长由中国护士担任。在当时历史条件下学会能够成立，并不断发展壮大，与早期众多外籍护士的贡献密不可分。

（三）创办护理教育，奠基中国护理专业化队伍的建设

在西医进入中国之前，我国没有正规的护理教育。中国早期的医护教育是通过口头传授逐代延续的，后来通过医书传播。外籍护士进入中国后，先采用了以操作为主，以理论为辅的 "护士徒弟制度，这就是中国护士职业教育的原始" [1]。后来，逐渐用护士学校替代了护士徒弟制度，成为护士职业教育的主导。如麦克奇尼在上海开办的护士训练班，由信宝珠任校长的福州马高爱医院护士学校，由盖仪贞任校长的雅礼男女护病学校等，外籍护士开创了中国早期护理教育的先河。

随后，外籍护士又不断推进护理教育的进步发展，如 1913 年，外籍护士提议学会组织了一个 "副委办会" [2]，由 3 名美籍护士、2 名英籍护士组成，负责 "选定正式课程，预备给中国看护学堂的采用"，后又

---

① 言潘景芝. 护士教育应改革之方策. 中华护士报，1936，17（2）：107.
② 佚名. 中国昔日的看护会. 护士季报，1922，3（4）：12.

议决"中华看护学会的考试规则",规范全国的护士考试。1922年，在盖仪贞、信宝珠、Smith、Hartwell、盈路德、鲍威尔等外籍护士的积极倡导下，学会组织了一个固定的"看护教育股"[①]，由盖仪贞任股长，负责统管中国护理教育的具体事务，如统一护士学校注册，制订了统一的护理教育标准及护士学校课程标准，颁发护士毕业证书，组织全国护士会考等。正是外籍护士在教育领域的大力付出，为中国今后护士教育发展奠定了基础。

（四）编译出版护理书刊，促进中国护理学科学术发展

早期在中国工作的外籍护士，很早就考虑到中国各地护士以及中外护士的联络交流问题。学会成立之初，信宝珠等人征得高士兰医生的帮助，在其主办的《博医会报》上特地为护士会开辟了一个小专栏，供各地护士发表文章、交流信息、相互联系。随着护士会成员的增多以及稿件数量的增加，小专栏已无法满足护士所需。在全国护士大会上，外籍护士们"不知以何法增加感情，当时即提议设法创办护士季报，以便消息灵通"。于是请韩贾美丽和帕莫斐2位外籍护士负责筹备刊物出版。但在当时，"经济异常困难，后经两位外国女士热忱援助，招得广告十张，并蒙各地护士踊跃定购此报"[②]，《护士季报》才得以问世，于1920年在上海创刊。创刊号共6篇文章，其中4篇由外籍医生护士撰写。

《护士季报》出版后，信宝珠等外籍护士积极为其做宣传，介绍此刊"表世上最要之护病法""相传彼此之心思意想"，不仅能"传授护病卫生之善法、救人之性命"，而且还能"增进世人之文化、增进个人之学问、进步世上之文明"，"欲成一有用精巧聪明之人，必常看报。[③]"在外籍护士们的努力下，《护士季报》一出版，销数与声望并增。出版

---

① 佚名. 中华护士会第四次会议记录. 护士季报, 1922, 3（2）：2-3.
② 佚名. 护士季报与护士之关系. 护士季报, 1928, 11（3）：3-4.
③ 佚名. 购阅护士季报之利益. 护士季报, 1924, 5（1）：42-43.

一年，订阅份数达到 480 份，寄出样本以千余记①。

因季报为外籍护士创办，所以早期的季报均用中英文双语出版，刊载内容十分广泛，涉及护理科学的各个方面，成为中国护士与国内外同仁交流的重要阵地，也为 1922 年中国护士会加入万国护士会作出了贡献，万国护士会通过《护士季报》认识了中国护理，"认为中国护士会已经十分发达，应与以加入万国护士会之权之征也"②。

除此之外，外籍护士还编写或翻译了《护病新编》《护理学原理及实习》《护士饮食学》等多部外文护理书籍供中国护士学习。为解决经费问题，信宝珠总干事与上海广协书局联系，又设法争取得到国外出版商的赞助，编译护理书籍的工作才开始步入正轨。据 1933 年国际护士会统计，中国出版的护理书籍数量居各会员国的第四位。这些都与外籍护士的贡献密不可分。

（五）加入国际护士会，使中国护理与世界同行

外籍护士进入中国后，运用自身的语言优势、专业威望以及与国外千丝万缕的人际关系，助推中国护理进入国际社会。如信宝珠"与美国护理界交结颇广，深资联络，她不仅在美国从事公私护理，且曾服务于美国红十字会及公众卫生事业"③；麦克奇尼利用休假，拿出一半时间考察美国的护理进展，以便带回中国④；施德芬担任会长期间撰文"国际主义"，发表在《护士季报》上，阐述中国护士要加强与国际的联系，传递"世界各国都是合而为一"⑤的理念。在这些外籍护士的"内联外引"下，中国护理从问世起，就与国际护理界保持沟通。

在外籍护士的努力下，中国于 1922 年加入国际护士会，"按加入次

① 佚名. 一年来之回顾. 护士季报, 1921, 2（1）: 1.
② 社论. 护士季报, 1922, 3（4）: 1.
③ 佚名. 中国护士会之新总董记. 护士季报, 1922, 3（4）: 2-3.
④ E. H. Thomson. 中国护士之先进者密女士. 护士季报, 1922, 3（4）: 4-7.
⑤ 施德芬. 国际主义. 护士季报, 1926, 7（3）: 31-37.

序之先后，名列第 11" ①，是第一个加入国际护士会的亚洲国家。较早加入国际护士会的多为护理走在前列的国家（如英国、爱尔兰、美国、加拿大、澳大利亚、新西兰、丹麦等）。通过参加国际护士会议，与各国护士的交流，不仅使中国护理跟上世界发展的脚步，"使护士事业之进行，渐能得一共同基础与普世的护理文字，即护理世界语" ②，而且也让世界认识了中国护士，赢得了世界的尊重。万国护士会会长在给中国护士的来函中说"万国护士大会希望中华护士助其解决一切护士界之难题，比如公共卫生事业、护士教育以及私人护士的工作等项，更愿中华护士多人能列席万国护士大会" ③，从中可见对中国护士队伍的肯定。

第二节　载入史册的中国早期护理专家

中国早期护理的历史，像一部教科书，对于今天的护理临床、教学、管理，有着不可替代的借鉴作用；中国早期护理专家所作出的贡献，也留给我们许多值得思索与研究的经验；中国早期护理工作者丰富的护理学理论更是值得我们深刻探讨。本节介绍了在中国早期护理阶段载入史册的护理先贤，回顾其所作出的贡献及其所创造的丰富经验，进而从中得到教益和启迪。

一、中国护理先贤

（一）钟茂芳

1. **个人简介**　钟茂芳（1884—1963 年）。1884 年出生于南洋群岛

① 社论国际护士会之使命. 中华护士报，1937，18（2）：285-286.
② 佚名. 记万国护士会. 护士季报，1924，5（4）：6-7.
③ 佚名. 万国护士会会长来函. 护士季报，1929，13（1）：1.

一个华侨家庭，是中国历史上第一位留学国外学习护理专业的女性[①]。1906 年以英文名考入英国伦敦葛氏医院（GUY's Hospital London，现已并入国王医院 King's Hospital）附设护士学校。该护士学校成立于1884 年，学制 3 年，学生实习时必须去托马斯医院（Ihomas Hospital London，即当时南丁格尔护士学校的所在地），受南丁格尔的护理理念及技术的熏陶，毕业生质量高，享誉全球。钟茂芳 1909 年以优异的成绩毕业。钟茂芳照片见第三章图 3-1。

钟茂芳毕业后回国，受聘于天津北洋女医学堂——金韵梅创办的天津第一所护士学校，历任看护教习、校长等职。对中国护理事业发展起到引领作用，在当时国内外护理界颇有威望，享有较高声誉。

1915 年，钟茂芳在天津与美国人巴亚德·里昂结婚，后随丈夫定居美国。抗日战争中，她再次随美国医疗队回到中国，继续从事护理教育工作，培养护理人才。随后回到美国一直从事护理事业，并一直关心中华护士学会的发展与建设，1945 年 8 月，钟茂芳来到重庆，停留了 2 个星期，对中国护士学会的工作"作详细研讨"，并捐赠学会 1 万元[②]；她"时常问候一切，如此足见其与中华护士事业热心之一般"[①]。

2. **工作经历**　1909 年，钟茂芳在任职于天津北洋女医学堂期间，将英籍护理专家 M. N. Oxford 编写的护理手册（史称《牛津护理手册》）翻译成中文，书名译为《看护要义》[③]，1913 年出版。《看护要义》是当时西方护理学传入中国较早的理论书籍，也是中国护士学校当时的专用教材。但据史料记载，当时由于护士数量极少，本书的印刷数量在1 000 本以内。

她不仅翻译，而且以领导者及教育者的身份参加团体会议、撰写

---

① 佚名. 蓝钟茂芳夫人. 护士季报, 1930, 11（1）: 1.
② 佚名. 介绍来华之中西著名护士. 护士通讯, 1945, 1: 10.
③ 吴九军, 高文明. 白衣天使——南丁格尔在中国. 中国档案报, 2003/05/09（004）.

文章或发表专业演讲的方式促进护理的学术交流。1914 年 6 月 30 日至 7 月 2 日中华护士会第一次代表大会在上海召开，来自全国 8 省 21 所公立和教会医院的护士代表共 24 人出席，其中只有钟茂芳一名中国人 ①。由于其超群的智慧、知识及能力，钟茂芳深得与会者的尊敬。她在大会上提议将 Nurse 的汉译"看护"一词改为"护士"，得到大会一致通过，并沿用至今。

此次大会上钟茂芳被选为中国护士会首任副会长，兼任学会翻译，她还在会上发表了题为《护士会如何能协助中国》② 的论文，此论文对中国护理的发展具有实际的指导意义。比如，她提议中国护士毕业后一律加入护士会组织；每个省设立分会；选派优秀护士赴美深造；提高护士教育程度等。

作为中国护理界的杰出代表，钟茂芳 1915 年在其参加的国际护士会事务会议上，当选为国际护士会副会长 ③，为中国护士在国际上赢得了一定的荣誉和地位。

3. 对中国护理事业的贡献

（1）西学中用，推动护理教育的专业化：钟茂芳具有广阔的视野和格局，她学习西方先进护理理念和技术，并西学中用，将西方先进护理知识传播至国内。她翻译的《看护要义》一书，在早期作为护士学校的教材，在国内广泛使用，促进了我国早期护理教育事业的进步。作为国际护士会的名誉副会长，她在国际护理舞台上代表中国护理界发声，为提高中国护士的国际声誉作出了卓越贡献。

（2）融东西方智慧，准确为"护士"职业定名：护理随西医进入中国后，在西方称为"NURSE"的职业，在中国被称为"看护"，如1909 年成立的组织叫"中国看护组织联合会"，秋瑾女士翻译的护理专

---

① 佚名. 中华护士会之起源与发展. 护士季报，1923，4（2）：33.
② 爱丽丝·克拉克. 中华护士会第一届全国代表大会记录，1914：1-3.
③ 佚名. 蓝钟茂芳夫人. 护士季报，1930，11（1）：1.

业书，书名为《看护学教程》。钟茂芳重新命名及定位中文的"护士"一词，赋予护理应有专业性、知识性、技术性及科学性，使护理作为一个职业受到全社会的理解与尊重。因为在中国古代，"士"多指受过教育，有一定学识和技艺的人。将 Nurse 译为"护士"，既保留了原词的本义，又融合了东方文化，准确表达了这一职业的高尚与文明，赋予护士尊重生命、守护生命的神圣职责[①]。1928 年英国护理杂志（the British Journal of Nursing）第 4 期 95 页，曾撰文称赞钟茂芳为中国护士名称定义的职业意义，指出此名词已经在中国广泛应用并进入大众语言和文学，其产生的国际影响由此可见。

（3）重视国际交流，提升护士整体素质：作为最早参加国际护士会的一名中国护士，及曾任国际护士会副会长的经历，使其有机会在国际上代表中国护士形象进行国际交流，提升了中国护理在国际的地位。她也通过发表各种对护理具有指导意义的讲座及文章，推动护理体系的规范化及制度化，对促进中国护理事业的发展具有里程碑式的意义。

（二）伍哲英

1. **个人简介**　伍哲英（1884—1960 年），女，护理教育家[②]，福建长乐人（图 10-9）。伍哲英青年时期就读于福州南台保福山女子书院，毕业后在该院任职一年，后因家贫，母亲患病无钱医治去世，遂立志学医。伍哲英 1910 年考入江西九江但福德医院护士学校半工半读，1913 年毕业后在九江做护士工作一年。在此期间，伍哲英同时在九江诺立女校补习物理、化学等自然科学课程。1915 年

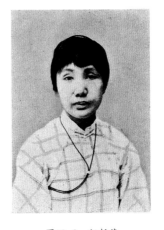

图10-9　伍哲英

---

① 贝孟雅. 中华护士会历史的回顾. 护士季报，1927，8（4）：17-30.
② 陈丽君，肖和. "中国护士之母"——伍哲英. 政协天地，2008（5）：62.

在首位留美中国女医生石美玉举荐下，获得美国中华医学基金会的资金帮助，赴美国约翰斯·霍普金斯大学护士学校攻读护理3年；1918年转入纽约妇产医院专攻妇产科护理，1919年学成归国。

她先后在我国多地医院担任护理部主任，创办医院及护士学校。以中华护士会会长的身份，两次代表中华护士会出席国际学术会议，深受护理界的尊崇。她终身未婚，1960年病逝于上海，享年76岁。

2. **工作经历**　伍哲英1919年归国后，先在北平协和医院担任护理部主任；1920年回到九江但福德医院，任护理部主任和附设护士学校校长[①]。1921年同友人在上海创办了中国红十字总会第一医院高级护士职业学校[②]，并亲自担任校长兼护理主任职务[③]。同年，伍哲英在上海创建了第一所由中国人办的中国红十字总会第一医院护士学校。学校的建制、规模、教学大纲以及行政事务皆由伍哲英亲自制订筹划，除担任校长和护理主任外，还亲自承担五门课程讲授及实习指导。1924年当选中华护士会副会长，1925年赴芬兰首都参加第五届国际护士大会[④]，1926年代表中国红十字会赴日本东京参加第二届远东红十字大会，当选为副会长兼护病委员会主席[⑤]，1928年当选中华护士会首任中方会长[⑥]，从此结束了外籍护士担任中华护士会会长的历史。

1930年，伍哲英应邀担任上海私立伯特利医院护士学校校长[⑦]（图10-10）；之后，又相继创办了济民高级护士职业学校（1937年）和南洋医学院高级护士职业学校（1939年），并任校长多年。

---

① 佚名. 中华护士会建筑会所捐款报告. 护士季报, 1924, 5（4）: 28.
② 佚名. 中华护士会第七届全国代表大会记录, 1924: 39.
③ 佚名. 编辑委员. 护士通讯, 1946, 2: 20.
④ 佚名. 护士会长致各护士生公函. 护士季报, 1924, 5（3）: 7.
⑤ 佚名. 总书记通告. 护士季报, 1924, 5（3）: 5.
⑥ 佚名. 万国护士会报告. 护士季报, 1930, 11（2）: 16.
⑦ 伍哲英. 上海伯特利医院护士学校. 中华护士报, 1935, 16（2）: 261-262.

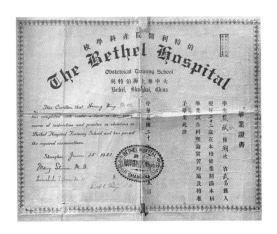

图10-10　伯特利医院产科学校毕业证

　　抗日战争期间，伍哲英积极投入抗战洪流。她带着无家可归的一批学生到上海第八伤兵医院为抗日伤病员服务，抢救了不少伤兵，被称为火线上的"白衣天使"。1938 年春，伤兵医院撤退，伍哲英见到难童医院有四五十名失去父母的孤儿得不到适当的照顾，主动留在该院工作。

　　抗战胜利后，伍哲英担任中国护士学会上海分会理事长[①]。中华人民共和国成立后，伍哲英先后担任伯特利医院附设高级护士学校校长和上海第二护士学校副校长（1953 年）以及上海市卫生局护理顾问。

　　3. 对中国护理事业的贡献　伍哲英作为中华护士会早期建设者及首任中方会长，著名的护理教育家，中国红十字会救护工作的领导者及组织者之一，为中国早期的护理事业作出了杰出的贡献。

　　（1）**开创中国护士领导学会的历史**：1928 年，汉口第九届全国护士代表大会结束了近 20 年外籍护士任会长的历史，伍哲英主持大会并被选为中华护士会第九届理事会会长。这一决议改变了学会领导权被

────────────

① 路美丽. 中国护士学会上海分会 1947 年度工作概况. 中国护士季刊，1948，2（2）：17-18.

欧美护士长期掌控的历史，开启了中国护士担任护理管理与领导工作的新纪元，标志着中国本土化护士的成长与成熟。从会长岗位卸任后，伍哲英继续连任了多届监事会监事和护士历史委员会负责人，一直为中华护士会作贡献[1]。

（2）**创办医院及护士学校**：伍哲英终身致力于发展中国的医疗和护理事业发展，先后参与创办了多所医院和四所护士学校，担任校长的同时，亲自参与培养计划的制订及课程的教学，为我国培养了一批又一批护理专业人才，培养的学生"成绩优良，名噪一时"[2]。

（3）**积极投入抗战救护工作**：作为中国红十字会救护工作的领导者及组织者之一，抗战期间她救死扶伤，不仅挽救了伤兵的生命，救助战争中流离的孤儿，还带领医生投入抗战救护工作中，充分彰显了"白衣天使"的担当与责任。

（三）聂毓禅

1. 个人简介 聂毓禅（1903—1997年）[3]，河北抚宁人，自幼立志学医，于1923年考入北京协和医学院（图10-11）。入学不久，由医转护，自此便全力投入到护理事业和护理教育的发展和提高中。1927年，聂毓禅从护校毕业，应聘在协和医院工作。1929年，聂毓禅在加拿大多伦多大学进修公共卫生学和护理[4]，取得证书后又到美国哥伦比亚大学进修护理教育和其他课程，并于1931年获理学学士学位。

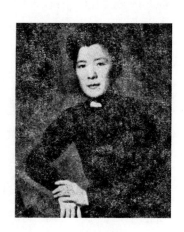

图10-11　聂毓禅

2. 工作经历 1931年聂毓禅从哥伦比亚大学毕业回国后即在协

---

① 中华护士会职员与各委员会名单. 中华护士报, 1935, 16（1）: 1-4.

② 伍哲英. 上海伯特利医院护士学校. 中华护士报, 1935, 16（2）: 261-262.

③ 王懿. 聂毓禅理事长传记. 中国护士季刊, 1947, 1（3）: 43.

④ 佚名. 总会消息. 中华护士报, 1935, 16（3）: 306.

和护校及北平第一卫生所担任护理主任。1935年中华民国南京中央卫生署和教育部成立了医学、护士和助产三个教育委员会。聂毓禅被聘为护士教育委员会秘书[①]，负责调查全国各地护士教育情况，为统一护士教育的课程和提高护士教育水平贡献了力量。为了更加充实自己，以冲破传统势力对护理事业的偏见，她于1936年再次赴美进行深造。1940年，她被任命为协和医学院护士学校校长，成为协和医学院护士学校第四任校长，也是担任这项职务的第一个中国人[②]。她同时担任了协和医院护理部主任。两者兼任便于统一领导、统一管理，使学生能够学以致用，学用一致。1945年聂毓禅担任中国护士学会成都分会理事长[③]；1946年至1948年担任第十九届、第二十届中国护士学会会长。

3. 对中国护理事业的贡献 聂毓禅终身致力于教学、科研、临床实习的发展。她打破格局，成为北京协和医学院护士学校第一位中国校长。她坚定信念，即使在恶劣环境下依旧矢志不渝发展护理事业。

（1）协和护校首任中国校长，培养优秀护理人才：协和医学院是由美国人创办，前三任护校校长都是美国人，校方根据建院方针，要把领导职务逐渐交给中国人，适逢聂毓禅学成回国，1940年聂毓禅成为协和医学院护校的第一任中国校长。"不幸次年被迫停办。在聂校长领导之下，经过千辛万苦，于1943年在成都复校"[④]。在任职期间，为提高学生的素质，她亲自讲授"护士伦理学课程"。她高标准、严要求，十分注意在校学生的品德教育，她处处以身作则，为学生树立了良好的榜样。

---

① 社论. 中华护士报, 1935, 16（4）: 325.

② 李懿秀. 记聂毓禅（一）. 中华护理杂志, 1988, 23（08）: 449-450.

③ 佚名. 分会概况. 护士通讯, 1945, 1: 3.

④ 王懿. 聂毓婵理事长传记. 中国护士季刊, 1947, 1（3）: 43.

（2）**中国护士学会出色的领导者**：聂毓婵担任了两届中国护士学会的理事长，在护士队伍中具有很高的威望，"她对护理事业的贡献，她的崇高理想与标准，她独到的见解，以及对护理教育的热心，中国的护士们有聂女士做学会的理事长，实属有幸"[①]。作为一名护理教育家和护理管理专家，聂毓禅建立了严格的护理管理制度，培养了许多护理教育和护理行政管理人才以及大量护理骨干，遍布国内外，为统一护士教育课程和提高护士教育水平作出了很大贡献。此外，聂毓禅积极参与国内外护理工作和交流活动，促进了我国护理事业的发展和传播。

（四）佘韫珠

1. **个人简介**　佘韫珠（1907—2009年）[②]，江苏南京人（图10-12）。1925年天津中西女子中学高中毕业。她冲破了社会上对护理事业的种种偏见，毅然报考了护理专业并为之献身60年。1925年8月至1926年7月就读南京金陵女子文理学院，1927年8月至1929年1月于北平燕京大学护理预科学习并毕业，1929年1月入北京协和医学院护士学校。1931年，她从北

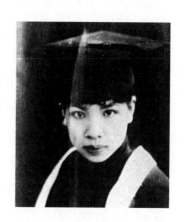

图10-12　佘韫珠

京协和医学院护校毕业，同时获得燕京大学理学学士学位。

2. **工作经历**　从北京协和医学院护士学校毕业后，佘韫珠被借调到天津公立医院任护士长和教师一年[③]。因为工作出色，该院院长丁懋英对她极为赞赏，执意挽留。但她还想继续深造，便婉言谢绝，回到北京协和医院。1935年，为了学习美国护理学的先进理论、技术和管

① 王懿. 聂毓婵理事长传记. 中国护士季刊，1947，1（3）：43.

② 忠诚献身护理事业六十年——佘韫珠. 中华护理杂志，1990，25（12）：667-670.

③ 姜月平. 协和医院来津护士对天津护理教育和发展的历史贡献. 天津护理，2020，28（4）：465-470.

理，她被派到美国哥伦比亚大学和纽约医院妇产科进修一年。1936 年回国后在北京协和医学院护士学校任教师兼任医院妇产科督导。1942 年 5 月，佘韫珠赴天津天和医院担任护士，负责后勤工作，并兼任天和护士学校校长之职。抗战胜利后，1945 年 11 月，她被借调到天津市立第一医院任护理部主任及卫生局专员。在这期间，她曾整顿过几个护理实习医院，重新成立护士学校。当时各医院管理混乱，制度不健全，缺乏医疗护理设备，缺乏护理人员，医疗护理质量低。她以专员身份，要求有关医院建立规章制度，设法增添设备，并将北京协和医学院毕业的医生和护士调入医院以充实医院的人才储备。在各医院院长及护理部主任的支持和努力下，医院的管理工作得到逐步改善。

3．对中国护理事业的贡献

（1）**对护理教育的贡献**：佘韫珠在工作期间始终秉持着对护理教育事业的热情。为了教学，她利用业余时间翻译英文教材给学生们讲课，学员们经过她的辅导在中华护士学会统考中全员及格。结合自己的工作经验，佘韫珠在"对于护士教育之意见"[①]一文中对护士教育日后的走向、如何完善护士学校提出了自己独特的见解，并总结出标准的护士需要具备的十三条标准，为护士教育、护士学校的创建与管理设立了标杆。

（2）**对临床护理工作的贡献**：工作期间佘韫珠不断进行技术革新，曾成功研制产妇冲洗囊，减轻医务人员的工作负担，提高了工作效率。在妇产科工作期间，她每周安排学生给产妇表演 1 次婴儿沐浴，示范操作；在产科病房展出适用的婴儿衣物；组织宣教，增加产妇的育婴知识，将自己在国外学到的护理知识传播下去。

（3）**建章立制，加强护理队伍建设**：抗战胜利后，在天津市 6 家

---

① 佘韫珠. 对于护士教育之意见. 中国护士季刊，1947，1（2）：12.

市立医院只有 30 名护士的情况下，佘韫珠提出训练护士助理员来"临时性补救"，加强护校建设与护士培训来解决长远问题；同时建议卫生局在接收医院后要"锐意整顿护士部，整顿的步骤是先由市属医院入手"①。作为中国护士学会天津分会与公会的带头人，她提出了许多加强护理队伍管理的举措，如"公会与分会合作提高天津市护士的标准和知识水准，拟定工作效率、道德标准、增加学识的方法，造成一个护士网，只要有一位不遵守，各院所均不聘请。这种团结的办法，日后整理工作非常容易"②。佘韫珠从事护理工作 60 多年，始终以身作则，大胆创新，改进多种操作规程；健全护理规章制度，刻苦钻研，勇于革新，推动了护理管理的制度化、规范化、标准化，建立了一支高素质的护理队伍，为发展护理事业贡献余生。

（五）管葆真

1. **个人简介**　管葆真（1908—1993 年），安徽芜湖人（图 10-13）。1926 年在燕京大学护预班学习，1927 年考入北京协和医学院护士学校学习，1930 年毕业③。

2. **工作经历**　管葆真于 1931 年 1 月至 8 月被分配到北京东城区第一卫生事务所，参加教学实践工作。同年 9 月至次年 11 月她被保送到英国伦敦妇婴医院附设的国立助产学校进修一年，参加助产士国家考试，获得助产士证书③。回国后她在南京市卫生事务所任助产士

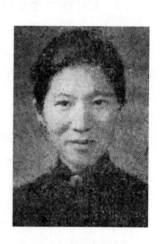

图10-13　管葆真

---

① 佘韫珠. 胜利后天津市卫生局附属各机关护士工作之推动与展望. 中国护士季刊, 1947, 1（2）: 39.

② 佘韫珠. 各地分会动态. 中国护士季刊, 1948, 2（2）: 17.

③ 王懿, Who's who 会员特写. 中国护士季刊, 1947, 1（3）: 44.

长，负责门诊产前检查、家庭接生及产后护理工作[1]。自 1934 年 9 月至 1946 年 9 月，管葆真先后在江西南昌省立助产学校任教导主任与贵阳医学院护士助产学校任校长兼附属医院护理部主任。这一阶段她主要领导教学工作。在中国护士学会第二届会员代表大会上被选为常务理事[2]、第一届理监事会理事[3]。1946 年 10 月至 1948 年 12 月，管葆真为中国护士学会的专职工作人员，负责季刊的编辑工作。其中 1947 年初至 1948 年底 2 年间，在她任《中国护士季刊》总编译[2]时，共出版杂志 2 卷，8 期。在担任总编译期间，她还担任代理总干事职务[4]。此后，管葆真还先后任汉口协和医院护理部主任、中南卫生部医学教育护理专员、河南省人民医院医务部副主任及河南省第一卫生学校副校长等职。

3. **对中国护理事业的贡献** 管葆真终身致力于发展中国护理事业，不断提高教学质量。她一生致力于培养护理人才，造就师资队伍。

（1）**传授卫生知识，开展调查研究**：管葆真在北京东城区第一卫生事务所的服务对象主要是孕妇和学龄前儿童。当时多数产妇由接生婆接生，由于迷信及缺少卫生知识，产妇患产褥热与婴儿患破伤风的病死率较高。针对这些问题，卫生所举办了母职训练班及接生婆训练班，另外还进行了产前检查、婴儿健康检查及疾病诊治工作。管葆真等护士经常到接生婆家中访问，同时查看接生箱的使用情况。管葆真还设计了婴儿健康调查表（实际是调查婴儿死亡的情况），调查自 1929 年 7 月 1 日至 1930 年 6 月 30 日在东城区出生的婴儿。她与各医院及派出所联系，查出婴儿的家庭住址共 1 000 多处，然后按地址发出询问

---

① 梅祖懿. 记在我国护理园地耕耘 60 年的老前辈——管葆真同志. 中华护理杂志,1991,26（4）：184-186.
② 中国护士学会第二届会员代表大会选定理监事及各委员会名单. 中国护士报, 1947, 1（1）：2.
③ 中国护士学会第一届理监事名单. 中国护士报, 1947, 1（1）：13.
④ 佚名. 总会最近素描. 中国护士季刊, 1947, 1（3）：35.

卡，并对不回答或回答不完全的进行家庭访视。调查工作历时 8 个月，最后统计出 1929 年北京市东城区的婴儿病死率为 172.7‰，1930 年为 142‰[1]。

（2）培养护理人才，造就师资队伍：管葆真从多年的教学工作中深刻地体会到，要培养优秀的护理工作者，不仅应提高受教育者的科学技术水平，还应提高她们的职业道德水平。管葆真于是决定在课程中增设伦理学，讲授护士的道德责任，培养高尚的道德情操，并且要求学生在实践中体现出来。管葆真严格要求教师们要担当学生的表率，要教书育人，要讲好每一堂课。其亲力亲为，亲自听课，并听取学生意见，发现问题会与教师耐心交谈。每学期选出教学效果最好的教师示范教学，让大家观摩学习、共同进步。这种严谨治学的态度，使得当时护理教学质量得到很大提高。

■ 史籍采摘

为我自己说话（节选）[2]

为迎南丁格尔护士纪念日，我要为自己说下列的话：

一、请各位家长和投考护校的青年们，勿以学护士为末路，或者有学不成医师退而求其次学护士的观念。

二、求医卫界当局不要广设护士学校，而无相当设备！不要以为有医院有病人就应该有护士学校，利用护生无代价的劳力。或者说开设护士学校颇为容易，医师是现成的师资，教护士有余。

三、更求医院当局在设备上多顾及节省护士的精力。在待遇上求公平，各人底薪可以其学历经验叙给，但其他津贴应以职务及对病人之责任为定……

四、大学之门敞开为训练各业人才，独不欢迎与人命有关的护理人员入大学进修，故大学设立护理学系并授予护理学学位之建议，不知何日可能实现……

---

① 梅祖懿. 记在我国护理园地耕耘 60 年的老前辈——管葆真同志（一）. 中华护理杂志，1991，26（4）：184-186.
② 管葆真. 为我自己说话. 护士季报，1930，2（3）：21.

（六）王琇瑛

1. 个人简介 王琇瑛（1908—2000 年），河北保定人，早年攻读于北京贝满女子中学，后考入燕京大学和北京协和医学院护士学校，1931年获理学学士学位和护理专业文凭（图 10-14）。1935—1936 年到美国哥伦比亚大学师范学院护理系进修，获理科硕士学位[①]。

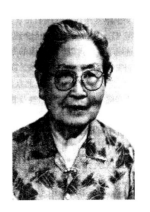

图10-14　王琇瑛

2. 工作经历 1931 年至 1942 年期间，王琇瑛在北京协和医学院从事公共卫生护理教学工作。1935—1936 年，协和医学院护士学校保送王琇瑛到美国哥伦比亚大学师范学院护理系进修，专攻护理教育及公共卫生护理。学成回国后，她在协和医学院公共卫生教学区第一卫生事务所，从事公共卫生护理及健康教育课程的教学工作。1941 年 12 月 8 日，太平洋战争爆发，北京协和医学院被迫停办。当时，北平第一卫生事务所未受到干扰，一切工作继续进行。在此期间，王琇瑛协助北京协和医学院护校校长聂毓禅为护校学生联系实习场所并安排学生的公共卫生护理实习工作。1943 年春，王琇瑛与协和护校的部分教师离开北平，历经艰险，于 6 月中旬，到达成都。之后又投入了协助协和护校复校招生的工作。同年 9 月，协和护校在成都招收了复校后的第一班学员，校址设在成都华西大学，王琇瑛在成都复校的北京协和医学院护士学校任教务主任。1946 年 6 月，王琇瑛随护校迁回北京，任北平第一卫生事务所公共卫生护理主任兼护理系主任。1947 年，任中华护士学会北平分会理事长，在中国护士会第二届会员代表大会被推选为候补理事[②]，1947 年以后，担任《中国护士季刊》的编译人、北平护

---

① 佚名. 王琇瑛同志小传. 中华护理杂志，1983，18（5）：319–320.
② 中国护士学会第二届理事及各委员会名单. 中国护士报，1947，1（1）：2.

士分会理事长；1948 年被选为新成立的北平护士公会理事长 [1]。新中国成立后，王琇瑛先后担任过多届中华护士学会副理事长，是中国第一位南丁格尔奖章获得者。

■ 史籍采摘

"五一二"护士节感言（节选）[2]

护士是国家保健的卫兵，这是她们工作中的信条。国家不可一日无兵，亦不可一日无护士！在战争的时期，据一般的统计，兵士中直接受伤死亡的，远不及因患病死亡的。女子还没有实地参加直接作战的训练与责任，但是女子有护卫兵士健康的责任，南丁格尔已然证明女子在作战时期对于国家与人类的功绩。在国泰民安的时候，一个国家对于人民必须有保护健康的责任，所以近代国家已有公医制度的倡行，我国也正在猛起直追，对于国民的健康正有一个全盘的计划……

3. **对中国护理事业的贡献**　她是我国护理界卓有声誉的资深专家，她热爱护理事业，培养了大批护理人才，在培养公共卫生护理人才与宣传卫生保健知识方面，作出了卓越贡献。

（1）**为公共卫生护理事业贡献毕生精力**：王琇瑛对护理工作，特别是对公共卫生护理有很深的造诣。在护士学校学习期间，南丁格尔女士的光辉事迹及献身精神对王琇瑛有很大触动，王琇瑛在协和医院实习时，曾统计过在内科门诊就诊的 100 例病人的患病情况，发现其中 50% 以上的疾病，如痢疾、伤寒、肺结核等都是可以预防的，公共卫生课程中"预防胜于治疗"这句话，奠定了她一生致力于公共卫生护理事业的基础。毕业后她便选择了公共卫生护理及其教学工作，并为之奉献出她毕生的精力。1933 年，她编写了《公共卫生护士学进化史及原理概要》，组织医护人员编写了《卫生广播演讲集》。她认真钻研业务，带领学生到地段实习妇幼保健、家庭护理、学校及工厂卫生

---

① 佚名. 各地分会动态. 中国护士季刊，1948，2（3）：24.
② 王琇瑛. "五一二"护士节感言. 中国护士季刊，1949，1（2）：32-34.

等工作，给人们留下了深刻的印象，获得人们的爱戴与崇敬。1938年她编写了小学一至四年级的实用卫生教材，共7册，并在北京小学试用；也正是这套教材，结束了我国20世纪40年代以前小学教育没有卫生课的历史，开创了公共卫生教育史从小学开始普及的先河。王琇瑛是中国公共卫生护士的楷模。

（2）**努力为国家培养公共卫生护理人才**：大学毕业后，王琇瑛就致力于公共卫生护理教育工作。不论是和平时期还是战争动乱时期，不论是在协和护校的公共卫生护理课堂上，还是在北平第一卫生事务所（当时政府确定的唯一培养公共卫生人才的场所）的教学管理中，她都认真执教，严谨治学，努力为国家培养公共卫生护理人才。团结广大护理工作者，为繁荣发展我国的护理事业，为促进护理战线出成果、出人才做了大量有益的工作，有效地推动了护理专业的发展。

（七）潘景芝

1．个人简介　潘景芝（1901—1968年），安徽芜湖人，1920年毕业于直隶天津美以美会妇婴医院护士学校[①]。1922年赴美国密歇根大学护士师资班、哥伦比亚大学师范学院教育系和医院管理系研学两年，回国后任安徽芜湖普济医院护士长[②]，兼任护校校长。从1930年起，连任三届中华护士会理事长[③④⑤]，1936年后担任中华护士学会监事[⑥]、中国护士学会副会长等职。潘景芝照片见第二章图2-4。

2．对中国护理事业的贡献

（1）**促进中华护士会体制化建设**：潘景芝任理事长六年期间，中华护士会完成了会所搬迁（1930年，北平迁至南京）、在政府注册立案（1932

---

① 中华护士会护士文凭登记簿（1-3359）文凭号码232.
② 佚名. 中华护士会消息. 护士季报，1928，10（2）：21.
③ 潘景芝. 会长宣言. 护士季报，1930，11，（2）：1.
④ 言潘景芝. 中华护士会开会辞. 中华护士报，1933，14（1）：29-33.
⑤ 中华护士会职员与各委员会名单. 中华护士报，1935，16（1）：1.
⑥ 中华护士会职员与各委员会名单. 中华护士报，1937，18（1）：1.

年）、促成政府成立"护士教育委员会"（1934 年）、促成全国护校统一注册立案管理（1936 年），以及政府对全国护士进行注册等大事。她还领导修订了《中华护士会章程》[①] 及《中华护士会办事细则》[②]，同届总干事对她的评价是"本会现任会长之职务，较以前各个会长越加繁重，办理一切，煞费时间。而言会长能忠诚服务，负责进行，我人将从何处可得一更能干、更可爱之会长乎？[③]"从理事长岗位卸任后，依旧为学会继续努力奉献，1940 年，时任副会长的潘景芝受中华护士学会派遣，赴重庆组织学会驻渝办事处，联络各地会员，以保证会务工作能够继续开展[④]。

（2）**促进护校立案注册管理**：1933 年 3 月，潘景芝会长受政府派遣，出国考察各国护士登记及护校立案情况，期间参加了国际护士大会及国际医院大会，回国之后，即在卫生署供职，与教育部、内政部合作，进行护士登记工作的开展[⑤]。经潘景芝提议，在 1934 年汉口护士大会上提出报告，征求对此事的意见，获大会通过，选举潘景芝、施锡恩、刘干卿等 5 人代表中华护士会参与政府中央护士教育委员会工作[⑥]。1935 年夏，潘景芝以中华护士会理事长名义给各护士学校分发通告信，要求各学校于 1936 年 7 月底之前完成立案注册[⑤]。自此，护校注册管理正式转由政府部门直接管辖，保证了管理的有效性。

（3）**促进护理教育规范化**：为保证护理队伍的培养质量，在潘景芝的领导下，中华护士会协助政府完成了护理教育规范化的系列工作，包括：统一护士学校课程及设备标准；按照职业学校规程规定高级职业学校入学资格及修业年限；制定护士学校必修课程及最低限度之设备标准、护士学校规程、护士学校课程及教学大纲等，所有草案须经

---

① 佚名. 中华护士会章程. 中华护士报，1935，16（1）：159-162.
② 佚名. 中华护士会办事细则. 中华护士报，1935，16（1）：163-175.
③ 孙蕙舫，信宝珠. 总干事之报告. 中华护士报，1933，14（1）：39-42.
④ 徐蔼诸. 理事长会务报告. 中国护士报，1947，1（1）：31-32.
⑤ 社论. 中华护士报，1935，16（4）：325-326.
⑥ 佚名. 中华护士会第十二届全国大会记录. 中华护士报，1935，16（2）：7.

潘景芝等三位护士的审查①。教育部参考中央护士教育委员会意见制定了《护士学校学制及课程暂定标准草案》②，此大纲对护理教育规范化起到了重要推动作用。在第十次中国护士大会上潘景芝提出"护士教育之经费，应公私捐助，不宜专赖医院供给。③"她还对教育问题做了大量研究，在 1931 年"护士学校之病案研究"中提出了病案研究方法，介绍了病案研究的价值，鼓励各校将此方法应用于护生教育之中④；她十分重视护士教育中的人格培养，提出"护士在技术方面，年来大有进步，但于社会教育，不甚注意，日后于社会教育，吾当极力提倡"⑤，为我国护士的品格培养夯实了基础。

（八）刘干卿

1. **个人简介** 刘干卿（1900—1972 年），1919 年毕业于湖北安陆普爱女医院⑥，于 1924 年赴北京协和护士师资班进修，回校后任教员和钟祥普爱医院司药，1928 年调任汉口协和医院普仁护士学校教员；1930 年赴美国纽约伯勒扶由护士专科学校学习，后转英国伦敦医院学习精神病护理，回国后任普仁护士学校教导主任、校长⑦。抗战期间任重庆南岸仁济医院常务监事⑧、中国护士学会理事、中国护士学会武汉分会理事长⑦等职（图 10-15）。

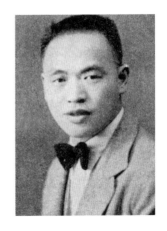

图 10-15　刘干卿

① 潘景芝. 护士教育委员会第一次会议. 中华护士报, 1935, 16（2）: 255.

② 潘景芝. 内政部卫生署护士工作概况. 中华护士报, 1935, 16（1）: 205-215.

③ 佚名. 会长宣言. 护士季报, 1930, 11（2）: 1-4.

④ 佚名. 护士学校之病案研究. 中华护士报, 1931, 12（1）: 30-33.

⑤ 佚名. 中华护士会开会词. 中华护士报, 1933, 14（1）: 29-33.

⑥ 佚名. 中华护士会护士文凭登记簿（1-3359）文凭号码 132.

⑦ 佚名. 施德芬传记. 中国护士季刊, 1948, 2（3）: 20-21.

⑧ 佚名. 会务报告. 护士通讯, 1945, 1（1）: 1.

2．对中国护理事业的贡献

（1）**致力于男护士培养**：刘干卿从 1934 年起任中华护士会第一副理事长，他一直高度重视中国的男护士问题，并在男护士发展领域作出了重要贡献。在他的积极倡导下，中华护士学会于 1936 年成立了男护士问题专门委员会，刘干卿担任主席，他带领男护士问题专门委员会针对男护士问题做了全面调查，并将报告提交给全国代表大会 [①]。他在《中国护士季报》创刊号上发表《普爱男医院今昔观》[②]，后多次在学会刊物上发表有关男护士问题的文章，在《中国男护士的前途观》中，他指出，"护病事业在现代之社会，一般人之观念，皆是之为妇女之专门事业，若要男病人真正能享受美满贴切之护病料理，则非有良好之男护士不可"[③]。当男护士出现就业问题时，他又在全国护士代表大会上提出许多议案，如"由大会致函卫生署于公共卫生护士训练班上尽量收录男护士；由大会致函北平精神疗养院，不收精神病护理助手，把此机会留给男护士；由大会致函各医院当局于可能范围内尽量聘用男护士"，这些议案均被大会讨论通过[④]。虽然当时的状况对男护士不利，但他鼓励男护士们不要灰心丧志，只要在工作中负责、努力，将来男护士定有光明的前途。这对当时男护士的培养起到了极大的激励和推进作用。

（2）**推动中国护理教育的发展**：刘干卿 1932 年起担任中华护士会教育委员会副教育委员长[⑤⑥]，高度关注中国护理教育的发展，在"中国护病事业的商讨"一文中，刘干卿就当时护理教育的问题提出了良好的建议。他指出，护病教育不应只有高级职业教育，而是应当广设

---

① 刘干卿．男护士问题专门委员会报告．中华护士报，1937，18（1）：99.
② 刘干卿．普爱男医院今昔观．护士季报，1920，1（1）：16-17.
③ 刘干卿．中国男护士的前途观．中华护士报，1933，14（1）：309-311.
④ 佚名．中华护士学会第十三届全国代表大会大会记录．中华护士报，1937，18（1）：17.
⑤ 佚名．中华护士会职员与各委员会名单．中华护士报，1933，14（1）：1-2.
⑥ 佚名．中华护士会职员与各委员会名单．中华护士报，1935，16（1）：1-2.

初级护士职业学校、高级护士职业学校、专科护士学校以及大学护士学校，分别培养基层护士、初级护士干部、高级护士干部以及学术研究型护士等；还提倡护理教育必须要与学术联合起来，才能真正推动护理事业的发展①。他撰写了《护士教育之我见》②，提出护士应该独立思考，并将所学科学技术应用于病人照护；与施德芬合编了《护士历史大纲》③，翻译了《代偿机能之衰竭》④用于临床实践教学。为中国早期护理教育贡献了一份重要力量。

（九）田粹励

1. 个人简介 田粹励 1926 年毕业于北平协和医学院护士学校，1926—1930 年在北平协和医院任护士长；1931—1932 年肄业于美国克利佛兰城西方蓄才大学；1932 年返协和医学院，任护士进修班主任⑤。1934 年起连任中华护士学会总干事兼编辑，同时分管"出版委员会"工作⑥；1941 年起兼任总会会计（图 10-16）。

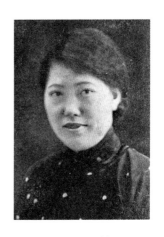

图10-16　田粹励

2. 对中国护理事业的贡献

（1）**竭力保护中国护士会的资产**：抗战爆发后，信宝珠回国，由田粹励一人担任总干事，所遇到的最大问题是保护学会的资产。南京沦陷后，侵华日军觊觎学会在双龙巷的房产，三番五次到学会总部"调查询问"，想霸占学会的房产。田粹励在 1946 年的全国会员代表大会上详细报告了此事的经过⑦。

① 刘干卿. 中国护病事业的商讨. 中国护士季刊，1948，2（4）：1-5.
② 刘干卿. 护士教育之我见. 中华护士报，1935，15（1）：88-89.
③ 田粹励，信宝珠. 总干事报告. 中华护士报，1937，18（1）：38.
④ 刘干卿. 代偿机能之衰竭. 中华护士报，1933，14（1）：229-232.
⑤ 佚名. 总干事田粹励. 中国护士季刊，1947，1（4）：43.
⑥ 佚名. 中华护士会职员与各委员会名单. 中华护士报，1935，16（1）：1-4.
⑦ 田粹励. 总干事报告. 中国护士报，1947，1（1）：33-34.

1943 年 2 月，日军司令部再次派兵来到护士学会总部传唤田粹励。田粹励"当时未告诉一人，单身前往，以免引起他人恐慌。到达司令部，心惊胆怯，后乃自我安慰：'予果曾犯何罪，竟至于死，亦为主义死耳。'逐得坦然无惧。"当时办公室内有日本军官约 40 人，一人问田粹励"房子为何人所有，经费从何而来"等问题。田粹励回答："中华护士学会会所为中国全体护士所共有；经费是过去十年中国各护士学校捐赠而来。"经此答复后，日军令两周内交出房产，并以武力强占该房产相威胁。田粹励毫不示弱，赴日军司令部交涉两次。为保住学会房产，田粹励除留下办公室和图书馆外，把一部分房子租给日本基督教青年会，以应付日军霸占房产的企图。抗战胜利，各租户一律迁出，田粹励以一己之力，在十分艰难的情况下，保全了中国护士学会的宝贵财产。

（2）尽力管理好中国护士会的账目：田粹励担任总会会计的几年中，"金融方面变化极多，欲使账目清晰，实为不易。1941 年 12 月 8 日，太平洋战争爆发，外国银行存款均被冻结。当时学会存款大半在美国运通公司，汇丰、麦加利两银行及教会司库协会，一律被日本人视为敌对银行，因此存款都遭冻结。"田粹励"留沪一月往来奔走，请各银行分别将款解冻，并由司库协会相助，证明此为华人存款。到 1942 年 6 月，多数存款已获解冻。不幸，币制变更，又遭遇重大困难。旧法币一律须按两兑一换作伪中储卷，使存款数目顿时减少一半。沦陷区人民一律被迫使用伪券，只能照数兑换。1945 年 8 月，战争胜利，伪储卷又以 200 对一换作法币。经此两番变动，学会存款几乎一扫而空"[1]。为使损失降到最低，田粹励把国外捐给中国护士学会的 5 600 美元用外币存入银行，然后函请银行将此款交给人在国外的信宝珠保管[2]，用这种方法替学会减少损失。田粹励"对学会的账目，每六个月

---

[1] 田粹励. 会计报告. 中国护士报，1947，1（1）：39.
[2] 佚名. 信宝珠女士信托基金. 中国护士报，1947，1（1）：45.

第十章 护理英才与贡献

或一年必请审查一次，并将各项付款收据保存，以期正确无误"。在 1946 年全国会员代表上，田粹励把十年的清单拿出来陈列于会中，供会员代表查阅。从《护士季报》刊载的一笔笔精确到角、分的收支记录，可看到田粹励的智慧以及对学会工作的极端认真负责。

二、中国早期护理专家对护理事业发展的贡献

1909—1949 年，是中国护理发展非常艰难的时期，"中国护士虽然有了 40 余年的努力，依然是在幼稚时期"，1947 年，"在卫生署登记的只有 6 000 余名，未曾登记的估计有四五千人。在抗战期中，又有不少遭遇了疾病及死亡，有家累，有残伤的，所剩余下来的能工作者总共不到一万人"[1]。尽管如此，早期中国的护士队伍，依然群星璀璨。护理先贤们为中国护理事业竭尽全力，奉献毕生，为中国现代护理发展奠定了不可或缺的基础。

（一）革故鼎新，为护理职业在中国立足作出贡献

回顾历史，中国女性从大门不出、二门不迈的传统闺阁女子成长为撑起"半边天"的职业女性，其旧习俗的破除，新职业的起步，早期在西医院里工作的中国女性护士起到了榜样的作用。当时"中国人不知护士事业之紧要，少年女子皆不愿为护士"[2]。在当时传统思想"女子无才便是德"还被普遍认同的情况下，伍哲英、聂毓禅、王琇瑛等这些在中国本土生长的女性，克服世俗偏见等重重阻力，走出深闺，学习并投身护理工作，为中国女性从事护理工作作出了表率。而钟茂芳结合中国传统文化，把 NURSE 译为"护士"，更是让世人眼中"卑微低贱"护理工作得到了应有的"名分"和恰当的"地位"。

在"男尊女卑"以及"护士从属于医生"为主流观念的时代，早

---

① 徐蔼诸. 纪念南丁格尔女士向护士同志进言. 中国护士季刊，1947，1（2）：35-38.
② 巴仁德. 中国护士事业之概况. 护士季报，1920，1（2）：17-19.

期中国护理专家们想方设法为护士争取社会地位。如管葆真担任中国护士学会总编译期间，邀请对护理工作充满热忱的重庆中央医院外科主任陈仁亨医师在媒体上"为护士说话"，让医生呼吁"增进社会人士对护士的了解；尊重护士；提高护士待遇；辅助护士进修、教育"①。管葆真在《中央日报》上发文"为我自己说话"②，呼吁"医术界当局不要广设护士学校，利用护生无代价的劳力；在待遇上求公平；一切津贴待遇应与医师比照领受"，她鼓励护士们用自己的语言和行动去"说服反对和怀疑我们的人"。王琇瑛发出了"国家不可一日无兵，亦不可一日无护士"的著名感言③。正是这些护理先贤们带头打破陈规陋习，走出家门从事护理，用自己勇敢的行为和正义的呐喊，让护理专业的价值被国人认识，才有了中国护理队伍的不断发展壮大。

（二）引领中国护理走法制化、规范化的发展道路

外籍护士作为学会的创办者，"都知道将来这中华护士会终要完全归给中国人的"，所以在负责期间，希望"得到中国护士协作的力，同时也可以使她们渐渐能够担当这种工作"④。1928年，以伍哲英为代表的中国护士精英正式执掌学会。伍哲英等人意识到，中华护士会只是一民间学术组织，缺乏行政力与法律约束力，管理效能有限。如护士毕业后注册问题，"据护士会报告，1930年中国毕业护士已有3 109人，而护士会会员只有1 152人。其中还有234人是外国会员。敢相信此三分之二不交会费不为会员者，至少有一半人依然担任护士职业"⑤。因此，要想规范化管理护理队伍，发展中国的护理事业，必需有政府力量的介入。为达到这个目的，伍哲英、聂毓婵、潘景芝等学会领导

① 陈仁亨. 为护士说话. 中国护士季刊, 1948, 2（2）：2-4.
② 管葆真. 为我自己说话. 中国护士季刊, 1948, 2（4）：21-22.
③ 王琇瑛. "五一二"护士节感言. 中国护士季刊, 1947, 1（2）：32-34.
④ 佚名. 中华护士会第四次会议记录. 护士季报, 1922, 3（2）：11.
⑤ 周美玉. 乡村护理事业. 中华护士报, 1933, 14（3）：302.

人与政府要员一直就此事进行沟通协商。

在护理带头人的努力下，1932年中华护士会完成向政府立案注册，学会为此特发社论《中华护士会已立案矣》[①]："政府于此时承认本会，亦足使我侪鼓舞兴奋"。这标志着学会正式获得政府的认可，被纳入政府管理的范畴，成为合法的学术团体。

紧接着，潘景芝、施锡恩等护士本着对中国护理事业负责的精神，上书教育部，建议统一全国护士教育管理，"所幸自此意见书呈教育部审查后，结果认为护士教育委员会确有成立之必要。当荷同意，起草护士教育委员会章程"[②]。《护士教育委员会章程》[③]的颁布，是潘景芝、刘干卿、金宝善、胡惇五、朱碧辉等中国护士不断奔走呼号的结果[④]。因当时的政府对护士的教育与考试工作一无办理经验，二无相关卫生、教育部门可以对口操作，因此，各项工作依然由学会的护士实际负责。1935年聂毓婵被任命为教育部护士委员会秘书，[⑤]参与并指导政府办理全国护士注册。

1936年1月，政府颁布了护士注册章程，护士登记工作正式开始。同年，"中华护士学会组织最后一次全国护士会考，其后由教育部主办"[⑥]。至此，护士管理权正式移交到政府，中国的护理队伍管理走上了法制化、规范化道路。

（三）引领学术组织走中国化、专业化的发展道路

外籍护士创办的学术组织及护校，难免带有较重的西方文化色彩，"注册学校，由于十分之九皆属于教会，医院护校，所编制课程教材，大部分抄自外洋，不能适合中国的情势社会需要，且护士会的主权为外

---

① 佚名. 中华护士会已立案矣. 中华护士报, 1932, 13（4）: 1.

② 潘景芝. 内政部卫生署护士工作概况. 中华护士报, 1935, 16（1）: 205-214.

③ 佚名. 护士教育委员会章程. 中华护士报, 1935, 16（1）: 214-215.

④ 言潘景芝. 护士教育委员会第一次会议. 中华护士报, 1935, 16（2）: 255.

⑤ 社论. 中华护士报, 1935, 16（4）: 325-326.

⑥ 佚名. 今后之护士考试. 中华护士报, 1937, 18（3）: 349.

人所垄断"①。管葆真认为，外籍护士"其贡献毋庸赘述，但宗教热忱有余，而对国家民族之认识不足"②。所以，中国护士们建议"用根据于科学的而非慈善的或宗教的改良以提高护士之社会的与职业的地位"，"使其合乎世界潮流，成为一种实用社会科学，减少宗教色彩，使社会明了护士事业，不是慈善性质，乃是一种社会科学兼艺术化者"③。

有鉴于此，中国护士执掌学会领导权后，即开始了多项护理"本土化"改革，如1928年对全国护士制服给出设计建议，除强调洁净、便利、温暖、安适外，还要去除"半中半西"式的款式④；1932年学会明确规定"护士会乃一华人团体，故给发之文凭上，只用中文姓名，或罗马音拼字，而不用英文名字"⑤。护士大会上也取消了过去的牧师领唱诵读圣经等西方文化色彩的仪式，改为诵读政要名人的贺电。1932年之后，《中华护士报》几乎不再刊载要求护士护生祈祷诵经的文章。在中国护士的不懈努力下，中国早期护理逐渐洗去了宗教元素，回归至护理专业的科学性与专业性。学会向政府注册，标志着在管理体制上基本实现了本土化。注册之后，"中华护士会"更名为"中华护士学会"，日益发展成为一个引领全国护士的专业性学术团体，学会的影响力不断扩大，全国的护理队伍不断壮大。

抗战期间，护士学会的领导们分散在全国各地，与全国护士们一起为抗战出力，如成立"中华护士学会救护委员会"，参与救护伤员，维持护校运转，继续培训护士等。在无会所、无经费，因联络不畅被政府注销后，潘景芝、聂毓婵等护士积极与政府沟通，重新注册。抗战结束后又马上开会着手研究恢复学会工作⑥。抗战胜利后，

---

① 胡惇五. 我国护士教育的观感与检讨. 中国护士季刊，1948，2（1）：2.
② 管葆真. 中国护士学会之前瞻. 中国护士季刊，1947，1（3）：37.
③ 周美玉. 乡村护士事业. 中华护士报，1933，14（3）：302.
④ 佚名. 护士之制服. 护士季报，1928，11（3）：5-10.
⑤ 佚名. 中华护士会消息. 中华护士报，1932，13（2）：67.
⑥ 佚名. 中国护士学会护士复员工作讨论会. 护士通讯，1946，（2）：4.

中国护士学会相关人员回到南京，迅速投入战后学会各项事务的恢复中。

（四）大力发展护理教育，为中国护理培育人才

中国早期护理专家在外籍专家办护校的基础上，在全国各地创办了一大批护士学校。这些早期护理精英创办的护士学校为我国护理专业培养了大批高水平的临床护理与护理教育人才[1]，即便是在抗战期间，仍然通过向国外和社会各界募集款项，开办护士学校。

另一方面，早期护理专家翻译或编写了大量护理教材和书籍，推动了我国护理教育事业的发展。如钟茂芳引入西方先进护理知识，翻译书籍《看护要义》，成为当时中国护士学校专用教材；王琇瑛编写的《公共卫生护士学进化史及原理概要》为我国公共卫生护理教育奠定基础；管葆真翻译的"谨防失火"指导护士如何预防和处置医院失火[2]。

此外，许多护理专家为护理教育制度和教学方法的改革呕心沥血。从史料中可见，护理教育中的院校合一、知行统一、工学结合、半工半读、顶岗实习，这些在当前护理教育中依然"时髦"的术语，护理先贤们当年已有探索实践。

中国早期护理专家创办护士学校、编译护理教材、推进教育改革，为我国培养了一大批优秀的早期护理专业人才。这些早期护理专家以及当时培养的护理人才，很多人后来成为全国护理界的带头人及知名专家，除上文中提及的之外，还有如林菊英、黎秀芳、周美玉、廖月琴、梅祖懿、吕式媛、黄爱廉等一大批优秀的护理精英。这个时代众多的护理界翘楚，为中国护理专业的发展奠定了坚实的人才基础。

---

[1] 陈明，杨靖，杨金花，等. 我国高等护理教育发展背景与现状分析及启示. 护理学报，2011，18（09）：33-36.

[2] 管葆真. 谨防失火. 中国护士季刊，1948，2（1）：31-32.

历史在前行中不断地传承，中国护理的历史传承着一代代护理人历经的艰辛和奉献。从 1884 年第一位外籍护士来华从事护理工作，到中国本土护士"遍地开花"；从 1909 年牯岭酝酿萌生，到 1922 年跻身国际护士会；从 1928 年中国护士"接掌帅印"，到立案注册、以法治护，在几代中外护理人的不懈努力下，护理学专业在近代中国完成了传入、根植、存活、成长的历史过程，我国护理逐渐走上了系统化、专业化以及规范化的可持续发展道路。

（余立平）

参考文献

1. 褚鸣皋. 中国农村公共卫生护士之重要. 中央日报，1934-8-5（2）.

2. 陈明光. 中国卫生法规史料选编（1912—1949.9）. 上海：上海医科大学出版社，1996.

3. 陈小平. 近代西方医学传入中国史略. 广州：中山大学出版社，2017.

4. 陈棣华. 风情轶事——百岁老人黄爱廉的口述故事. 广州：广东人民出版社，2016.

5. 韩碧玲. 护士历史略记. 上海：上海广协书局，1937.

6. 李延安. 学校卫生概要. 上海：商务印书馆，1930.

7. 米元明. 护理健康教育学. 北京：人民军医出版社，2010.

8. 李秀华，郭燕红. 中华护理学会百年史话. 北京：人民卫生出版社，2009.

9. 史兰华. 中国传统医学史. 北京：科学出版社，1992.

10. 王琇瑛. 护理发展简史. 上海：上海科学技术出版社，1987.

11. 王益锵. 中国护理发展史. 北京：中国医药科技出版社，2000.

12. 吴欣娟，姜小鹰. 中华护理学会110年画册. 北京：人民卫生出版社，2019.

13. 信宝珠. 环游中国记. 上海：上海广学书局，1929.

14. 周美玉. 定县乡村公共卫生护士实施方法. 公共卫生月刊，1935（6）：9-10.

15. 政协北京市委员会文史资料研究委员会. 话说老协和. 北京：中国文史出版社，1987.

16. 张中南. 唤醒护理. 北京：光明日报出版社，2013.

17. 中央军委后勤保障卫生局. 中国人民解放军护理发展史. 北京：人民军医出版社，2017.

18. Bostridge M. Florence Nightingale: The Woman and Her Legend. London: Penguin, 2009.

19. Cook ES. The Life of Florence Nightingale. American Journal of Nursing,

1942, 42(9):1102.

20. Grypma S, Zhen C. The development of modern nursing in China. Bloomington: Indiana University Press, 2014.

21. Hawes D. Who's who in Dickens. London: Routledge, 2001.

22. Houweling L. Image, function, and style. A history of the nursing uniform. Am J Nurs, 2004, 104(4):40-8.

23. Lu J, Grypma S, Cao YJ, et al. Historically-informed nursing: A transnational case study in China. NursInq, 2017, 25(1):1-10.

24. Liu CT. From san guliupo to 'caring scholar': The Chinese nurse in perspective. Int J Nurs Stud, 1991, 28(4):315-324.

25. Neuhauser D. Florence Nightingale Gets no Respect: As a Statistician that is. Quality and Safety in Health Care, 2003,12(4):317.

26. Small H. Florence Nightingale: avenging angel. New York: St. Martin's Press, 1998.

27. Smith CW, Florence Nightingale. 1820—1910. New York: McGraw-Hill Book Company, 1951.

28. Tooley SA. The life of Florence Nightingale. New York: The Macmillan Company, 1905.

29. Wat J. Breaking into public service: The development of nursing in modern China, 1870—1949. Nurs Hist Rev, 2004, 12:67-96.

30. WHO Public Health Papers. Aspects of Public Health Nursing: Geneva, 1961:7.

31. Watson RB. Western Medicine in a Chinese Palace. Peking Union Medical College, 1917—1951: by John Z. Bowers, M.D. The Josiah Macy, Jr. Foundation. American Journal of Tropical Medicine & Hygiene, 1974, 23(2): 31.